T0128191

A. Strauss

W. Janni

N. Maass

Klinikmanual Gynäkologie und Geburtshilfe

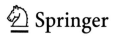 Springer

Prof. Dr. Alexander Strauss
Universitätsklinikum Schleswig-Holstein,
Campus Kiel, Klinik für Gynäkologie und
Geburtshilfe
Arnold-Heller-Strasse 3, 24105 Kiel

Prof. Dr. Nicolai Maass
Universitätsklinikum Aachen, Frauenklinik
für Gynäkologie und Geburtshilfe
Pauwelsstraße 30, 52074 Aachen

Prof. Dr. Wolfgang Janni
Universitätsklinikum Düsseldorf, Frauenklinik
Moorenstr. 5, 40225 Düsseldorf

ISBN 978-3-540-78374-9 Springer Medizin Verlag Heidelberg

Bibliografische Information der Deutschen Nationalbibliothek
Die Deutsche Nationalbibliothek verzeichnet diese Publikation in der Deutschen Nationalbibliografie; detaillierte bibliografische Daten sind im Internet über http://dnb.d-nb.de abrufbar.

Springer Medizin Verlag
springer.de
© Springer Medizin Verlag Heidelberg 2009

Planung: Dr. Sabine Ehlenbeck, Heidelberg
Projektmanagement: Ina Conrad, Sabine Ehlenbeck, Heidelberg
Lektorat: Michaela Mallwitz, Tairnbach
Layout und Einbandgestaltung: deblik Berlin
Satz: TypoStudio Tobias Schaedla, Heidelberg
Titelbild: Dipcom, Heidelberg

SPIN: 12122103

Gedruckt auf säurefreiem Papier   2122 – 5 4 3 2 1 0

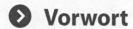 Vorwort

Werde ich verstanden:
so bin ich gerechtfertigt.
Werde ich nicht verstanden:
so habe ich nicht geschrieben.
(Gotthold Ephraim Lessing 1778)

Verstanden zu werden erfordert nicht erst heute die enge Übereinstimmung von Sprache und Inhalt. Da die Heilkunde mitunter geneigt ist, ihr wahres Gesicht hinter akademischer Ausdrucksweise zu verbergen, ist der klare Bezug von Wort und Sinn im Rahmen medizinischer Veröffentlichungen von herausragender Wichtigkeit. Für die Praxis bedeutet dies die Vermittlung leicht verständlicher Antworten in mehrdeutigen Situationen, um Sicherheit auch bei schwierigen Abwägungsentscheidungen zu geben.

Der frauenärztliche Alltag stellt nicht zuletzt durch enormen Wissenszuwachs in unserem Fach in den vergangenen Jahren die in Ausbildung befindlichen Kollegen vor eine Fülle von Herausforderungen. Klare Handlungsanweisungen in einer Berufssituation, in der erheblichem theoretischem Wissen noch ein Mangel an praktischer Erfahrung gegenübersteht, sind daher von hohem Wert.

Das *Klinikmanual Gynäkologie und Geburtshilfe* begleitet und befähigt den aufstrebenden Frauenarzt[1], den indivi-

duellen Befund rasch zu erkennen, das typische Symptom zuverlässig zu deuten, die wahrscheinlichste Diagnose sicher abzuleiten, die spezifische Behandlung zielgerichtet einzusetzen und die zu erwartende Prognose realistisch einzuschätzen. Als Promotor zur eigenen klinischen Entscheidung ist es inhaltsstiftendes Ziel der Herausgeber, die Praxis der Frauenheilkunde aus der Perspektive ihrer alltäglichen Erfordernisse zu beleuchten.

Die erfolgreiche Entwicklung des *Klinikmanuals Gynäkologie und Geburtshilfe* ist neben dem Zielbewusstsein der Herausgeber der Kompetenz der einzelnen Autoren und nicht zuletzt der Ambition des Lektorats geschuldet. Die redaktionelle Unterstützung des Springer-Verlags Heidelberg durch Frau Dr. Sabine Ehlenbeck gemeinsam mit Frau Ina Conrad und Frau Michaela Mallwitz war dabei stets von außerordentlicher Bedeutung.

Als praxisnahes Handbuch für die studentische Ausbildung, als wertvollen Ratgeber für die Kitteltasche der Berufsanfänger, aber auch als stets griffbereite Nachschlagehilfe für die Nachtdienste der Assistenzärzte soll Ihnen das *Klinikmanual Gynäkologie und Geburtshilfe* ein unverzichtbarer Begleiter werden.

Im Frühjahr 2009
Prof. Dr. med. Alexander Strauss
Prof. Dr. med. Wolfgang Janni
Prof. Dr. med. Nicolai Maass

---

[1] Verbum hoc 'si quis' tam masculos quam feminas complectitur.« (Corpus Iuris Civilis Dig. L, 16, 1)

❯ Hinweise zum Buch

Der Klinikalltag stellt Berufseinsteiger vor eine Fülle neuer Aufgaben. Mit großem theoretischem Wissen ausgestattet, aber ohne praktische Erfahrung, ist die Betreuung von Patienten oft eine besondere Herausforderung. Sehr häufig sind junge Assistenzärzte bereits nach kurzer Einarbeitungszeit auf sich allein gestellt.

Die neue Reihe »Klinikmanual« möchte in diesen Situationen helfen: Auf den Punkt gebracht und übersichtlich dargestellt wurden nur praxisrelevante Themen zusammengestellt – ohne theoretischen Ballast und Kleingedrucktes.

Auch der klinisch erfahrene Arzt erhält Informationen, die er nicht immer parat hat und die er im Klinikmanual schnell nachschlagen kann.

Die Gliederung des Buches orientiert sich an den wichtigsten Themenkomplexen der Praxis und ist in acht Teilbereiche aufgeteilt:

- Notfälle
- Endokrinologie und Reproduktionsmedizin
- Gynäkologie
- Onkologie
- Schwangerenvorsorge
- Komplikationen in der Schwangerschaft
- Geburt
- Wochenbett

Das zweispaltige Layout ermöglicht das rasche Auffinden von Informationen, ohne großes Umblättern und langes Suchen.

❶ Hinweise auf Gefahrensituationen und Fallstricke

❯ Hinweise zu praxisnaher Vorgehensweise und Besonderheiten

Haben Sie Anregungen, Kritik oder Fragen zum Buch oder unserem Programm, schreiben Sie uns: www.springer.de/978-3-540-78374-9

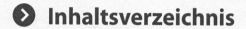 Inhaltsverzeichnis

E Schwangerenvorsorge

F Komplikationen in der Schwangerschaft

G Geburt

H Wochenbett

❯ **Mitarbeiterverzeichnis**

Alkasi, Ö., Dr.
Universitätsklinikum Schleswig-Holstein,
Campus Kiel, Klinik für Gynäkologie und
Geburtshilfe
Arnold-Heller-Strasse 3, 24105 Kiel

Bauer, M., Priv.-Doz. Dr. Dr.
Zentrum für Anästhesiologie, Rettungs-
und Intensivmedizin
Robert-Koch-Strasse 40, 37099 Göttingen

Bauerschlag, D.O., Dr.
Universitätsklinikum Aachen, Frauenklinik
für Gynäkologie und Geburtshilfe
Pauwelsstr. 30, 52074 Aachen

Brandenburg, U., Dr.
Universitätsklinik für Psychiatrie
Pauwelsstr. 30, 52074 Aachen

Carstensen, A., Dr.
Universitätsklinikum Schleswig-Holstein,
Campus Kiel, Klinik für Gynäkologie und
Geburtshilfe
Arnold-Heller-Strasse 3, 24105 Kiel

Dürkop, J., Dipl.-Psych.
Universitätsklinikum Schleswig-Holstein,
Campus Kiel, Klinik für Gynäkologie und
Geburtshilfe
Arnold-Heller-Strasse 3, 24105 Kiel

Eisenhauer, I., Dr.
Universitätsklinikum Schleswig-Holstein,
Campus Kiel, Klinik für Gynäkologie und
Geburtshilfe
Arnold-Heller-Strasse 3, 24105 Kiel

Frank, A., Dr.
Klinikum der LMU-München, Klinik
und Poliklinik für Frauenheilkunde
und Geburtshilfe – Innenstadt
Maistraße 11, 80337 München

Friese, K., Prof. Dr.
Klinikum der LMU-München, Klinik
und Poliklinik für Frauenheilkunde
und Geburtshilfe – Innenstadt
Maistraße 11, 80337 München

Genss, E.-M., Dr.
Klinikum der LMU-München, Klinik
und Poliklinik für Frauenheilkunde
und Geburtshilfe – Innenstadt
Maistraße 11, 80337 München

Gerber, B., Prof. Dr.
Universitätsfrauenklinik und Poliklinik
Klinikum Südstadt der Hansestadt Rostock
Südring 81, 18059 Rostock

Günthner-Biller, M., Dr.
Klinikum der LMU-München, Klinik
und Poliklinik für Frauenheilkunde
und Geburtshilfe – Innenstadt
Maistraße 11, 80337 München

Härtl, K., Dr.
Klinikum der LMU-München, Klinik
und Poliklinik für Frauenheilkunde
und Geburtshilfe – Innenstadt
Maistraße 11, 80337 München

Heer, I.M., Dr.
Universitätsklinikum Schleswig-Holstein,
Campus Kiel, Klinik für Gynäkologie und
Geburtshilfe
Arnold-Heller-Strasse 3, 24105 Kiel

Heinrigs, M., Dr.
Klinikum der LMU-München, Klinik
und Poliklinik für Frauenheilkunde
und Geburtshilfe – Innenstadt
Maistraße 11, 80337 München

Hilpert, F., Dr.
Universitätsklinikum Schleswig-Holstein,
Campus Kiel, Klinik für Gynäkologie und
Geburtshilfe
Arnold-Heller-Strasse 3, 24105 Kiel

Janni, W., Prof. Dr.
Universitätsklinikum Düsseldorf,
Frauenklinik
Moorenstr. 5, 40225 Düsseldorf

Jückstock, J., Dr.
Klinikum der LMU-München, Klinik
und Poliklinik für Frauenheilkunde
und Geburtshilfe – Innenstadt
Maistraße 11, 80337 München

Jundt, K., Dr.
Klinikum der LMU-München, Klinik
und Poliklinik für Frauenheilkunde
und Geburtshilfe – Innenstadt
Maistraße 11, 80337 München

Kästner, R., Dr.
Klinikum der LMU-München, Klinik
und Poliklinik für Frauenheilkunde
und Geburtshilfe – Innenstadt
Maistraße 11, 80337 München

Klar, M., Dr.
Universitätsklinikum Freiburg,
Universitäts-Frauenklinik
Hugstetter Straße 55, 79106 Freiburg

Kowalcek, I., Prof. Dr.
Brahmsstr. 10, 23556 Lübeck

Krause, G., Dr.
Dr. Horst Schmidt Kliniken GmbH – HSK,
Klinik für Gynäkologie und Gynäkologische
Onkologie,
Ludwig-Erhard-Straße 100,
65199 Wiesbaden

Kraus-Tiefenbacher, U., Dr.
Klinik für Strahlentherapie, Universität
Mannheim
Theodor-Kutzer-Ufer 1–3,
68167 Mannheim

Kühling-von Kaisenberg, H, Dr.
Universitätsklinikum Schleswig-Holstein,
Campus Kiel, Klinik für Gynäkologie und
Geburtshilfe
Arnold-Heller-Strasse 3, 24105 Kiel

Kühnle, E., Dr.
Universitätsklinikum Schleswig-Holstein,
Campus Kiel, Klinik für Gynäkologie und
Geburtshilfe
Arnold-Heller-Strasse 3, 24105 Kiel

Kümper, C., Dr.
Universitätsklinikum Schleswig-Holstein,
Campus Kiel, Klinik für Gynäkologie und
Geburtshilfe
Arnold-Heller-Strasse 3, 24105 Kiel

Kupka, M., Priv.-Doz. Dr.
Klinikum der LMU-München, Klinik
und Poliklinik für Frauenheilkunde
und Geburtshilfe – Innenstadt
Maistraße 11, 80337 München

Maass, N., Prof. Dr.
Universitätsklinikum Aachen, Frauenklinik
für Gynäkologie und Geburtshilfe
Pauwelsstraße 30, 52074 Aachen

Mylonas, I., Priv.-Doz. Dr.
Klinikum der LMU-München, Klinik
und Poliklinik für Frauenheilkunde
und Geburtshilfe – Innenstadt
Maistraße 11, 80337 München

C. Nestle-Krämling , C, Dr.
Universitätsklinikum Düsseldorf, Frauenklinik
Moorenstr. 5, 40225 Düsseldorf

Pfisterer, K., Dr.
Universitätsklinikum Schleswig-Holstein,
Campus Kiel, Klinik für Gynäkologie und
Geburtshilfe
Arnold-Heller-Strasse 3, 24105 Kiel

Rack, B., Dr.
Klinikum der LMU-München, Klinik
und Poliklinik für Frauenheilkunde
und Geburtshilfe – Innenstadt
Maistraße 11, 80337 München

Richter, N., Dr.
Universitätsklinikum Schleswig-Holstein,
Campus Kiel, Klinik für Gynäkologie und
Geburtshilfe
Arnold-Heller-Strasse 3, 24105 Kiel

Rjosk-Dendorfer, D., Dr.
Klinik und Poliklinik für Frauenheilkunde
und Geburtshilfe – Innenstadt
Klinikum der Ludwig-Maximilians-Universität
Maistrasse 11, 80337 München

Schaper, C., Dr.
Universitätsklinikum Schleswig-Holstein,
Campus Kiel, Klinik für Anästhesiologie
und Operative Intensivmedizin,
Arnold-Heller-Str. 3, 24105 Kiel

Schem, C., Dr.
Universitätsklinikum Schleswig-Holstein,
Campus Kiel, Klinik für Gynäkologie und
Geburtshilfe
Arnold-Heller-Strasse 3, 24105 Kiel

Schem, K., Dr.
Universitätsklinikum Schleswig-Holstein,
Campus Kiel, Klinik für Gynäkologie und
Geburtshilfe
Arnold-Heller-Strasse 3, 24105 Kiel

Schindlbeck, C, PD Dr.
Klinikum der LMU-München, Klinik
und Poliklinik für Frauenheilkunde
und Geburtshilfe – Innenstadt
Maistraße 11, 80337 München

Schneeweiss, A., Prof. Dr.
Univ.-Frauenklinik Heidelberg;
Klinikum der Ruprecht-Karls-Universität,
Voßstr. 9, 69115 Heidelberg

Schollmeyer, T., Dr.
Universitätsklinikum Schleswig-Holstein,
Campus Kiel, Klinik für Gynäkologie und
Geburtshilfe
Arnold-Heller-Strasse 3, 24105 Kiel

Scholz, C., Dr.
Klinikum der LMU-München, Klinik
und Poliklinik für Frauenheilkunde
und Geburtshilfe – Innenstadt
Maistraße 11, 80337 München

Sommer, H., Prof. Dr.
Klinikum der LMU-München, Klinik
und Poliklinik für Frauenheilkunde
und Geburtshilfe – Innenstadt
Maistraße 11, 80337 München

Spelsberg, F.W., Dr.
Klinikum der Universität München,
Chirurgische Klinik und Poliklinik
Großhadern
Marchioninistrasse 15, 81377 München

Stickeler, E., Prof. Dr.
Univ.-Frauenklinik Freiburg, Klinikum
der Albert-Ludwigs-Universität
Hugstetter Str. 55, 79106 Freiburg

Strauss, A., Prof. Dr.
Universitätsklinikum Schleswig-Holstein,
Campus Kiel, Klinik für Gynäkologie und
Geburtshilfe
Arnold-Heller-Strasse 3, 24105 Kiel

Teffner, M., Dr.
Marienkrankenhaus Lübeck
Parade 3, 23552 Lübeck

von Kaisenberg, C., Prof Dr.
Klinik fü Frauenheilkunde und Geburtshilfe
OE 6410, Medizinische Hochschule Hannover
Carl-Neuberg-Str. 1, 30625 Hannover

Wegener, F., Dr.
Frauenklinik Henriettenstiftung, Kirchrode
Schwemannstrasse, 30559 Hannover

Weigel, M.T., Dr.
Universitätsklinikum Schleswig-Holstein,
Campus Kiel, Klinik für Gynäkologie und
Geburtshilfe
Arnold-Heller-Strasse 3, 24105 Kiel

Wenz, F., Prof. Dr.
Klinik für Strahlentherapie, Universität
Mannheim
Theodor-Kutzer-Ufer 1–3, 68167 Mannheim

❯ Abkürzungsverzeichnis

17 α-OH-P	17α-Hydroxy-Progesteron
5-ASA	Mesalazin
5-FU	5-Flourouracil
AC	Adriamycin, Cyclophosphamid
ACE	»angiotensin converting enzyme«
ACOG	American College of Obstetricians and Gynecologists
ACT	»activated clotting time«
AC-T	Adriamycin + Cyclophosphamid + Taxan
AC-TH	Adriamycin + Cyclophosphamid + Taxan + Trastuzumab
AD	Androstendion
ADH	atypische duktale Hyperplasie
AFI	»amniotic fluid index«
AFP	α-Fetoprotein
Ag	Antigen
AGO	Arbeitsgemeinschaft Gynäkologische Onkologie
AGS	androgenitales Syndrom
AGUB	Arbeitsgemeinschaft für Urogynäkologie und plastische Beckenbodenrekonstruktion
AIS	Amnioninfektionssyndrom
Ak	Antikörper
ALH	atypische lobuläre Hyperplasie (alte Bezeichnung für lobuläre Neoplasie)
ALS	Alanin-Aminotransferase (früher: GPT)
ANS	antenatale Steroidpropylaxe
AP	Austreibungsperiode bzw. alkalische Phosphatase (je nach Zusammenhang)
APA	Antiphospholipidantikörper
APC	aktiviertes Protein C
APGAR-Score	A (Aussehen, Hautfarbe) P (Puls, Herzfrequenz) G (Grimassieren beim Absaugen oder taktiler Stimulation, Reflexe) A (Aktivität, Muskeltonus) R (Respiration, Atemantrieb)
aPTT	aktivierte Prothrombinzeit (»activated partial thromboplastin time«)
ART	assistierte Reproduktion
ASB	asymptomatische Bakteriurie
ASCO	American Society of Clinical Oncology
ASD	*Abdomen*sagittaldurchmesser
ASS	Azetylsalizylsäure
AST	Aspartat-Aminotransferase (früher: GOT)
ATD	Abdomenquerdurchmesser
AU	Abdomenumfang
AUC	Fläche unter der Konzentrations-Zeit-Kurve (»area under the curve«)
AWMF	Arbeitsgemeinschaft der Wissenschaftlichen Medizinischen Fachgesellschaften
AWR	Aufwachraum
AZ	Allgemeinzustand
AZT	Azidothymidin
BB	Blutbild bzw. Beckenboden (je nach Zusammenhang)
BE	Beckeneingang
BEL	Beckenendlage
BEP	Bleomycin + Etoposid + Cisplatin
BET	brusterhaltende Therapie
BG	Blutgruppe

BGA	Blutgasanalyse	DXA	duale Röntgenstrahlen-
BIRADS	Breast Imaging and Reporting		absorptiometrie
	Data System	E-1	Estron
BM	Beckenmitte	E-2	Estradiol
BMD	Knochenmineralisationsdichte	ECD	HER-2-Shed-Antigen
BMI	Body-Mass-Index	ECT	»ecarin clotting time«
BPD	biparietaler Durchmesser	EE	Ethinylestradiol
BRCA-1/	Breast-cancer-1/2-Gen	EE-Zeit	Entschluss – Entwicklung – Zeit
BRCA-2		EIA	Enzym-Immuno-Assay
BSG	Blutsenkungsgeschwindigkeit	EKG	Elektrokardiographie
BZ	Blutzucker	ELISA	»enzyme-linked-immuno-
cAMP	»cyclic adenosine monophos-		sorbent-assay«
	phate«	EMA-CO	Etoposid, Methotrexat, Actino-
CEA	karzinoembryonales Antigen		mycin-D, Cyclophosphamid und
CEE	konjugierte equine Estrogene		Vincristin
cGMP	»cyclic guanosine monophos-	EP	Eröffnungsperiode
	phate«	EPH	E Ödem (»edema)
ChE	Cholinesterase		P Proteinurie (»proteinuria«)
Chromo-	Laparoskopie mit Chromoper-		H Hypertension (»hypertension«)
LSK	tubation	ERCP	endoskopisch retrograde
CIN	zervikale intraepitheliale		Cholangiopankreatikographie
	Neoplasie	EschG	Embryonenschutzgesetz
CK	Creatinkinase oder Zervikalkanal	ET	Entbindungstermin oder Embryo-
	(je nach Zusammenhang)		transfer (je nach Zusammenhang)
CMF	Cyclophosphamid + Methotrexat	EUG	Extrauteringravidität
	+ 5-Fluorouracil	FADS	fetale Akinesie-Deformations-
CMV	Zytomegalievirus		Sequenz
CPA	Cyproteronacetat	FAIT	fetale alloimmune Thrombozyto-
CRP	C-reaktives Protein		penie
CTG	Kardiotokographie	FBA	Fetalblutanalyse
DÄ	Doxorubicinäquivalent	FEC	5-Fluorouracil + Epirubicin +
DCIS	duktales Carcinoma in situ		Cyclophosphamid
DEGUM	Deutsche Gesellschaft für	FEC-Doc	Epirubicin + 5-Fluorouracil +
	Ultraschall in der Medizin		Cyclophosphamid, gefolgt von
DHEA	Dehydroepiandrostendion		Docetaxel
DHEAS	Dehydroepiandrosteronsulfat	FFP	»fresh frozen plasma«
DIC	disseminierte intravasale	FFTS	fetofetales Transfusionssyndrom
	Gerinnung	FGR	»fetal growth restriction«
DIEP-Flap	»deep inferior epigastric artery	FHF	fetale Herzfrequenz
	perforator flap«	FIGO	Fédération Internationale de
DK	Blasendauerkatheter		Gynécologie et d'Obstétrique
DMS	Diagnostic & Statistical Manual		(Internationale Vereinigung für
	of Mental Disorders		Gynäkologie und Geburtshilfe)
DMSO	Dimethylsulfoxid	FISH	Fluoreszenz-in-situ-
DR	Dammriss		Hybridisierung

FL	Femurlänge	HIT	heparininduzierte Thrombo-
FMF UK	Fetal Medicine Foundation		zytopenie
	of the United Kingdom	HIV	»human immunodeficiency virus«
FOD	frontookzipitaler Durchmesser	Hkt	Hämatokrit
FSH	follikelstimulierendes Hormon	HPF	High power field
fT3	freies Trijodthyronin	HPV	humanes Papillomvirus
fT4	freies Thyroxin	HR	»high risk«
FTA-Abs-	Fluoreszenz-Treponema-	HRT	Hormonsubstitution (»hormonal
Test	Antikörper-Absorptionstest		replacement therapy«)
GABA	γ-Aminobuttersäure	HSG	Hysterosalpingographie
GBS	Streptokokken der Gruppe B	HSK	Hysteroskopie
	oder Guillain-Barré-Syndrom	HSV	Herpes-simplex-Virus
	(je nach Zusammenhang)	HT	Hormontherapie
GCHBOC	Deutsches Konsortiums für	HWI	Harnwegsinfekt
	erblichen Brust- und Eierstocks-	HyCoSy	Hysteroskontrastsonographie
	krebs	HZV	Herzzeitvolumen
G-CSF	»granulocyte-colony stimulating	ICD-10	Internationale Klassifikation der
	factor«		Krankheiten, 10. Revision
Gesamt-Te	Gesamt-Testosteron	ICS	International Continence Society
GFR	glomeruläre Filtrationsrate	ICSI	intrazytoplasmatische Spermien-
GIFT	intratubarer Gametentransfer		injektion
GIST	gastrointestinaler Stromatumor	ICT	indirekter Coombs-Test
GLDH	Glutamatdehydrogenase	IFAT	indirekter Fluoreszenzantikörper-
GnRH	Gonadotropin-releasing-Hormon		test
GoR	»grade of recommendation«	Ig	Immunglobulin
GV	Geschlechtsverkehr	IGT	»impaired glucose tolerance«
Gy	Gray	INR	»international normalized ratio«
HADS-D	Hospital Anxiety and Depression	INS	Insemination
	Scale	ISSVD	International Society for the
HAES	Hydroxyethylstärke		Study of Vulvar Disease
HAH	Hämagglutinationshemmtest	IUD	Intrauterinpessar (»intrauterine
Hb	Hämoglobin		device«)
HbA$_{1c}$	Glykohämoglobin	IUFT	intrauteriner Fruchttod
HBV	Hepatitis-B-Virus	IUG	intrauterine Gravidität
HCG	humanes Choriongonadotropin	IUGR	»intrauterine growth restriction«
HCV	Hepatitis-C-Virus	IUI	intrauterine Insemination
HDR	»high dose rate«	IVF	In-vitro-Fertilisation
HDV	Hepatitis-D-Virus	JÜR	...-Jahres-Überlebensrate
HELLP-	»haemolysis, elevated liver	KEV	konstitutionelle Entwicklungs-
Syndrom	enzymes, low platelets«		verzögerung
HER-2	»human epidermal growth factor	KG	Körpergewicht
	receptor 2«	KM	Knochenmark oder Kontrast-
HF	Hochfrequenz		mittel (je nach Zusammenhang)
hHHL	hintere Hinterhauptslage	KOF	Körperoberfläche
HHL	Hinterhauptslage	KOH	Kaliumhydroxid

KSE	Kopfschwartenelektrode	NMH	niedermolekulares Heparin
KU	Kopfumfang	NNRTI	»non nucleoside reverse
LAS	Lymphadenopathiesyndrom		transcriptase inhibitor«
LASH	laparoskopisch assistierte	NS	Nabelschnur
	suprazervikale Hysterektomie	NSAID	nichtstereoidale Antiphlogistika
LAVH	laparoskopisch assistierte		(»non steroidal anti-inflamma-
	vaginale Hysterektomie		tory drugs«)
LAW	Lymphabflussweg	NT	Nackentransparenzmessung
LCIS	lobuläres Carcinoma in situ	NTD	Neuralrohrdefekt (»neural tube
	(alte Bezeichnung für lobuläre		defect«)
	Neoplasie)	OAT-	Oligoasthenoteratozoospermie
LDH	Laktatdehydrogenase	Syndrom	
Lgb.	Lebendgeborene	OCTG	Oxyhämoglobinkardiotoko-
LH	luteinisierendes Hormon		graphie
LK	Lymphknoten	ODTI	oraler direkter Thrombininhibitor
LMP	»last menstrual period«	OEIS-	Omphalozele + Blasenekstrophie
LN	lobuläre Neoplasie	Komplex	+ Analatresie + spinale Fehlbil-
LNG	Levonorgestrel		dungen
LR	»low risk«	oGTT	oraler Glukosetoleranztest
LVEF	linksventrikuläre Ejektions-	OHSS	ovarielles Hyperstimulations-
	fraktion		syndrom
MAC	Mamillenareolakomplex	P	Progesteron
MBU	Mikroblutuntersuchung	p.m.	post menstruationem
Mesna	2-Mercaptoethansulfonat-	p.p.	post partum
	Natrium	PAIN	perianale intraepitheliale
MM	Muttermund		Neoplasie
MMR	Masern-Mumps-Röteln-Impfung	PAPP-A	»pregnancy associated plasma
MoM	Multiples des Medianwertes		protein A«
	(»multiples of median«)	PAP-Test	Papanicolaou-Test
MPA	Medroxyprogersteronacetat	PCA	patientenkontrollierte Analgesie
MRT	Magnetresonanztomographie	PCEA	patientenkontrollierte Epidural-
MS	multiple Sklerose		analgesie
MSTF	Müttersterbefälle	PCOS	polyzystisches Ovarialsyndrom
MuSchG	Mutterschutzgesetz	PCR	Polymerasekettenreaktion
MUVD	maximaler Urethraverschluss-		(»polymerase chain reaction«)
	druck	PDA	Periduralanästhesie
NAIT	neonatale alloimmune Thrombo-	PE	Probeexzision
	zytopenie	PG	Prostaglandin
NEAT	Epirubicin + Cyclophosphamid +	PGL	persistierende generalisierte
	Methotrexat + 5-Fluorouracil		Lymphadenopathie
NETA	Noresthisteronacetat	PI	Pulsatilitätsindex
NG	Neugeborenes	PID	»pelvic inflammatory disease«
NGSTF	nichtgestationsbedingter		oder Präimplantationsdiagnostik
	Sterbefall		(je nach Zusammenhang)
NMDA	N-Methyl-D-Aspartat	PMB	postmenopausale Blutung

PMDS	prämenstruelle dysphorische Störung
PMS	prämenstruelles Syndrom
POF	»premature ovarian failure«
PONV	«postoperative nausea and vomiting«
POPQ-System	»pelvic organ prolapse quantification system«
PPROM	frühzeitiger vorzeitiger Blasensprung (»premature preterm rupture of membranes«)
PRL	Prolaktin
PROM	vorzeitiger Blasensprung (»pre-term rupture of membranes«)
PTS	postthrombotisches Syndrom
PTT	Prothrombinzeit
QCT	quantitative Computertomographie
QL	Querlage
QMR	quantitative Magnetresonanztomographie
QUS	quantitative Ultrasonometrie
RCOG	Royal College of Obstetricians and Gynecologists
RDS	»respiratory distress syndome«
Rh	Rhesus
RI	Resistanceindex
RR	Blutdruck
RSA	rezidivierende Spontanaborte
SASP	Salazosulfapyridin
SD	Standardabweichung
SERM	Estrogenrezeptormodulator (»selective estrogen receptor modulator«)
SGA	»small for gestational age«
SHBG	sexualhormonbindendes Globulin
SIH	schwangerschaftsinduzierter Hypertonus
SL	Schädellage
SLN	Wächterlymphknoten (»sentinel lymph node«)
SLNB	Sentinel-Lymphknotenbiopsie (»sentinel lymph node biopsy«)

SNRI	Noradrenalin-Wiederaufnahme-Inhibitoren
SO_2/S_aO_2	(arterielle) Sauerstoffsättigung
SPA	Spinalanästhesie
SpM	Schläge pro Minute
SS	Schwangerschaft
SSL	Scheitel-Steiß-Länge
SSM	Skin-sparing-Mastektomie
SSW	Schwangerschaftswoche
STAN	»ST-wave analysis«
STD	sexuell übertragbare Krankheit (»sexually transmitted disease«)
STIKO	Ständige Impfkommission des Robert Koch-Instituts
STRAW-Stadien	Staging-Reproductive-Aging-Workshop-Stadien
SUA	singuläre Nabelarterie (»single umbilical artery«)
SXA	singuläre Röntgenstrahlen-absorptiometrie
T_3	Trijodthyronin
T_4	Thyroxin
TAC	Docetaxel + Anthrazyklin + Cyclophosphamid
Tbc	Tuberkulose
TC	Docetaxel + Cyclophosphamid
TCH	Docetaxel + Carboplatin + Trastuzumab
TDLU	terminale ductulolobuläre Einheiten
TE	Thrombembolie
TIA	transitorische ischämische Attacke
TMMV	totaler Muttermundsverschluss
TNF	Tumornekrosefaktor
TNM-System	T Tumor (»tumor«) N Lymphknoten (»node«) M Fernmetastasierung (»metastases«)
TORCH	T Toxoplasmose O »others« (HIV, Lues, Virushepatitis, Varizellen, Masern, Mumps, Ringelröteln, infektiöse Mononukleose, Parvovirus, Papillomaviren, Coxsa-

	ckie-, Ebstein-Barr-Virus, Chlamydia trachomatis, Gonokokken, Borellien, β-hämolysierende Streptokokken)
	R Rubella-/Rubivirus (Röteln)
	C Cytomegalie (Zytomegalievirus)
	H Herpesviren
TP	Thrombophilie
t-PA	»tissue plasminogen activator«
TPHA-Test	Treponema-pallidum-Hämagglutinationstest
TPPA-Test	Treponema-pallidum-Partikelagglutinationstest
TRAM-Flap	transverser M.-rectus-abdominis-Lappen
TRAP	»twin reversed arterial perfusion«
TSH	thyreoideastimulierendes Hormon (»thyreoidea stimulating hormone«)
TVS	Transvaginalsonographie
TVT	»tension-free vaginal tape« oder tiefe Beinvenenthrombose (je nach Zusammenhang)
UFH	unfraktioniertes Heparin
UICC	International Union against Cancer (früher Union Internationale contre le Cancer)
US	Ultraschall
U-Sediment	Urinsediment
V. a.	Verdacht auf
VAIN	vaginale Neoplasie
VE	Vakuumextraktion
VEGF	»vascular endothelial growth factor«
VHL	Vorderhauptslage
VIN	vulväre intraepitheliale Neoplasie
VVS	Vulva-Vestibulitis-Syndrom
VZIG	Varizella-zoster-Immunglobulin
VZV	Varizella-zoster-Virus
ZDV	Zidovudin
Z. n.	Zustand nach
ZNS	zentrales Nervensystem

A Notfälle in der Gynäkologie

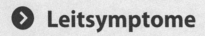

Leitsymptome

C. Scholz

1.1 Unterbauchschmerz

Differenzialdiagnose: Ovarialzystenruptur

- Klinik ▬ Akuter Schmerzbeginn ▬ Auf mögliche akute hämodynamische Dekompensation achten ▬ Zyklusanamnese kann wertvolle Hinweise geben
- Akute Diagnostik ▬ Vitalparameter ▬ Transvaginaler, abdominaler Ultraschall ▬ Blutbild
- Mögliche Komplikationen ▬ Akutes Abdomen ▬ Intraabdominaler Blutverlust → hämorrhagischer Schock

Differenzialdiagnose: Ovarialtorsion

- Akute Klinik ▬ Schmerz akut, meist einseitig ▬ Übelkeit, Erbrechen
- Akute Diagnostik ▬ Vaginale Untersuchung: Palpable (teigige) Schwellung im Adnexbereich ▬ transvaginaler Ultraschall ▬ Sicherung der Diagnose nur operativ möglich
- Mögliche Komplikationen ▬ Akutes Abdomen ▬ Irreversible Nekrose des Ovars

Differenzialdiagnose: Entzündung des kleinen Beckens – Tuboovarialabszess

- Akute Klinik ▬ Gradueller Schmerzbeginn mit ggf. akuter Exazerbation ▬ (Sub-)febrile Temperaturen

- Akute Diagnostik ▬ Vitalparameter ▬ Vaginale Untersuchung: Portioschiebeschmerz ▬ Transvaginaler und abdominaler Ultraschall ▬ Entzündungsparameter deutlich erhöht
- Mögliche Komplikationen ▬ Akutes Abdomen ▬ Septischer Schock

Differenzialdiagnose: Endometriose

- Akute Klinik ▬ Oft typische Anamnese: Dysmenorrhoe als Kardinalsymptom, Dyspareunie, zyklische Darm- und Blasenprobleme, Infertilität ▬ Oftmals bereits länger bestehende Vorgeschichte, was u. U. die Differenzialdiagnose erleichtert
- Akute Diagnostik ▬ Vaginale Untersuchung: verdickte sakrouterine Bänder, Uterus häufig retroflektiert ▬ transvaginaler Ultraschall: (Schokoladen-)Zysten bei evtl. notwendiger laparoskopischer Intervention
- Mögliche Komplikationen ▬ Akutes Abdomen

Extrauteringravidität

- Akute Klinik ▬ akuter Schmerzbeginn ▬ Amenorrhoe oder leichte Schmierblutung
- Akute Diagnostik ▬ Vitalparameter ▬ Laborparameter ▬ Positiver Schwangerschaftstest ▬ Blutbild

- Transvaginaler Ultraschall: leeres Cavum uteri, freie intraabdominale Flüssigkeit, u. U. direkter Nachweis der Schwangerschaft in der Tube
- Mögliche Komplikationen ▬ Hämorrhagischer Schock

Differenzialdiagnose: Nekrotisches Myom

- Akute Klinik ▬ Anamnese: oftmals bereits seit Längerem bekanntes Myom ▬ Akuter Schmerzbeginn ▬ Subfebrile Temperaturen
- Akute Diagnostik ▬ Transvaginaler Ultraschall ▬ Entzündungsparameter mäßig erhöht
- Mögliche Komplikationen ▬ Akutes Abdomen

Differenzialdiagnose: Endomyometritis

- Akute Klinik ▬ Anamnese: Z. n. operativem Eingriff oder Wochenbett ▬ Uteruskantenschmerz ▬ Fötider Flour vaginalis
- Akute Diagnostik ▬ Transvaginaler Ultraschall ▬ Entzündungsparameter deutlich erhöht
- Mögliche Komplikationen ▬ Septischer Schock

> ❷ Akutes Abdomen = akuter Bauchschmerz + Abwehrspannung + gestörte Peristaltik.

1.2 Blutung

- 12% aller Krankenhauseinweisungen in eine gynäkologische Abteilung wegen verstärkter vaginaler Blutung
- Nur kleiner Prozentsatz erfordert akute Intervention
- Risiko jedes akuten Blutverlustes → hämorrhagischer bzw. hypovolämischer Schock

- Klinische (Früh-)Diagnostik und Therapie äußerst wichtig, um in der Anfangsphase der Schockentwicklung adäquat reagieren zu können

> ❷ Ein hypovolämischer Schock entwickelt sich graduell, ist aber zu keinem Zeitpunkt seiner Entwicklung ohne Intervention reversibel.

Symptomatik

- Hautblässe und Kaltschweißigkeit infolge Vasokonstriktion; ggf. mit Zyanose infolge vermehrter Sauerstoffausschöpfung
- Hypotonie und Tachykardie infolge Hypovolämie und sympathoadrenerger Aktivierung (Schockindex)
- Tachypnoe und Hyperventilation infolge Hypoxie und metabolischer Azidose
- Agitiertheit und ggf. Bewusstseinstrübung infolge zerebraler Hypoxie
- Oligurie infolge renaler Minderperfusion
- Ggf. Laborparameter: ▬ Verlust von Erythrozyten → Verminderung der Sauerstofftransportkapazität ▬ Verlust von Gerinnungsfaktoren → Gerinnungsstörung

Physiologische Parameter

Der hypovolämische Schock ist ein Zustand unzureichender Durchblutung vitaler Organe mit Missverhältnis von Sauerstoffangebot und -verbrauch infolge von intravasalem Volumenmangel mit kritisch verminderter kardialer Vorlast.

Sofortmaßnahmen
Oxygenierung

- Gesicherte Sauerstoffzufuhr ist Grundbedingung jeglicher Schocktherapie

Zirkulierendes Volumen wiederherstellen

- Kristalloide Infusionslösungen ━ Kristalloide Vollelektrolytlösungen sind schnell verfügbar und billig ━ Jedoch: Schneller Übertritt in den 3. Raum → interstitielles Ödem ━ Zum Volumenausgleich: 1 l Blutverlust → 3 l kristalloide Infusionslösung ━ Bei Masseninfusion von NaCl-Lösung Risiko einer hyperchlorämischen Azidose ━ Besser: Ringer-Laktat
- Kolloidale Infusionslösungen ━ Größere Moleküle → weniger Verschiebung in den 3. Raum ━ Gängige Präparate: Humanalbumin, Hydroxyethylstärke (HAES) ━ Bislang jedoch keine Evidenz eines signifikanten Vorteils onkotisch wirksamer Präparate gegenüber kristalloiden Lösungen ━ Cave: allergische Reaktionen
- Blutbestandteile ━ Ausgleich von Blutbestandteilen bei fortdauerndem oder größerem Blutverlust ━ Kein unterer Grenzwert, ab dem eine Gabe von Erythrozytenkonzentraten zwingend notwendig ist ━ Bis zu einer Hämoglobinkonzentration von 60–70 g/l Sauerstoffbindungskapazität des Blutes bei einem ansonsten gesunden Erwachsenen in der Regel noch keine signifikante Einschränkung ━ Bei Verlust von >20% des Blutvolumens oder bei Thrombozyten <50.000/mm^3 → Thrombozytenkonzentrate ━ Für alle Blutbestandteile: Keine Indikation zur prophylaktischen Gabe ━ Vorgewärmt infundieren

❯ **Das Management des Volumenersatzes sollte nach einer initialen Stabilisierung mit kristalloiden Infusionslösungen in die Hände eines erfahrenen Anästhesisten gelegt werden.**

Therapeutisches Vorgehen
Beseitigung der Blutungsursache

- Uterine Blutung ━ Bei massiver uteriner Blutung: (Fraktionierte) Kürettage, gleichzeitig Diagnostik und Therapie der 1. Wahl
- Verletzungen ━ Anamnestische Klärung des Unfallhergangs ━ Größere Traumata (z. B. Pfählungsverletzungen) erfordern ein standardisiertes interdisziplinäres Traumamanagement ━ Ausführliche (oftmals schwierige) Anamnese bei Kohabitationsverletzungen ━ Dabei oftmals eher geringes Ausmaß der Verletzung bei großer Verunsicherung der Patientin
- Intraabdominale Blutung ━ Akute intraabdominale Blutung → Akutes Abdomen, hämorrhagischer Schock ━ Klinische Akutdiagnostik zur Abschätzung der Dringlichkeit einer Operationsindikation ━ Postoperationem bei V. a. intraabdominale Blutung nicht mit Revision warten

Blutung bei fortgeschrittener maligner Erkrankung – palliativer Ansatz

- Bei fortgeschrittener maligner Erkrankung kann eine Blutung das lebenslimitierende Ereignis sein (z. B. bei Arrosion großer Gefäße)
- Therapieziel: Sterben in Würde
- Bei erwarteter Blutung: Bereithalten von gefärbten Tüchern zum Kaschieren der Blutung für die Angehörigen
- Ausreichende Schmerztherapie: Midazolam (2,5–7,5 mg i.v.), ggf. zusätzlich Morphin (4–10 mg i.v.)
- Eine Schwester oder ein Arzt sollte immer bei der Patientin bleiben und den Angehörigen die ergriffenen Maßnahmen erklären

❯ Ektope Schwangerschaft

A. Strauss

- Definition: Implantation einer befruchteten Eizelle außerhalb des Cavum uteri (0,3–3% aller Schwangerschaften)
- Häufigste mütterliche Todesursache im 1. Schwangerschaftsdrittel (4,2–9% aller mütterlichen Todesfälle)

❶ Jede ektope Schwangerschaft stellt einen akuten, potenziell lebensbedrohlichen Notfall dar.

Formen

- Eileiterschwangerschaft ▬ Tubarruptur (= äußerer Fruchtkapselaufbruch): Frucht entwickelt sich hauptsächlich innerhalb der Tubenwand, Ruptur des isthmischen Tubenabschnitts ▬ Tubarabort (= innerer Fruchtkapselaufbruch): Hämatosalpinx entsteht durch Absterben und teilweise Ablösung des Trophoblasten von der Tubenwand, ampullärer Tubenanteil, Blutung aus dem Tubenostium ▬ Interstitielle/intramurale Schwangerschaft: Implantation im intramural verlaufenden Eileiteranteil, hohes Rupturrisiko (20%)
- Ovarialgravidität
- Bauchhöhlenschwangerschaft
- Zervixschwangerschaft

Anamnese

- Schmerzen
- Blutungen

- Gynäkologische Anamnese: Zyklus, Amenorrhoedauer, Erkrankungen (v. a. Adnexitiden), Operationen (v. a. Sterilisation), Schwangerschaften (u. a. frühere Extrauteringravidität; EUG) und Geburten

Klinik

- Klinische Trias: ▬ Amenorrhoe (ca. 6–8 Wochen) bei positivem Schwangerschaftstest ▬ Irreguläre uterine Schmierblutung ▬ Chronische, ggf. einseitige exazerbierende Unterbauchschmerzattacken (akutes Abdomen, Defense, Schock)
- Typischerweise stadienhafte Entwicklung der klinischen Symptomatik (❏ Tab. 2.1)

Obligate Diagnostik

- Klinische (gynäkologische) Untersuchung: ▬ Zervikale Blutung, ▬ (Ausgeprägter) Portioschiebeschmerz ▬ Teigiger Tumor im Adnexbereich ▬ Peritoneale Abwehrspannung
- β-HCG im Serum (ab 10–14 Tage p. c.): Verglichen mit intrauteriner Gravidität (IUG) niedrigeres β-HCG-Niveau und geringere Anstiegsdynamik
- Vaginalsonographie: ▬ Vergrößerte Gebärmutter mit »leerem« Cavum uteri ▬ Pseudogestationssack 8–20% (<20 mm, zentral im

🞕 Tab. 2.1. Eileiterschwangerschaft: Symptomatik auf einen Blick

Klinisches Stadium	Tubarabort	Tubarruptur
Stadium der intakten Eileiterschwangerschaft	– Asymptomatisch – Amenorrhoe	– Asymptomatisch – Amenorrhoe
Stadium des tubaren Hämatoms (symptomarmes Stadium)	– Uterine Blutung (6–8 Wochen nach LMP) – Einseitig betonte, wehenartige Schmerzen – Palpable Hämatosalpinx (fakultativ)	– Asymptomatisch (keine Hämatosalpinx palpabel, da die Tube rupturiert, bevor die Frucht abgestorben ist)
Stadium des peritonealen Schocks	– Palpable Hämatosalpinx und/oder Hämatozele (Douglas-Raum) – Wiederholte peritoneale Schockzustände unterschiedlichen Ausprägungsgrades – Akutes Abdomen	– Plötzlich »aus voller Gesundheit« auftretende perakute, heftigste peritoneale Beschwerden – Intraabdominelle Blutung (retrouterine Hämatozele im Douglas-Raum) und initiale Gefahr des akuten Blutungsschocks

Endometriumreflex, fehlender echoreicher Randsaum) ▬ Adnextumor (heterogenes Echomuster) ▬ Freie Flüssigkeit im Douglas-Raum (26–95%) ▬ Ab 1.000–1.500 mIU/ml β-HCG: Darstellung Chorionhöhle (Sensitivität 90%, Spezifität 98%) ▬ Bei stehender EUG: ektope Fruchthöhle, Dottersack (kleiner als bei IUG), Embryo mit Herzaktion (1–5% aller Eileiterschwangerschaften)
- Laparoskopie (direkte Diagnosesicherung und simultane Therapiemöglichkeit)

Ergänzende Diagnostik
- Bei ergebnisloser Laparoskopie und inadäquatem β-HCG-Anstieg: Kürettage → Ausschluss/Therapie einer gestörten IUG

▪ (Douglas-Punktion) → Hat durch Transvaginalsonographie ihren diagnostischen Stellenwert verloren

❯ Im Fall diagnostischer Zweifel (asymptomatische Patientin) ist bis zur sicheren Feststellung des Schwangerschaftssitzes ein engmaschiges (stationäres) Überwachungsregime zu etablieren.

Differenzialdiagnosen
- IUG/intrauteriner Abort (Kürettage – falls kein trophoblastäres Material im Abradat → Differenzialdiagnose: Abortus completus oder EUG)
- Corpus luteum/Ovarialzyste/Ovarialtorsion (zystische Raumforderung im Adnexbereich)
- Hydro-, Pyo-, Hämatosalpinx, Tuboovarialabszess

- Appendizitis (rechtsseitiger Schmerz – McBurney)
- Ovarielles Hyperstimulationssyndrom (OHSS)

Sofortmaßnahmen

- Stabilisierung der Vitalfunktionen
- Bei vitaler Bedrohung (hämorrhagischer Schock): Notfallmäßige Bestimmung des Hämoglobinwertes (Hb) und der Gerinnungsparameter (Quick-Wert, PTT) wie auch der Blutgruppe zur Bereitstellung von kompatiblen Erythrozytenkonzentraten
- Intravenöser Zugang
- Operation so rasch als möglich

Therapeutisches Vorgehen

Die Wahl der Therapie wird vom klinischen Bild, der hämodynamischen Situation, dem β-HCG-Wert und dem Wunsch der Patientin nach weiteren Schwangerschaften bestimmt.

Exspektatives Vorgehen

- Symptomfreiheit
- Negativer oder diskreter Ultraschallbefund
- Niedrige (<1000 mIU/ml) und fallende β-HCG-Werte (Resolutionsrate: 98% bei β-HCG <200 mIU/ml und 73% bei β-HCG <500 mIU/ml)

Chirurgische Therapie

- Operativer Zugang: Laparoskopie oder Laparotomie
- Salpingotomie, Keilexzision (30% ipsilaterales Rezidivrisiko bei Organerhalt)
- Salpingektomie bei Ruptur mit akuter Blutung (per laparotomiam bei ausgeprägtem Hämatoperitoneum oder bei technischen Problemen wie Verwachsungen, unübersichtlicher intraabdo-

- Hysterektomie (interstitielle/intramurale und zervikale Gravidität)

Medikamentöse Therapie

- Systemisch: Methotrexat (50 mg/m² KOF bzw. 1 mg/kg KG) i.m. oder i. v.
- Lokal (intraaminale Instillation): Methotrexat (10–50 mg), alternativ Prostaglandin $F_{2\alpha}$ (5–10 mg) oder hyperosmolare (50%) Glukoselösung (5–20 ml)
- Behandlungserfolg bei Tubargraviditäten: — 92%: β-HCG <4.000 mIU/ml — 82%: β-HCG <12.000 mIU/ml — 68%: β-HCG >12.000 mIU/ml

❶ 3% Tubarruptur bei β-HCG <10.000 mIU/ml, aber 30% bei β-HCG >10.000 mIU/ml

- Überwachung des Therapieansprechens (ambulant oder stationär): β-HCG-Verlauf (Abfall <15% zwischen Tag 4 und 7 → 2. Dosis (Tag 7); bei Nichtansprechen ggf. 3. Dosis)
- Nebenwirkungen von Methotrexat (Haarausfall, Photophobie, Unterbauchbeschwerden, Knochenmarkschädigung, Stomatitis, Lungenfibrose, Leberparenchymschaden) bei — Lokaltherapie 2% — Systemtherapie 21%

Behandlung von Sonderformen der ektopen Schwangerschaft

- Interstitielle Schwangerschaft: — Hochdosierte Methotrexattherapie (50 mg/m² KOF) Tag 1, 3, 5, 7 unter Substitution von Folsäure in 4 Dosen zu 6 mg (Tag 2, 4, 6, 8) vor dem Auftreten klinischer Beschwerden (frühe sonographische Diagnose, MRT), ggf. in Kombination mit lokaler Behandlung, ggf. chirurgisches Vorgehen

■ Zervixgravidität + Bauchhöhlenschwangerschaft: ▬ Hohe Blutungsgefahr, daher primär hochdosierte
  medikamentöse Behandlung, dennoch
  erhebliches Laparotomie-, Hysterekto-
  mierisiko

❯ **Jede Form der Behandlung einer EUG
(exspektativ, operativ, medikamentös) ist
obligat durch die engmaschige Verlaufskontrolle des β-HCG-Werts zur Sicherung
des Therapieerfolgs (bis β-HCG <5 mIU/
ml) zu begleiten.**
■ **Jede Rhesus-negative Patientin erhält
  posttherapeutisch eine Anti-D-Prophylaxe.**

Prognose/Beratung
■ ◘ Tab. 2.2
■ Wiederholungsrisiko einer Tubargravidität: 10% (nach wiederholter Eileiterschwangerschaft bis zu 50%)

◘ **Tab. 2.2.** Prognose der EUG-Behandlung

	Operation	Medikamentöse Therapie
Trophoblast-persistenz	3,9–8,8%	8–32% (abhängig vom β-HCG-Wert)
Rezidiv	10–15%	7%
Fertilitätschance	30–70% (abhängig vom Zustand der kontralateralen Tube)	80%

❯ Ovarialtorsion

C. Scholz

- Definition: Drehung des Ovars um seinen Aufhängeapparat mit nachfolgender Beeinträchtigung der Blutversorgung
- Epidemiologie: ▬ Größte relative Häufigkeit bei Frauen im reproduktionsfähigen Alter ▬ 3% aller gynäkologisch Notfalleingriffe ▬ Hiervon 15–25% in der Schwangerschaft ▬ Inzidenz im Rahmen einer reproduktionsmedizinischen Stimulationsbehandlung 0,1%

Ätiologie/Pathogenese
- Prädisposition durch Volumenzunahme ▬ Ovarialzysten (ca. 75% bei prämenopausalen Frauen : davon >70% benigne funktionelle Zysten) ▬ Tumoren mit soliden Anteilen (ca. 25% bei prämenopausalen Frauen: davon ca. 50% gutartig) ▬ Bei postmenopausalen Frauen an einen malignen Prozess denken
- Bei Kindern und Jungendlichen <15 Jahren finden sich in >50% der Fälle, bei denen eine Ovarialtorsion stattgefunden hat, normgerechte Ovarien; als Ursache wird ein elongierter Bandapparat angenommen
- Durch die Hebelwirkung steigt die Torsionswahrscheinlichkeit mit zunehmender Tumorgröße
- Sehr große Tumoren verkeilen sich im Becken und neigen nicht mehr zur Torsion

Klinik
- Unspezifische Symptomatik (Ausschlussdiagnose)
- Übelkeit und Erbrechen (70%)
- Oftmals plötzliche Bewegung unmittelbar vor Schmerzbeginn
- Stechender Schmerz (70%)
- Plötzlich einsetzender scharfer Unterbauchschmerz (60%)
- Bei intermittierender Torsion wellenförmiger, u. U. als kolikartig beschriebener Unterbauchschmerz
- In Rücken, Flanke oder Leistenregion ausstrahlender Schmerz (50%)
- Peritoneale Reizung (3%)
- Fieber (<2%) als Zeichen einer Nekrose des Ovars
- Leukozytose (<2%) als Zeichen einer Nekrose des Ovars
- Laktat ↑

Diagnostik
- Die definitive Diagnose einer Ovarialtorsion erfolgt durch einen operativen Eingriff, im Regelfall Laparaskopie
- Das klinische Bild ist beim Erstellen der Verdachtsdiagnose führend und wird durch bildgebende Verfahren lediglich ergänzt
- Auch beim Ausschöpfen aller diagnostischen Möglichkeiten steht die Diagnose lediglich in ca. 40% der Fälle präoperativ fest
- Dopplersonographische Hinweise auf Ovarialtorsion: ▬ Abwesenheit des

venösen Rückstroms ▬ Verdrehung des Gefäßstrangs; »whirlpool sign« ▬ Arterielle Flussveränderungen

❯ **Ein regelrechtes dopplersonographisches Bild schließt eine Torsion nicht aus.**

- Bei der vaginalen Untersuchung lässt sich oft eine Raumforderung palpieren.

Differenzialdiagnosen Unterbauchschmerz und palpable Raumforderung im Adnexbereich

- Extrauterine Schwangerschaft
- Rupturierte Ovarialzyste
- Tuboovarialabszess
- Appendizitis
- Nekrotisches Myom
- Endometriose

Therapeutisches Vorgehen

- Diagnostik und Therapie der Wahl: Frühzeitige laparaskopische Klärung
- Selbst bei makroskopisch desaströsen Befunden ist eine Detorquierung erfolgsversprechend
- Anschließend stationäre Beobachtungszeit von mindestens 24 h
- Klare Definition von Therapieversagern: ▬ Keine Beschwerdebesserung nach 24 h ▬ Anstieg der Entzündungsparameter ▬ Persistierendes Fieber
- Bei Therapieversagern laparaskopische Reevaluation und ggf. dann Entfernung eines nekrotischen Ovars
- Gleiches therapeutisches Management bei Ovarialtorsionen in der Schwangerschaft, jedoch deutlich höhere Anforderungen an den Operateur

Prognose/Beratung

- Sehr gute Prognose bezüglich eines langfristigen reproduktiven und

endokrinen Funktionserhaltes bei erfolgreicher Detorquierung und wenigstens teilweise erhaltenem Ovar
- Reperfusionsschaden bei zunehmendem Zeitintervall nach Torsion
- Im Tierversuch irreversible Nekrose des Ovars erst nach 36 h dauerhafter Unterbindung der Durchblutung

Prävention/Prophylaxe

- Oophoropexie anbieten bei Kindern und prämenopausalen Frauen, bei denen bereits ein Ovar aufgrund einer Ovarialtorsion entfernt wurde

❯ Ovarialzystenruptur

C. Scholz

- Definition: Ruptur einer ovariellen Zyste mit nachfolgender peritonealer Reizung durch den Zysteninhalt bzw. eine nachfolgend einsetzende Blutung aus dem Zystenboden
- Epidemiologie: ▬ Schmerzhaft erlebte Ruptur einer ovariellen Zyste ist äußerst häufig ▬ Ruptur eines Graaf-Follikels am Ende der 1. Zyklushälfte → »Mittelschmerz« ▬ Ruptur einer Corpus-luteum-Zyste am Ende der 2. Zyklushälfte → akuter Schmerz und ggf. intraabdominale Blutungskomplikation ▬ Notfall bei akuter und exzessiver Symptomatik, schwerem und anhaltendem Unterbauchschmerz, hämodynamisch wirksamer intraabdominaler Blutung

Ätiologie/Pathogenese
- Auch bei notfallmäßiger Intervention: Vermutete Ätiologie der Zyste bedenken
- Das histologische Spektrum verschiebt sich bei postmenopausalen Patientinnen zunehmend in Richtung der Zystadenome bzw. Zystadenokarzinome

Histologische Klassifikation symptomatischer Ovarialzysten bei prämenopausalen Frauen (Typ und Häufigkeit)
- Graaf-Follikel (65–80%)
- Corpus-luteum-Zyste (6–15%)
- Endometriosezyste (3%)
- Benigne Erkrankungen des Ovars (Dermoidzyste, Zystadenom; 1–15%)
- Maligne Erkrankungen des Ovars inkl. Borderlinetumoren (1–2%)

Klinik
- Variable Schwere der Symptomatik
- Spektrum: ▬ Asymptomatischer Verlauf ▬ Einsetzender Schmerz bei körperlicher Aktivität (Sport, Geschlechtsverkehr) ▬ Akut einsetzender, vernichtender, einseitiger Unterbauchschmerz ▬ Manchmal: Leichte vaginale Schmierblutung durch ovariellen Hormonabfall
- Blutung in das Ovarparenchym → ovarieller Dehnungsschmerz
- Blutung in die freie Bauchhöhle → akuter peritonitischer Reiz
- Unterschiedliche Zysteninhalte können die Symptomatik beeinflussen: ▬ Stärkere peritonitische Reizung bei Blut und Talg (z. B. einer Dermoidzyste) ▬ Schwächere peritonitische Reizung bei serösen oder muzinösen Zysteninhalten

❯ **Die Unterscheidung der 3 Krankheitsbilder: Tuboovarialabszess, Ovarialtorsion und rupturierte Ovarialzyste ist in der Akutphase äußerst schwierig.**

Diagnostik
- Sicherer Ausschluss einer extrauterinen Schwangerschaft

- Einschätzung der Schwere der Symptomatik
- Konservatives Vorgehen möglich oder operatives Vorgehen notwendig?
- Anamnese der Differenzialdiagnosen des akuten Unterbauchschmerzes (► Kap. 3)
- Laboruntersuchungen: ═ Urin-β-HCG-Test ═ Urin Stix (Mirkohämaturie und Leukozytose, z. B. bei Nephrolithiasis oder als Ausdruck einer peritonitischen Reizung) ═ Blutbild (Cave: Bei akuter Blutung evtl. noch normale Hb-Konzentration) ═ Gerinnung ═ Bei akuter Symptomatik: Blutgruppenbestimmung und Kreuzblut
- Ultraschall ═ Raumforderung in einem Adnexbereich ═ Freie Flüssigkeit im Douglas-Raum ═ Keine spezifische Aussage allein aufgrund des sonographischen Befundes möglich
- Sonographische Differenzialdiagnosen bei Raumforderung und freier Flüssigkeit ═ Extrauteringravidität → Blutung ═ Tuboovarialbszesss → entleerter Eiter ═ Ovarialfibrom → Aszites ═ Maligner Ovarialbefund → Aszites

❯ **Eine persistierende Blutung aus dem Zystengrund kann zu einer abdominalsonographisch sichtbaren und hämodynamisch wirksamen großen Blutmenge im Douglas-Raum führen.**
Typischerweise lässt sich bei einer rupturierten Ovarialzyste nur mäßig viel freie Flüssigkeit bei ausgeprägter akuter Schmerzsymptomatik nachweisen.

- Computertomographie bei ═ Diagnostischer Unsicherheit ═ Schwerer Symptomatik ═ V. a. nichtgynäkologische Ursache

Therapeutisches Vorgehen

- Operationsindikationen bei akuten Unterbauchbeschwerden junger Frauen (nach Häufigkeit geordnet) ═ Extrauteringravidität (► Kap. 2) ═ Ovarialzystenruptur ═ Tuboovarialabszess (► Kap. 10) ═ Appendizitis ═ Ovarialtorsion (► Kap. 3)
- Die Behandlung sollte unter stationären Bedingungen erfolgen
- Ausreichende Schmerztherapie
- Kontrolle der hämodynamischen Parameter und des Hb-Wertes
- Laparaskopische Klärung immer dann, wenn klinische Situation der Patientin instabil erscheint oder sich verschlechtert
- Bedingungen für ein abwartendes Vorgehen bei der Verdachtsdiagnose »rupturierte Ovarialzyste« ═ Keine Schwangerschaft ═ Kein Fieber ═ Keine Zeichen eines akuten Abdomens ═ Keine Erhöhung der Entzündungsparameter ═ Allenfalls mäßig viel freie Flüssigkeit sonographisch intraabdominal nachweisbar

Prognose/Beratung

- Rupturierte Corpus-luteum- und Follikelzysten sind zufällige Ereignisse
- Keine erhöhte Rezidivhäufigkeit
- Ansonsten Rezidivwahrscheinlichkeit abhängig von der Histologie der Zyste und ggf. einer angemessenen Therapie der Erkrankung

Ovarielles Überstimulationssyndrom (OHSS) ► Kap. 7.

Straftaten gegen die sexuelle Selbstbestimmung

C. Scholz

- Definition: — »Sexueller Missbrauch«, »sexuelle Nötigung« und »Vergewaltigung« sind nach § 176 StGB Straftaten gegen die sexuelle Selbstbestimmung und mit hohen Strafandrohungen belegt — »Sexueller Missbrauch« ist definiert als eine sexuelle Handlung, vorgenommen an einer Person unter 14 Jahren — »Sexuelle Nötigung« und »Vergewaltigung« beziehen sich auf erzwungene sexuelle Handlungen bei erwachsenen Personen
- Epidemiologie: — Sexueller Missbrauch von Kindern: ca. 15.000 Fälle pro Jahr in der Bundesrepublik Deutschland — Registrierte Fälle von Vergewaltigung und sexueller Nötigung jährlich etwa 7000 — Seit 1987 (auch unter Berücksichtigung des statistischen Effektes der Wiedervereinigung) Steigerung um ca. 30% — Hohe Dunkelziffer
- Ärztliche Aufgaben bei Verdacht einer Straftat gegen die sexuelle Selbstbestimmung: — Evaluation, Behandlung und Dokumentation physischer Verletzungen insbesondere des Genitalbereichs — Forensische Dokumentation und Beweissicherung — Psychologische Unterstützung und Hilfsangebote — Schwangerschaftstest und kontrazeptive Maßnahmen — Evaluation und Prävention sexuell übertragbarer Erkrankungen

Anamnese
- Die Umstände des Übergriffs, einschließlich Datum, Zeit, Ort, Gebrauch von Waffen oder Fesselwerkzeugen, physische Gewalt oder Bedrohung
- Zeitweiliger Bewusstseinsverlust
- Gedächtnisverlust
- Drogen oder Alkohol im Tatzusammenhang
- Täterbeschreibung
- Detaillierter Tathergang — vaginaler/oraler/analer Geschlechtsverkehr — Penetration mit oder ohne Ejakulation — Kondomgebrauch
- Zeit und Umstände des letzten freiwilligen Geschlechtsverkehrs (einschließlich ggf. stattgefundener Imissio penis (oral, genital, anorektal) und Kondomgebrauch
- Aktivitäten, welche die Spurensicherung erschweren (Baden, Duschen, Umziehen, Essen, Zähneputzen, Genitalspülungen)

Spezialaspekte der Anamnese bei sexuellem Missbrauch von Kindern
- Wurde bereits Anzeige erstattet, sollte die Befragung von Kindern durch den Arzt unterbleiben (Kinder werden im

weiteren Verlauf noch mehrmaligen eingehenden Befragungen unterzogen und sind suggestiv beeinflussbar)
- Wurde noch keine Anzeige erstattet: Zunächst Gespräch mit der Person führen, die den Verdacht auf einen sexuellen Übergriff äußerte (meist Angehörige): ▬ Gründe für den Verdacht und Inhalt des mutmaßlichen Übergriffs ▬ Auch hier: Keine direkte Befragung des Kindes
- Sind Fragen an das Kind unumgänglich: Offene und nicht suggestive Fragestellung
- Auch Wiederholungen von Fragen wirken sich auf das Antwortverhalten von Kindern aus

❯ Bei Verdacht auf sexuellen Missbrauch nach Möglichkeit keine Befragung des Kindes bezüglich der Tat durch den Arzt.

Evaluation physischer Verletzungen insbesondere des Genitalbereichs
Bei Vergewaltigung
- Spurensicherung ▬ Bei engem zeitlichem Zusammenhang zwischen Tat und Untersuchung immer Spurensicherung ▬ Selbst bei einigen Tagen Abstand Versuch einer Spurensicherung ▬ An Fotodokumentation denken
- Spermaspuren ▬ Bis zu 48 h intravaginal nachweisbar, theoretisch bis zu 24 h bei Oral- oder Analverkehr ▬ Bei Ejakulation auf andere Körperstellen → Spermanachweis von dort
- Wattetupfer zum Sekretnachweis ▬ Anfeuchten ▬ Auf beschriftetem Objektträger ausstreichen ▬ Dann immer trocken asservieren
- Speichelspuren ▬ Spuren durch Beißen, Schlecken oder Küssen häufig

brustnah oder im Bereich der Schamlippen ▬ (Saug-)Bissspuren häufig auch außerhalb des Genitalbereichs (Oberarme) ▬ Abstriche wie bei Spermaspuren mit feuchtem Watteträger, dann trocken asservieren
- Sonstige Spuren ▬ Asservieren von Kleidungsstücken, die noch nicht gewechselt oder gewaschen sind ▬ Fingernägel oder Schmutz unter den Findernägeln dann asservieren, wenn das Opfer über Gegenwehr berichtet ▬ Von Würgemalen sollten ebenfalls Abstriche entnommen werden ▬ Soweit toleriert, Fotodokumentation aller physischen Hinweise auf eine Vergewaltigung

Bei sexuellem Missbrauch
- Bei einer Schwangerschaft Minderjähriger immer an möglichen Missbrauch denken
- Untersuchungsablauf: ▬ Untersuchungsgang dem Kind genau erklären ▬ Immer zunächst in sitzender Position untersuchen (bei Kleinkindern auf dem Schoß einer Vertrauensperson, bei Schulkindern auch auf der Liege) ▬ Das Kind bestimmt das Tempo der Untersuchung ▬ Körperteile, die in sexuelle Aktivitäten oft einbezogen sind: Brustbereich, Mund, Gesäß, Oberschenkelinnenseiten ▬ Vaginale Untersuchung mit Hilfe der Traktionsmethode (vorsichtige Separation der großen Labien durch dorsolateralen Zug) ▬ Beurteilung von Klitoris, Klitorishaut, großen und kleinen Labien, Vulvarändern, Urethralbereich, Hymen in allen Anteilen, Inguinal- und Genitalbereich, Anus, Introitus vaginae, distale Vagina, Fossa navicularis sowie der hinteren Kommissur ▬ Keine routinemäßige Untersuchung mit Vaginoskop

Befunde bei sexuellem Missbrauch

- Beim sexuellen Missbrauch gibt es kaum eindeutige Befunde
- Leitsymptome können sein: Rötung, Fluor, Blutung, Brennen und Juckreiz
- Als spezifische Symptome gelten:
  - Alle Verletzungen im Anogenitalbereich ohne plausible Anamnese (Hämatome, Striemen, Quetschungen, Einrisse und Bisswunden)
  - Erweiterter Eingang der Vagina
  - Einrisse oder venöse Stauung im Analbereich — Verdickt erscheinende Hymenalsäume mit evtl. eingerolltem Rand — Deutliche Vergrößerung der Hymenalöffnung, die nicht durch die Untersuchungstechnik hervorgerufen wurde — Sexuell übertragbare Krankheiten (z. B. Gonorrhoe oder Condylomata accuminata) vor der Geschlechtsreife des Kindes sind mit großer Wahrscheinlichkeit Folge von Missbrauch
- Interpretation vaginaler Befunde
  - Ein intaktes Hymen schließt sexuellen Missbrauch nicht aus
- Interpretation analer Befunde
  - Schwierige Befunderhebung und Interpretation — Manipulationen hinterlassen in der Regel keine Verletzungen — Penetrationen können Verletzungen hinterlassen (Schwellung des Analrandes, Fissuren, Rhagaden im Bereich der Analfalten, Zerreißungen des M. sphincter ani) — Beweisend für einen analen Missbrauch sind der Nachweis von Spermaspuren oder ein tiefer Einriss in der Analschleimhaut, der vom Analring in die Tiefe führt — Eine Sphinkterhypotonie kann Hinweis auf analen Missbrauch sein, bedarf aber einer neurologischen Abklärung

Therapeutisches Vorgehen
Psychologische Unterstützung und Hilfsangebote

- Risiko der Entwicklung einer posttraumatischen Belastungsstörung
- Liste lokaler Hilfsangebote bereithalten
- Internetadressen: — www.bundesarbeitsgemeinschaft.de/sexuelle_gewalt.htm (bietet Information zu sexueller Gewalt und sexuellem Missbrauch) — www.kindesmisshandlung.de (enthält eine Liste mit traumaqualifizierten Kliniken) — www.traumatherapie.de (ermöglicht Kontakte zu ambulanten Traumatherapeuten) — www.trauma-informationszentrum.de (stellt Informationen für Betroffene zur Verfügung)

Schwangerschaftest und kontrazeptive Maßnahmen

- Immer Schwangerschaftstest
- Notfallkontrazeption [2×750 µg, oder 1×1,5 mg Levonorgestrel (duofem 750 bzw. unofem 1,5)] anbieten
- Über Nebenwirkungen aufklären
- Bei Kombination mit einer antiretroviralen Postexpositionsprophylaxe u. U. ausgeprägte Übelkeit

Evaluation und Prävention sexuell übertragbarer Erkrankungen

- Bakterielle sexuell übertragbare Erkrankungen — Erregernachweis von Chlamydia trachomatis, Treponema pallidum sowie Neisseria gonorrhoe — Keine einheitlichen Empfehlungen bezüglich einer Postexpositionsprophylaxe bakterieller sexuell übertragbarer Erkrankungen nach Vergewaltigung; generell eher zurückhaltende Empfehlungstendenz — Aufklärung der Patientin über mögliche Symptome einer sexuell übertragbaren Erkrankungen und ggf. sofortige Wiedervorstellung ➡ Obligate Einbestellung zu einem Kontrolltermin

- Hepatitis-B-Infektion ➡ Baseline-Infektionsstatus bei Erstvorstellung (kurz nach der Tat) ➡ Auch hier: Keine deutschsprachigen Leitlinien zur Postexpositionsprophylaxe ➡ US-amerikanische Empfehlung: postexpositionelle Hepatits-B-Impfung bei Personen ohne bestehenden Immunschutz ➡ Kein Hepatitis-B-Immunglobulin
- HIV-Infektion
- Empfehlung des Robert Koch Instituts: ➡ Bestimmung des Infektionsstatus des Opfers bei Erstvorstellung ➡ Kein routinemäßiges Anbieten oder Empfehlen einer HIV-Postexpositionsprophylaxe ➡ Bei begründetem Verdacht auf erhöhtes Infektionsrisiko kann Postexpositionsprophylaxe angeboten werden ➡ Bei bekanntem Täter polizeiliche Ermittlung des HIV-Status

B Endokrinologie und Reproduktionsmedizin

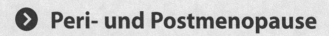

❯ Peri- und Postmenopause

M. Heinrigs

- Prämenopause: Zeitraum zwischen 40. Lebensjahr und Beginn der Perimenopause
- Perimenopause: Übergangsphase zwischen Prä- und Postmenopause (bis 12 Monate nach der Menopause), umgangssprachlich »Wechseljahre« oder Klimakterium
- Menopause: Letzte spontane Menstruationsblutung im Leben einer Frau mit mindestens 12 Monaten Beobachtungszeitraum (Durchschnittsalter in der Weltbevölkerung: 51 Jahre)
- Postmenopause: Zeitraum nach der Menopause bis zum Senium, beginnend 12 Monate nach der Menopause
- Senium: Späte Postmenopause nach dem 65. Lebensjahr
- Climacterium praecox: Menopause vor dem 40. Lebensjahr

6.1 Endokrinologische Veränderungen

Der Beginn der Perimenopause ist durch unterschiedliche Faktoren beeinflusst, zudem sind regionale und genetische Unterschiede nachzuweisen. Es besteht kein Zusammenhang zwischen dem Eintreten der Menarche und der Menopause, genauso wenig beeinflusst die Dauer der Einnahme hormoneller Kontrazeptiva den Zeitpunkt.

6.1.1 Gonadotropine

Neben den Gonadotropinen, Estrogenen, Gestagenen und Androgenen spielen bei der hormonellen Umstellung in der Perimenopause z. B. auch Inhibine und Aktivine eine Rolle, beide sind für Wachstum und Differenzierung wichtig.

- Inhibin-A und -B (je nach Untereinheit) werden hauptsächlich in den Granulosazellen des Ovars gebildet und haben u. a. eine FSH-supprimierende Funktion.
- Inhibin-B gilt auch als Marker für die ovarielle Follikelreserve bei vorzeitiger Ovarialinsuffizienz.
- Aktivin hingegen stimuliert die FSH-Synthese und -Sekretion aus der Hypophyse, ohne dabei LH zu beeinflussen.

Die Perimenopause verläuft in individuell unterschiedlich langen Phasen und beginnt, wenn die Anzahl der Follikel unter eine kritische Schwelle gesunken ist. Durch die konsekutive Abnahme von Inhibin-B wird die FSH-Ausschüttung weniger gehemmt, und der FSH-Spiegel steigt zunächst in der frühen Follikelphase an (◻ Abb. 6.1).

Im späteren Verlauf der Perimenopause fällt Inhibin-A zunehmend ab, mit der Erschöpfung des Follikelpools sinkt nun auch die Estrogenproduktion,

Bezeichnung	reproduktive Phase			menopausaler Übergang				Postmenopause		
				Perimenopause						
FSH-Werte	FSH normal		FSH erhöht	FSH erhöht				FSH erhöht		
menstrueller Zyklus	variabel bis regelmäßig	regelmäßig		variable Zykluslänge (Differenz zum normalen Zyklus > 7 Tage)	≥ 2 übersprunge Zyklen und Amenorrhoe (≥60 Tage)	12 monatige Amenorrhoe		kein Zyklus		
Stadiendauer	variabel			variabel		1 Jahr		4 Jahre		bis zum Tod
Stadien nach Straw	-5	-4	-3	-2	-1			+1		+2
						letzte Menstruation				

Abb. 6.1. Alter und Hormonstatus der Frau, STRAW-Stadien

sie erreicht im Jahr der Menopause 50 pg/ml und sinkt schließlich auf <20 pg/ml.

In der Postmenopause befindet sich der FSH-Spiegel i. d. R. konstant >40 mIE/ml und steigt bei komplettem Ausfall von Inhibin-A sogar >60 mIE/ml. Das Maximum der der Gonadotropinspiegel wird 2–3 Jahre nach der Menopause erreicht und sinkt im Senium wieder auf prämenopausale Werte.

6.1.2 Estrogene

Während in der reproduktiven Phase das Estradiol (E-2) hauptsächlich in den reifen Follikeln gebildet wird, gewinnt in der Perimenopause die periphere Bildung von Estron (E-1) aus Androstendion aus dem Fett- und Muskelgewebe vermehrt an Bedeutung. Bei adipösen Frauen ist die Androstendionproduktion erhöht, sodass hier auch erhöhte Estron-

spiegel messbar sind. Da das schwach wirksame Estron im Endometrium zum stark wirksamen Estrogen umgewandelt werden kann, beobachtet man bei adipösen, postmenopausalen Frauen gehäuft das Auftreten einer Endometriumhyperplasie und postmenopausaler Blutung.

❯ Langfristig sinkt der Estrogenspiegel in der Postmenopause auf 25% der prämenopausalen Werte ab.

6.1.3 Androgene

Die Spiegel von Andostendion, DHEA (Dehydroepiandrostendion) und DHEA-Sulfat (DHEA-S) nehmen nach der Menopause kontinuierlich ab, nicht jedoch das Testosteron. Die ovarielle Androgenproduktion sinkt jedoch auch unabhängig von der Menopause mit steigendem Alter, und zwar am stärksten im Alter von 20–40 Jahren. In der späten Perimenopause steigt dann v. a. durch den Abfall von sexualhormonbindendem Globulin (SHBG) die freie Androgenwirkung an und verursacht in seltenen Fällen eine androgenetische Alopezie und vermehrten Hirsutismus.

6.2 Klimakterisches Syndrom

- Die Veränderung der endokrinen Stoffwechsellage kann v. a. durch den ständigen Hormonwechsel erhebliche Auswirkungen auf Befindlichkeit und zentrale Funktionen haben und vegetative und psychische Symptome hervorrufen (◘ Tab. 6.1)
- Epidemiologie: ▬ Im Alter von 42–46 Jahren sind 11% und im Alter von 52–56 Jahren 46% von stärkeren Symptomen betroffen ▬ In der Peri- und Postmenopause leiden 50–85% aller Frauen am klimakterischen Syndrom ▬ Leitsymptome: Hitzewallungen, Schweißausbrüche, Schlafstörungen, depressive Verstimmung, Libidoverlust ▬ Dauer der Symptome variiert von wenigen Wochen bis zu vielen Jahren, der Mittelwert liegt jedoch bei 1–2 Jahren, in 2% der Fälle halten die Symptome über Jahrzehnte an

Klinik
Hitzewallungen
- >80% der Frauen mit klimakterischem Syndrom leiden >1 Jahr an Hitzewallungen, 25–50% sogar >5 Jahre
- Frequenz pro Tag: 3–20×
- Negative Einflussfaktoren: Stress, Alkohol, Kaffee, heiße Speisen und Getränke, warme Umgebung
- Folgende Medikamente können Hitzewallungen auslösen: ▬ Anti-

östrogene ▬ Calcitonin ▬ Nitroglyzerin ▬ Insulin ▬ Niazin ▬ Nifedipin

> ❱ Symptome des klimakterischen Syndroms stellen eine Indikation zur Hormontherapie (HT) dar, da diese bei vasomotorischen Symptomen die wirksamste medikamentöse Behandlungsform ist. Jedoch sollte eine Risiko-Nutzen-Abwägung der HT gemeinsam mit der Patientin erfolgen.

Schlafstörungen
- Kennzeichnend sind: verlängerte Einschlafzeit, vermehrte Wachphasen, Verschlechterung der Schlafqualität (Phase III stark verkürzt, Phase IV wird ggf. nicht erreicht), Abnahme von REM-Phasen
- Ursächlich ist vermutlich der estrogenmangelbedingte Abfall von Noradrenalin und Serotonin im ZNS

Urogenitale Störungen
In der Peri- und Postmenopause kommt es zur Atrophie des inneren Genitale, wobei v. a. die Veränderungen an Vagina und Vulva zu relevanten Beschwerden führen.

- Uterus ▬ Abnahme der Uteruslänge bereits in der Prämenopause ▬ Regression vorhandener Myome ▬ Das postmenopausale Endometrium ist gekennzeichnet durch brüchige und dünnwandige Gefäße, Folge sind häufig postmenopausale Blutungen
- Vagina ▬ Atrophie des Vaginalepithels und des angrenzenden Stromas ▬ Zytologie: Zunächst Intermediärzellen, später Basal- oder Parabasalzellen, keine Superfizialzellen, vermehrt Leukozyten ▬ Colpitis senilis und Infektionen durch Abfall der

◻ **Tab. 6.1.** Klimakterisches Syndrom

Zeitpunkt	Hormonstatus	Klinik
Prämeno-pause	– Estrogen relativ hoch – Anstieg FSH – LH normal/niedrig – Progesteron häufig niedrig	– Dysfunktionelle Blutungen – Polymenorrhoe, Oligomenorrhoe – Prämenstruelles Syndrom – Vegetative Syndrome (Erröten, Erblassen) – Vereinzelt Hitzewallungen, Schweißausbrüche
Perimeno-pause	– Estrogen niedrig (<20 pg/ml) – Progesteron unter Nachweisgrenze – FSH erhöht (>20 mIE/ml) – LH leicht erhöht (20–75 mIE/ml) – Androgene, DHEA, DHEA-S vermindert – Testosteron konstant	– Vegetativ-vasomotorische Störungen: Hitzewallungen, Schweißausbrüche, Herzklopfen, Herzrasen, Erröten, Schwindel – Durchschlafstörungen – Psychische Störungen: Affektinkontinenz, Ängste, Antriebslosigkeit, Stimmungsschwankungen, Konzentrationsschwäche, sexuelle Dysfunktion, Dyspareunie – Organische Störungen: Zyklusstörungen (Amenorrhoe, Dauerblutungen), Kopfschmerzen, Harninkontinenz, Dysurie, gastrointestnale Beschwerden, Hautatrophie, Haarwuchsstörungen, Gewichtszunahme, verminderte Lubrikation
Postmeno-pause	– Estrogen konstant niedrig (<30 pg/ml) – Progesteron unter Nachweisgrenze – FSH konstant erhöht (>60 mIE/ml) – LH konstant erhöht – Androgene, DHEA, DHEA-S vermindert – Testosteron konstant	– Atrophie von Haut und Schleimhaut – Urogenitale Dysfunktionen – Osteopenie, Osteoporose – Osteoarthritis – Kardiovaskuläre Erkrankungen – Kolorektales Karzinom – Ophthalmologische Veränderungen – M. Alzheimer

Glykogenkonzentration und daraus folgender Abnahme der Milchsäureprduktion
■ Vulva ▬ Atrophie der Labien, Verkleinerung der Klitoris, Verengung des Introitus zusätzlich zur altersbedingten Involution ▬ Vermehrt Dystrophien durch Zurückbildung des Fettgewebes und Atrophie der Kutis. ▬ Symptome: Pruritus, Schmerzen, Gefühl des Wundseins ▬ Cave: Bei erschwerter Abgrenzung gegenüber malignen Veränderungen stets histologische Sicherung des Befundes anstreben

- Zervix ▬ Atrophie der Zervix und des Zervikalepithels, einhergehend mit erhöhter Vulnerabilität ▬ Atrophie der endozervikalen Drüsen mit Abnahme des Zervixschleims und vaginaler Trockenheit ▬ Zytologie: Reifes Plattenepithel, da das Zervikalepithel nicht so ausgeprägt auf den Estrogenmangel reagiert wie die Vagina ▬ Cave: Erschwerte Kolposkopie durch Verschiebung der Plattenepithel-Zylinderepithel-Grenze in die Endozervix
- Blase und Urethra ▬ Verminderte Vaskularisierung und Abnahme der Epitheldichte ▬ Erweiterung der Urethra, Urethralprolaps, Erschlaffung des Beckenbodens und Atrophie des Trigonum vesicae ▬ Symptome: Pollakisurie, Dysurie, rezidivierende Zystitiden, Urge- und Stressinkontinenz

❯ Die topisch wirkende vaginale sowie auch die systemisch wirkende Gabe von Estrogenen sind zur Therapie und Prophylaxe der Urogenitalatrophie geeignet. Die Datenlage zur Behandlung einer Harninkontinenz ist derzeit unklar. Häufig kann auch eine sexuelle Dysfunktion gebessert werden. Falls nur vaginale Beschwerden bestehen, sollte die topische Behandlung bevorzugt werden, dabei ist der Zusatz eines Gestagens nicht notwendig.

Mammae
- Involution der Brust durch Abnahme des Drüsengewebes, zusätzlich Zunahme von Binde- und Fettgewebe
- Rückbildung mastopathischer Veränderungen

❯ Unter Langzeitbehandlung einer HT ist ein erhöhtes Risiko für das Auftreten eines Mammakarzinoms nicht auszuschließen, bei Kombination von Estrogenen und Gestagenen ist für eine >5-jährige Behandlung ein gering erhöhtes Risiko nachgewiesen → Aufklärung über dieses Risiko sollte erfolgen, ein Vergleich mit anderen Risikofaktoren ist dabei hilfreich (Adipositas, Rauchen).

Haut
- Atrophie der Kutis und Subkutis, Abnahme der Talg- und Schweißdrüsenaktivität, Abnahme der Vaskularisierung und Durchblutung, Abbau des Kollagens
- Estradiol stimuliert die Mitoserate der Keratinozyten, während Testosteron die Kornifikationsrate erniedrigt, Letztere wird durch Progesteron erniedrigt

6.3   Postmenopause

6.3.1 Osteoporose

- Osteoporose: ▬ Verminderung der Knochensubstanz, Verlust der Knochenmineralisationsdichte sowie Verschlechterung der Mikroarchitektur ▬ Folgen sind Instabilität des Skeletts, Fehlhaltungen, Frakturen, Schmerzen und Immobilisation ▬ Knochenmineralgehalt <2,5 SD
- Osteopenie: ▬ Knochenmineralgehalt liegt um 1,0–2,5 Standardabweichungen (SD) unter dem Mittelwert der »peak bone mass« (maximale Knochendichte im Alter von ca. 30 Jahren bei Gesunden)

Pathophysiologie
- Die Knochendichte (»peak bone mass«) ist um das 30. Lebensjahr am höchsten, danach Abfall der Knochenmineralisationsdichte (BMD)

von 0,3% bei regelmäßiger Menstruation und 0,5% in der Perimenopause
- In der Postmenopause steigt der Verlust der BMD auf 1–2% pro Jahr.
- Der Mangel an Estrogen führt zu einer Erhöhung der Geschwindigkeit von Knochenauf- und Abbau (»high-turnover«) → Durch die verstärkte Aktivität der Osteoklasten werden die trabekulären Knochenanteile verdünnt, bei einem weiteren Fortschreiten des Knochenabbaus verschwinden die Querverbindungen im Knochen vollständig
- Ein vorbestehendes Defizit an Knochenmasse ist nicht mehr ersetzbar
- Für die Knochenbilanz ist 1 g Kalzium pro Tag notwendig, anderenfalls mobilisieren die Nebenschilddrüsen das Kalzium aus dem Knochen und fördern damit den Knochenabbau.

Klinik
- An Osteoporose leiden in Deutschland ca. 3,5–5 Mio. Frauen → Rund 30% aller postmenopausalen Frauen sind betroffen; von diesen Frauen erleiden wiederum 50% eine Fraktur → Morbidität und Mortalität erhöht sich
- Besonders betroffen sind die Knochen, die einen großen Anteil an trabekulärem Knochen aufweisen: Wirbelkörper, Radius, Hüftgelenk, Schenkelhals

Risikofaktoren für die Entwicklung einer postmenopausalen Osteoporose
- Genetik: — Alter — Osteoporose in der Familienanamnese — Niedriges Körpergewicht — Osteoporotisch bedingte Fraktur
- Lebensführung: — Kalziummangel — Vitamin-D-Mangel — Hohe Phosphatzufuhr — Nikotinmissbrauch — Alkoholmissbrauch

— Immobilisation — Schlechter Allgemeinzustand
- Hormonelle Veränderungen: — Späte Menarche, frühe Menopause, primäre und sekundäre Amenorrhoe — Hyperkortisolismus — Hyperthyreose
- Erkrankungen/Medikation: — Langzeitige Heparintherapie — Langzeitige Glukokortikoidtherapie — Organtransplantation — Chronisch-entzündliche Darmerkrankungen — Laxanzienmissbrauch — Therapie mit Aromataseinhibitoren und/ oder GnRH-Analoga (Mammakarzinom, Endometriose!)

Diagnostik
Radiologische Verfahren
- Die Knochendichtemessung (Osteodensitometrie) wird in aller Regel am Radius, am proximalen Femur oder an der Lendenwirbelsäule vorgenommen und dient der Diagnostik und Verlaufskontrolle einer Therapie
- Photonenabsorptionsverfahren: — Singuläre Röntgenstrahlenabsorptiometrie (SXA), durchgeführt an Radius und Kalkaneus — Duale Röntgenstrahlenabsorptiometrie (DXA), durchgeführt an LWS und Femur — Quantitative Computertomographie (QCT), durchgeführt in Ein- oder Zweistrahltechnik
- Verfahren ohne Strahlenbelastung: — Quantitative Ultrasonometrie (QUS): Nichtinvasiv, strahlenfrei, radiologischen Verfahren gleichwertig, jedoch noch nicht endgültig validierte Methode — Quantitative Magnetresonanz (QMR): Validierte Methode, jedoch hohe Kostenbelastung

Nach der WHO-Definition liegt die Knochendichte bei Osteoporose unterhalb 2,5 SD im Vergleich zu jungen

Frauen. Liegt die Knochenmasse 1 SD unterhalb der altersentsprechenden mittleren Knochenmasse, ist das Risiko für eine Fraktur sogar verdoppelt.

❯ **Für die Risikoabschätzung von Frakturen gilt die Durchführung einer DXA als Goldstandard.**

Laborparameter
Die alleinige Bestimmung der Marker des Knochenstoffwechsels ist nicht sinnvoll, da es bei den meisten Parametern zu relativen Schwankungen und Variationen aufgrund der zirkadianen Rhythmik kommt. Sie kann aber ergänzend zur DXA durchgeführt werden und somit bei Risikobeurteilung, Verlaufskontrolle und Therapiekontrolle hilfreich sein.

Eine HT eignet sich als First-line-Therapie für postmenopausale Frauen mit erhöhtem Frakturrisiko <60 Jahren ebenso wie zur Prophylaxe gegen Knochenabbau bei Frauen mit prämaturer Menopause. Eine gewisse Schutzwirkung nach Beendigung der Therapie scheint erhalten zu bleiben. Nicht empfehlenswert ist eine HT bei >60-jährigen Frauen zur alleinigen Frakturprophylaxe.

6.3.2 Kardiovaskuläre Erkrankungen

Herz-Kreislauf-Erkrankungen nehmen auch unter Frauen einen immer höheren Stellenwert ein. Mittlerweile sterben fast 50% aller Frauen an den Folgen einer kardiovaskulären Erkrankung. Zum einen hängt dies mit der gestiegenen Lebenserwartung und dem steigenden Nikotinkonsum zusammen, zum andern aber spielt der postmenopausale Estrogenmangel eine entscheidende Rolle bei den ischämischen kardiovaskulären und zerebrovaskulären Erkrankungen.

Risikofaktoren. Nach der Menopause steigen LDL-Cholesterin und Lipoprotein A sowie die Inzidenz von Diabetes mellitus und Hypertonie an. Dies führt zusätzlich zu einer Steigerung des Risikos für kardiovaskuläre Erkrankungen.

Estrogenwirkung am Gefäßendothel

- Estrogene wirken protektiv auf das Epithel der Gefäße
- Sie haben einen vasodilatatorischen Effekt auf das arterielle und venöse System (mit Ausnahme der mesenterialen und pulmonalen Gefäße), und verlangsamen insgesamt den atherosklerotischen Prozess
- Estrogene wirken außerdem als Radikalenfänger über Enzyminduktion in der Leber
- Mit zunehmendem Alter erhöht sich somit das Risiko für ischämische Erkrankungen

Fettstoffwechsel

- Estrogene haben einen antiatherogenen Effekt
- Sie fördern die hepatische Elimination von VLDL- und LDL-Cholesterin und steigern das HDL-Cholesterin, das für den Rücktransport des Cholesterins aus der Peripherie zur Leber eine Rolle spielt, um ca. 10%
- In der Perimenopause kommt es zu einer raschen Veränderung des Fettstoffwechsels, sodass die Frauen mit Fettstoffwechselstörungen bereits kurz nach der Menopause klinisch auffällig werden
- Durch die zunehmende Hyperlipoproteinämie kommt es zu einer beschleunigten Entwicklung einer Artherosklerose, u. a. durch den Wegfall der Estrogenwirkung an der Arterienwand

- Lipidprofil Postmenopause — Gesamtcholesterin 25% ↑ — LDL-Cholesterin 20% ↑ — VLDL-Cholesterin 130% ↑ — Triglyzeride 15% ↑ — Apolipoprotein E 15% ↑ — Apolipoprotein A 25% ↑ — Apolipoprotein B 0% ↑
- LDL-Cholesterin wandert vermehrt in die Intima ein, dort wird es vermehrt durch freie Sauerstoffradikale oxidiert und von Makrophagen aufgenommen, die sich als Schaumzellen ablagern und die glatten Muskelzellen zur Proliferation anregen

Metabolisches Syndrom

- In der Postmenopause entwickeln viele Frauen das sog. metabolische Syndrom, das ebenfalls mit einem hohen kardiovaskulären Risiko verbunden ist
- Der Estrogenmangel scheint auch in diesem Fall an der Entwicklung der Insulinresistenz beteiligt zu sein → Verminderte Verstoffwechslung der triglyzeridhaltigen Lipoproteine mit konsekutiver Hyperlipoproteinämie
- Des Weiteren charakteristisch für das metabolische Syndrom: Hyperinsulinismus, Anstieg von LDL-Cholesterin, Abfall von HDL-Cholesterin und Hypertonie

Störungsbilder des Metabolischen Syndroms

- Glukosestoffwechsel: — Insulinresistenz ↑ — Insulinsekretion ↓
- Fettstoffwechsel: — Gesamt- und LDL-Cholesterin ↑ — Triglyzerin ↑ — Apolipoprotein A ↑ — HDL-Cholesterin ↓ — Androide Adipositas
- Essenzielle Hypertonie
- Hyperurikämie

Bei Frauen <60 Jahren, die erst seit kurzem in der Postmenopause sind und keine vorbestehenden kardiovaskulären Erkrankungen haben, birgt der Einsatz der HT keine initialen Risiken und reduziert de facto die kardiovaskuläre Morbidität und Mortalität. Nach dem 60. Lebensjahr sollte eine erneute Risiko-Nutzen-Analyse erfolgen. Wichtige Risikofaktoren für HT-assoziierte schwerwiegende Thrombembolien sind das Alter, Adipositas und Thrombophilie. Bei spätem Beginn mit einer standarddosierten HT kann es vorübergehend zu einem leicht erhöhten Risiko koronarer Ereignisse kommen.

6.3.3 Kolorektales Karzinom

Derzeit ist das kolorektale Karzinom die dritthäufigste Todesursache bei Karzinomerkrankungen in den westlichen Industrieländern, bei Frauen steigt das Risiko für diese Erkrankung nach der Menopause stark an. Hintergrund des estrogenbedingten Schutzes vor der Entstehung eines kolorektalen Karzinoms scheinen zum einen die verminderte Bildung von Gallensäuren, die reduzierte Sekretion von IGF1 und der direkte Epithelschutz zu sein.

❯ **Es existieren derzeit Hinweise auf eine Verringerung des Risikos für kolorektale Karzinome unter HT.**

6.3.4 Ophthalmologische Symptome

- Mit zunehmendem Alter kommt es zu einer Abnahme des Wassergehalts in der Linse, zusätzlich zur Linsentrübung durch Ablagerung löslicher Proteine → i. Allg. als »trockenes Auge« bezeichnet
- Unter HT kann sich Wasser in die Linse einlagern → gleicht den altersbedingten Wasserverlust teilweise aus

- Zudem wird durch Estrogen das sezernierende Gewebe stimuliert, der Kammerwasserkreislauf dadurch wieder erhöht
- Neben der Sehverschlechterung wird auch das Brennen und das Gefühl der Trockenheit über eine gesteigerte Bildung der Tränenflüssigkeit verbessert
- Verschiedene klinische oder experimentelle Studien konnten bisher belegen, dass die HT vor Linsentrübung schützt und damit Katarakt und Glaukomen seltener auftreten, außerdem hatten Frauen mit HT weniger Visusverlust → Diese Daten sind jedoch noch nicht ausreichend zu bewerten.
- Seh- und Schleimhautsymptome stellen keine alleinige Indikation für eine HT dar, können jedoch durch diese verbessert oder behoben werden – jedoch sollte eine Risiko-Nutzen-Abwägung der HT gemeinsam mit der Patientin erfolgen.

6.3.5 ZNS und Psyche

Estrogene haben i. Allg. einen aktivierenden, erregenden Effekt auf das ZNS. Morphologisch zeigt sich dies auch in einer verstärkten synaptischen Vernetzung. In individuell unterschiedlichem Maße können Estrogene sogar euphorisierend, aktivierend und antidepressiv wirken und zudem die kognitiven Fähigkeiten, die Konzentrationsfähigkeit und das Kurzzeitgedächtnis verbessern.

- In der Postmenopause kann es zu Störungen der mentalen und kognitiven Fähigkeiten kommen, wobei die häufig auftretende Minderdurchblutung auch zu einem Rückgang der zentralen Funktionsfähigkeit führt
- Affektive Störungen wie Nervosität, depressive Verstimmung, Reizbarkeit und Angststörungen werden zwar v. a. durch das Umfeld mitbeeinflusst, jedoch führt ein Estrogenentzug meist zu einer Verschlechterung der Symptomatik
- Für den kausalen Zusammenhang von psychischen Veränderungen und dem Estrogenentzug spricht, dass sich durch HT häufig eine Besserung der Symptomatik erzielen lässt
- Bei Frauen, die bereits stark unter dem prämenstruellen Syndrom gelitten haben, beobachtet man in der Menopause ein gehäuftes Auftreten von depressiven Verstimmungen und anderen psychischen Symptomen

Demenz bzw. M. Alzheimer

Von dieser Erkrankung muss man die alterbedingte physiologische Abnahme der kognitiven Fähigkeiten unterscheiden. M. Alzheimer ist die häufigste Demenzerkrankung, in Deutschland sind ca. 1 Mio. Menschen betroffen. Mit der höheren Lebenserwartung der Frau ist auch eine Zunahme der Inzidenz verbunden. Neben dem Alter scheint dabei auch ein Mangel an Estrogen das Demenzrisiko zu erhöhen. Die Datenlage hinsichtlich einer Prävention für Morbus Alzheimer durch HT ist immer noch unklar.

6.3.6 Sexualität

Mit steigendem Lebensalter treten sexuelle Funktionsstörungen immer häufiger auf. Eine wichtige Rolle spielen dabei v. a. die durch den Estrogenmangel verursachten atrophischen Veränderungen von Vulva und Vagina. Dabei geht es in keiner Weise um den Verlust der Orgasmusfähigkeit, sondern vielmehr um die Beeinträchtigung der Sexualität durch Dyspareunie und verminderte Lubrikation.

> Die topisch wirkende vaginale und die systemische Gabe von Estrogenen sind zur Therapie und Prophylaxe der Urogenitalatrophie geeignet. Häufig kann auch eine sexuelle Dysfunktion gebessert werden. Falls nur vaginale Beschwerden bestehen, sollte die topische Behandlung bevorzugt werden.

6.4 Hormontherapie

- HT = Hormontherapie
- HRT = »hormonal replacement therapy«, Hormonersatztherapie, Hormonsubstitution
- Verwendet wird die Bezeichnung Hormontherapie, da die Behandlung der Beschwerden im Vordergrund steht und nicht der Ersatz der abnehmenden Hormonproduktion.

Anamnese
- Wichtig für die Diagnose- und v. a. Indikationsstellung zur HT ist eine gründliche Anamnese
- Die Beschwerden können je nach sozialen Umständen oder kultureller Abstammung unterschiedlich stark in ihrer Ausprägung empfunden werden
- Immer nach Zyklusgeschehen, psychischen und physischen Veränderungen fragen!
- Eigenanamnese: ▬ Letzte Menstruation, Dauer, Zyklusstörungen, prämenstruelles Syndrom ▬ Schwangerschaften ▬ Gewicht, Größe ▬ Allgemeine Erkrankungen ▬ Thrombembolische Ereignisse ▬ Gynäkologische Erkrankungen ▬ Gynäkologische Tumoren/Karzinome ▬ Medikamentenanamnese (Hormone, Kontrazeptiva, andere Medikamente) ▬ Ernährung ▬ Genussmittel ▬ Klimakterische

Beschwerden ▬ Kardiovaskuläre Beschwerden ▬ Urogenitale Beschwerden ▬ Skelettale Beschwerden ▬ Augenbeschwerden ▬ Psychische Beschwerden
- Familienanamnese: ▬ Osteoporose ▬ Mamma-/Ovarialkarzinom ▬ Kardiovaskuläre Erkrankungen ▬ Zerebrovaskuläre Erkrankungen, Demenz

Diagnostik
Untersuchung
- Es soll immer eine allgemeine und gynäkologische Untersuchung durchgeführt werden
- Allgemein Untersuchung: ▬ Gewicht, Größe ▬ Blutdruck, Puls ▬ Urin
- Gynäkologische Untersuchung: ▬ Brustuntersuchung, ggf. Mammographie ▬ Zytologie, ggf. Kolposkopie ▬ Haemoccult-Test
- Spezielle Untersuchung bei gegebener Indikation: ▬ Gynäkologische Sonographie: z. B. hochaufgebautes Endometrium als Zeichen längeren Estrogeneinflusses ohne Progesteroneinfluss? Ovarialzysten in der Perimenopause? ▬ Hormonstatus: Beantwortung gezielter Fragen, z. B. Hormonstatus bei Patientinnen mit Hysterektomie ▬ Gestagenprovokationstest: 12–14 Tage 20 mg Dydrogesteron, bei Nichteintreten einer Blutung besteht relativer Estrogenmangel ▬ Hysteroskopie/fraktionierte Abrasio: Zur Diagnosesicherung bei peri- und postmenopausaler Blutungsstörung ▬ Osteodensitometrie: Bei vorbestehender Fraktur oder bestehender Risikoanamnese, ggf. auch als Verlaufskontrolle einer HT ▬ Schilddrüsenfunktion/Schilddrüsensonographie: Differenzialdia-

gnostik perimenopausaler Beschwerden — Hämostasiologie: Abklärung thrombembolischer Erkrankungen

Laborparameter

- Die Bestimmung des Hormonstatus besitzt letztlich keine diagnostische Beweiskraft, da Hormonschwankungen in der Perimenopause üblich sind, kann aber hilfreich zur Statusbestimmung sein
- Erniedrigte Estradiolspiegel dürfen nicht mit einem Erliegen der Estrogenproduktion gleichgesetzt werden
- Die Indikation wird meistens anhand von Anamnese und Klinik gestellt
- Die Überwachung einer HT sollte über die Besserung der Symptomatik erfolgen
- Notwendige Bestimmungen des Estradiolspiegels unter HT stets 2–10 h nach der Medikamenteneinnahme
- Richtwerte des Estradiolspiegels: — Menopausenstatus: FSH: >20 mIE/ml, LH: 20–75 mIE/ml, E-2: <20 pg/ml — Kontrolle einer suffizienten Medikation: E-2: 40–200 pg/ml

Therapeutisches Vorgehen
Indikationen

- Eine Hormontherapie ist in der Regel dann indiziert, wenn akute Beschwerden, wie das ausgeprägte klimakterische Syndrom oder die Urogenitalatrophie, eine Therapie notwendig machen
- Es sollte stets eine individuelle Nutzen-Risiko-Abwägung gemeinsam mit der Patientin erfolgen und sehr genau über Vor- und Nachteile sowie über mögliche Nebenwirkungen aufgeklärt werden
- Die Indikationsstellung ist mindestens jährlich gemeinsam mit der Patientin zu überprüfen

- **Empfehlungen zur Indikation einer HT** — Eine HT in der Peri- und Postmenopause soll nur bei bestehender Indikation eingesetzt werden — Die lokale und systemische Gabe von Estrogenen sind zur Prophylaxe und Therapie der Urogenitalatrophie geeignet — Die HT ist zur Prävention der Osteoporose und osteoporosebedingter Frakturen geeignet, jedoch durch Langzeitbehandlung, die wiederum mit potenziellen Risiken verbunden ist — Bei nicht hysterektomierten Frauen soll die systemische Estrogengabe mit einer ausreichend langen Gabe von Gestagenen erfolgen (12–14 Tage im Monat) — Hysterektomierte Frauen sollen eine Monotherapie mit Estrogenen erhalten — Bei der Wahl der HT ist die niedrigste effektive Dosis zu wählen — Bei den verfügbaren Gestagenen und Estrogenen bestehen klinisch relevante Unterschiede, die individuell berücksichtigt werden sollten — Die prämature Menopause stellt eine eigene Indikation zur HT dar, v. a. zur Vermeidung des Knochenverlustes — Die HT ist trotz gewisser Wirksamkeit nicht zur Primär- oder Sekundärprävention kardiovaskulärer oder zerebrovaskulärer Erkrankungen zugelassen — Nach aktueller Datenlage scheint bei frühem Einsatz einer HT (<60 Jahre) bei Frauen ohne spezielle Risikofaktoren oder Vorerkrankungen der Nutzen einer indizierten HT die Risiken zu überwiegen — Ein erhöhtes Mammakarzinomrisiko ist nicht auszuschließen (unter Langzeittherapie; bei Kombination mit Gestagenen besteht für eine >5-jährige Behandlung u. U. ein gering erhöhtes Risiko)

- Absolute Kontraindikationen:
  ▬ Mammakarzinom ▬ Abklärungsbedürftige peri- und postmenopausale Blutungen ▬ Akute thrombembolische Erkrankungen ▬ Porphyria cutanea tarda ▬ Schwangerschaft

Nichtmedikamentöse Maßnahmen
- Gerade bei vasomotorischen Symptomen kann eine gesunde Ernährung und Lebensführung hilfreich sein, des Weiteren schützt sie aber auch vor kardiovaskulären Erkrankungen, Diabetes mellitus etc.
- Geringe Fettzufuhr, hoher Quotient an ungesättigten zu gesättigten Fettsäuren, ω3-Fettsäuren
- Geringe Glukosezufuhr
- Ausreichend pflanzliche Faserstoffe, Obst, Gemüse
- Ausreichend Folsäure, Vitamine, Mineralstoffe
- Moderater Alkohol- und Kaffeekonsum
- Kein Nikotinkonsum
- Täglich moderate körperliche Aktivität

Pflanzliche Präparate
Pflanzliche Produkte zur Behebung von Symptomen der Peri- und Postmenopause sind hinsichtlich ihres Nutzens und ihres Risikos derzeit nicht ausreichend bewertet, haben aber dennoch eine gewisse Berechtigung unter begrenzter Indikationsstellung. Behandlung klimakterischer Beschwerden:
- Phytoestrogene, Sojaextrakt, Vitamine, Zink:
  Isoflavone scheinen eine schwach estrogenähnliche Wirkung zu haben und werden zur Linderung klimakterischer Beschwerden eingesetzt. Laut Studienlage gelten sie allerdings für diese Indikation als ineffektiv. Auch die Behandlung mit Vitamin E zeigte keinen relevanten Benefit, obwohl sie in Einzelfällen hilfreich eingesetzt wird. Dabei gilt zu beachten, dass eine Dosis von >400 mIE/Tag gesundheitsschädigend zu sein scheint.
- Für Agnus Castus (Mönchspfeffer) wird generell eine zyklusregulierende Eigenschaft beschrieben, es kann somit auch in der Perimenopause bei Zyklusinstabilität eingesetzt werden
- Die antidepressive Wirkung von Johanniskrautextrakten kann unterstützend bei affektiven Störungen in Peri- und Postmenopause wirken → Die Mehrzahl aller Studien gibt eine Dosierung von 3×300 mg/Tag mit 0,3% Hypericin oder 5% Hyperforin über 8–10 Wochen an, für einen längeren Behandlungszeitraum liegen derzeit keine Ergebnisse vor
- Der Einsatz von Baldrian ist wegen seiner beruhigenden und schlaffördernden Wirkung bei klimakterisch bedingten Ein- und Durchschlafstörungen gerechtfertigt, jedoch belegen auch hier aktuelle Studien keinen signifikanten Benefit

Hormontherapie
- Ziel einer HT soll nicht die Wiederherstellung physiologischer Hormonkonzentrationen im Serum sein, sondern die Verbesserung peri- und postmenopausaler Beschwerden und die Verhinderung von Erkrankungen
- Wichtig ist ein ausreichender therapeutischer Effekt
- Bei der Auswahl der Präparate steht die individuelle Regimewahl im Vordergrund; wichtiges Kriterium dabei ist auch die Einstellung der Frau zu zyklischen Blutungen, oder ob die Induktion einer Amenorrhoe bevorzugt wird.

- Bei hysterektomierten Frauen ist eine alleinige Therapie mit Estrogenen ausreichend, eine zusätzliche Gestagengabe ist hier wenig sinnvoll und führt nur zu gestagenbedingten Nebenwirkungen

Estrogene

- Estradiol (E-2): ▬ Der aktive Wirkstoff dieser Gruppe ist das 17-β-Estradiol ▬ Estradiol oder dessen Derivate wie Estradiolvalerat sind sowohl als Monosubstanz als auch in verschiedenen Kombinationen mit Gestagenen erhältlich ▬ Dosis/Tag: Estradiol (mikronisiert): 0,5–2 mg – Estradiolvalerat: 1 mg/2 mg – Estradiolpflaster: 25 μg, 50 μg, 100 μg – Estradiolspray: 150 μg pro Sprühstoß
- CEE (konjugierte equine Estrogene): ▬ Ebenfalls zu den »natürlichen« Estrogenen zählen die CEE, gewonnen aus dem Harn trächtiger Stuten ▬ Sie enthalten andere Komponenten wie Equilinsulfat oder 17a-Hydroequilinsulfat ▬ Dosis/Tag CEE: 0,3 mg/0,625 mg/1,25 mg
- Estriol (E-3): ▬ Estriol wird hauptsächlich zur lokalen Behandlung urogenitaler Beschwerden eingesetzt, da durch die systemische Einnahme keine ausreichenden Wirkstoffspiegel erzielt werden können ▬ Dosis/Tag Estriol: 2–4 mg
- SERM (»selective estrogen receptor modulator«): ▬ Tamoxifen sowie die neueren Wirkstoffe Raloxifen oder Droloxifen besitzen ausgewählte Wirkmechanismen an Estrogenrezeptoren → Wirken antagonistisch bei hormonrezeptorpositivem Mammakarzinom, haben jedoch keine Wirkung auf vasomotorische Symptome und erhöhen das Risiko thromboembolischer Erkrankungen ▬ Tamoxifen

erhöht zudem auch das Risiko für Endometriumkarzinom, Raloxifen hingegen nicht ▬ Raloxifen ist für die Behandlung und Prävention der postmenopausalen Osteoporose zugelassen ▬ Insgesamt sind weitere Studienergebnisse abzuwarten, u. a. auch der Einfluss von SERM auf das kardiovaskuläre Risiko ▬ Dosis/Tag Raloxifen: 60 mg

Gestagene

- Der zyklische Einsatz von Gestagenen von ≥10 Tagen pro Monat dient dem Schutz des Endometriums vor Hyperplasie oder karzinomatösen Veränderungen unter Estrogentherapie.
- Progesteronderivate: ▬ Progesteronderivate wie Medroxyprogesteronacetat (MPA), Cyproteronacetat (CPA), Drospirenon oder Trimegeston besitzen niedrige oder nicht androgene Aktivität
- Nortestosteronderivate: ▬ Verbindungen wie Levonorgestrel (LNG), Noresthisteronacetat (NETA), Gestoden oder Dienogest zeichnen sich durch hohe gestagene Aktivität und hohe antiestrogene Potenz aus ▬ Dienogest besitzt zusätzlich auch antiandrogene Aktivität
- Natürliche Gestagene: ▬ Das als Kapsel erhältliche Präparat ist auf dem deutschen Markt als einziger Vertreter dieser Stoffgruppe erhältlich ▬ Besitzt keine weitreichenden Partialeffekte

Tibolon

- Tibolon ist ein 19-Nortestosteronderivat
- Es besitzt gestagene, estrogene und androgene Wirkung, wirkt somit auf klimakterische Beschwerden, urogenitale Störungen und Knochen und

durch die partiale androgene Wirkung stimmungsaufhellend, jedoch ist es nicht zur Atheroskleroseprohylaxe geeignet und führt gelegentlich zu Gewichtszunahme und Akne
- Bei Frauen mit Kontraindikation gegen Estrogene ist Vorsicht geboten
- Dosis/Tag Tibolon: 2,5 mg

Androgene
- Indikationen zur Behandlung mit Androgenen können Antriebslosigkeit, Libidoverlust oder depressive Verstimmungen sein
- Als Monopräparat und in Kombination mit Estrogenen wird meist eine rasche Wirkung erzielt
- Ein spezifisches Androgenmonopräparat ist nicht auf dem Markt erhältlich
- Bei dringender Indikation: Meserolon und Testosterondepot 250 mg für eine kurze Behandlungsdauer

Regimevariationen
- Estrogenmonotherapie: — Nur bei hysterektomierten Frauen — Beispiel:
Sequenziell: 3 Wochen Estradiol 2 mg/4 mg/8 mg, 1 Woche Pause
Kontinuierlich: Estradiol 2 mg/4 mg/8 mg, keine Pause
- Estrogen kontinuierlich/Gestagen zyklisch: — Die sequenzielle Therapie ist v. a. in der Perimenopause empfohlen, da regelmäßige Blutungen akzeptiert und bestehende Blutungsstörungen stabilisiert werden — Abfolge: Monophase Estradiol, Kombinationsphase Estrogen/Gestagen über mindestens 10 Tage, 1 Woche Pause — Beispiel:
0,3 mg konj. Estrogene (Tag 1–10), 0,3 mg konj. Estrogene und 5 mg Medrogeston (Tag 11–21), 7 Tage Pause

- Estrogen/Gestagen zyklisch: — Bei Wiederauftreten von klimakterischen Beschwerden im Intervall von 7 Tagen Pause — Die Gestagenentzugsblutungen werden durch die kontinuierliche Estrogeneinnahme nicht beeinflusst
— Beispiel:
1 mg Estradiol (Tag 1–16), 1 mg Estradiol und 1 mg Norethisteronacetat (Tag 17–28)
2 mg Estradiolvalerat (Tag 1–16), 2 mg Estradiolvalerat und Levonorgestrel (Tag 17–28)
0,625 mg konj. Estrogene (Tag 1–14), 0,625 mg konj. Estrogene und 5 mg Medroxyprogesteronacetat (Tag 15–28)
- Estrogen/Gestagen kombiniert kontinuierlich: — Die kontinuierliche Therapie ist eher in der Postmenopause indiziert, in der Perimenopause kann es durch den noch vorhandenen Estrogeneinfluss zu Zwischenblutungen kommen — Wunsch der Frauen nach Amenorrhoe — Proliferation des Endometriums wird durch kontinuierliche Gestagentherapie verhindert, sie bewirkt langfristig sogar Atrophie des Endometriums — Insgesamt ist nur die Hälfte der Gestagendosis im Vergleich zur sequenziellen Therapie nötig
— Beispiel:
1 mg Estradiol und 0,7 mg Norethisteronacetat
2 mg Estradiolvalerat und 0,7 mg Norethisteronacetat
0,625 mg konj. Estrogene und 2,5 mg Medroxyprogesteronacetat
- Estrogen kontinuierlich/Gestagen alternierend: — Viele Frauen bevorzugen einen sog. Langzyklus — Das Risiko für Endometriumhyperplasie scheint im Vergleich zur Sequenztherapie nur geringfügig erhöht zu sein,

jedoch deutlich ausgeprägtere Entzugsblutungen
  ▬ Beispiel:
  0,625 mg konj. Estrogene (10 Wochen)
  0,625 mg konj. Estrogene und 10 mg Medroxyprogesteronacetat (2 Wochen)
▪ Gestagenmonotherapie: ▬ Zur Risikoreduktion einer Endometriumhyperplasie in der Perimenopause indiziert bei noch bestehendem Estrogeneinfluss ▬ Möglichkeit der sicheren Kontrazeption, jedoch ist mit Blutungsstörungen zu rechnen ▬ Natürlichen Gestagenen ist hierbei der Vorzug zu geben ▬ Beispiel: Zyklisch oder kontinuierlich
▪ Lokale Estrogentherapie: ▬ Für die ausschließliche Behandlung urogenitaler Beschwerden. Zusätzliche Gestagengabe ist nicht nötig ▬ Beispiel:
  0,03 mg Estriol
  0,025 mg Estradiol
  Vaginalring 7,5 µg

Nebenwirkungen

▪ Begleiterscheinungen wie Brustspannen, Ödeme, Übelkeit oder gastrointestinale Beschwerden treten meist zu Beginn der HT auf und sind manchmal auch Zeichen einer zu hohen Dosierung → Vor allem eine HT bei postmenopausalen Patientinnen sollte mit niedrigen Dosen begonnen werden
▪ Häufig leiden Frauen unter einer Gewichtszunahme (1–2 kg), die v. a. durch die Rehydratisierung in estrogenabhängigen Geweben verursacht ist (einige Studien konnten jedoch belegen, dass Frauen in diesem Lebensabschnitt auch ohne HT zunehmen und dass eine HT das Körpergewicht im Durchschnitt nicht erhöht)
▪ Für die Entstehung eines Endometriumkarzinoms beträgt das relative Risiko ohne HT 1,0, unter Estrogenmonotherapie auf 3,2; eine wirksame Prävention stellt die Gabe einer Kombinationstherapie dar (relatives Risiko 0,8).
▪ Ein erhöhtes Thromboserisiko scheint v. a. im 1. Behandlungsjahr zu bestehen (die Ergebnisse der WHI-Studie 2002 und 2004 belegen einen Anstieg des Risikos um das 2-Fache bei Kombinationstherapie und um das 1,5-Fache bei Estrogenmonotherapie gegenüber Frauen ohne HT)
▪ Nichtorale Estrogene können unter Umgehung des First-pass-Effektes in der Leber das Nebenwirkungsprofil positiv beeinflussen

Zahlreiche Studien beschäftigen sich mit dem Zusammenhang HT und Mammakarzinom. Das Risiko, dass ein Mammakarzinom diagnostiziert wird, stieg unter einer HT um den Faktor 1,023 und liegt bei Frauen, die eine HT 5 Jahre oder länger erhalten haben, bei einem Wert von 1,35 [allen epidemiologischen Studien gemeinsam ist, dass die Variation des relativen Risikos gering ist, dies sollte man in Zusammenschau mit anderen Risikofaktoren bedenken (RR für Entwicklung eines Mammakarzinoms: Schichtarbeit über 30 Jahre: 1,36; frühe Menarche: 1,30; Alter >35 Jahre bei der ersten Geburt: 1,30)]

❯ Nach aktueller Datenlage ist zu erwarten, dass bei früher HT (<60 Jahre) – unter Vermeidung langjähriger Estrogendefizite – für nicht mit speziellen Risikofaktoren oder Vorerkrankungen belastete Frauen der Nutzen einer indizierten HT die Risiken meist überwiegt.

❯ Reproduktionsmedizin

M.S. Kupka

7.1 Sterilität

Von ungewollter Kinderlosigkeit spricht man i. Allg. beim Ausbleiben einer Konzeption nach 1 Jahr regelmäßigem, ungeschütztem Verkehr. Bei ca. 10% aller Paare mit Kinderwunsch bleibt der Wunsch unerfüllt.

- Definition ▬ Sterilität: Keine Schwangerschaft innerhalb von 1 Jahr bei regelmäßigem, ungeschütztem Geschlechtsverkehr ▬ Infertilität: Unfähigkeit, eine Schwangerschaft bis zu einem lebensfähigen Kind auszutragen, obwohl eine Empfängnis (Konzeption) möglich ist; Absterben der Frucht vor der Einnistung des befruchteten Eis in der Schleimhaut der Gebärmutter ist klinisch von der Sterilität der Frau nicht zu unterscheiden, da häufig in beiden Fällen normale Regelblutungen auftreten ▬ Fekundabilität: Wahrscheinlichkeit, eine Schwangerschaft pro Menstruationszyklus zu erreichen (in %)

Anamnese

- Bei der Frau: ▬ Zyklusanamnese ▬ Geschlechtskrankheiten ▬ Medikamente ▬ Stoffwechselkrankheiten ▬ Voroperationen ▬ Hypertonie ▬ Live-style (Rauchen, Alkohol, Sport, BMI) ▬ Familienanamnese
- Partneranamnese: ▬ Spermiogramm ▬ Geschlechtskrankheiten ▬ Medikamente ▬ Stoffwechselkrankheiten ▬ Voroperationen ▬ Hypertonie ▬ Live-style (Rauchen, Alkohol, Sport, BMI) ▬ Familienanamnese

Ursachen der Sterilität

Indikationsstellung zeigt eine Drittelverteilung, d. h. die Ursachen liegen

- zu 30% bei der Frau
- zu 30% beim Mann
- zu 30% bei beiden Partnern
- ca. 10% der Paare werden als idiopathisch klassifiziert (keine genaue Ursachenstellung möglich)

Tubare Ursachen

- Chlamydieninfektion
- Endometriose
- Vorausgehende Tubenligatur
- Störung der Eileiterfunktion durch Hydrosalpinx
- Postinfektiös
- Vorhergehende Sterilisation

Endokrinologische Hauptursachen

- Hyperandrogenämie – besonders im Zusammenhang mit PCOS (Syndrom der polyzystischen Ovarien)
- Hyperprolaktinämie
- Vorzeitige ovarielle Erschöpfung (POF = »premature ovarian failure«)
- Vorzeitiges Klimakterium
- Schilddrüsenfunktionsstörung
- Nebennierenerkrankung

Weitere Ursachen

Störungen der Eizellreifung und/oder des Eisprungs; urogenitale Auffälligkeiten, uterine oder zervikale Faktoren (Myome, Zustand nach Konisation, Uterus myomatosus, Müller-Malformationen); Störungen des Befruchtungsvorgangs (Spermienantikörper, Medikamenteneinnahme, Rauchen, Allgemeinerkrankungen); genetische Aberrationen; Umweltfaktoren; Psyche; Alter; Grunderkrankung (Adipositas, Hypertonie, Mukoviszidose); posttraumatische Veränderungen (Querschnittslähmung).

Beim Partner

Einschränkungen der Ejakulatparameter (Störungen der Spermienbildung im Hoden, Hodenhochstand, Hormonstörungen, genetische Ursachen); Störungen der Sexualfunktion (erektile Dysfunktion); Hodenkarzinom

Idiopathisch

Ursachen unbekannt.

Diagnostik der Sterilität

❯ **Bei der Diagnostik einen erfahrenen Facharzt hinzuziehen!**

- Da die Ursachen der Sterilität zu einem hohem Prozentsatz auch beim männlichen Partner liegen können (s. oben), immer auch eine andrologische Diagnostik durchführen lassen, im Idealfall von Urologen bzw. Dermatologen mit der Zusatzbezeichnung »Andrologie«
- Bei der Erstellung des Spermiogramms Hinweise der WHO beachten und Karenz von 2–7 Tagen einhalten.
- Definitionen im Bereich der Andrologie: ▬ Normozoospermie: Normale Werte für alle untersuchten Parameter ▬ Oligozoospermie: Verminderte Spermienkonzentration ▬ Asthenozoospermie: Eingeschränkte Beweglichkeit ▬ Teratozoospermie: Erhöhte Anzahl fehlgeformter Spermien ▬ Oligoasthenoteratozoospermie (auch OAT-Syndrom): Alle 3 Parameter pathologisch ▬ Azoospermie: Keine Spermien im Ejakulat ▬ Aspermie: Kein Ejakulat

❯ **Wichtig: Infertilität ist nur bei Azoospermie zwangsläufig!**

Tubarer Faktor

- Goldstandard: Laparoskopie, da hierbei auch die operative Therapie einer Tubenfunktionsstörung in gewissen Fällen möglich ist.
- Hysterosalpingographie (HSG)
- Hysterokontrastsonographie (HyCoSy)
- Hysteroskopie (HSK) und Laparoskopie mit Chromopertubation (Chromo-LSK)
- Die früher häufiger praktizierte Hydropertubation ist obsolet

Endokrine Diagnostik

Im Idealfall frühfolliculäre Serumprobe (Zyklustag 3–5) durchführen

Dabei sind folgende Parameter der endokrinologischen Basisdiagnostik (+ Referenzwerte) sinnvoll:
- FSH [2,8–11,3 mIU/ml (folliculär)]
- LH [1,1–11,6 mIU/ml (folliculär)]
- PRL [95–700 mIU/l (folliculär)]
- E-2 [–160 pg/ml (folliculär)]
- P [–1,1 ng/ml (folliculär)]
- Gesamt-Te (–120 ng/dl)
- DHEA-S (35–430 µg/dl)
- AD (0,3– 3,3 ng/ml)
- SHBG (26–103 nmol/l)
- TSH (0,4–4,0 mIU/l)

- Cortisol [5–25 µg/dl (morgens)]
- 17 α-OH-P (0,2–1,0 ng/ml)
- Anti-Müller-Hormon (>1 ng/ml)
- Inhibin-B (<10 ng/l)
- β-HCG (>10 IU/l)

Therapeutisches Vorgehen
Tubarer Faktor
- Operative Wiederherstellung oder In-vitro-Fertilisation
- Das Alter der Patientin und die spezifischen Erfolgsaussichten sind für die Wahl der Methode ausschlaggebend
- Kumulative Geburtenraten nach
  - Operativer Sanierung ca. 20–30%
  - IVF-Therapie >30% - Operativen Refertilisierung nach Tubenligatur etwa 80%

Endometriose
- Laparoskopische ablative Therapie
- Einsatz von GnRH-Agonisten (GnRHa).

Myome
- Hysteroskopische Resektion bei submuköser Lage
- Laparoskopische Enukleation bei intramuraler und subseröser Lokalisation

Insemination (INS oder IUI)
Ist mindestens ein Eileiter funktionsfähig, das Alter der Patientin noch nicht zu fortgeschritten und das Spermiogramm von ausreichender Qualität, kann eine Insemination indiziert sein. Darunter versteht man das Einbringen des Nativejakulats in bzw. vor die Zervix (intrazervikale Insemination, Kappeninsemination) oder des aufbereiteten Ejakulats in den Uterus (intrauterine Insemination; IUI).

Im Regelfall wird die intrauterine Insemination mit oder ohne vorausge-

hende kontrollierte, ovarielle Stimulation durchgeführt. Wenn eine Stimulation durchgeführt wird, ist ein sog. biochemisches und sonographisches Zyklusmonitoring erforderlich.

Die Aufarbeitung des Ejakulats erfolgt i. Allg. durch die sog. Swim-up-Technik. Ziel ist es, die beweglichen Samenfäden in einer möglichst hohen Konzentration aufzubereiten. Das Ejakulat wird entweder direkt (= direkter »swim-up«) in Kulturmedium zentrifugiert, oder es werden vorher gewaschene Spermien verwendet. Die Flüssigkeit über den Spermien wird wieder abgesaugt und die Spermien anschließend vorsichtig mit Kulturmedium überschichtet. Die beweglichen Samenfäden schwimmen dann hoch und sind gegen das Licht als weißliche Wolke zu erkennen. Mit einer feinen Kanüle wird dieser Überstand abgesaugt und für die weiteren Maßnahmen verwendet. Durch diesen Schritt ist es möglich, die gut beweglichen Spermien von den immobilen zu trennen und die beweglichen aufzukonzentrieren.

In-vitro-Fertilisation (IVF)
- Definition: »Extrakorporale Befruchtung«, Vereinigung einer Eizelle mit einer Samenzelle außerhalb des Körpers.

Die »klassische« Indikation zur Durchführung einer IVF-Behandlung ist der Tubenverschluss oder Tubenverlust beidseits. Es gibt jedoch darüber hinaus zahlreiche andere Gründe: z. B. zuvor erfolglose Durchführung von Inseminationsbehandlungen, fortgeschrittenes Alter der Patientin oder ausgeprägtes PCOS. Eine IVF-Behandlung ist i. d. R. mit einer kontrollierten, ovariellen Stimulation und einem biochemischen und sonographischen Zyklusmonitoring verbunden. Kontraindikationen können Begleiterkrankungen sein, die prinzipiell gegen die Empfehlung, schwanger zu werden, sprechen (deutliche Reduktion der Lebenserwartung der potenziellen Mutter bzw. des Kindes).

Kontrollierte ovarielle Stimulation zur Heranreifung von durchschnittlich 8–10 Follikeln. Überwachung der Stimulation durch biochemisches (Bestimmung von Estradiol im Serum, ggf. auch LH) und sonographisches Monitoring.

Entnahme im Regelfall in Kurznarkose transvaginal mittels sonographisch kontrollierter Punktion. Abpumpen der Follikelflüssigkeit, Detektion der sog. Kumulus-Oozyten-Komplexe unter dem Mikroskop.

Nach Inkubation von 2–5 Tagen wird eine maximale Anzahl von 3 Embryonen im 2-4-6-8-12-Zellstadium bis zum Blastozystenstadium intrauterin transferiert; dies geschieht ohne Narkose.

Während der Stimulationsphase werden Medikamente (GnRH-Agonisten oder GnRH-Antagonisten) zur Vermeidung eines endogenen LH-Anstiegs mit konsekutiver Ovulation (was den Abbruch der Behandlung bedeuten würde) eingesetzt. Dabei ist die Entscheidung, ob Agonist oder Antagonist, nicht immer ganz einfach. Wissenschaftliche Untersuchungen zeigen, dass bei Einsatz der Antagonisten weniger Überstimulationen zu sehen sind, jedoch die Embryonenqualität etwas reduziert zu sein scheint.

Für die eigentliche Stimulation wird entweder eine kontinuierliche Steigerung der Dosis eines FSH-Präparates gewählt (»step-up«) oder eine Senkung (»step-down«).

Im sog. langen Protokoll wird mit der Applikation von GnRH-Agonisten am ca. 22. Tag des Vorzyklus angefangen. Dann führt der sog. Flare-up-Effekt und die anschließende Suppression der FSH- und LH-Werte indirekt zu einer Blutung, die ungefähr dem üblichen Zeitpunkt entspricht. Anschließend beginnt die eigentliche Stimulation am 1. oder 2. Blutungstag mit einem urinären oder rekombinanten Präparat durchschnittlich über 12–14 Tage.

Ist beim Monitoring der Follikeldurchmesser ca. 18–20 mm und die Estradiolwerte dazu passend (ca. 300 pg/ml pro reife Eizelle), dann wird der letzte Reifungsprozess durch die HCG-Gabe initiiert. Dabei wird natürlich nicht gewartet, bis die Ovulation erfolgt, sondern in einem engen Zeitfenster (ca. 36 h) die Eizellentnahme durchgeführt. Die Lutealphase wird in der Regel durch Progesterongabe unterstützt.

Der Embryotransfer wird i. d. R. ohne Narkose in gynäkologischer Steinschnittlage durchgeführt. Dabei wird ein Führungskatheter im Kavum platziert (meistens unter abdominaler Ultraschallkontrolle). Anschließend wird der eigentliche Transferkatheter durch den Führungskatheter ins Kavum eingebracht. Mit wenig Kulturmedium wird der Embryo/die Embryonen eingespült. Anschließend erfolgt i. Allg. eine Lutealphasenunterstützung mittels Progesteron (oral, vaginal oder intramuskulär).

Nach ca. 10–14 Tagen kann erstmals ein Serum-HCG-Wert Auskunft über den Ausgang der Therapie geben.

Intrazytoplasmatische Spermieninjektion (ICSI)

Bei stark eingeschränkter männlicher Zeugungsfähigkeit ist seit 1992 die direkte Injektion einer Samenzelle in eine Eizelle etabliert. Hierbei reichen auch wenige 100 statt durchschnittlich 100 Mio. Spermien pro Ejakulation aus. Manchmal muss auch eine Hoden- oder

Nebenhodenbiopsie Spermien oder Spermatogonien liefern, um die ICSI durchzuführen. Das Verfahren stellt eine labortechnische Zusatzbehandlung am Tag der Eizellentnahme dar. Das Prozedere zur Eizellgewinnung ist identisch zur IVF (s. oben).

Am Tag der Eizellgewinnung erfolgt mit einer speziellen Kapillare die sog. Denudierung der reifen Oozyten, d. h. die Granulosazellen, die die Eizelle umgeben, werden entfernt, sodass in die »nackte« Eizelle ein einzelnes Spermium injiziert werden kann.

Kontraindikationen können – wie bei der IVF-Therapie – besonders genetische Erkrankungen darstellen, die durch Spermien weitergeben werden können bzw. die mit dem Leben nicht zu vereinbarende Gesundheitseinschränkungen mit sich bringen können.

Es ist auch möglich, nur einen Teil der gewonnenen Eizellen mit der ICSI-Methode zu behandeln und den übrigen Anteil nach der konventionellen Reagenzglasmethode zu befruchten (IVF/ICSI).

Beratung

Eine Aufklärung bzw. Beratung des Paares ist vor Beginn der Behandlung obligat! Besonders hervorzuheben sind folgende Punkte:

- Chancen bzw. Erfolgsaussicht
- Einzelschritte des Verfahrens
- evtl. Komplikationen
- allg. Risiken
- spezifische Risiken der gewählten Behandlungsmethode
- mögliche Alternativen
- Kosten (Übernahme durch Krankenkasse bzw. Eigenanteil)

Dabei kann auf kommerzielle Aufklärungsbögen zurückgegriffen werden.

❯ Es muss erkennbar sein, dass eine individuelle Beratung stattgefunden hat, z. B. durch handschriftliche Ergänzungen in Text und Abbildungen.
Bei ausländischen Paaren eine übersetzende Begleitperson namentlich nennen und mit unterschreiben lassen. Selbst wenn fremdsprachige kommerzielle Aufklärungsbögen zum Einsatz kommen, sollte ein Übersetzer anwesend sein.

Stammbaumerhebung beider Partner über mindestens 3 Generationen hinweg (u. a. Fehlgeburten, Totgeburten, körperliche oder geistige Behinderungen, andere Familienmitglieder mit Fertilitätsstörungen) zur Abklärung evtl. genetischer Indikationen.

❯ Bei Hinweisen auf Chromosomenstörungen oder auf genetisch bedingte Erkrankungen muss das Angebot über eine zusätzliche humangenetischen Beratung erfolgen und dokumentiert werden.

Zusätzlich muss ein Arzt, der die Behandlung selbst nicht durchführt, über die Belastungen einer IVF/ICSI-Therapie (medizinische und psychosoziale Gesichtspunkte) aufklären → externe Beratung.

Vorschriften für den Reproduktionsmediziner

- Gesetz zum Schutz von Embryonen (EschG)
- (Muster-) Richtlinie zur Durchführung der assistierten Reproduktion der Bundesärztekammer – Novelle 2006
- 5. Buch (SGB V) der Gesetzlichen Krankenversicherung
- § 27a Künstliche Befruchtung Muster-Berufsordnung der Bundesärztekammer

Chancen und Risiken

- Durchschnittliche Schwangerschaftsrate nach Behandlung: 28%
- Schwangerschaftsrate nach intrauteriner Insemination: 9,4%
- Abortrate nach Behandlung: 21,6%
- Weitere Statistiken: www.deutschesivf-register.de

7.2 Ovarielles Überstimulationssyndrom (OHSS)

- Definition: Meist iatrogen induzierte, überschießende Antwort auf eine Stimulationstherapie im Rahmen einer Behandlung unter Einsatz von Techniken der assistierten Reproduktion (ART).

❷ **Schwerwiegendes Krankheitsbild, das potenziell lebensbedrohlich werden kann. Im Einzelfall auch spontanes Auftreten möglich.**

Anamnese

- Art der Stimulation
- Datum der Punktion
- Embryotransfer ja/nein
- Weitere Medikamente

❷ **Patientinnen mit OHSS werden oft an einer anderen Klinik betreut, da ca. 2/3 der IVF-Zentren keine stationäre Behandlungsmöglichkeit haben. Anamnestische Daten dort in Erfahrung bringen!**

Klinik

- Einteilung des ovariellen Überstimulationssyndroms nach Golan ◘ Tab. 7.1
- Darüber hinaus Einteilung des Manifestationszeitpunktes eines OHSS in frühe und späte Formen: ▬ Earlyonset-OHSS: Auftreten der klinischen Manifestation 3–7 Tage nach Ovulationsinduktion ▬ Late-onset-OHSS: Auftreten der klinischen Manifestation 12–17 Tage nach Ovulationsinduktion
- Kapillarpermeabilität erhöht → Verschiebungen im Wasser- und Elektrolythaushalt
- Austritt von Flüssigkeit und Protein (Albumin) aus dem Intravasalraum
- Senkung des onkotischen Drucks im Intravasalraum, Verstärkung des Flüssigkeitsabstroms
- Folgen: Hypovolämie und Flüssigkeitseinlagerung in die großen Körperhöhlen (Abdomen, Pleura, Perikard, Labien etc.) und in den Interzellularraum

◘ **Tab. 7.1.** Einteilung des ovariellen Überstimulationssyndroms

Grad	Symptomatik	Ovargröße
1	Leichtes Spannungsgefühl im Unterbauch, Unwohlsein	5–10 cm
2	Grad 1 + Übelkeit, Erbrechen, Durchfall	5–10 cm
3	Grad 2 + Aszites	>10 cm, jedoch Aszites entscheidend
4	Grad 3 + Pleuraerguss, Luftnot, Atembeschwerden	>12 cm
5	Grad 4 + Zeichen der Hämokonzentration, Nierenfunktionseinschränkung	>12 cm

- Schlussendlich können Hyponatriämie und damit verbunden hypotone Dehydratation auftreten

❯ **Hypovolämie und arterielle Hypotonie kann zur Oligo- bis Anurie und prärenealem Nierenversagen führen. Daher Bestimmung von Kreatinin, Kalium und Harnstoff. Rechtzeitig Kooperation mit Intensivmedizin und Gerinnungsphysiologie anstreben**

Obligate Diagnostik

Heranziehen von sonographischen, klinischen und laborchemischen Befunden (besonders Aszites, Pleuraerguss, Elektrolyte, Hkt, Thrombozyten):

- Anamnese: ━ Art der Stimulation ━ Punktion ja/nein ━ Transfer ja/nein ━ Medikamentöse Lutealphasenunterstützung
- Ultraschall: ━ Ovargröße ━ Corpus-luteum-Zyste ━ Aszites ━ Pleuraerguss ━ Ggf. Gravidität
- Tastbefund: ━ Abwehrspannung ━ Aszitesmenge ━ Beinödeme ━ Lungenperkussion
- Physikalisch ━ Blutdruck ━ Messung von Bauchumfang und Gewicht
- Einfuhr-, Ausfuhrkontrolle
- Auskultation: Lunge
- Labor: ━ Hkt ━ Blutbild ━ Gerinnung ━ Serumchemie ━ Elektrolyte ━ Eiweiß ━ Kreatinin ━ CRP ━ E-2 ━ Ggf. HCG (frühestens 14 Tage nach Punktion, wenn ein Embryotransfer durchgeführt wurde)

Therapeutisches Vorgehen

Prinzipiell kann man Therapieoptionen im Rahmen einer reproduktionsmedizinischen Behandlung und im Zeitraum nach Abschluss einer solchen Behandlung einteilen:

- Prävention: ━ Aufklärung vor Behandlungsbeginn ━ Sicherstellung der telefonischen Erreichbarkeit während der Behandlung ━ Biochemischer und sonographischer Ausschluss von Hyperandrogenämie und PCOS vor Therapiebeginn ━ Patientinnen mit bekanntem hohem Risikoprofil (z. B. Zustand nach OHSS): ━ Niedrige Gonadotropindosis
- Ultraschall: ━ Größe der Ovarien, Follikeldurchmesser, Follikelanzahl, Aszites, Pleuraerguss
- Biochemisches Monitoring: ━ E-2, Hkt, ggf. Gerinnungsparameter
- Gonadotropinstimulation: ━ Alter <30 Jahre bei endokrinologischem Normalbefund → Niedrige Gonadotropindosis ━ Bei bekannter immunologischer Hypersensibilität (Allergien) → Niedrige Gonadotropindosis ━ Bei Verwendung des »langen« Protokolls mit GnRH-Agonistensuppression → Mit der niedrigsten Standarddosis von Gonadotropinen starten; während der Stimulation eher Step-down-Dosisreduktion ━ Bei absehbarer Ausbildung eines klinisch relevanten OHSS während der Stimulation mit subjektiver Beschwerdesymptomatik und massiver Follikelrekrutierung sollte bei rasch steigenden E-2-Werten >5.000 pg/ml und Follikeldurchmessern von maximal 14 mm an 2 Lösungen gedacht werden: 1. Abbruch der Behandlung (keine weitere Gonadotropingabe, kein HCG, keine Punktion oder Insemination, Flüssigkeitsbilanzierung, ggf. Heparinisierung; 2. »Coasting« mit Aussetzen der Gonadotropingabe bis zu E-2-Werten von maximal 4.000 pg/ml und einem Follikeldurchmesser von mindestens 16 mm (wenn die Follikeldurchmesser

diesen Wert erreicht haben, ist eine reduzierte HCG-Gabe von 5.000 IE mit anschließender Punktion ggf. möglich

- Ovulationsinduktion: ▬ Ggf. ist HCG in der Dosis zu reduzieren oder auf eine HCG-Gabe ganz zu verzichten ▬ Signifikant mildere Verläufe durch Einsatz von rekombinantem LH zur Ovulationsinduktion haben sich bisher nicht gezeigt ▬ Bei Stimulationsprotokollen ohne den parallelen Einsatz von GnRH-Analoga ist die Ovulationsinduktion durch Ausnutzung des »Flare-up-Effektes« durch gezielte Gabe eines Superagonisten für die Ovulation möglich
- Lutealphasenunterstützung: ▬ Keine HCG-Gabe in der Lutealphase ▬ Wenn ein Transfer durchgeführt wurde → Progesteron lokal (400 mg/Tag), z. B. Utrogest Kaps. vaginal 2–0–2 (»off label use«) bis zum HCG-Test ▬ Wenn HCG positiv (erhöhtes Abortrisiko) bis zum Ende der 12. SSW → Hydroxyprogesteroncaproat 500 mg/Woche, z. B. Proluton-Depot (i.m. à 250 mg, 2/Woche) oder Estradiolvalerat (20 mg/Woche), z. B. Estradiol-Depot (i.m. à 10 mg, 2/Woche)
- Modifikation der Therapiefortführung: ▬ Ggf. können die Oozyten oder die fertilisierten Oozyten im Pronukleusstadium kryokonserviert werden, ohne dass ein Embryotransfer im aktuellen Behandlungszyklus durchgeführt wird ▬ Wenn kleine Follikel mit unreifen Oozyten ohne HCG-Gabe aspiriert werden, ist ggf. In-vitro-Maturation erforderlich ▬ Eine Kryokonservierung von Embryonen ist in Ausnahmefällen nach Information der zuständigen Ärztekammer möglich

Nach Beendigung einer reproduktionsmedizinischen Behandlung kann die stationäre Aufnahme mit stadienadaptierter Vorgehensweise erforderlich werden:

- Klinische Überwachung, wenn möglich maximal eingeschränkte Bettruhe mit Mobilisierung nach Bedürfnis der Patientin
- Senkung des Thromboserisikos durch Kompressionstrümpfe und Low-dose-Heparinisierung
- Flüssigkeitsbilanz (Zielgröße ca. 3 l Flüssigkeitszufuhr tgl.) und Infusionstherapie mit Ringer-Lösung 2 l/Tag, ggf. Plasmaexpander
- Weitere Infusionstherapie entsprechend Klinik und Hkt (Ziel 35–40%)
- Gabe von Humanalbumin 20% sehr zurückhaltend
- Wenn möglich, kein Lasix
- Einfuhr-, Ausfuhrkontrolle mit Gewichtskontrolle und Bestimmung des Bauchumfangs (auf Ödeme achten, Lunge auskultieren)
- Täglich Blutbild, Hkt, Elektrolyte und Gesamteiweiß → Bei Besserung Intervall auf 2–3 Tage verlängern
- Ab 14. Tag nach Follikelpunktion HCG-Test; wenn positiv → Mit verzögerter Rückbildung des OHSS rechnen

Symptomtisch Schmerztherapie, z. B. durch nichtsteroidale Antiphlogistika (NASID). Zurückhaltung bei Pleura- und Aszitespunktion → maximal 1–1,5 l pro Sitzung. Ultima ratio: bei Oligo-/Anurie ist eine Dopamingabe in »Nierendosis« erforderlich. Hier kann ggf. Furosemid wegen seiner kaliumausscheidenden Wirkung erforderlich werden. Bei lebensbedrohlichen, medikamentös nicht beherrschbaren Zuständen bleiben als einzige Maßnahmen der

Schwangerschaftsabbruch oder die Entfernung der Ovarien. Generell muss der Erfolg einer operativen Intervention äußerst zurückhaltend gewertet werden.

7.3　Mehrlingsschwangerschaft

- Durch Transfer von 2 bzw. 3 Embryonen.
- Signifikanter Anstieg der Mehrlingsschwangerschaften: 36,3% Mehrlinge, davon 3% höhergradige Mehrlinge (▶ Kap. 35)
- Großer Wunsch einer Patientin, 3 Embryonen transferiert zu bekommen, um Schwangerschaftswahrscheinlichkeit zu erhöhen, da i. d. R. nur 3 Behandlungszyklen zu 50% von den gesetzlichen Krankenkassen übernommen werden

7.4　Rechtliches

- Prinzipiell ist eine heterologe Behandlung mit Spendersamen im Rahmen einer Insemination, IVF- und ICSI-Therapie in Deutschland möglich; die Kostenträger zahlen i. Allg. eine solche Behandlung nicht – auch nicht teilweise (z. B. nur das Zyklusmonitoring oder Medikamente).
- Es wird in den maßgebenden Richtlinien sogar explizit auf die Spendersamenbehandlung eingegangen
- Im Regelfall sind notarielle Verträge zwischen Spender, Arzt und Paar erforderlich
- Für die Inseminationen hat sich der Arbeitskreis Donogene Insemination etabliert (www.donogene-insemination.de) → Hinweise zu Samenbanken und Behandlungsgrundsätze der donogenen Insemination

- In der (Muster-) Richtlinie zur Durchführung der assistierten Reproduktion der Bundesärztekammer – Novelle 2006 – werden konkret die Indikationen für die heterologe Insemination genannt (schwere Formen männlicher Fertilitätsstörungen, erfolglose Behandlung einer männlichen Fertilitätsstörung etc.)
- Ebenso werden hier die Indikationen der heterologen In-vitro-Fertilisation mit intrauterinem Embryotransfer (IVF mit ET), heterologe intrazytoplasmatischen Spermieninjektion (ICSI mit ET) genannt (s. oben: nach humangenetischer Beratung festgestelltes hohes Risiko für ein Kind mit schwerer genetisch bedingter Erkrankung)
- Ist der Mann HIV-infiziert, können Verfahren der assistierten Reproduktion (i. d. R. notwendig, um eine Schwangerschaft herbeizuführen) mit aufbereiteten, virusfreien Spermien das Infektionsrisiko für die Partnerin minimieren; seit 1991 werden auch in Deutschland entsprechende Behandlungsprogramme angeboten, die über mehrere Jahre hinweg an wenigen Zentren lokalisiert sind
- Prinzipiell ist ein Eizellspendeprogramm in Deutschland nicht zulässig; auch eine Leihmutterschaft ist gemäß Embryonenschutzgesetz nicht möglich
- Neuer Kommentar zum Embryonenschutzgesetz bei Günther H-L/Kaiser P/Taupitz J (2008) Embryonenschutzgesetz. Kommentar zum Embryonenschutzgesetz. Kohlhammer, Stuttgart

Psychosomatische Aspekte der Endokrinologie und Reproduktionsmedizin

I. Kowalcek

8.1 Perimenopause und Depression

- Definition Perimenopause (auch Klimakterium): Zeitraum von einigen Monaten bis Jahren vor und nach der Menopause (▶ Kap. 6)
- Definition Depression: Unspezifische Bezeichnung für eine Störung der Affektivität im Sinne eines depressiven Syndroms; in Abhängigkeit von der Schwere des depressiven Syndroms wird die nosologische Zuordnung getroffen
- Epidemiologie: ▬ Lebenszeitprävalenz einer Depression in der weiblichen Bevölkerung mit 10–23% etwa doppelt so hoch wie in der männlichen Bevölkerung ▬ Erhöhte Prävalenz depressiver Symptome in der Perimenopause ▬ Bezogen auf Erstmanifestation affektiver Störungen: Keine Zunahme affektiver Störungen in der Perimenopause ▬ Erhöhtes Rückfallrisiko für Frauen mit depressiven Erkrankungen in der Vorgeschichte
- Ätiologie: ▬ Für zahlreiche Forscher ist der Einfluss der weiblichen Hormone, insbesondere abrupte Hormonschwankungen, sehr wahrschein-

lich ▬ Zusammenhang zwischen Depression und Perimenopause ist Gegenstand zahlreicher Untersuchungen → Ergebnisse sind uneinheitlich aufgrund der zugrundegelegten Definitionen (Perimenopause, Depression) sowie der angewandten Messinstrumente
- Risikofaktoren: ▬ Depressive Erkrankung in der Vorgeschichte ▬ Vorbestehendes PMS (s. unten) ▬ Menopausenassoziierte körperliche Symptome wie Hitzewallungen und Schlaflosigkeit sowie verändertes Körpergefühl scheinen Risikofaktoren darzustellen ▬ Wenig ist bekannt über genetische Dispositionen und Manifestation einer Depression in der Menopause; Estrogenrezeptorvarianten werden näher untersucht ▬ Menopause ist auch ein soziokulturelles Phänomen mit zahlreichen Einflüssen auf die Stimmung ▬ Folgende Faktoren können eine Depression begünstigen: Alter und Gewichtszunahme, Angst vor abnehmender körperlicher Attraktivität, auch für den Sexualpartner, Verlust der reproduktiven Fähigkeit (in den meisten Kulturen negativ besetzt), Änderung des Rollenbildes durch

Lösung der Kinder aus dem Eltern-
haus

❯ **Es besteht ein Zusammenhang
zwischen negativen Einstellungen zur
Menopause und der Ausprägung von
Depressionen.**

— Insbesondere psychosozialen Faktoren, die häufig in der Lebensmitte
anzutreffen sind (z. B. Verlusterereig-
nisse), wird eine Bedeutung im Sinne
eines »life-events« beigemessen; sie
führen jedoch auch bei Auftreten in
jüngerem Lebensalter zu Depression.
— Bei Frauen mit niedrigem sozio-
ökonomischem Status scheint sich ein
höheres Risiko der Ausprägung einer
Depression in der Perimenopause zu
entwickeln

Therapeutisches Vorgehen
- Effektivität von psychotherapeuti-
schen und pharmakologischen Inter-
ventionen ist belegt
- Vorhandene depressive Symptomatik
erfüllt Kriterien einer depressiven
Episode → Behandlung nach üblichen
Richtlinien der Therapie depressiver
Störungen
- Bei schwerer menopauseassoziierter
Depression → Gabe von Antidepressiva: — Bevorzugt werden
dual wirksame Serotonin- und
Noradrenalinwiederaufnahmehemmer (SNRI), die neben ihrer anti-
depressiven Wirksamkeit additive
anxiolytische und schlaffördernde
Effekte bieten — Die Wirkung setzt
gewöhnlich nach 6 Wochen ein.
- Evidenz der Hormontherapie zur Behandlung von Stimmungsbeeinträch-
tigungen in der Menopause ist unklar
- Das ehemals propagierte Vorgehen,
bei leichten depressiven Verstim-

mungen zunächst eine Hormontherapie einzuleiten, wird nicht mehr
empfohlen

❯ **Die Indikation für die Hormonersatztherapie liegt nur dann vor, wenn auch
typische klimakterische Beschwerden,
wie Hitzewallungen, auftreten. Die Medikation soll dann möglichst niedrig und
zeitlich begrenzt durchgeführt werden.**

8.2 Psychologische Aspekte des prämenstruellen Syndroms (PMS)

- Definition: Das PMS umfasst zyklusabhängige psychische sowie körperliche Symptome, die sich in der
Lutealphase manifestieren und nach
der Menstruation enden
- Epidemiologie: — >75% der Frauen
berichten zeitweise über ein oder mehrere dieser Symptome im Laufe ihrer
reproduktiven Phase im menstruellen
Zyklus — 3–8% der Frauen sind von
der schweren Form des PMS, der prämenstruellen dysphorischen Störung
(PMDS), betroffen — (DMS-IV-
Klassifikation: Diagnostic & Statistical
Manual of Mental Disorders)
- Ätiologie: Unbekannt; da das PMS
ein Resultat der Ovulation zu sein
scheint, wird ein Zusammenhang
zwischen Progesteron und einer möglichen Dysfunktion der Neurotrans-
mitter, v. a. Serotonin, vermutet.

Klinik
- Psychische Symptome: — Ängstlich-
keit — Depressive Verstimmung
— Affektabilität — Wut/Reizbarkeit
- Körperliche Symptome: — Ge-
wichtszunahme — Ödemneigung
— Mastodynie

Diagnostik

❯ **Das PMS stellt eine Befindlichkeitsstörung dar, das PMDS eine psychiatrische Erkrankung.**

- Die Diagnose des PMDS erfolgt gemäß spezifischen in der DMS-IV-Klassifikation formulierten Kriterien

Therapeutisches Vorgehen

- Therapieempfehlungen bei PMS:
    — Orale Kontrazeptiva   — GnRH-Analoga zur Unterdrückung der Ovulation   — Unterstützende Psychotherapie
- Die Effektivität von Veränderungen im Lebensstil, wie Reduktion der Koffein- oder Zuckeraufnahme, zusätzliche Vitamineinnahme, hier v. a. Vitamin B_6, ist unklar
- Therapieempfehlung bei PMDS:
    — Verordnung von selektiven Serotoninaufnahmehemmern als wirksame Antidepressiva

8.3   Reproduktionsmedizin

- Psychogene Fertilitätsstörungen werden in der aktuellen (Muster-)Richtlinie zur assistierten Reproduktion auf der Verhaltensebene beschrieben: — »Wenn ein Paar trotz Kinderwunsches und Aufklärung durch den Arzt weiter ferilitätsschädigendes Verhalten praktiziert (z. B. Essstörung, Nikotinabusus, Genuss- und Arzneimittelmissbrauch, extremer – v. a. beruflicher Stress) oder Konzeptionchancen nicht nutzt«

❯ **Die psychogene Fertilitätsstörung stellt eine relative Kontraindikation der Anwendung reproduktionsmedizinischer Maßnahmen (▶ Kap. 7) dar. Ein Psychotherapeut sollte hinzugezogen werden.**

- Die Schätzungen zur Häufigkeit liegen in der Größenordnung von 5%

Psychologie und Reproduktionsmedizin

Der unerfüllte Kinderwunsch und auch die somatische Behandlung stellen hohe psychische Anforderungen an die Betroffenen. Integrative Ansätze, die der somatischen und psychosozialen Dimension Rechnung tragen, finden zögerlich Eingang in die Betreuung.

Subfertilität ist ein statistisches Konzept. Nur 3% der betroffenen ungewollt kinderlosen Paare bleiben definitiv kinderlos (AMWF-Leitlinie).

Psychologische Auswirkungen der Infertilität

Hinsichtlich der depressiven Verstimmung und Emotionalität unterscheiden sich infertile Paare nur moderat von fertilen Paaren. Der Partner mit dem Infertilitätsproblem scheint stärker belastet zu sein. Subfertile Paare erleben sich häufig als isoliert, sozial wenig akzeptiert und beklagen ein Fehlen der Empathie in ihrem Familien- und Bekanntenkreis. Für Frauen ist der Druck, kinderlos zu sein, größer als für den Partner, hinzu kommt die zeitliche Begrenzung der reproduktiven Phase der Frau. Die gesellschaftlichen Anforderungen sowie das Rollenbild der Frau sehen neben der körperlichen Attraktivität und dem beruflichen Erfolg auch heute das Gebären sowie die Erziehung von Kindern als Lebensaufgabe vor.

Die Coping-Strategien der Partner sind unterschiedlich. Frauen sind verbal mitteilsamer und suchen mehr Unterstützung. Männer tendieren eher zu Vermeidungsverhalten, Verleugnung und Verschweigen ihrer emotionalen Erlebnisse.

Reproduktionsmedizinischer Behandlungszyklus

Die moderne Reproduktionsmedizin ist dominiert durch invasive somatische Interventionen, die insbesondere auf den Körper der Frau ausgerichtet sind. Die behandelnden Ärzte sehen sich hohen Erwartungen in Bezug auf ihre Kompetenz und Fortschritte der modernen Reproduktionstechniken gegenüber. Das bedeutet einerseits, dass mit einer hohen Bereitschaft zur Verfolgung ärztlicher Anordnungen zu rechnen ist, andererseits ist aber im Fall des ausbleibenden Therapieerfolgs größte Enttäuschung zu erwarten. Bleibt der erwartete Erfolg aus, geht den Betroffenen mit dem Vertrauen in den Arzt die Grundlage ihrer Hoffnung verloren, und ein anderer Reproduktionsmediziner muss an seine Stelle treten.

❯ **Ein integriertes Behandlungskonzept sollte neben den körperlichen immer auch die psychischen individuellen Besonderheiten jeden Paares und die Dynamik der Arzt-Patienten-Interaktion berücksichtigen.**

Stress und die Bedeutung im reproduktionsmedizinischen Behandlungszyklus

❯ **Es besteht ein korrelativer Zusammenhang zwischen Distress und den somatischen Parametern, wie Anzahl der gewonnenen Oozyten, Fertilisationsrate, Qualität der Embryonen, Etablierung einer Schwangerschaft und Schwangerschafts-Outcome.**

Je mehr reproduktionsmedizinische Behandlungszyklen erfolglos durchgeführt wurden, desto stärker die psychische Belastung.

- Leichte depressive Verstimmungen bei >50% der Patientinnen nach einem erfolglosen Versuch
- 20% der Patientinnen erreichen moderate bis hohe Ausprägungen in Depressionsskalen

Das Erleben eines reproduktionsmedizinischen Behandlungszyklus wird häufig als ein »Auf und Ab« der Gefühle beschrieben. Große Zuversicht zu Beginn und im Verlauf, große Enttäuschung nach Ausbleiben der Schwangerschaft. Der Abbruch einer reproduktionsmedizinischen Behandlung wird im Wesentlichen begründet durch die mit der Behandlung einhergehenden psychologischen Belastungen sowie die mangelnden Erfolgsaussichten und nicht in erster Linie aufgrund der finanziellen Belastungen.

Psychologische Unterstützung

Die Mehrheit der zur Verfügung stehenden Information und Unterstützung fokussiert die somatischen Prozesse. Neben Erfahrungsberichten in den Printmedien ist das Internet eine wichtige Informationsquelle. Bisher sind die psychologische Unterstützung und Begleitung kein integraler Bestandteil der reproduktionsmedizinischen Behandlung. Wenige Einrichtungen bieten interne Gesprächsgruppen an. Die Betroffenen scheuen häufig die Teilnahme an entsprechenden Gruppen während der Behandlung und sind ausschließlich auf den somatischen Funktionsablauf konzentriert. Sie fürchten eine Stigmatisierung.

❯ **Die positiven Wirkungen psychologischer Interventionen auf negative Affekte im Umgang mit der Infertilität sind belegt. Ein positiver Einfluss der**

Interventionen auf die Etablierung einer Schwangerschaft ist sehr wahrscheinlich.

Idealerweise wird der psychologische Status eines jeden Paares in einem standardisierten Interview sowie mit validen Fragebögen erfasst und findet Eingang in die Betreuung der Paare.

C Gynäkologie

❯ Infektionserkrankungen in der Gynäkologie

I. Mylonas, K. Friese

9.1 Vulvitis

9.1.1 Allgemein

- Definition: Entzündungen der Vulva und des Introitus ▬ Primäre Affektionen → Isolierte Entzündungen der Vulva ▬ Sekundäre Affektionen → Folgen einer höher gelegenen Entzündung
- Ätiologie/Pathogenese: ▬ Teilmanifestation einer dermatologischen oder Allgemeinerkrankung ▬ Häufigste Ursachen einer sekundären Entzündung sind Mykosen und Trichomonadeninfektion
- Mögliche Ursachen: ▬ Endogen: Estrogenmangel, Diabetes mellitus, Allergie, Pruritus ▬ Deszendierend: Primär Fluor vaginalis oder Fluor cervicalis, seltener Inkontinenz- oder Fistelurin ▬ Exogen: Medikamente, allergische Noxen, mangelnde Hygiene, Pilze, Streptokokken, Staphylokokken, Trichomonaden, Herpesviren

Klinik
- Juckreiz (Pruritus)
- Brennende Schmerzen
- Schwellung und Rötung
- Verstärkter Fluor
- Schmerzhafte Schwellung der inguinalen Lymphknoten
- Manchmal Dysurie oder Dyspareunie

Diagnostik
- Ausführliche Anamnese (auch Sexualanamnese)
- Gynäkologische Untersuchung → Nachweis von Fluor (sekundäre Vulvitis)
- Ggf. mikrobiologischer Erregernachweis
- Der Pruritus vulvae kann mehrere, auch nichtinfektiöse Ursachen haben, die differenzialdiagnostisch in Erwägung gezogen werden müssen (◘ Tab. 9.1).
- Bei Ulzera im weiblichen Genitalbereich sollte an die in ◘ Tab. 9.2 genannten Erreger und Differenzialdiagnosen gedacht werden

Prophylaxe
- Bei rezidivierender Vulvitis → Ausschluss systemischer Erkrankungen (u. a. Diabetes mellitus, Vitaminmangel, Leber- und Nierenerkrankungen, Leukämie, Anämie) sowie psychogene Ursachen (z. B. Dyspareunie, gestörte Partnerbeziehung)
- Aufklärung von Kindern und Jugendlichen über Sexualität, Geschlechtserkrankungen, Sexualhygiene

◾ **Tab. 9.1.** Differenzialdiagnosen eines Pruritus vulvae im Vulvabereich

Allgemein	Dermatosen	Tumoren	Infektiöse Ursache
– Kratzspuren – Psychogen – Depression – Partnerkonflikt – Sexualstörung – Überwaschung – Verletzungen	– Allergien – Lichen sclerosus – Lichen ruber planus – Irritative Dermatitis – Pemphigoid – M. Behçet – Pemphigus vulgaris – Lichen simplex	– Kondylome – Vulvakarzinom – Fibrom – Atherome – Hidradenom – Melanom – M. Paget	– Candidose – Erythrasma – Herpes genitalis – Herpes zoster (VZV) – Syphilis – Chlamydia trachomatis – Mollusca contagiosa – Papillome (HPV) – Phthiriasis – Staphylococcus aureus – Streptokokken A – Trichomoniasis – Ulcus molle

◾ **Tab. 9.2.** Differenzialdiagnosen einer Vulvitis

	Ursache	Diagnose	Erreger, Bemerkungen
Solitäres Ulkus	Infektiöse Ursache	Syphilis	Treponema pallidum
		Ulcus molle	Haemophilus ducreyi
	Nicht infektiöse Ursache	Basaliom	Lokalisierte perlförmige Läsion
		Plattenepithelkarzinom	Humanes Papillomvirus (HPV), Lichen sclerosus, andere chronisch entzündliche oder narbenbildende Prozesse
Multiple Ulzera	Infektiöse Ursache	Herpes simplex	Herpes-simplex-Virus (HSV)
		Syphilis	Treponema pallidum
		Herpes zoster	Varicella-zoster-Virus, (Herpes-simplex-Virus), unilateraler Sitz
		Candidose	Häufig Candida albicans, seltener C. glabrata und C. parapsilosis
	Nicht infektiöse Ursache	M. Behçet	Unklare Genese
		Aphthose	Rezidivierende Läsionen, Auftreten auch im Mund
Granulo-matös	Infektiöse Ursache	Syphilis (Condylomata lata)	Oft generalisierte Läsionen

◼ **Tab. 9.2.** *Fortsetzung*

	Ursache	Diagnose	Erreger, Bemerkungen
		Granuloma venerum (Donovanosis)	Calymatobacterium granulomatis
		Lymphogranuloma inguinale	Chlamydia trachomatis (Serotypen L1, L2, L3)
		»Windelgranulome«	Meist Candida spp.
	Nicht-infektiöse Ursache	Hidradenitis suppurativa	Axilläre Läsionen vorhanden?
		M. Crohn (Colitis ulcerosa)	Darmerkrankung
		Vulväre intraepitheliale Neoplasie (VIN)	Zervixdysplasie, HPV-Infektion
		Leukämie oder Lymphom	Andere Läsionen am Körper
Rezidivierende Ulzera	Infektiöse Ursache	Herpes simplex	HSV, rezidivierend
		Candidiasis	Häufig Candida albicans, seltener C. glabrata und C. parapsilosis
	Nicht-infektiöse Ursache	M. Behçet	Unklare Genese
		Aphthose	Rezidivierende Läsionen, Auftreten auch im Mund
Erosiv	Infektiöse Ursache	Entzündliche Vaginitis	Trichomonas, Gardnerella spp.
		Candidiasis	Häufig Candida albicans, seltener C. glabrata und C. parapsilosis
		Impetigo	Staphylococcus spp., follikuläre Pusteln
	Nicht-infektiöse Ursache	Lichen ruber planus	Schleimhauterosionen auch oral
		Lichen sclerosus	Verlust der Vulvaarchitektur
		Plasmazellvulvitis	Unklare Genese, infektiologische Ursache wahrscheinlich
		Fixes Arzneimittelexanthem	Reaktionen auf Arzneimittel
Blasen und Erosionen	Nicht-infektiöse Ursache	Kontaktdermatitis	Reaktionen auf Arzneimittel oder Latex (z. B. Kondome)
		Erythema multiforme	Schleimhautbeteiligung, Zusammenhang mit HSV und Arzneimitteln
		Pemphigus vulgaris	Immunerkrankung

9.1.2 Bartholinitis, Bartholin-Pseudoabszess

- Definition: Isolierte Entzündung des Ausführungsgangs der apokrinen Bartholin-Drüse

Klinik

- Schmerzhafte Rötung und Schwellung
- Bis zur hühnereigroßen entzündeten Zyste und Vorwölbung der Labien sowie Einengung des Introitus
- Allgemeinbefinden, Gehen und Sitzen sind beeinträchtigt

Diagnostik

- Anhand klinischer Symptomatik

Therapeutisches Vorgehen

- Akute Phase: Zuwarten mit konservativen Maßnahmen (Rotlicht, lokale Schmerzbehandlung) möglich
- Entlastung infolge einer Spontanruptur oder Inzision mit Entleerung der entzündeten Zyste sowie Vernähung des Schnittrandes der Außenhaut mit dem Schnittrand der eröffneten Zystenwand (Marsupialisation)
- Antibiotikagabe bei Gonokokken
- Postoperativ Sitzbäder, z. B. mit Kamillenextrakt

9.1.3 Herpes-simplex-Infektion

- Definition: ▬ HSV-1 verursacht überwiegend Herpes labialis, selten Herpes genitalis ▬ HSV-2 verursacht überwiegend Herpes genitalis (Ansteckung meist beim Geschlechtsverkehr)

Klinik

- Erstinfekt verläuft oft mit ausgeprägten Allgemeinsymptomen
- Fieber, Abgeschlagenheit Kopf-, Muskel- und Kreuzschmerzen
- Juckreiz, Brennen, Schmerzen, Fluor
- Dysurie
- Schwellung der inguinalen Lymphknoten
- Charakteristisch sind kleine, schmerzhafte und gruppierte Bläschen sowie kleine Ulzera
- Die Cervix uteri ist in ca. 80% beteiligt

Diagnostik

- Klinisches Bild
- Sensitivster Test ist die Zellkultur
- Fluoreszenztests vom Bläscheninhalt
- ELISA (Sensitivität 60-90%) → Positiv erst nach 2-3 Wochen.

> ❯ Zweitinfektion/rezidivierende Infektionen verlaufen leichter und kürzer als die Erstinfektion.

Therapeutisches Vorgehen

- Primärinfektion: ▬ Valaciclovir (2×1 mg/Tag p.o. für 10 Tage) ▬ Alternativ: Aciclovir (4×200 mg/Tag p.o. über 5 Tage oder 3×400 mg/Tag p.o. für 10 Tage) oder Famciclovir (3×250 mg/Tag für 5-10 Tage); bei Aciclovirresistenz Foscarnet (2-3×40 mg/kg KG/Tag für 7-21 Tage) ▬ In schweren Fällen Aciclovir (3×5 mg/kg KG/Tag i.v. für 5-7 Tage)
- Rezidiverkrankungen: ▬ Aciclovir (4×200 mg/Tag p.o. für 5 Tage bzw. 3×400 mg/Tag p.o. für 5 Tage), Valaciclovir (2×500 mg p.o. für 5 Tage) oder Famciclovir (2×125 mg für 5 Tage)
- Prophylaxe: ▬ Aciclovir (4×200 mg/Tag p.o.; nicht länger als 6-12 Monate), Valaciclovir (1×0,5-1 g/Tag p.o.) oder Famciclovir (2×250 mg/Tag p.o.) ▬ Bei Immunsuppression Aciclovir (4×400 mg/Tag p.o.)

❶ **Die Dosierungen von Aciclovir und Valaciclovir sollten bei Niereninsuffizienz reduziert werden.** Wegen der potenziellen Nephrotoxizität sollten bei langanhaltender Applikation von Aciclovir regelmäßig die Nierenwerte kontrolliert werden.

9.1.4 Infektion mit Condylomata accuminata (humanes Papillomavirus; HPV)

- Inzidenz von Kondylomen ca. 1%
- 30–80% der erwachsenen Bevölkerung sind mit HP-Viren infiziert
- Überwiegende Übertragung durch Sexualkontakte
- Unterscheidung in folgende Gruppen:
  - ▬ Low-risk-Typen (LR-Typen): Typ 6 und 11   ▬ High-risk-Typen (HR-Typen): Typ 16 und 18 (= die häufigsten), 31, 33, 39, 45, 59 u. a.
- Beteiligung einiger Genotypen an der Entstehung des Zervixkarzinoms und anderer Anogenitalkarzinome
- Nur bei 10-30% der HPV-infizierten Frauen persisiert die Infektion, und nur bei einem Teil der chronisch Infizierten kommt es zur vermehrten Expression der viralen Onkogene

❷ **HPV ist zwar eine wichtige Voraussetzung für die Entstehung eines Karzinoms, aber es müssen zusätzliche endogene Faktoren (z. B. Immunsuppression, genetische Disposition etc.) sowie exogene Faktoren (z. B. HIV, Chlamydien, Rauchen etc.) einwirken.**

Klinik

- Sehr variables klinisches Bild
- Kranzförmig angeordnete, blasse bis rötliche Kondylome am Introitus
- Bevorzugte Stellen: Hintere Kommissur bzw. Perianalbereich
- Meistens keine Beschwerden
- Juckreiz oder Brennen möglich

❶ **Das Fehlen von sichtbaren Kondylomen schließt eine HPV-Infektion nicht aus (subklinische HPV-Infektion).**

Diagnostik

- Klinisches Bild
- Betupfung mit 3%iger Essigsäure → Subklinische HPV-Infektionen (weiße Flecken mit diskreter Punktierung)
- DNA-Nachweis der HPV-Typen kann mit Hybridisierung oder PCR durchgeführt werden
- HPV-Nachweis in der Zytologie (Papanicolaou-Abstrich)

Therapeutisches Vorgehen
Allgemein

- Ohne Behandlung meistens spontane Remission → Abwartendes Verhalten möglich
- Falls keine Spontanremission oder bei subjektiven Beschwerden der Patientin → Entfernung der Kondylome (❑ Tab. 9.3)

Lokalisationsabhängige Indikationen

- Vagina: ▬ Kryotherapie (nur flüssiger Stickstoff, Kryoprobe kontraindiziert), Trichloressigsäure oder chirurgische Verfahren (CO_2-Laser oder Elektrokauter)
- Cervix uteri: ▬ CO_2-Laser

Operative Therapie

- Indikation: Auftreten flächenhafter Kondylombeete
- Abtragung mittels Scherenschlag oder scharfem Löffel, Kürettage
- Elektrokauter oder CO_2-/Nd:Yag-Laser
- Vereisung mit flüssigem Stickstoff (Kryotherapie): ▬ Wiederholung

der Therapie wöchentlich bis 2-wöchentlich ▬ Initial lokale Komplikationen ▬ Rezidive sind häufig (bis zu 75%)

Sonstige Maßnahmen

- Frühzeitige Behandlung anstreben
- Wegen hoher Rezidivgefahr ausreichende Nachkontrollen

- Bei perianalem Befall immer proktologische Untersuchung vor operativer Therapie anstreben
- Bei ausgedehntem Befall: Ausschluss HIV-Infektion
- Untersuchung und ggf. Mitbehandlung des Partners
- Ausschluss weiterer mit Fluor einhergehender Genitalinfektionen

◨ Tab. 9.3. Konservative Behandlung vereinzelter Condylomata accuminata (maximal therapierbare Warzenfläche 10 cm²)

Substanz	Durchführung	Bemerkungen
Podophyllo-toxin	– 0,5%ige Lösung mit einem Wattetupfer, 0,15%ige Creme mit dem Finger 2×/Tag über 3 Tage auf die genitalen Warzen aufgetragen – Anschließend 4 Tage Pause – Wiederholung bis maximal 4 Zyklen, maximale Tagesdosis 0,5 ml	– Erhöhte toxische Wirkung wegen starker Resorption – Bei Anwendung auf aufeinander liegender Haut – Kontraindikation in der Schwangerschaft und bei immunsupprimierten Patientinnen
Interferon-β-Gel	– Nach operativer Abtragung 5×/Tag für 4 Wochen auftragen	– Maximale therapierbare Warzenfläche <10 cm² – Kontraindikation in der Schwangerschaft und bei immunsupprimierten Patientinnen
Imiquimod (Aldara 5% Creme)	– 3×/Woche nachts bis zu maximal 16 Wochen auftragen – Es wird empfohlen, das behandelte Areal 6-10 h später mit Wasser abzuwaschen	– Lokaler Immunmodulator (durch Resorption können grippeartige Symptome auftreten) – Kontraindikation in der Schwangerschaft und bei immunsupprimierten Patientinnen
Trichloressigsäure	– Wird vom Arzt mit Applikator auf die Warzen aufgebracht – Wiederholung der Therapie im wöchentlichen Abstand	– Applikation führt zu Zellnekrosen – Sehr gute Resultate werden bei kleinen, unverhornten Condylomata accuminata im Schleimhautbereich erzielt – Sichere Anwendung während der Schwangerschaft – Nur in kleinsten Mengen einsetzen; bei Überdosierung ist die Neutralisation mit Natriumkarbonat nötig – Brennen und Schmerzen

- Bei Patientinnen mit Dysplasien und High-risk-HPV-Infektion ist eine langfristige Betreuung notwendig (engmaschige kolposkopische, zytologische und histologische Kontrolle) → Früherkennung eines Zervixkarzinoms nach der Leitlinie der DGGG (◘ Tab. 9.4)

Prophylaxe
- Alle Mädchen im Alter von 12–17 Jahren sollten vor dem 1. Geschlechtsverkehr gegen humane Papillomaviren (Typen HPV 16, 18) mit 3 Dosen geimpft werden
- Auch außerhalb dieses Altersbereichs sollte die Impfung angeboten werden
- Geimpfte Personen sind darauf hinzuweisen, dass die Impfung mit einem Impfstoff gegen humane Papillomaviren gegen die Typen 16 und 18 nicht gegen Infektionen mit anderen Typen schützt
- Früherkennungsmaßnahmen zur Prävention von Zervixkarzinomen sollten weiterhin unverändert in Anspruch genommen werden
- Kondome schützen nur sehr bedingt vor der Infektion

◘ Tab. 9.4. Diagnostik abhängig vom zytologischen und vom HPV-Befund

Zytologischer Befund	HPV-Befund	Zytologische Kontrolle	Weitere Diagnostik
Pap I/II	HR-negativ	Routine-intervall	–
	HR-positiv	12 Monate	– Gleichzeitig HPV-Kontrolle – Falls wieder HR-positiv oder zytologisch auffällig: Dysplasiesprechstunde
Pap II W	HR-negativ	12 Monate	– und erneute HPV-Testung
	HR-positiv	6 Monate	– Gleichzeitig HPV-Kontrolle. – Falls wieder HR-positiv oder zytologisch auffällig: Dysplasiesprechstunde[a]
Pap III/III D erstmalig	HR-negativ	6 Monate	– und erneute HPV-Testung
	HR-positiv	3–6 Monate	– Falls erneut HPV-HR-positiv: Dysplasiesprechstunde.
Pap III/III D wiederholt	HR-negativ	6 Monate	– und erneute HPV-Testung. – In jedem Fall Dysplasiesprechstunde nach 12 Monaten
	HR-positiv	–	– Dysplasiesprechstunde[a]
Pap IV a und höher	Unabhängig	–	– Dysplasiesprechstunde[a]

[a] Dysplasiesprechstunde = Differenzialkolposkopie mit Biopsie eventueller Herdbefunde.

9.2 Kolpitis/Vaginitis

9.2.1 Allgemein

- Stabilität des Scheidenmilieus wird durch milchsäurebildende Döderlein-Bakterien gewährleistet
- Eine Störung dieses Milieus führt zu einer Herabsetzung des physiologischen Schutzmechanismus und begünstigt die Entwicklung einer Entzündung
- Merkmale eines normalen Scheidenmilieus: ▬ pH-Wert <4,5 ▬ Ausreichend Laktobazillen (Nativpräparat) ▬ Reichlich Vaginalepithelzellen (Nativpräparat) ▬ Fehlende/vereinzelte Leukozyten (Nativpräparat) ▬ Geruchsneutraler vaginaler Fluor ▬ Subjektiv keine Beschwerden ▬ Fehlende Entzündungszeichen
- Epidemiologie: Bezogen auf den Anteil von Patientinnen mit einer infektiösen Vaginitis leiden ▬ 40–50% an einer bakteriellen Vaginose ▬ 20–25% an einer vulvovaginalen Candidose ▬ 15–20% an einer Trichomoniasis
- Ätiologie/Pathogenese: In der Vagina sind zahlreiche Bakterien nachweisbar: ▬ Escherichia coli ▬ Enterobakterien ▬ Proteus mirabilis ▬ Enterokokken ▬ Staphylokken ▬ β-hämolysierende Streptokokken ▬ Peptokokken ▬ Klostridien ▬ Bacteroidesarten

❯ **Prinzipiell können pathogene Keime die protektive vaginale Normalflora verdrängen, sodass es zur Etablierung einer veränderten polymikrobiellen Kolonisation kommt.**

- Mögliche Ursachen einer Kolpitis: ▬ Endogene Faktoren wie Hormonmangel, Diabetes mellitus, psychosexuelle Störung, Schwangerschaft ▬ Deszendierende Faktoren wie Zervizitis mit Fluor, Menstruationsblut, liegendes IUD ▬ Exogene Faktoren wie mechanische Reize, z. B. Geschlechtsverkehr, Fremdkörper, Spülungen oder aszendierende infektiöse Ursachen ▬ Iatrogene Faktoren wie Antibiotika, chemische Kontrazeptiva

Klinik

- klinisches Bild ist vielgestaltig
- Charakteristisch ist ein Fluor vaginalis (◻ Tab. 9.5)
- Jucken, Brennen, Schmerzen
- Begleitende Urethritis mit Miktionsbeschwerden

◻ **Tab. 9.5.** Unterschiedliche Charakteristika des Fluor vaginalis

Verdachtsdiagnose	Konsistenz	Farbe	Geruch
Mittelfluss, neurovegetative Ursachen	Mittel	Klar	Keiner
Bakterielle Vaginose	Dünnflüssig	Weiß-grau	Fischartig
Soorkolpitis	Cremig-käsig	Weißlich-gelb	Keiner bis modrig
Trichomonadenkolpitis	Schaumig	Grün-gelb	Fötid
Malignom	Wässrig	Braun-blutig	Faulig

- Kohabitationsbeschwerden
- Sekundäre Vulvitis
- Blutungen (selten)

Diagnostik

- Anamnese
- Gynäkologische Untersuchung
- Charakterisierung des Fluor vaginalis
  (◘ Tab. 9.5)
- pH-Wert des Scheidensekrets
- Ggf. Erregernachweis

Therapeutisches Vorgehen

- Therapie nach dem jeweiligen Erreger
- Bei rezidivierender Kolpitis → Systemische Erkrankungen (u. a. Diabetes mellitus, Estrogenmangel) möglich

Prophylaxe

- Es sollte eine entsprechende Aufklärung von Kindern und Jugendlichen über Geschlechtserkrankungen sowie Sexualhygiene erfolgen
- Bei Geschlechtskrankheiten (z. B. Trichomoniasis) muss der Partner mitbehandelt werden, um eine Wideransteckung auszuschließen
- Bis zu einem gewissen Grad schützen Kondome vor Ansteckung

9.2.2 Soorkolpitis

- Ursache: ▬ Candida albicans (80–90%). ▬ Candida glabrata (10–15%).
- Epidemiologie: ▬ 3 von 4 Frauen leiden mindestens einmal im Leben an einer Vaginalmykose ▬ Rezidivierende Vaginalmykose: 4x/Jahr bei 3–4% aller Frauen
- Prädisposition eine Candidose
  ▬ Soorkontaminierter Partner
  ▬ Diabetes mellitus ▬ Antibiotikatherapie ▬ Abwehrschwäche (z. B. HIV, Zytostatikatherapie etc.)
  ▬ Schwangerschaft ▬ Stress

Klinik

- Juckreiz
- Gelegentlich dickflüssiger, weißlicher Ausfluss mit ggf. weißen Ablagerungen an der Vulva
- Manchmal Dysurie und Dyspareunie

Diagnose

- Weiß-krümeliger Ausfluss
- Grau-weißliche rasenartige Beläge am Introitus
- Nativpräparat: ▬ Pilzmyzel
  ▬ Leukozytose nicht obligat

Therapeutisches Vorgehen

- Mit lokaler Antimykotikatherapie (◘ Tab. 9.6) ist in 75–90% eine Heilung erreichbar
- Die systemische Therapie erfolgt mit Fluconazol einmalig 150 mg p.o. oder 1×50 mg/Tag p.o. über 7–14 Tage
- Bei chronisch rezidivierender Soorvaginitis systemische Therapie mit Fluconazol (◘ Tab. 9.7)

9.3 Zervizitis

9.3.1 Bakterielle Vaginose

- Häufigste bakterielle Störung
- Bei 5-8% der Frauen
- Vermehrt Gardnerella vaginalis, anaerobe Bakterien und Mykoplasmen nachweisbar
- Die bakterielle Vaginose bedingt ein erhöhtes Risiko für eine aszendierende Infektion → Zervizitis, Endometritis, Adnexitis

Klinik

- Verstärkt »fischig« riechender Ausfluss
- Gefühl der Nässe
- Rötung des Vaginalepithels

◻ Tab. 9.6. Lokale antimykotische Therapie bei Erstmanifestation oder Rezidiv einer Soorkolpitis

Substanz	Applikationsform	Dosierung
Clotrimazol	Crème/Vaginalovula (Kombipackung)	– Am Tag: 2-3×auftragen – Am Abend: 1 Vaginalovulum an 3-6 Tagen – Bei begleitender Vulvitis
	Vaginaltabletten	– 2×100 mg/Tag über 5-7 Tage oder einmalig 500 mg
Miconazol	2% Creme	– 5 g/Tag über 14 Tage
	Vaginalovula	– Einmalig 100 mg oder 1×100 mg über 7 Tage
Tioconazol	Creme	– 1×100 mg über 7 Tage
Fenticonazolnitrat	Vaginalovula	– Einmalig 600 mg – **Cave:** Schädigt Kondome
Isoconazol	Vaginaltabletten	– 1×100 mg über 7 Tage
	Vaginalovula	– Einmalig 600 mg Vaginalsupp.
Econazol	1% Creme	– 5 g/Tag intravaginal über 14 Tage
	Vaginalovula	– 1×150 mg/Tag über 3 Tage – 2×150 mg mit 12 h Abstand für 1-3 Tage – **Cave:** schädigt Kondome
Nystatin		– 1-2×/Tag über 10-14 Tage

◻ Tab. 9.7. Systemische Therapie der chronisch rezidivierenden Candida-albicans-Vaginitis

Substanz	Dosierschema
Fluconazol	1× 150 mg p.o. Einmaltherapie gefolgt von 1-2× 150 mg pro Woche, 4-6× wiederholen gefolgt von 1× 150 mg alle 2 Wochen, 4-6× wiederholen gefolgt von 1× 150 mg alle 4 Wochen, 4-6× wiederholen
Itraconazol	2× 200 mg/Tag p.o. über 1 Tag gefolgt von 2× 200 mg/Tag oder pro Woche, 4-6× wiederholen gefolgt von 2× 200 mg/Tag alle 2 Wochen, 4-6× wiederholen gefolgt von 2× 200 mg/Tag alle 4 Wochen, 4-6× wiederholen

- Manchmal stärkere Schmerzsymptomatik mit Brennen und Pruritus (Differenzialdiagnose: Harnwegsinfektion)

Diagnose

- Klinische Symptomatik
- Verstärkung des Geruchs durch Zugabe von Kaliumhydroxid (KOH)
- pH-Wert ↑
- Nativpräparat: ▬ »clue cells«
  ▬ Leukozytose ist nicht obligat

Therapeutisches Vorgehen
Systemische Therapie

- Metronidazol (2–3×500 mg/Tag p.o. über 7 Tage, 3×250 mg/Tag p.o. über 7 Tage oder einmalig 2000 mg p.o.)
- Clindamycin (2–4×300 mg/Tag p.o. über 7 Tage)
- Alternativ: Amoxicillin (3×0,5-1 g/Tag p.o. über 7 Tage)

Lokale Therapie

- 5%ige Metronidazol-Creme (2–3×/ Tag über 7 Tage)
- Tetracyclin/Amphotericin B Vaginalovula (1-2×1 Ovulum/Tag über 5-10 Tage) oder als Creme (1-2×1 Applikatorfüllung/Tag über 5-10 Tage)
- Ein Rezidiv sollte ebenfalls mit den angegebenen Medikamenten über einen längeren Zeitraum (10–14 Tage) therapiert werden

9.3.2 Trichomonadenkolpitis

- Fakultativ pathogener Flagellat
- Ursache von ca. 10% aller Kolpitiden
- Rund 120 Mio. Fälle/Jahr
- Oft Begleitkeim der bakteriellen Vaginose
- Aszension der höherer Genitalabschnitte nicht beschrieben
- Befall der Harnröhre, Skene-Gänge und Bartholin-Düsen möglich

Klinik

- Gelblicher, schaumiger und scharf riechend Fluor
- Juckreiz
- Diffuse Vulvitis
- Dyspareunie
- Irritation und Reibungsgefühl in der Scheide
- Reizungen und sogar Blutungen im vaginalen Epithel im hinteren Fornix der Vagina

Diagnose

- Lokale Infektionszeichen
- Typischer Fluor
- Vaginaler pH-Wert ↑
- Nachweis im Nativpräparat mittels Phasenkontrastmikroskopie
- Häufig bakterielle Begleitinfektion (bakterielle Vaginose, Zervizitis, Soorkolpitis) vorhanden

Therapeutisches Vorgehen

- Systemisch mit Metronidazol (2–3×500 mg/Tag p.o. über 7 Tage oder 2×2 g als Einmaltherapie)
- Eine Partnerbehandlung und sexuelle Enthaltsamkeit während der Behandlung sind unerlässlich

9.4   Zervizitis

- Definition: Entzündung des einschichtigen Zylinderepithels der Zervix
- Epidemiologie: Derzeit keine aktuellen epidemiologischen Daten vorhanden
- Die meisten Erkrankungen werden verursacht durch ▬ Chlamydia trachomatis ▬ Herpes-simplex-Virus (HSV) Typ II ▬ Papillaviren ▬ Trichomonaden ▬ Pilze
- Ätiologie/Pathogenese ◘ Tab. 9.8

◘ Tab. 9.8. Ätiologie und Pathogenese der Zervizitis

Erreger	Klinik	Bemerkung
Chlamydia trachomatis (Serotyp D-K)	– Wässrig-klarer Fluor (evtl. eitrig oder blutig-tingiert) – Keine wesentlichen Beschwerden (ca. 90%) – Selten Dysurie, Kontaktblutung, Zwischenblutung	– Häufigste Form der akuten Zervizitis – Übertragung durch Geschlechtsverkehr
Neisseria gonorrhoeae:	– Zervikaler Fluor (80-90%) – Eitrige, schmerzhafte Urethritis	– Zwar seltener, jedoch typischer Erreger einer Zervizitis – Oft Assoziation mit anderen Erregern (Chlamydia trachomatis, HIV, HBV, HCV und Treponema pallidum)
Herpes genitalis	– Wegen der Symptomarmut meist Zufallsbefund – Oft Assoziation mit Vulvitis/Vaginitis – Erosionen und Ulzerationen, ggf. Ausfluss, Superinfektionen	– Isolierte Zervizitis durch HSV ist nur beim rezidivierendem Herpes genitalis möglich
Treponema pallidum	– Typischer primäre Schanker mit einzelnen, schmerzlosen Papeln mit Übergang in ein induriertes, schmerzloses Ulkus – Gelegentlich Primäraffekt auch auf der Portio – Keine Anschwellung der Leistenlymphknoten	– Primärinfektion ist selten und oft ein Zufallsbefund
Humane Papillomaviren	– Keine Beschwerden und Symptome	– Meist Zufallsbefund – Häufig Mitinfektion von Vulva und Vagina
Andere Erreger: – Staphylokokken, – Streptokokken – Enterobacteriaceae – Anaerobier – Mykoplasmen	– Außer zervikalem Fluor meist keine weiteren Symptome	– Isolierte Zervizitis durch diese Keime ist selten – Meist Mischinfektion

Risikofaktoren

- Primäre Infektion (z. B. Chlamydien, Gonokokken, Trichomonaden, Pilze, Herpesviren, HPV)
- Zervixerkrankungen (z. B. Erosion, Zervixriss und Zervixpolypen)
- Aszension vaginaler Infekte (z. B. bakterielle Vaginose)
- Psychogene Ursachen (z. B. frustrane Libido, Anorgasmie)

Klinik

- Akute Zervizitis ist klinisch z. T. schlecht abzugrenzen
- Verläuft gelegentlich symptomarm
- Mögliche Symptome: ▬ Hyperämie ▬ Vulnerabilität des zervikalen Epithels (leichte Blutung) ▬ Mukopurulente Zervizitis (z. B. Chlamydien, Gonokokken) mit gelblichem, schleimig-eitrigem, übelriechendem Ausfluss ▬ Bläschen, Erosion, Blutung (z. B. Herpes genitalis) ▬ Nur selten Allgemeinsymptome

Diagnostik

- Portio mit gelblichem und zähem Schleim bedeckt
- Schmerzhafte Palpation
- Kontaktblutungen
- Fluor cervicalis → Reichlich Leukozyten, meistens kein Erreger im Nativpräparat erkennbar
- Abstriche von Zervix und Vagina möglich
- Bei Verdacht auf Herpesinfektion → Virusnachweis aus Abstrichmaterial möglich
- Erhöhte Entzündungsparameter bei Unterbauchbeschwerden (aszendierende Infektion)
- Komplikationen: ▬ Aszension von Chlamydien und Gonokokken möglich → Salpingitis und/oder Adnexitis ▬ Sterilität ▬ Endometritis im

Wochenbett ▬ Neonatale Konjunktivitis

❷ **Serologie bei Zervizitis nicht sinnvoll!**

Prophylaxe

- Kinder und Jugendliche sollten über Sexualität, Geschlechtserkrankungen und Sexualhygiene aufgeklärt werden
- Bei Chlamydien- bzw. Gonokokkeninfektion sollte der Partner mitbehandelt werden, um eine erneute Ansteckung zu vermeiden
- Kondomnutzung schützt bis zu einem gewissen Grad vor Ansteckung

9.5   Endometritis

- Unterscheidung in: ▬ Akute Endometritis ▬ Isolierte chronische Endometritis ▬ Endometritis puerperalis (im Wochenbett) ▬ Endomyometritis (bei Mitbeteiligung des Myometriums) ▬ Pyometra

❶ **Die Diagnose einer Endometritis ist nur zulässig, wenn ein prädisponierendes Ereignis unmittelbar zurückliegt. Ansonsten muss v. a. bei Blutungsstörungen ein Zervix- bzw. Endometriumkarzinom durch Abrasio ausgeschlossen werden (insbesondere bei Frauen >40 Jahre).**

- Epidemiologie: ▬ Gefährlich ist das inzwischen seltene Puerperalfieber (Kindbettfieber), das sich durch Eindringen von pathogenen Bakterien in die Geburtswunden und nach einer lokal begrenzten Infektion (Endometritis puerperalis) hämatogen ausbreitet ▬ Die Endometritis puerperalis ist die häufigste Infektion der Gebärmutter ▬ Eine akute Endometritis ist allerdings ein seltenes Ereignis

- Erregerspektrum ▬ Häufigste Erreger: Chlamydien, Anaerobier, Gonokokken, Escherichia coli (Staphylokokken oder Streptokokken sind seltener die Ursache einer nicht puerperalen Endometritis) ▬ Puerperalfieber: v. a. Streptokokken, Staphylokokken, Escherichia coli, Gonokokken, Anaerobier, Saprophyten

Risikofaktoren
- Abort oder Entbindung
- Intrauterine Eingriffe (z. B. Hysteroskopie, fraktionierte Abrasio)
- Zervixpolypen
- Zervixrisse
- zervikaler Fluor
- Korpuspolypen
- Submuköse Myome
- Liegendes IUD

Infektionswege
- Meistens durch Keimaszension bei Zervizitis
- Seltener durch Keimdeszension (z. B. Salpingitis/Adnexitis) oder hämatogene Streuung (z. B. Tuberkulose)
- Bei engem Zervikalkanal → Retention von eitrigem Exsudat → Pyometra
- Bei älteren Patientinnen kann sich aus einer Endometritis eine Pyometra entwickeln

❶ **Nach einer lokal begrenzte Infektion (z. B. Endometritis puerperalis) können sich die Erreger von der infizierten Wunde (meist Plazentahaftstelle) aus hämatogen ausbreiten und eine Sepsis verursachen.**

Klinik
- Endometritis: ▬ Primär Blutungsstörungen (Meno- und Metrorrhagie, Zwischen- oder Schmierblutung) ▬ Druckempfindlichkeit oder Auf-lockerung des Uterus ▬ Schmerzen im Unterbauch ▬ Fieber ▬ Manchmal zervikaler Fluor
- Endometritis puerperalis: ▬ Blutungsstörungen ▬ Entzündungszeichen ▬ Nicht zeitgerechte Rückbildung des Uterus ▬ Subfebrile bis febrile Temperaturen
- Puerperalfieber: ▬ Hohes remittierendes Fieber mit Schüttelfrost ▬ Stark beschleunigter Puls ▬ Tachypnoe ▬ Anämie ▬ Leukozytose und Linksverschiebung ▬ Benommenheit ▬ Bei ungünstigen Verläufen tritt Kreislaufversagen im septischen Schock auf

❶ **Eine akute Endometritis kann zur lebensbedrohlichen Sepsis führen.**

Diagnostik

❷ **Die Verdachtsdiagnose wird aufgrund der Anamnese (IUD-Trägerin), eines disponierenden Ereignisses (Abort, Geburt, intrauteriner Eingriff) und Blutungsanomalien gestellt.**

- Auffälliger Tastbefund (aufgelockerter Uterus)
- Sicherung der Diagnose nur histologisch durch Abrasio möglich
- Mikrobiologische Diagnose (Vaginal- oder Zervixabstrich) in Einzelfällen hilfreich
- Subfebrile oder febrile Temperaturen
- Leukozytose
- CRP ↑
- Pyometra: ▬ Eitriger Fluor aus der Zervix ▬ Prallelastischer Uterus ▬ Intrauterine Flüssigkeitsansammlungen (Sonographie)

Therapeutisches Vorgehen
- Konservative Therapie, Bettruhe, Medikamentengabe,

- Aufgrund der Gefahr einer aszendierenden Infektion mit der Folge einer Adnexitis Antibiotikatherapie ähnlich einer Adnexitis (▶ Kap. 9.6)
- Gabe von Kontraktionsmitteln, z. B. Methylergobrevin (1-3×/Tag 1-2 Drg. oder 12-25 Trpf.)
- Wiederaufbau des Endometriums, z. B. Ethinylestradiol (0,02-0,04 mg/Tag)
- Entfernung eines liegenden IUD
- Endometritis im Wochenbett → Verdacht auf Plazentarest → Instrumentelle Nachtastung unter Antibiotikagabe im entzündungsfreien Intervall
- Puerperalsepsis → Intensivmedizinische Behandlung
- Pyometra → Antibiotikatherapie, Dilatation des Zervikalkanals

❯ Da die Pyometra in etwa 50% der Fälle mit einem Korpuskarzinom assoziiert ist, sollte eine fraktionierte Abrasio zum Ausschluss eines Endometriumkarzinoms erfolgen.

Prophylaxe
- Kinder und Jugendliche sollten über Sexualität, Geschlechtserkrankungen sowie Sexualhygiene aufgeklärt werden
- Im Wochenbett sollte auf eine gute und zeitgerechte Rückbildung des Uterus geachtet werden.

9.6 Adnexitis

- Definition: Entzündung des weiblichen Genitales (im angloamerikanischen Sprachraum:»pelvic inflammatory disease«; PID)
- Frauen mit einer anamnestischen Adnexitis/PID haben schwerwiegende gesundheitliche und reproduktionsmedizinische Probleme: ▬ Infertilität (ca. 20%) ▬ Chronische pelvine Schmerzen (ca. 18%) ▬ Extrauteringravidität (ca. 6%)
- Epidemiologie: ▬ Etwa 10 von 1000 Frauen betroffen ▬ Mittleres Erkrankungsalter: 15–39 Jahre (>70% der Patientinnen sind jünger als 25 Jahre, etwa 33% der Patientinnen erkranken vor dem 20. Lebensjahr) ▬ Nullipara etwa doppelt so häufig betroffen
- Meistens aszendierende, seltener deszendierende oder postoperative Infektion
- Erregerspektrum → Zahlreiche Bakterienarten können das klinische Bild einer Adnexitis hervorrufen (häufig Mischkulturen): ▬ Streptococcus spp. (20–46%) ▬ Staphylococcus spp. (16–32%) ▬ Escherichia coli und andere Enterobakterien (17–19%) ▬ Anaerobier (Peptostreptococcus, Bacteroides, Prevotella; 12–37%) ▬ Chlamydia trachomatis (8–9%) ▬ Gardnerella vaginalis (3–8%) ▬ Neisseria gonorrhoeae (<1%).

❯ Actinomyceten können, im Zusammenhang mit IUD, die Ursache einer Adnexitis darstellen. Peptostreptokokken, Bacteroides und andere obligate Anaerobier verursachen gehäuft bei älteren Patientinnen eine Adnexitis.

- Prädisponierende Faktoren: ▬ Menstruation ▬ Intrauterinpessar (»intrauterine device«; IUD) ▬ Abortkürettage ▬ Entbindung/Wochenbett ▬ Diagnostische Eingriffe (fraktionierte Abrasio, Hysteroskopie, Hysterosalpingographie) ▬ Promiskuität ▬ Frühe Aufnahme sexueller Beziehungen
- Infektionswege: ▬ Aszendierende Infektion (ausgehend von Vaginitis, Zervizitis oder Endometritis) ▬ Des-

zendierende Infektion (ausgehend von Appendizitis, Peritonitis oder entzündlichen Darmerkrankungen) — Postoperative Infektion (selten nach gynäkologischen bzw. chirurgischen Eingriffen) — Hämatogene Infektion (z. B. im Rahmen einer Tuberkulose)

Klinik

❶ **Art und Schwere der Infektionssymptomatik sind unterschiedlich → 40-50% Fehldiagnosen.**

Akute Adnexitis

- Plötzliche, akut einsetzende, starke und einseitige oder beidseitige Unterbauchschmerzen
- Ggf. Abwehrspannung (**Cave:** Pelveoperitonitis)
- Fieber oder subfebrile Temperaturen
- Übelkeit, Meteorismus, Brechreiz (**Cave:** Pelveoperitonitis)
- Wechsel von Obstipation und Diarrhoe
- Übelriechender, gelblich-grünlicher Fluor vaginalis
- Postmenstruelle Schmierblutungen
- Schmerzen beim Geschlechtsverkehr

Subakute Adnexitis

- Schmerzen und subfebrile Temperaturen
- Druckempfindlichkeit im Unterbauch
- Häufig relativ gut abgrenzbarer Tastbefund im Adnexbereich

Chronische Adnexitis

- Häufig nur Druckempfindlichkeit im Adnexbereich
- Keine erhöhte Temperaturen
- Unterbauchschmerzen
- Kreuzschmerzen (Adhäsionen)
- Retroflexio uteri fixata
- Dysmenorrhoe
- Dyspareunie

- Rezidivierender Fluor vaginalis (**Cave:** psychische Auswirkungen)

❶ **Eine chronische Adnexitis kann jederzeit in akuten Schub übergehen.**

Diagnostik
Klinisch

Die Diagnostik der subakuten/chronischen Adnexitis unterscheidet sich nicht von der einer akuten Adnexitis.

❷ **Die klassischen Symptome sind Fieber, schmerzhafte Adnexschwellungen mit Portioschiebeschmerz sowie pathologische Entzündungsreaktionen im Serum (CRP ↑).**

- Tastbefund: — Ein- oder beidseitige Druckdolenz der Adnexe, ggf. mit tastbaren, teigigen Adnextumoren — Portioschiebeschmerz
- Nativsekret: — Nachweis von zahlreichen Leukozyten, Kokken, geringe Döderlein-Bakterien — Mikrobiologischer Zervixabstrich einschließlich Chlamydia trachomatis und Neisseria gonorrhoeae (Abnahme vor Antibiotikagabe!)
- Ultraschall: — Oft freie Flüssigkeit im Douglas-Raum — Verdickte Tuben (Saktosalpinx) — Vergrößerte bzw. unscharfe Ovarien
- Labordiagnostik: — BB, BSG, CRP — β-HCG — Urinsediment — Gerinnungsstatus (Quick-Wert, PTT, Thrombozyten)

Laparoskopie

- Folgende Befunde bei laparoskopischer Abklärung sind möglich — Massive Hyperämie des inneren Genitals — Entzündliche Auflagerungen — Pyo-, Hydro- oder Saktosalpinx — Exsudat in der Bauchhöhle

> ● Möglichst intraoperative Abstriche von den Salpingen gewinnen. Abstriche aus dem Douglas-Raum sind weniger aussagekräftig.

Differenzialdiagnosen

- Chirurgie: ━ Appendizitis ━ M. Crohn oder Colitis ulcerosa ━ Divertikulitis ━ Adhäsionen ━ Hernien
- Gynäkologie: ━ Ektope Schwangerschaft ━ Endometriose ━ Ovarialtumor ━ Rupturierte Ovarialzyste ━ Ovariale Stieldrehung ━ Blutung des Corpus luteum
- Urologie: ━ Zystitis ━ Urolithiasis ━ Pyelonephritis
- Sonstiges: ━ Yersiniose ━ Shigellen ━ Salmonellen ━ Koprostase

Die wichtigsten und häufigsten differenzialdiagnostischen Erkrankungen sind die Appendizitis und Extrauteringravidität (◘ Tab. 9.9).

Therapeutisches Vorgehen

- Douglas-, Ovarial- und Tuboovarialabszesse sollten immer stationär behandelt werden
- Im Einzelfall kann die Therapie auch oral unter ambulanten Bedingungen durchgeführt werden, z. B.: ━ Fehlende Compliance der Patientin ━ Unmöglichkeit einer stationären Aufnahme ━ Leichte Adnexitis ohne palpablen Tumor und ohne Ultraschallbefund sowie nach Ausschluss einer Appendizitis

Allgemeine Maßnahmen

- Stationäre Behandlung
- Ein liegendes IUD muss entfernt werden!
- Bei septischen Temperaturen Heparinisierung

- Analgetika/Spasmolytika
- Ein bekannter Diabetes mellitus sollte überwacht bzw. neu eingestellt werden
- Glukokortikoidtherapie wird kontrovers diskutiert (Kontraindikation bei Diabetes mellitus und Tuberkulose)

Resorptionsfördernde Maßnahmen

- Antiphlogistische und resorptionsfördernde Maßnahmen: Eisakku, Eisblase
- Nach Rückbildung des Lokalbefundes: Feucht-warme Wickel, Priesnitz-Umschläge, Wickel, Sitzbäder, Kurzwellenbehandlung, Fango, Moorpackungen
- Die klinische Wirksamkeit ist allerdings sehr fraglich

Medikamentöse Therapie

- Nach Möglichkeit antibiotische Therapie entsprechend Antibiogramm
- kalkulierte Therapie: Antibiotika mit einem breiten Wirkungsspektrum
- Ambulant – über insgesamt 14 Tage: z. B. ━ Ofloxacin (2×400 mg/Tag p.o) + Metronidazol (2×500 mg/Tag p.o.) ━ Ciprofloxacin (2×500 mg/Tag i.v.) + Doxycyclin (2×100 mg/Tag p.o) + Metronidazol (2×500 mg/Tag p.o.) ━ Levofloxacin (1×500mg p.o.)+ Metronidazol (3×500 mg/Tag p.o.)
- Stationär – über insgesamt 14 Tage: z. B. ━ Cefoxitin (4×2 g/Tag i.v.) + Doxycyclin (2×100 mg/Tag i.v.) ━ Ciprofloxacin (2×200 mg/Tag i.v.) + Doxycyclin (2×100 mg/Tag i.v. oder p.o.) + Metronidazol (3×500 mg/Tag i.v.) ━ Ampicillin/Sulbactam (4×3 g/ Tag i.v.) + Doxycyclin (2×100 mg/ Tag i.v. oder p.o.) ━ Ciprofloxacin (2×400 mg/Tag i.v.) + Metronidazol (3×500 mg/Tag i.v. oder p.o.) ━ Levofloxacin (1–2×500mg/Tag i.v.) + Metronidazol (3×500 mg/Tag i.v. oder

◘ Tab. 9.9. Häufigste Differenzialdiagnosen der Adnexitis

	Adnexitis	Appendizitis	Extrauteringravidiät
Allgemein			
Alter (15-25 Jahre)	++	±	+
Schwangerschaft	–	–	++
Symptome			
Übelkeit und Erbrechen	±	++	±
Stuhlunregelmäßigkeiten	±	++	±
Fluor vaginalis	++	–	±
Fieber (>38°C)	+	++	–
Unterbauchschmerzen	±	+	±
Krampfartig	±	+	+
Beidseitig ziehend	++	–	–
Einseitig stehend		++	++
Loslassschmerz	–	++	–
McBurney-Punkt	–	++	–
Portioschiebeschmerz	++	–	+
Labordiagnostik			
Leukozytose	++	++	–
CRP ↑	++	++	–
Sonographie			
Freie Flüssigkeit	++	±	++
Unscharfe Ovarien	+	–	–
Darstellbare Tube		–	++
Adnextumor	++	–	+
Extrauterine Fruchtblase	–	–	++
Leeres Kavum	–	–	++
Komplikationen			
	Begleitappendizitis	Begleitadnexitis	Tubarruptur
	Pelveoperitonitis	Perforation	Sepsis?
	EUG	Verwachsungen	Erneute EUG

–: Kein Kriterium; ±: geringes Kriterium; +: schwaches Kriterium; ++: starkes Kriterium.

p.o) ━ Moxifloxacin (1×400 mg/
Tag) + Metronidazol (3×500 mg/Tag
i.v. oder p.o)

❯ **Bei chronischer Adnexitis Verlängerung der Dauer der Antibiotikatherapie
auf 3 Wochen.**

Operative Maßnahmen
- Bei erfolgloser medikamentöser Therapie
- Die chirurgische Therapie muss dem
  Alter und dem eventuellen Kinderwunsch der Patientin Rechnung tragen
- Frühe operative Therapie alternativ
  zur konservativen Therapie → Laparoskopie (alternativ Laparotomie) mit
  Punktion/Drainage bei: ━ Wir-
  kungsloser konservativer Therapie
  ━ Verschlechterung des Allgemeinzustands ━ Septischen Temperaturen ━ Zunahme des Adnexbefunds
  ━ Persistierenden Peritonitiszeichen
  ━ nachgewiesenem Ovarial-, Tuboo-
  varial-, Douglas-Abszess oder Pyosal-
  pinx
- Späte operative Therapie nach unbe-
  friedigender konservativer Therapie
  bei: ━ Großen Restbefunden
  ━ Unterschiedlichen objektivierbaren
  Befunden (Palpation, Sonographie)
  ━ Wiederholten Rezidiven ━ Anhaltenden Beschwerden.

❶ **Die operative Therapie ist im akuten
Stadium nur bei eitriger Peritonitis außerhalb des kleinen Beckens, insbesondere bei Insuffizienz der konservativen
Therapie, indiziert.**

Prophylaxe
- Mitbehandlung des Partners bei Gonorrhoe oder Chlamydieninfektion
- Keine Einlage eines IUD bei Nullipara
  und Diabetikerinnen

❯ Tuboovarialabszess

C. Scholz

- Definition: — Ansammlung von Eiter im Inneren von Eileiter oder Ovar mit der Gefahr des Übergangs in Parametritis und Peritonitis — Komplikation einer entzündlichen Erkrankung des kleinen Beckens (PID) — Bedarf einer notfallmäßigen Intervention
- Epidemiologie: — Der Tuboovarialabszess ist eine Sonderform der entzündlichen Erkrankung des Beckens — PID betrifft etwa 1% aller Frauen zwischen 15 und 39 Jahren — Höchste Inzidenz zwischen 20. und 24. Lebensjahr — Etwa 70% aller PID-Patientinnen sind <25 Jahre — Jedoch: Patientinnen mit großen, lebensbedrohlichen Tuboovarialabszessen oftmals älter (30–40 Jahre)

Ätiologie/Pathogenese

- Entstehung auf dem Boden einer PID bei ähnlichem Erregerspektrum
- Polymikrobielle Infektion
- Erregerspektrum beim Tuboovarialabszess: — Enterokokken — Enterobakterien — Peptokokken — Peptostreptokokken — Bacteroides bzw. Prevotella spp. — Porphyromonas spp.
- Kein Erregernachweis in ca. 1/3 der Fälle
- Selten nach transvaginaler Eizellgewinnung im Rahmen einer Kinderwunschbehandlung

- Pathogenetische Sequenz — 1. Keimaszension über die Lumina des weiblichen Genitaltrakts in die Bauchhöhle — 2. Entzündungsreaktion — 3. Durchblutungsstörung — 4. Abszedierung als Ausdruck einer erfolgreichen Begrenzung des Entzündungsbereichs durch das Immunsystem bei gleichzeitiger irreversibler Gewebeschädigung — 5. Die trophisch gestörten Tubenwände verkleben und schließen damit sauerstoffarme Bereiche ab, in denen sich anaerobe Keime gut vermehren können — 6. Durchwanderung und Einbeziehung von Darm, Uterus und Netz in die chronische Entzündungsreaktion
- Ohne therapeutische Intervention: Durchbruch des Abszessinhalts in die Bauchhöhle → Akute, massive Peritonitis
- Selten »steriler Abszess« als Residuum bei erfolgreicher Immunabwehr

Klinik

- (Unter-)Bauchschmerzen als führendes Symptom (>90%)
- Leukozytose (60–80%)
- Fieber (60–80%)
- Akutes Abdomen

Diagnostik

- Prinzipiell gelten auch für den Tuboovarialabszess die diagnostischen Kriterien der PID

- Obligate Kriterien (alle 3 müssen erfüllt sein): ▬ Unterbauchschmerz ▬ Schmerzen im Adnexbereich ▬ Portioschiebe-/Portiolüftungsschmerz
- Zusätzliche Kriterien (mindestens 1 sollte erfüllt sein): ▬ Erhöhte Temperatur ▬ Pathologische vaginale Flora ▬ Erhöhte Erythrozytensenkungsgeschwindigkeit ▬ Erhöhte Konzentration von C-reaktivem Protein im Serum ▬ Nachgewiesene Infektion mit Neisseria gonorrhoeae oder Chlamydia trachomatis
- Fakultative Kriterien: ▬ Histologischer Nachweis einer Endometritis ▬ Verdickte Tuben mit echoarmer Binnenstruktur und freier intraabdominaler Flüssigkeit ▬ Laparoskopischer Nachweis von PID-typischen intraabdominalen Veränderungen

Differenzialdiagnosen

- Appendizitis/perityphlitischer Abszess
- Extrauterine Schwangerschaft
- Endometriose
- Ovarialtorsion
- Andere Erreger: Actinomyces Israeli, Mycobacterium tuberculosis
- Bei postmenopausalen Frauen: Auch maligne Erkrankungen

❶ **Atypische Erreger → Die Diagnose bei atypischen Krankheitsverläufen äußerst schwierig.**

❷ **Eine letztendliche Unterscheidung zwischen Ovarialtorsion und einem Tuboovarialabszess ist oftmals nur durch eine diagnostische Laparaskopie nicht möglich.**

Therapeutisches Vorgehen

- i.v. Zugang und Flüssigkeitssubstitution
- Kalkulierte antibiotische Therapie (Empfehlung der European Society

of Infections Diseases in Obstetrics and Gynaecology, Österreichische Kommission); Tripletherapie: ▬ Ampicillin 2 g 4×/Tag i.v. + ▬ Clindamycin 1,2 g 2×/Tag i.v. + ▬ Gentamicin 3,2 g 1×/Tag i.v. (für 70 kg KG bei normaler Nierenfunktion) [Hinzunahme eines Aminoglykosids (z. B. Gentamicin) in den Leitlinien der ESIDOG zwar empfohlen, aber eher kritisch bewertet; eine Kombination von Ampicillin und Clindamycin ist wahrscheinlich ausreichend]
- Wenn keine primäre operative Sanierung: Klare Definition von Therapieversagern: ▬ Kein Abfiebern innerhalb von 72 h oder ▬ Vergrößerung des Abszesses unter Therapie

Prognose/Beratung

- Gute Prognose bei promptem Ansprechen auf i.v. Antibiotika und Drainage

❶ **Anzeichen einer Sepsis zu jedem Zeitpunkt äußerst ernst nehmen.**

- Umsetzen des Antibiotikaregimes auf p.o. 24 h nach klinischer Beschwerdebesserung: ▬ Gyrasehemmer (z. B. Ciprofloxacin p.o. 500 mg 1–1–1) + ▬ Anaerobe Abdeckung (z. B. Metronidazol p.o. 500 mg 1–1–1)
- p.o. Antibiotika über mindestens 10 Tage fortführen
- Regelmäßige Kontrolluntersuchungen
- Palpable Raumforderung kann über mehrere Monate tastbar bleiben

❶ **Größenzunahme → Rezidiv?**

Prävention/Prophylaxe

- Vermeiden von Risikofaktoren für STD (»sexually transmitted disease«; ▶ Kap. 9)

❯ Bartholinitis

C. Scholz

- Definition: Behinderte Drainage des muzinösen Sekrets → bakterielle Besiedelung → entzündliche Schwellung und Eiteransammlung innerhalb der Drüse
- Epidemiologie: ▬ Eine der häufigsten Erkrankungen in der gynäkologischen Ambulanz ▬ Rund 2% Lebenszeitprävalenz

Ätiologie/Pathogenese

- Primär lokale, einschmelzende Infektion der Bartholin-Drüsen mit i. d. R. grampositiven Erregern (Staphylo-, Streptokokken) → Empyembildung → primär lokale Therapieoption
- Pathogenitätsfaktoren: u. a. DNAse, Streptokinase, Hyaluronidase
- Selten: Besondere Pathogenitätsfaktoren grampositiver Erreger: ▬ Diese können induziert (z. B. besonderes Vaginalmilieu bei Mg^{2+}-depletierenden Tampons) oder konstitutiv vorhanden sein ▬ Im genannten besonderen Vaginalmilieu können grampositive Bakterien Superantigene exprimieren, die zu einer fulminanten und unkontrollierten Entzündungskaskade führen (Toxic-shock-Syndrom) ▬ Andere Pathogenitätsfaktoren sind gekennzeichnet durch primär lokal einschmelzende Eigenschaften und verursachen bei fulminanten Verläufen eine nekrotisierende Fasziitis mit hoher Morbidität und Mortalität.

Klinik

- Primär lokale Entzündung in einer Bartholin-Drüse: Rötung, Schwellung, Schmerz und Überwärmung
- Oftmals längeres Prodromalstadium mit akuter Exazerbation

Diagnostik

- i. d. R. keine diagnostischen Schwierigkeiten
- An sekundäre Entzündung einer zugrunde liegenden Vulvaerkrankung (z. B. Karzinom) gerade bei älteren Frauen denken

Therapeutisches Vorgehen

- Marsupialisation in Vollnarkose: ▬ Inzision über der Abszessakme innerhalb des Hymenalsaums ▬ Entleerung des Abszessinhalts ▬ Digitale Austastung und Spülung der Abszesshöhle ▬ Vernähung der Zystenwände mit den Wundrändern und dadurch Herstellung eines (ausreichend großen) neuen Ausführungsgangs

Prognose/Beratung

- 5–15% Rezidive nach Marsupialisation
- Optimale Versorgung bei »reifem« Pseudoabszess (nur noch dünne Membran)
- Zu frühes chirurgisches Vorgehen führt zu: ▬ Exzessivem Trauma

im gesunden umliegenden Gewebe
— Erschwerter korrekter Evertierung
der Zystenwände   — Erhöhter Rezidivgefahr

Prävention/Prophylaxe

- Zystenexstirpation erwägen (wenn
  möglich im nichtentzündeten Zustand) bei: — Rezidiv   — Patientinnen >40 Jahre zum Ausschluss
  einer malignen Erkrankung   — HIV-
  Status

❯ Gutartige Uteruserkrankungen

M. Günthner-Biller

Gutartige Uteruserkrankungen beinhalten hauptsächlich die folgenden beiden Krankheitsbilder:

- Uterusmyome
- Endomteriumpolypen

12.1 Uterusmyome

- Definition: Myome sind gutartige, monoklonale, von einer Pseudokapsel umgebene Tumoren, die von glatten Muskelzellen des Myometriums ausgehen und eine bindegewebige Komponente enthalten können.

Grundlage bilden chromosomale Mutationen. Der auslösende Faktor für die Mutation ist bisher unklar. Östrogen scheint eine Rolle für die Expression der Mutation zu spielen und ist ein nachgewiesener Wachstumsfaktor für Myome (kein Auftreten vor der Pubertät, Wachstumsstopp bzw. Regression nach der Menopause, oft rapides Wachstum während der Schwangerschaft und Größenabnahme der Myome unter Therapie mit GnRH-Agonisten durch Herbeiführen eines hypoöstrogenen Zustands)

- 25% der Frauen im reproduktionsfähigen Alter haben klinisch signifikante Myome

- Häufigste Neubildung im weiblichen Urogenitalsystem
- Häufigster Tumor des Corpus uteri
- Meist multiples Vorhandensein von Myomen: durchschnittlich 7,6 Myome im histologischen Uteruspräparat nach Hysterektomie bei prämenopausalen Frauen.
- Häufigster Indikationsgrund zur Hysterektomie
- Kumulative Häufigkeit für Uterusmyome im Alter von 50 Jahren:
  - Bei 70% für Frauen europäischen Ursprungs — bei 80% für Frauen afrikanischen Ursprungs (insgesamt höhere Inzidenz für Frauen afrikanischer Abstammung)

Klassifikation
Lage

- Submuköse Myome — Liegen unterhalb des Endometriums, wachsen in Richtung des Cavum uteri
  — Gesamtprävalenz nur 5%, führen aber früh zu klinischen Beschwerden
  — Führen aufgrund des gestörten Endometriums zu Blutungsstörungen
  — Können polypartige Formen mit Ausbildung eines Stiels annehmen und damit bis in die Zervix/Vagina reichen (sog. Myom im Status nascendi)
- Intramurale Myome — Liegen in der Uteruswand — Häufigste Form

- Können Richtung Cavum oder Serosa wachsen
- Subseröse Myome ▬ Liegen unterhalb der Serosa, wachsen in Richtung Abdominalhöhle ▬ Können gestielt sein und dabei mit Tumoren der Adnexe verwechselt werden
- Parasitische Myome ▬ Selten; Unterform des gestielten subserösen Myoms, das sich an eine umliegende Struktur (Mesenterium, Darm etc.) angelegt hat und die primäre Blutversorgung nun darüber erhält

Sekundärveränderungen (entstehen meist aufgrund einer eingeschränkten Blutversorgung)

- Hyaline Degeneration ▬ Häufigste Veränderung ▬ Weichere Konsistenz der Myome ▬ Entsteht durch Zunahme des bindegewebigen Anteils
- Zystische Degeneration ▬ Entstehung von zystischen Hohlräumen innerhalb des Myoms, die gelatinöses Material enthalten
- Nekrotische Degeneration ▬ Durch mangelnde Blutzufuhr oder Entzündung ▬ Besonderheit der roten Degeneration von Myomen in der Schwangerschaft (rote Schnittfläche durch Hämolyse)
- Kalzifizierende Degeneration ▬ Häufig in der Postmenopause ▬ Durch langsame Ischämie entstehende grobschollige Verkalkung ▬ In der Abdomenübersichtsaufnahme zu sehen
- Infektiöse Veränderungen ▬ Vor allem bei submukösen Myomen durch aszendierende Keime ▬ Folge der Veiterung → Verjauchung mit gelegentlich schwerer Sepsis

Anamnese

- Blutungsstörungen
- Unterbauchschmerzen
- Fertilitätsprobleme
- Hormoneinnahme
- Risikofaktoren: ▬ Frühe Menarche (<10 Jahre) ▬ Früher Beginn der oralen Kontrazeption (zwischen 13. und 16. Lebensjahr) ▬ Familiäre Disposition ▬ Ernährungsgewohnheiten (Fleischkonsum ↑, Alkoholkonsum, besonders Bier ↑) ▬ Hypertonie ▬ Wiederholte Entzündungen des Myometriums (Hypothese der Myomentstehung aufgrund vorausgegangener Verletzungen)
- Protektive Faktoren: ▬ Schwangerschaften (frühzeitig und multiple) ▬ Orale Kontrazeption (nach 16. Lebensjahr)

Klinik

Myome verursachen am häufigsten Symptome aus folgenden 3 Kategorien

- Blutungsstörungen: ▬ Häufigstes Problem (bis zu 30% der symptomatischen Frauen) ▬ Meist Menorrhagie (>80 ml), mit zunehmendem Volumen im Krankheitsverlauf ▬ Begleitende Eisenmangelanämie
- Schmerzen durch Druck und Verdrängungserscheinungen ▬ Miktionsstörungen (bis zur Hydronephrose bei Ureterkompression) ▬ Defäktionsstörungen ▬ Dyspareunie ▬ Schmerzen durch nekrotisierende Myome
- Störungen der Reproduktionsfähigkeit: ▬ Primäre Infertilität durch Myome ist selten; am ehesten durch Behinderung des normalen tubalen Transports bei Lokalisation nahe dem Tubabgang und bei Myomgröße ≥5 cm sowie gestörter Funktion des Endometriums aufgrund persistierender Blutkoagel im Cavum uteri

In der Schwangerschaft erhöhtes Risiko für:

- Blutungen im I. Trimenon
- Vorzeitigen Wehenbeginn
- Vorzeitige Plazentalösung
- Atone Nachblutung

Obligate Diagnostik

- Gynäkologische Anamnese: ▬ Blutungsstörungen ▬ Vorhandensein von Risikofaktoren ▬ Hormoneinnahme
- Klinische (gynäkologische) Untersuchung: ▬ Vergrößerter, mobiler asymetrischer Uterus (Größe wird in Schwangerschaftswochen angegeben) mit unregelmäßiger Oberfläche (»kartoffelsackartig«) ▬ Bei subserösen Myomen häufig symmetrischer Uterus ▬ Myome sind in der Regel derb; weiche Veränderungen sind Hinweise auf degenerative Umwandlungen, Schwangerschaft oder das Risiko eines Uterussarkoms
- Ultraschall (US): ▬ Vaginaler US: Sensitivität von 95–100% zum Nachweis von Myomen bis zu einer Uterusgröße entsprechend der 10 SSW ▬ Bei größeren Uteri nimmt die Möglichkeit der genauen Lokalisation mit Hilfe des vaginalen US wieder ab
- Laboruntersuchung: ▬ Blutbildkontrolle bei V. a. blutungsbedingte Anämie

Ergänzende Diagnostik

- Ferritin, ggf. Gerinnungsdiagnostik mit Blutungszeit und Thrombozytenfunktion, Faktor VIII und IX bei V. a. Gerinnungsstörung
- Nierensonographie zum Ausschluss einer druckbedingten Hydronephrose
- Ggf. CT Abdomen

Differenzialdiagnosen

- Leiomyosarkom:
- Wichtigste Differenzialdiagnose (jedoch niedrige Inzidenz; 4% der malignen Uterustumoren)
- Verdacht ↑ bei rasch zunehmender Uterusgröße
- Blutungsstörungen: ▬ Gerinnungsstörungen (z. B. von-Willebrand-Jürgens-Syndrom) ▬ Hormonell bedingte Zyklusstörungen (z. B. perimenopausal)
- Druck/Schmerzen im Beckenbereich: ▬ Entzündungen, Verwachsungen, Reizdarmsyndrom, Adnextumoren, Endometriose

Sofortmaßnahmen

- Asymptomatische Patientinnen (ausgenommen Patientinnen mit Ureterkompression und begleitender Hydronephrose) müssen nicht behandelt werden, und es kann ein abwartendes Vorgehen empfohlen werden
- Hydronephrose: ▬ Vorstellung Urologie, ggf. Anlegen eines Double-J-Katheters
- Überperiodenstarke Hb-wirksame Blutung: ▬ Kürettage, ggf. mit Endometriumablation

Therapeutisches Vorgehen
Medikamentöse Therapie
GnRH-Agonisten

- Effektivste medizinische Behandlung
- Führen einen hypogonadotropen Zustand herbei, vergleichbar mit der Menopause
- Sistieren der Periodenblutung und Größenabnahme der Uterusmyome durch die fehlende Estrogenstimulation; Ergebnis ist nach Absetzen der Therapie jedoch reversibel
- Größenabnahme des Uterus um ca. 35–60% nach 3-monatiger Therapie

- Nebenwirkungen: Wechselbeschwerden im Sinne von Hitzewallungen, Gelenkbeschwerden, psychischen Veränderungen und Osteoporose (Knochendichte ↓ um ca. 6% nach 12-monatiger Therapie)
- Werden aufgrund der NW meist nur zur präoperativen Behandlung (Größenreduktion) maximal über 6 Monate eingesetzt
- Applikation von Leuprolin, Goserelin, Buserelin in Form einer s.c. Injektion 1×/Monat bzw. alle 3 Monate (präparatabhängig)
- Zur Linderung der Nebenwirkungen kann im sog. Add-back-Verfahren eine niedrigdosierte Estrogen-Progesteron-Kombination entsprechend der Hormonsubstitution in der Menopause gegeben werden (z. B. 0,625 mg konjugiertes Estrogen ab dem 1. Zyklustag mit zusätzlich 2,5 mg Medroxyprogesteron vom 15.–25. Zyklustag)

Orale Kontrazeptiva
- Stehen Blutungsstörungen (Menorrhagie) im Vordergrund, sollte ein Versuch mit oralen Kontrazeptiva unternommen werden
- Orale Kontrazeptiva können zur Vergrößerung bestehender Myome führen, hemmen jedoch die Neubildung
- Sollten die druckbedingten Beschwerden zunehmen, Absetzen des Hormonpräparats, daher engmaschige Verlaufskontrollen.

Levonorgestrel freisetzendes IUD
- Verringerung der Blutungsstärke u. U. durch ein levonorgestrelhaltiges IUD (Mirena)

Raloxifen (Evista)
- Selektiver Estrogenrezeptormodulator (SERM)

- Bei postmenopausalen Frauen kam es zu einer Abnahme der Myomgröße im Vergleich zu Placebo (60 mg/Tag p.o. für 12 Monate); Blutungsbeschwerden wurden dadurch nicht beeinflusst
- Bei prämenopausalen Frauen bisher kein nachweisbarer Effekt

Radiologische Therapie durch Embolisation der A. uterina
Indikation
- Prämenopausale Frauen mit Wunsch der Uteruserhaltung und klinisch symptomatischen Myomen mit Schmerzen bzw. Blutungsstörungen

Kontraindikationen
- Bestehende Schwangerschaft/Kinderwunsch
- V. a. malignes Geschehen
- Aktuelle Einnahme von GnRH-Agonisten
- Immunsuppression, gestielte oder submuköse Myome
- Vorangegangene Ligation der A. iliaca interna

Voruntersuchungen
- Schwangerschaftstest, Blutbild, Kreatinin, Gerinnung
- Ggf. MRT zur Evaluation der Erfolgswahrscheinlichkeit (starke T2-Gewichtung der Myome gilt als guter Prognosefaktor)

Vorgehen
- Embolisation beider Aa. uterinae

Komplikationen
- Im Rahmen des »Postembolisationssyndroms« krampfartige Schmerzen im Beckenbereich, Übelkeit, Erbrechen, Fieber und generalisiertes Unwohlsein

- Normalerweise Auftreten innerhalb der ersten 48 h nach dem Eingriff, Beschwerdefreiheit nach ca. 7 Tagen
- Verstärkter vaginaler, blutig tingierter Ausfluss von ca. 2 Wochen Dauer
- Funktionsverlust der Ovarien durch unbeabsichtigte Embolisation der A. ovarica; höheres Risiko für Frauen ≥50. Lebensjahr (41%)

Erfolgsrate
- Ca. 75% der Patientinnen geben nach 5 Jahren eine Verbesserung/Normalisierung der Blutungsstörung an
- 20% mussten sich einer erneuten Behandlung zur Symptomkontrolle unterziehen

Operative Therapie
Indikationen zum operativen Vorgehen
- Akute Komplikationen: — Myominfektion — Stieldrehung
- Behandlung von Blutungsstörungen, Schmerzen und druckbedingten Beschwerden
- Versagen oder Kontraindikation der medikamentösen Therapie
- Diagnoseunsicherheit: — Keine Abgrenzbarkeit zum Ovarialtumor möglich — Ausschluss maligner Veränderungen

Myomenukleation
- Vorteil: Uteruserhaltendes Vorgehen
- Nachteil: Bis zu 50% Risiko des erneuten Nachweises von Myomen innerhalb der nächsten 5 Jahre
- 10–25% Risiko einer erneuten Operation
- Laparotomie: — Uterus >16 SSW — Myome >5–8 cm — Multiple Myome
- Laparoskopie: — Uterus <16 SSW — Evtl. leicht erhöhtes Rupturrisiko bei nachfolgender Schwangerschaft

und vorangegangener Eröffnung des Uteruskavums aufgrund der etwas eingeschränkteren laparoskopischen Nahttechnik
- Hysteroskopische Myomenukleation: Therapie der Wahl für subseröse Myome

Endometriumablation
- Nach abgeschlossener Familienplanung
- Gute Kontrolle der Blutungsstörungen
- Möglichkeit der Entfernung subseröser Myome
- Wenig Einfluss auf Schmerz oder Druckbeschwerden

Ligatur der A. uterina
- Laparoskopisch oder über vaginal platzierte Klemmen
- Als Alternative zur Embolisation bei Kontraindikationen für größeren operativen Eingriff oder dem Einbringen von Fremdkörpern (Polyvinylpartikel etc.)

Hysterektomie
- Allgemeines: — Definitive Therapie — Indikation: Abgeschlossene Familienplanung und Beschwerden durch Uterusmyome — Rasches Wachstum mit V. a. Neoplasie — Blutungsstörungen, die nicht medikamentös zu behandeln sind
- Vaginale Hysterektomie: — Vaginale ist der abdominellen Hysterektomie wenn immer klinisch möglich vorzuziehen — Voraussetzungen: Kein V. a. malignes Geschehen, gute Mobilisierbarkeit der Zervix bei der vaginalen Untersuchung (Ziehversuch), keine Lagerungshindernisse während der Operation vorhanden (ausgeprägte degenerative Hüfterkrankungen etc.) — Vorteile: Geringere postoperative Beschwerden,

raschere Rekonvaleszenz, geringeres Infektionsrisiko, durchschnittlich kürzere Operationszeit als LAVH

- Abdominelle Hysterektomie:
  ▬ »Klassische Indikationen«: Großer Uterus (>280 g, >12 SSW), enge Vagina (Weite <2 Querfinger), Nulliparität, Notwendigkeit der Adnektomie, V. a. malignes Geschehen

- Laparoskopisch assistierte vaginale Hysterektomie (LAVH) ▬ Voraussetzungen: Keine Kontraindikationen zur Durchführung eines Pneumoperitoneums (Lungenerkrankungen, Verwachsungsbauch) ▬ Vorteile: Geringerer Blutverlust, geringeres Infektionsrisiko, kürzere Rekonvaleszenz, gute intraperitoneale Übersicht/Darstellung der Gefäße als bei vaginaler Hysterektomie ▬ Nachteil: längere Operationszeit im Vergleich zur abdominellen und der vaginalen Hysterektomie

- Laparoskopisch assistierte suprazervikale Hysterektomie (LASH) ▬ Voraussetzungen: Unauffällige Zytologie, keine maligne Endometriumveränderung, keine retrozervikale Endometriose, Akzeptanz einer möglichen weiteren schwachen Periodenblutung, Information und Einwilligung der Patientin in eine Weiterführung der Krebsfrüherkennungsuntersuchungen (PAP-Abstrich) ▬ Vorteile: Geringere lokale Wundfläche, raschere Rekonvaleszenz, geringeres Verletzungsrisiko der harnableitenden Organe durch kleineres Operationsgebiet ▬ Spielt klinisch zunehmend größere Rolle ▬ Kein evidenzbasierter Nachweis für geringere postoperative Deszensusinzidenz im Vergleich mit vaginaler/abdomineller Hysterektomie

- Suprazervikale Hysterektomie ▬ Als Variante der abdominellen Hysterektomie ▬ Zervix bleibt bestehen ▬ Voraussetzungen und Vorteile wie bei LASH

Beratung

- Myome, die keine Beschwerden verursachen, müssen nicht behandelt werden
- Bei bestehendem Kinderwunsch und Blutungsstörungen ist als erste Maßnahme der Versuch einer Regulierung durch die Gabe von oralen Kontrazeptiva in Erwägung zu ziehen
- Myome können zu Problemen während der Schwangerschaft und Geburt führen; prinzipiell besteht jedoch bei bisher unauffälligen, kleinen Myomen und unauffälliger gynäkologischer und geburtshilflicher Anamnese keine Indikation zur präventiven Myomenukleation
- Behandlung der Wahl für subseröse Myome ist die Hysteroresektoskopie
- Die Hysterektomie ist bei abgeschlossener Familienplanung die Behandlung, die mit höchster Wahrscheinlichkeit zur Beendigung der Beschwerden führt

12.2 Endometriumpolypen

- Definition: Der Korpuspolyp ist eine meist von der Basalis ausgehende Hyperplasie der Schleimhaut, die in das Cavum uteri hineinragt.

Endometriumpolypen finden sich in jedem Lebensalter, die Inzidenz nimmt jedoch mit steigendem Alter zu. Endometriumpolypen findet man selten vor dem 20. Lebensjahr. Nach Erreichen der Menopause nimmt die Inzidenz wieder ab. Die Prävalenz liegt zwischen 10 und 24%. Die Einnahme von Tamoxifen erhöht das Risiko der Entwicklung von Endometriumpolypen mit gleichzeitig erhöhtem Risiko der Entstehung einer Neoplasie.

Anamnese

- Periodenanamnese
- Medikamentenanamnese, besonders Tamoxifen, Estrogeneinnahmen
- Blutungsstörung
- Adipositas

Klinik

- Leitsymptom ist die Blutungsstörung, sowohl bei prä- als auch bei postmenopausalen Frauen
- An erster Stelle steht dabei die Metrorrhagie, gefolgt von Menorrhagie und postmenopausaler Blutung

Obligate Diagnostik

- Anamnese: Risikofaktoren für maligne Entartung (Postmenopause, anamnestisch bekanntes Mammakarzinom, Ovarialkarzinom, Kolonkarzinom, Endometriumkarzinom, Einnahme von Tamoxifen, Adipositas, Estrogeneinnahmen)
- Vaginaler Ultraschall (Sensitivität 65%, Spezifität 76%)
- Hysteroskopie mit begleitender Polypenentfernung ist Diagnostik und Therapie in einem

Therapeutisches Vorgehen

- Abwartendes Verhalten bei asymptomatischen Endometriumpolypen (Zufallsbefund): ▬ Keine Risikofaktoren ▬ Polyp <2 cm in prämenopausalen Frauen ▬ Polyp <1 cm in postmenopausalen Frauen
- Ansonsten Hysteroskopie mit begleitender Polypentfernung bei Vorliegen von Blutungsstörungen, Risikofaktoren oder größeren, multiplen Polypen

❯ Gutartige Erkrankungen der Eierstöcke und Eileiter

C. Schindlbeck

13.1 Entzündliche Erkrankungen

- Klassifikation: Salpingitis/Adnexitis/ Tuboovarialabszess
- Pathogenese: ▬ Meist aszendierende Infektion: Kolpitis, Zervizitis, Endomyometritis, Salpingitis, Adnexitis (»pelvic inflammatory disease«; PID) ▬ Selten: Fortschreitende Appendizitis/perityphlitischer Abszess, Divertikulitis ▬ Meist Mischflora, fakultativ pathogene Erreger/Darmkeime: ▶ Kap. 9; spezifisch: Chlamydien, Gonokokken ▬ Sonderform: Genitaltuberkulose

Anamnese

- Alter (am häufigsten zwischen 15. und 20. Lebensjahr)
- Risikofaktoren: ▬ Häufig wechselnde Sexualkontakte ▬ Intrauterinpessar ▬ Eingriffe am Uterus (Kürettage!) ▬ Uterine Blutung (»Keimstraße«) ▬ Diabetes mellitus ▬ Immunsuppression (HIV!) ▬ Rauchen
- Schmerzanamnese
- Zyklus-/Blutungsanamnese

Klinik

- Unterbauchschmerzen, Peritonitis, bei Tuboovarialabszess auch gelegentlich protrahierter beschwerdearmer Verlauf
- Fluor vaginalis
- Übelkeit, Erbrechen, Diarrhoe, Fieber
- Dyspareunie, Dysurie

Obligate Diagnostik

- Gynäkologische Untersuchung: ▬ Schmerzen ▬ Druckschmerzhafte Adnexe ▬ Bei Tuboovarialabszess auch druckdolenter »Tumor« ▬ Abwehrspannung ▬ Portioschiebeschmerz
- Labor: ▬ Leukozytose ▬ CRP ▬ Gerinnung
- Nativabstrich: Kokkenflora, »clue cells«, Trichomonaden?
- Bakteriologische Kultur
- Sonographie: Freie Flüssigkeit? Sakto-/Pyosalpinx? Bei Tuboovarialabszess inhomogene, unscharf begrenzte, teils echoarme, teils echoleere mehrkammrige Raumforderung

Differenzialdiagnosen

- Appendizitis/perityphlitischer Abszess
- Entzündliche Darmerkrankungen: ▬ Divertikulitis ▬ Gastroenteritis ▬ M. Crohn ▬ Colitis ulcerosa
- Zystitis/Pyelonephritis
- Uterus myomatosus/Myomnekrose

Therapeutisches Vorgehen

- Antibiotika ▸ Kap. 9
- Laparoskopie ▬ Großzügige Indikation bei unklarem Befund bzw. falls keine Besserung auf konservative Therapie ▬ Spülung/Lavage ▬ Bakterieller Abstrich aus den Fimbrientrichtern (Douglas-Abstrich oft negativ)! ▬ Eröffnung aller Abszesshöhlen ▬ Einlage von Spüldrainagen ▬ Ggf. Salpingektomie, Adnektomie, Hysterektomie ▬ Ggf. Laparotomie
- Nach Einlage von Spüldrainagen: Iintraabdominelle Spülbehandlung 2–3×/ Tag mit jeweils 1000 ml NaCl über 3 Tage bzw. bis Wundexsudat klar
- Ggf. Partnerbehandlung (Gonorrhoe, Chlamydien!)
- Tuberkulose: Spezifische Behandlung

Beratung

- Postentzündliche Veränderungen (Hydro-, Saktosalpinx, Adhäsionen, Pseudozysten)
- Sterilität

13.2 Nichtentzündliche Erkrankungen

- Definition: Benigne zystische oder tumoröse Veränderungen der Ovarien oder Tuben, die funktioneller oder neoplastischer Genese (◪ Tab. 13.1) sein können

Funktionelle Veränderungen/Ovarialzysten

- Echte Ovarialzysten ▬ Nichtneoplastische Retentionshohlräume, die sich aus Follikeln (Follikel-, Corpusluteum-, Thekalutein-, Corpusalbicans-Zyste) entwickeln ▬ Meist mit klarer, seröser Flüssigkeit gefüllt, können jedoch auch eingeblutet sein

- Bei fehlender Epithelauskleidung spricht man von »einfachen« Zysten
- Auch Retentionszysten aus heterotopem Epithel (Endometriose) werden zu den echten Ovarialzysten gezählt; charakteristisch hierfür: »Schokoladenzysten« aus altem, eingedicktem Blut (Endometriose ▸ Kap. 14)
- Polyzystisches Ovarsyndrom (PCOS)
- Zysten mit follikulärem oder Corpusluteum-artigem Aufbau ▬ Werden bis zu einer Größe von 2,5 cm als physiologisch betrachtet.

Echte Neoplasien/Ovarialtumoren
◪ Tab. 13.1

❯ Übergang in ein Borderline-Karzinom bei 25–50% der serösen Kystome, 5–10% der muzinösen Kystome, bei 25% der Granulosa-/Thekazelltumoren und Androblastome (Sertoli-Leydig-Zelltumor). Bei den übrigen Formen ist eine maligne Transformation selten (Dermoid → Malignes Teratom <5%).

Anamnese

- Familienanamnese → Erhöhtes Risiko von Ovarialkarzinomen bei Mutationsträgerinnen von BRCA-1 (30–50% Erkrankungsrisiko) und BRCA-2
- Allgemeine gynäkologische Anamnese: ▬ Menarche ▬ Zyklusanamnese ▬ Schwangerschaften/Geburten ▬ Menopause
- Hormon-/Pilleneinnahme, Kontrazeption (IUP?)
- Schmerzanamnese
- Fluor vaginalis
- Druckgefühl, Umfangszunahme des Bauchs, Gewichtsverlust/-zunahme, Stuhl/Miktion
- Hormonstörungen
- Libidoveränderung
- Voroperationen im Abdomen

◻ Tab. 13.1. Histologische Einteilung benigner Ovarialtumoren

Tumor	Bemerkungen
Epitheliale Tumoren	– 65–75% – Synonym: Kystom/Zystadenom
– Seröses Kystom	– 40–50%
– Muzinöses Kystom	– 15–25%
– Endometrioides Kystom	
– Klarzelltumor	
– Brenner-Tumor	– Meist einseitiger solider Tumor, postmenopausal
Keimstrangstromatumoren	– ca. 4%*
– Granulosa-/Thekazelltumor	– Estrogenproduzierend!*
– Androblastom	– Androgenaktivität!
Keimzelltumoren	– 15%
– Teratom/Dermoid**	
Bindegewebige Tumoren	
Fibrom, Adenofibrom	– Meigs-Syndrom: Ovarialfibrom + Aszites/Pleuraerguss

*Keimstrangstromatumoren, besonders Granulosazelltumoren, stellen eine Sonderform von Ovarialneoplasien dar, die häufig nicht eindeutig in benigne oder maligne klassifiziert werden können. Die Prognose richtet sich v. a. nach Tumorgröße/-stadium sowie pathologischen Zusatzkriterien.
**Dermoidzyste/Teratom: Benigner Keimzelltumor überwiegend von jungen Frauen (Altersgipfel 20–40 Jahre), der Gewebe mit Abstammung aus allen 3 embryonalen Keimblättern enthalten kann: Ektodermales Gewebe (Haut, Haare, Gehirnstrukturen), mesodermales Gewebe (Muskeln, Knochen) und entodermales Gewebe (respiratorisches Epithel, Darmepithel, selten). Makroskopisch häufig einkammrige, talggefüllte Zyste mit Haaren, Zähnen, Haut etc. In etwa 10% beidseitig lokalisiert.

Klinik

- Häufiges Fehlen von Symptomen!
- Schmerzen, teils zyklusabhängig, Dysmenorrhoe, Dyspareunie
- Rückenschmerzen
- Spannungs-/Druckgefühl, Umfangszunahme des Abdomens
- Verdrängungserscheinungen, Druck auf Blase, Darm (Obstipation), Harnleiter, Gefäße
- Komplikation: Harnstau, Thrombose
- Blutungsanomalien, postmenopausale Blutung (PMB)
- Hormonelle Störungen: ▬ Oligo-/Amenorrhoe bei Granulosazelltumor (Estrogenbildung → **Cave:** Endometriumhyperplasie/-karzinom durch Estrogenstimulus) ▬ Hirsutismus/Virilisierung bei Androblastom (Androgenwirkung)

Obligate Diagnostik

❯ **Ziel der Diagnostik ist die Unterscheidung zwischen funktionellen Veränderungen und Neoplasien sowie deren Dignitätsprognose, d. h. die Einschätzung von Gut- oder Bösartigkeit.**

- Alter/Menopausenstatus ▬ Ein Ovarialtumor im Kindes- und Jugendalter gilt als abnorm und sollte abgeklärt werden (Risiko: Keimzelltumor) ▬ In der reproduktiven Phase überwiegen die funktionellen Veränderungen ▬ In der Postmenopause steigt das Risiko maligner Veränderungen ≥50. Lebensjahr rapide an und liegt bei 70-Jährigen bei etwa 60% aller Ovarialtumoren
- Gynäkologische Untersuchung ▬ Größe, Beweglichkeit, Konsistenz eines Adnextumors (normal, zystisch, prall-elastisch, solide, derb) ▬ Dolenz ▬ Oberfläche ▬ Bezug zum Uterus und anderen Organen
- Uterusgröße, -mobilität, Abgrenzbarkeit, Portioschiebeschmerz
- Rektovaginale Untersuchung ▬ Beurteilung einer evtl. Darmbeteiligung ▬ Beurteilung von Endometrioseherden im Douglas-Raum/Septum rectovaginale
- Sonographie ▬ Vaginale Sonographie → Goldstandard zur Beurteilung von Adnexprozessen

Kriterien

- Größe (<10 cm – >10 cm)
- Begrenzung (glatt – unregelmäßig, scharf – unscharf)
- Binnenstruktur: ▬ Echogenität (echoleer – echoarm – echoreich) ▬ Echoverteilung (homogen – inhomogen)
- Kammerung (einkammrig – mehrkammrig)

- Innenwände/Septen (dick – dünn, glatt – papilläre Auflagerungen)
- Aszites
- Weitere intraabdominelle Herde (Douglas-Raum, Uterus, Leber? Harnstau?)

Suspekter Befund bei Tumor >10 cm, soliden Anteile, dicken Septen, inhomogenem Echomuster, papillären Auflagerungen, Aszites.

Problem: Auch benigne Veränderungen, z. B. Dermoide, können sonographisch »hochmaligne« erscheinen → Subjektivität des Befundes.

❯ **Obwohl benigne Ovarialtumoren oft ein typisches sonographisches Bild (Kystom → mehrkammrig-echoleer/-arm; Dermoid → inhomogen echoarm mit echoreichen Strukturen, evtl. Schallschatten; Fibrom → homogen echoarm/-reich) zeigen, kann aus dem Ultraschallbefund keine sichere Aussage über die Histologie getroffen werden.**

Ergänzende Diagnostik

- Dopplersonographie: ▬ Messung der Durchblutung von Tumoren und Septen (maligne Veränderungen sind oft gut durchblutet, Gefäße: RI/PI ↓) ▬ Jedoch wenig spezifische Methode
- CT/NMR: ▬ Zur Beurteilung von Adnexprozessen der Vaginalsonographie unterlegen ▬ Vorteile: Beurteilbarkeit und Abgrenzbarkeit abdomineller Organe (Uterus, Blase, Darm, Lymphknoten, Leber, Nieren) ▬ Indikationen: »unklarer Unterbauchtumor«, zur Differenzialdiagnostik, bei V. a. Malignität
- Tumormarker: ▬ CA 12-5 (wenig spezifisch, als Verlaufsmarker geeignet) ▬ Estrogen ▬ Testosteron ▬ HCG ▬ AFP zum Nachweis hormonproduzierender Tumoren

Differenzialdiagnosen

- Differentialdiagnose zystisch-seröser Adnextumor — Ovarialzyste — Paraovarialzyste — Hydro-/Saktosalpinx — Hydatide — Peritonealzyste/Pseudoperitonealzyste — Lymphozele (Z. n. Lymphonodektomie)
- Differenzialdiagnose solider/zystisch-solider Adnextumor — Ovarialtumor — Tuboovarialabszess — Borderline-Tumor — Ovarialkarzinom — Intraligamentäres/subseröses Myom/Sarkom — Darmtumor/gastrointestinaler Stromatumor (GIST) — Tumor der Harnwege — Beckenniere — »Beckenwandtumor«: Lymphom/Sarkom/Schwannom etc.

Therapeutisches Vorgehen
Problematik

- Abklärung jeglicher zystisch-tumorösen Veränderung → Übertherapie, beinahe jede Frau würde operiert und evtl. ovarektomiert
- Beobachtung: Evtl. Prognoseverschlechterung bei Ovarialkarzinom
- Mangel an Leitlinien und generellen Therapieempfehlungen!

❯ Die Therapieindikation erfolgt anhand des Beschwerdebildes und des Dignitätsprofils.

- Funktionelle Veränderungen bedürfen meist keiner Therapie → Kontrolle nach der übernächsten Periode bzw. nach 3 Monaten ist ausreichend

Eine hormonelle Therapie funktioneller Zysten mit oralen Kontrazeptiva bzw. Gestagenen zeigt keinen Vorteil im Vergleich zum abwartenden Beobachten. Allerdings können orale Kontrazeptiva die Wahrscheinlichkeit des Wiederauftretens von funktionellen Zysten reduzieren. Bei Beschwerden, Zystenruptur mit intraabdomineller Blutung, Persistenz der Veränderung und ab einer Größe von 5–7 cm ist jedoch wegen des Risikos einer Stieldrehung die operative Therapie indiziert.

Indikation exspektatives Vorgehen

- Beschwerdefreie Patientin
- Prä- oder perimenopausal
- »Funktionelle Zyste« (einkammrig, echoarm/-leer, glatt begrenzt, <5–7 cm, keine dicken Septen, keine vermehrte Durchblutung)
- Kontrolle nach der übernächsten Periode bzw. 3 Monaten
- Abklärung bei Wachstum
- Punktion sollte obsolet sein!

Indikation zur operativen Therapie

- Anhaltende Beschwerden
- Postmenopausale Patientin
- Persistenz der Veränderung >3 Monate, Größenzunahme
- Größe >5–7 cm (postmenopausal >3 cm)
- V. a. echte Neoplasie bzw. unklarer Befund
- Sonographisch typischer Befund für Endometriose oder Dermoid

Operatives Vorgehen

❯ Die Laparoskopie ist Methode der Wahl bei benignen Adnexerkrankungen.

- Inspektion des gesamten Abdomens!
- Evtl. Spülzytologie
- Prämenopausale Patientin bzw. bei Kinderwunsch: — Makroskopisch benigne Zyste/Tumor: Zysten-/Tumorausschälung, Teilovarektomie, ggf. mit Rekonstruktion des Ovars — Präoperative Aufklärung über Option der Adnektomie bei V. a. Neoplasie bzw. suspektem Befund

- Postmenopausale Patientin: ⸺ Adnektomie, präoperativ auch prophylaktische beidseitige Adnektomie diskutieren
- Intraoperativ unklarer oder suspekter Befund: ⸺ Keine Eröffnung des Ovars! ⸺ Ggf. Adnektomie und Bergung des Ovars in toto im Bergebeutel, ohne den Inhalt im Bauchraum zu verteilen ⸺ PE suspekter Stellen am Peritoneum → Explorativlaparotomie bei Malignität (im Schnellschnitt bzw. sekundär)
- Problem des laparoskopischen »An-Operierens«: ⸺ »Up-staging« des Karzinomstadiums durch iatrogene Eröffnung der Ovarialkapsel ⸺ Austritt von Zysteninhalt oder Zerkleinerung des Tumors ⸺ Trokarmetastasen

Grenzen der Laparoskopie
Bezüglich der Größe des Adnextumors kann keine eindeutige Grenze hinsichtlich des laparoskopischen Ansatzes definiert werden. Adipositas, eingeschränkte Lungenfunktion, Herz-Kreislauf-Erkrankungen und allgemeine Kontraindikationen gegen Anlage eines Pneumoperitoneums bzw. Kopftieflagerung sind zu beachten.

13.3 Sonderformen

Pseudomyxoma peritonei (Gallertbauch)
Entsteht durch Ruptur/Durchbruch eines muzinösen Kystoms (oder auch einer Mukozele der Appendix), Dissemination im gesamten Abdomen, häufig Befall von Appendix, Mesenterium etc. Makroskopisch schleimgefüllte blasige Auflagerungen bzw. Zysten. Chemo- und Strahlenresistent. Ziel ist die möglichst radikale operative Entfernung aller Gallertzysten. Hohes Rezidivrisiko, Risiko von Verwachsungen, Ileus, Exitus durch Kachexie.

Notfallsituation Stieldrehung des Ovars
Torquierung des Ovars und des Lig. infundibulopelvicum mit Unterbrechung des venösen (Hämatom!) oder arteriellen und venösen Blutstroms. Hierbei

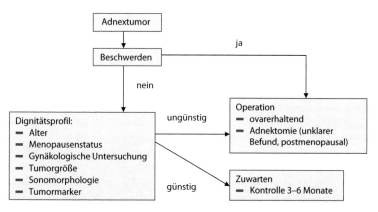

◻ **Abb. 13.1.** Vorgehen bei Adnextumor

handelt es sich um eine gynäkologische Notfallsituation. Spontan vorkommend, anamnestisch kann eine Lageänderung, Geschlechtsverkehr etc. auslösend sein.

Symptome. Meist plötzlich auftretender, häufig einseitig lokalisierter peritonealer Schmerz bis hin zu Peritonismus und Schock.

Therapeutisches Vorgehen. Sofortige Laparoskopie, Retorquierung des Ovars, ggf. Fixierung des Ovars an der Beckenwand bzw. Straffung des Lig. ovarium proprii zur Rezidivprophylaxe. Bei Nekrose bzw. nicht mehr wiederherstellbarer Durchblutung Adnektomie.

Das Vorgehen bei Adnextumor im Überblick zeigt ◘ Abb. 13.1.

❯ Endometriose

E.-M. Genss

- Vorkommen von Endometrium bzw. endometriumähnlichem Gewebe außerhalb des Cavum uteri
- 10–20% aller Frauen in der reproduktiven Lebensphase sind betroffen
- Häufige Erkrankung der jüngeren Frau: Altersgipfel zwischen dem 20. und 40. Lebensjahr

Ätiologie/Pathogenese

- Theorien: ▬ Implantationstheorie: Aussaat endometrialer Zellen durch retrograde Menstruation in die Bauchhöhle ▬ Metaplasietheorie: Umwandlung von mesenterialem Endothel zu endometrialem Gewebe ▬ Transplantationstheorie: Ausbreitung endometrialer Zellen über Blut- und/oder Lymphweg
- Genauer Entstehungsmechanismus unklar; am ehesten multifaktorielle Genese, bei Risikokonstellation: ▬ Genetische Disposition (familiäre Häufung) ▬ Lokale Störung der zellulären Abwehr ▬ Ethnische Faktoren (Japanerinnen häufig, Schwarzafrikanerinnen selten betroffen) ▬ Alter (reproduktive Lebensphase, hormonelle Stimuli wahrscheinlich) ▬ Nulliparität (Sistieren der Erkrankung durch Schwangerschaft)

Lokalisation

- Endometriosis genitalis interna: Uterus (Adenomyosis), Tuben (Salpingitis isthmica nodosa)
- Endometriosis genitalis externa: Ovarien, Vagina, Vulva, Perineum, uterine Ligamente, Douglas-Raum
- Endometriosis extragenitalis: Darm, Blase, Leistenkanal, Hautnarben, Episiotomienarben, Nabel, Leber, Pleura, Lunge, ZNS
- Adenomyosis uteri: Einwachsen von Endometriumschleimhaut in das Myometrium
- Salpingitis isthmica nodosa: Endometriose im intramuralen und proximalen Tubenabschnitt

Formen

- Ovarielle Endometriose: ▬ Häufigste Form im kleinen Becken (80%) ▬ Chronische Einblutung → Ovarielle Zysten (sog. Endometriome): Altes, dickflüssiges Blut, entleert sich bei operativer Eröffnung wie flüssige Schokolade (»Schokoladenzyste«)
- Peritoneale Implantate: ▬ Multiple Erscheinungsformen und Pigmentierungen (zart, plaqueartig flach oder bläschenartig erhaben, schwarz, bräunlich, braun, rot, gelb, weiß, klar)
- Tiefe noduläre Endometriose: ▬ Hauptsächlich pelvine Ligamente, rektovaginales Septum, Douglas-Raum ▬ Knotiges Erscheinungsbild ▬ Derbe Konsistenz
- Adhäsionen: ▬ Kleine intraabdominelle Blutungen → Entzündungsprozesse → Organisation → Adhäsionen im kleinen Becken ▬ »Frozen

pelvis« = vollständige Obliteration des kleinen Beckens

❯ **Die häufigste Lokalisation im kleinen Becken stellen die Ovarien dar (80%)**

Klinik

❯ **Symptomatik auf einen Blick:**
- **Leitsymptom = Schmerz!**
- **Zyklusabhängige Beschwerden**
- **Chronische Unterbauchschmerzen**
- **Ungewollte Kinderlosigkeit**

Da die ektopen Endometriuminseln dem monatlichen hormonellen Zyklus ebenso unterliegen wie eutop gelegenes Endometrium, wird das klinische Bild hauptsächlich von zyklusabhängigen Beschwerden bestimmt:
- Dysmenorrhoe (häufig Punctum maximum am 1. Tag der Periode)
- Perimenstruelle Unterbauch- und/oder Kreuzschmerzen
- Chronische Unterbauchschmerzen
- Dyspareunie
- Dysurie oder Hämaturie (bei Befall der Harnblase)
- Schmerzen bei der Defäkation oder blutiger Stuhlabgang (bei Darmbefall)
- Blutungsstörungen (z. B. Schmierblutungen)
- Infertilität ▬ Mechanische Beeinträchtigung des Eitransports durch peritubare und/oder periovarielle Adhäsionen ▬ Hormonelle und immunologische Ursachen sind ebenso Gegenstand der Forschung wie Störung der Uterusperistaltik

❯ **Häufige Diskrepanz zwischen der Ausdehnung des Befundes und der Symptomatik! Eine Patientin mit ausgedehntem Befund kann geringe Schmerzen haben, eine Patientin mit geringem Befund kann erhebliche Schmerzen haben.**

Obligate Diagnostik

- Gynäkologische Anamnese: ▬ Zyklusanamnese ▬ Schwangerschaften, ungewollte Kinderlosigkeit ▬ Familiäre Häufung der Symptomatik ▬ Dysmenorrhoe ▬ Dyspareunie, prämenstruelle Unterbauch- und Kreuzschmerzen, chronischer Unterbauchschmerz, Miktions- und Defäkationsbeschwerden
- Klinisch-gynäkologische Untersuchung: ▬ Inspektion: Endometrioseherde in abdominellen oder Episiotomienarben, im hinteren Scheidengewölbe? ▬ Palpation: Druckdolenz, Mobilität, Konsistenz der Organe im kleinen Becken? Tastbare Knoten ovariell oder im Douglas-Raum? → Insgesamt evtl. eher schmerzhafte Untersuchung
- Vaginalsonographie: ▬ Zystisch → Solide Befunde, meist homogene flaue Binnenechos, evtl. verdickte Wand ▬ Zuweilen schwer abgrenzbare Befunde durch umgebende Adhäsionen (Adhäsionen selbst sind sonographisch nicht direkt darstellbar) ▬ Organzuordnung häufig erschwert ▬ Binnenechos abhängig vom Alter der Einblutung in die Zyste (frische Einblutung: echoarm, ältere Einblutung: reflexreicher) ▬ Abgrenzung zu funktionellen Zysten am besten durch sonographische Verlaufsbeobachtung

Ergänzende Diagnostik

- Magnetresonanztomographie: ▬ Hoher Weichteilkontrast, gute Darstellbarkeit ovarieller Herde, z. B. zur Verlaufskontrolle oder präoperativen Einschätzung ▬ Für sehr kleine peritoneale Implantate nicht sensitiv genug → Keine routinemäßige An-

wendung, nur speziellen Fragestellungen vorbehalten
- Laborchemische Parameter wie z. B. CA 12-5 haben sich in der klinischen Anwendung nicht bewährt, da zu unspezifisch
- Operative Diagnostik → Goldstandard = Laparoskopie: ▬ Direkte Visualisierung der Implantate ▬ Histologische Sicherung ▬ Operative Sanierung zugänglicher Herde ▬ Wichtig: hohe Variabilität der Endometrioseherde: Neben deutlich sichtbaren und gut pigmentierten Herden treten auch subtile atypische Herde ohne deutliche Pigmentierung auf→ Exakte und eingehende Begutachtung des Peritoneums unerlässlich ▬ Jede auffällige Stelle, unabhängig von ihrer Größe und Pigmentierung, sollte histologisch gesichert werden, sofern dies technisch möglich ist!
- Histologie: ▬ Probeentnahme bei der operativen Diagnostik → Mikroskopisches Bild der Endometrioseherde abhängig von deren Aktivität ▬ Aktive Herde: Endometriumtypische Drüsen, bindegewebiges Stroma, daneben multiple hämosiderinbeladene Makrophagen aufgrund der zyklischen Einblutungen

Differenzialdiagnosen
- Hämorrhagische Zyste
- Funktionelle Zyste
- Sakto-/Hämatosalpinx
- Paraovarialzyste
- Entzündlicher Konglomerattumor
- Kystom
- Dermoidzyste

Therapeutisches Vorgehen
Es stehen 2 therapeutische Möglichkeiten zur Verfügung, die isoliert oder in Kombination Anwendung finden:

Medikamentöse Therapie
- Linderung der Symptomatik
- Suppression der hormonellen Stimulation → Regression der Herde
- Orale Kontrazeptiva ▬ Dezidualisierung und Atrophie der Implantate ▬ Schmerzreduktion ▬ Auch zur Nachbehandlung nach operativer Therapie ▬ Am besten gestagenbetonte Pille!
- Gestagene ▬ Werden häufig eingesetzt ▬ Führen zur Dezidualisierung und Atrophie der Herde ▬ Hemmung der hypophysären Gonadotropinsekretion und der ovariellen Hormonproduktion ▬ **Cave** Nebenwirkungen: Durchbruchsblutungen, Wasserretention, Übelkeit, depressive Stimmung
- Testosteronderivate ▬ z. B. Danazol, Derivat des 17-α-Ethinyl-Testosterons ▬ Multifaktorielle Wirkung: Hemmt hypophysäre Gonadotropinsekretion, erzeugt hyperandrogenen Status, führt zur Atrophie der Implantate, wohl immunmodulatorische Wirkung ▬ **Cave:** Androgenbedingte Nebenwirkungen: Hirsutismus, Akne etc. ▬ Hohe Therapieabbruchrate
- GnRH-Analoga ▬ Iatrogene Herstellung eines postmenopausalen Zustands ▬ Durch längere Anwendung »down-regulation« der GnRH-Rezeptoren mit nachfolgender Hemmung der hypophysären Gonadotropinausschüttung und der ovariellen Östrogenfreisetzung ▬ Verbesserung der subjektiven Symptomatik, Schmerzreduktion, aber auch objektive Verkleinerung der Herde ▬ Vor- oder Nachbehandlung bei operativer Therapie ▬ Anwendung parenteral als Injektion, z. B. Goserelin (3,6 mg alle 4 Wochen als Depotinjektion) oder

Leuprorelin (3,75 mg alle 4 Wochen s.c. oder i.m. als Depot) ▬ Sehr wirksam, jedoch hypoestrogenbedingte Nebenwirkungen: Hitzewallungen, Kopfschmerzen, Depression, reduzierte Libido ▬ **Cave:** Verminderung der Knochendichte → Anwendung maximal 6 Monate und am besten Kombination mit einem oralen Kontrazeptivum, um diese Nebenwirkung abzufangen (sog. Add-back-Therapie)

- Add-back-Therapie ▬ Kombination von GnRH-Analoga und oralem Kontrazeptivum ▬ Vermindert das Risiko des Knochendichteverlustes und anderer klimakterischer Symptome → Möglichkeit der längeren Anwendungsdauer
- NSAID ▬ Rein symptomatische Therapie! ▬ Reduziert Prostaglandinsynthese und somit endometrioseassoziierte Schmerzen wie Dysmenorrhoe
- Alternative Heilmethoden ▬ Yoga, Akupunktur, Entspannungsverfahren ▬ Anwendung kann subjektiv zur Verbesserung der Symptomatik führen
- Neue medikamentöse Therapien ▬ Aromatasehemmer ▬ Immunmodulatoren

Chirurgische Therapie

- Indikationen: ▬ Ausgedehnte Befunde ▬ Adhäsionen ▬ Ovarielle Endometriome
- Vorgehen: ▬ Entfernen der Endometrioseherde ▬ Adhäsiolyse → Signifikante Verbesserung der Symptomatik und Fertilitätsraten! ▬ Rekonstruktion der Anatomie des Beckens ▬ Ausschälung von Zysten ▬ Ggf. Resektion von Darmanteilen, wenn Darmbeteiligung bei komplet-

ter Obliteration des kleinen Beckens (»frozen pelvis«)

❯ **Verbesserung der Fertilitätsraten nur durch chirurgische Intervention möglich.**

Am häufigsten: Kombination der chirurgischen mit der medikamentösen Behandlung wegen hoher Rezidivrate nach zu kurzer medikamentöser Therapie oder isolierter chirurgischer Behandlung, z. B.

- Postoperative Nachbehandlung mit GnRH-Analoga zur Verhinderung einer wiederkehrenden Schmerzsymptomatik
- Präoperative Behandlung mit GnRH-Analoga zur Größenreduktion bestehender Herde, um den chirurgischen Eingriff zu minimieren und ovarielles Restgewebe zu schonen (Fertilitätserhaltung)

Ebenso kommen reproduktive Verfahren zum Einsatz, z. B. die IVF, die eine effektive Behandlung der Infertilität bei Endometriosepatientinnen darstellt.

Beratung

❯ **Endometriose ist meist eine chronische Erkrankung; Rezidive sind häufig!**

- Mögliche Komplikationen: ▬ Infertilität ▬ Stieldrehung ovarieller Zysten mit akutem Abdomen ▬ Obstruktive Uropathie bei Endometrioseimplantat in der Nähe des Ureters ▬ Hochgradige Stenosierungen des Sigmas mit Ileus ▬ Maligne Transformation der Endometrioseherde (selten)

❯ # Gutartige Veränderungen von Vulva und Vagina

A. Frank

15.1 Hautfarbene und weißliche Läsionen

15.1.1 Condylomata accuminata (Genitalwarzen)

- Häufigster, beniger Tumor des Anogenitalbereichs, verursacht durch Infektion mit humanen Papillomaviren (HPV; Papovaviren, sog. Low-risk-Typen 6/11)
- Prävalenz ist altersabhängig: ▬ 20–24 Jahre: 20–50% ▬ >35 Jahre: 4–10%
- Pathogenese: ▬ Infektion vorwiegend durch GV, aber auch Schmierinfektionen im Rahmen von Mikrotraumatisierungen möglich ▬ Von den Basalzellen gelangen die Viren zu den abschilfernden Plattenepithelzellen und werden so freigesetzt ▬ Latenzzeit von Erstinfektion bis zum Auftreten erster Warzen bis zu 20 Monate

❶ Bei Geburt Übertragung auf das Neugeborene durch den Geburtskanal möglich.

❯ Im Kindesalter auftretende Warzen müssen an Missbrauch denken lassen.

Anamnese

- Juckreiz
- Dyspareunie
- Missempfindung/Vulvodynie

Klinik

- Filiforme, papillomatöse Tumoren bzw. flache Warzen
- Spontanremission, latente Infektion oder lebenslange Viruspersistenz möglich
- Oft multizentrisches Auftreten
- In der Schwangerschaft Größenzunahme wegen veränderter Immunlage möglich

Obligate Diagnostik

- Anamnese
- Inspektion des Genitaltrakts (Spekulumeinstellung, ggf. Urethro- bzw. Proktoskopie), Betupfen mit 3%iger Essigsäurelösung
- Kolposkopie

Ergänzende Diagnostik

- Histologische Sicherung

Differenzialdiagnosen

- Mikropapillomatosis labialis (kein Krankheitswert)
- Fibroepitheliale Polypen
- vulväre intraepitheliale Neoplasie (VIN)
- Papilläre Hidradenome

Therapeutisches Vorgehen

- Medikamentöse Therapie: ▬ 0,15%ige Podophyllotoxin-Creme oder 0,5%ige Podophyllotoxin-Lösung (für 3 Tage

2×/Tag, dann Pause für 4 Tage; 3–4 Wochen) — 5%ige Imiquimod-Creme
- Schwangerschaft: — 70–85%ige Trichloressigsäure (durch Arzt aufzutragen; wöchentlich, schmerzhaft)
- Chirurgische Therapie: — CO_2-Laser (beste kosmetische Ergebnisse) unter kolposkopischer Kontrolle oder elektochirurgische Abtragung

Beratung
- Compliance der Patienten bei medikamentöser Therapie entscheidend
- Prognose: — 30% Spontanremission — Rezidivgefahr

15.1.2 Lichen sclerosus

- Definition: Dermatose unklarer Ätiologie, wahrscheinlich durch Autoimmunprozesse ausgelöst

Anamnese
- Oft quälender Juckreiz, v. a. nachts, Brennen
- Hautveränderungen

Klinik
- Pruritus vulvae (v. a. nachts, Brennen, Dyspareunie)
- Uncharakteristische Frühsymptome, Hyperkeratosen, Synechien, Stenosen, Ekchymosen (typisch ist die pergamentartige, z. T. porzellanweiße, brüchige Haut; sekundär Erosionen und Rhagaden)
- Veränderungen selten auch symptomlos
- Vagina ist nie betroffen

Obligate Diagnostik
- Anamnese
- Inspektion
- Histologische Abklärung: — Desinfektion mit Octenisept — Lokale

Hautbetäubung — Probeentnahme mittels Punch-Einmalstanze (4 oder 6 mm Durchmesser; i. d. R. keine Naht nötig, Wundpflege mit Octenisept-Vorlagen für 3–5 Tage)

Differenzialdiagnose
- Lichen ruber planus
- Psoriasis
- Vitiligo
- vulväre intraepitheliale Neoplasie

Therapeutisches Vorgehen
- Lokale Behandlung: — Induktionstherapie für 2 Wochen mit hochpotentem Kortison (z. B. Clobetasol 1×/Tag) — Anschließend weitere Lokalbehandlung mit geringer potentem Kortison (z. B. Clobetason): 8 Wochen tgl., dann Reduktion der Anwendungshäufigkeit über längere Zeit mit dem Ziel einer Dauertherapie der Anwendung 1×/Woche

Beratung
- Prognose: — Chronisch, keine Heilung möglich — Inzidenz für Plattenepithelkarzinom leicht erhöht (ca. 4%)

15.1.3 Squamöse Hyperplasie/Lichen simplex

- Definition: Unspezifische Epithelverbreiterung mit Ausbildung einer Akanthose
- Veränderungen beim Lichen simplex oft großflächig an beiden Labia majora, bei der squamösen Hyperplasie dagegen eher unilateral/umschrieben lokalisiert

Anamnese
- Hautveränderung
- Juckreiz

Klinik

- Pruritus vulvae
- Rötung, Ödem, vergröbertes Hautrelief, Leukoplakie

Obligate Diagnostik

- Anamnese
- Inspektion
- Probeexzision

Differenzialdiagnosen

- Lichen sclerosus
- vulväre intraepitheliale Neoplasie
- Psoriasis

Therapeutisches Vorgehen

- Lokale Kortisontherapie für 8 Wochen (1×/Tag abends dünn Clobetason)

Beratung

- Prognose: Gut, nach Therapie meist keine weitere Behandlung nötig

15.2　Rötliche Läsionen

15.2.1　Lichen ruber planus

- Definition: Chronische Hauterkrankung, mit Autoimmunerkrankung assoziiert
- Erosive Form/nichterosive Form

Anamnese

- Brennen
- Schmerzen im Vulvovaginalbereich
- Hautveränderungen

Klinik

- Erosive Form: — Schmerzen — Brennen — Dyspareunie, oft begleitet von erosiver Vaginitis
- Nichterosive Form: — Vorwiegend Pruritus

- Haut zeigt weißliche, unregelmäßig begrenzte Papeln, netzförmige lineare Effloreszenzen, scharfe Rötung
- Verlust der normalen Architektur der Vulva
- Vagina mit betroffen (Differenzialdiagnose zum Lichen sclerosus) → Erosionen, Synechie, Stenosenbildung, Atrophie, Blutung nach Geschlechtsverkehr

Obligate Diagnostik

- Anamnese
- Inspektion
- Stanzbiopsie
- Inspektion der Mundschleimhaut, da oft mit befallen

Differenzialdiagnosen

- Lichen sclerosus
- Vulväre intraepitheliale Neoplasie

Therapeutisches Vorgehen

- Nichterosive Form: Meist besseres Ansprechen auf lokale Kortikosteroidtherapie
- Erosive Form: Problematisch
- Hydrokortison-Rektalschaum (Colifoam; 1×/Tag), ggf. auch systemische Therapie
- Zusammenarbeit mit den Dermatologen

Beratung

- Prognose: — Chronischer Verlauf, oft Therpieresistenz — Erhöhtes Risiko für Entwicklung eines Plattenepithelkarzinoms der Vulva

15.3　Schmerzsyndrome der Vulva

- Definition: Chronisches Missempfinden/Schmerzen an der Vulva,

persistierend oder durch Berührung auslösbar
- Verursacht durch bestimmte Erkrankungen: ▬ Infektionen ▬ Neoplasie ▬ Neurologische Erkrankungen ▬ Chronische Hauterkrankungen ▬ Vulvodynie
- Ätiologie: ▬ Unbekannt, multifaktorielle Genese wird vermutet ▬ In Diskussion: Trauma/mechanische Irritation, lokale Hypersensitivität (z. B. Candida), Allergien, Muskelspasmen des Beckenbodens, genetische Ursachen
- Formen: ▬ Klassifizierung nach der jeweiligen Seite des Schmerzes ▬ Generalisiert oder lokalisiert ▬ Provozierbar bzw. spontan auslösbar oder Mischform

Klinik
- Oft keine Hautveränderung verifizierbar
- Brennen, Stechen, Trockenheit, Wundgefühl

Obligate Diagnostik
- Inspektion
- Allergietestung
- Ggf. Stanzbiopsie

Therapeutisches Vorgehen
- Insgesamt sehr schwierig
- Antiallergisch
- Schmerztherapie (z. B. Lidocain-Gel, 5%)
- Trizyklische Antidepressiva (z. B. Amitryptilin 5–10 mg/Tag, Steigerung bis maximal 25 mg/Woche)
- Antiepileptika (z. B. Gabapentin)
- Biofeedback und Physiotherapie
- Psychotherapie, Selbsthilfegruppen
- Interdisziplinäre Therapie mit Schmerztherapeuten/Anästhesisten

❯ Gutartige Erkrankungen der Mamma

B. Rack, W. Janni, I. Mylonas, D. Rjosk-Dendorfer, H. Sommer

16.1 Allgemein

Anatomie der Brust

Die funktionelle Untereinheit der Brustdrüse besteht aus den Azini und den Milchgängen, die von den kontraktilen Elementen (Myoepithelien) umhüllt werden, und dem intralobulären Bindegewebe mit den senkrecht zur Thoraxwand verlaufenden Cooper-Ligamenten, die hauptsächlich den Stützapparat des Drüsenkörpers darstellen. Der gesamte Drüsenkörper setzt sich aus ca. 15–20 dieser lobulären Untereinheiten zusammen. Nach Vereinigung der Milchgänge aus den einzelnen Untereinheiten münden letztlich 8–15 Ausführungsgänge (Ductus lactiferi) an der Brustwarzenoberfläche.

Die arterielle Blutversorgung der Brust erfolgt von medial über Äste der A. thoracica interna, von lateral über Äste der A. thoracica lateralis sowie zusätzlich über Äste der Aa. intercostales, die den M. pectoralis major perforieren. Der venöse Abfluss erfolgt vornehmlich über die V. axillaris.

Ebenso verläuft der Lymphabfluss zu 75% über die axillären Lymphknotenstationen. Die axillären Lymphknoten werden in Bezug auf den M. pectoralis minor in Level I–III eingeteilt: lateral des M. pectoralis minor, zwischen lateralem und medialem Rand und medial des M. pectoralis minor. Die medialen Anteile der Brust werden über Lymphbahnen drainiert, die parallel zu den interkostalen Perforatoren (Perforantesvenen) zur Lymphknotengruppe der A. mammaria interna ziehen.

Diagnostische Verfahren
Mammographie

- Bildgebende Basisdiagnostik
- Bei jedem auffälligen klinischen Befund sowie regelmäßig in der Nachsorge von Brustkrebspatientinnen durchführen
- Außerdem wird ein regelmäßiges Screening zwischen 50. und 70. Lebensjahr empfohlen
- Sensitivität: Hoch (85–90%)
- Beurteilbarkeit bei dichtem Drüsenkörper erschwert → Mammographie in der 1. Zyklushälfte durchführen
- Befundauswertung: Standardisiert nach dem amerikanischen Breast Imaging and Reporting Data System (BIRADS-Klassifikation; ❏ Tab. 16.1).

Mammasonographie

- Wichtigste komplementäre Untersuchung zur Mammographie zur Abklärung unklarer mammographischer Verdichtungen
- Vor allem zur Differenzierung von solider Raumforderung und Zyste

◘ Tab. 16.1. BIRADS-Klassifikation

BIRADS-Kategorie	Beurteilung	Karzinomwahr-scheinlichkeit	Procedere
0	Unvollständig	Unklar	Weitere Bildgebung erforderlich
1	Unauffällig	0%	Altersspezifisches Vorgehen
2	Gutartig	0%	Altersspezifisches Vorgehen
3	Wahrscheinlich gutartig	≤2%	Kontrolle nach 6 Monaten
4	Suspekt	2–95%	Histologische Sicherung
5	Hoch malignitäts-verdächtig	≥95%	Histologische Sicherung, Planung der operativen oder medikamentösen Therapie

Magnetresonanztomographie

- Kontrastmittelanreicherung in Arealen mit vermehrter Vaskularisation, Gefäßpermeabilität und vermehrtem interstitiellem Raum
- Sensitivität: Hoch (85–90%)
- Spezifität: 70–85%.
- Durchführung: In der 1. Zyklushälfte (7.–17. Zyklustag)
- Indikationen: ▬ Lokales Staging zur Ausschluss von Multizentrizität bei histologisch gesichertem Mammakarzinom, wenn mammographisch und sonographisch nicht ausreichend beurteilbar ▬ Differenzierung zwischen Narbe und Karzinom bei voroperierten Frauen ▬ Abklärung verdächtiger Befunde nach Prothesenimplantation, BET und Brustrekonstruktion ▬ Primärtumorsuche bei axillärem Lymphknotenbefall ohne Nachweis eines Primärtumors ▬ Bei BRCA-1/2-Mutationsträgerinnen ▬ Bei mammographisch/sonographisch nicht darstellbaren Karzinomen in der Nachsorge

Bei Mamillensekretion

- Ausführliche Anamnese, einschließlich Medikamenteneinnahme und Zyklus
- Laboruntersuchung: ▬ Prolaktinspiegel ▬ Schilddrüsenhormonstatus
- Sekretzytologie: ▬ Bei eindeutig milchigem Sekret nicht erforderlich
- Galaktographie: ▬ Nur bei einseitiger Spontansekretion aus einem Milchgang und unabhängig von etwaigen Blutbeimengungen im Sekret. ▬ **Cave:** Bei Sekretion aus mehreren Milchgängen nicht möglich!

Interventionelle Techniken zur Gewebegewinnung
Hochgeschwindigkeitsstanzbiopsie

- Methode der Wahl zur Diagnosesicherung bei suspekten Läsionen

Vakuumbiopsie

- Indikationen: ▬ Suspekter Mikrokalk ▬ Sonographisch nicht darstellbare Herdbefunde.

- Durch größere Gewebemenge höhere pathohistologische Sicherheit

Feinnadelbiopsie
- Zur Abklärung von symptomatischen Zysten
- Da mittels Feinnadelpunktion keine histologische Sicherung erfolgen kann, sollte diese Methode Ausnahmesituationen vorbehalten bleiben!

16.2 Entzündliche Erkrankungen der Brust

16.2.1 Mastitis puerperalis

Klinik
- Meist einseitige Entzündung des Brustdrüsenkörpers mit Rötung, Induration und Schmerzen während der Laktationsphase
- Häufig: Schüttelfrost, Fieber >39 °C, mäßiges bis starkes Krankheitsgefühl

Diagnostik
- Sonographie
- Ggf. bakteriologische Diagnostik

Erreger
- Zu 95% Staphylococcus aureus
- Selten: Staphylococcus epidermidis, Streptokokkenarten, Proteusarten, Escherichia coli, Klebsiellen, Pseudomonas aeroginosa, Anaerobier

Betrifft ca. 1% aller Wöchnerinnen (stillende Frauen). Übertragung durch Bakterien aus dem Mund des Kindes, die über Rhagaden im Bereich der Brustwarze in das Parenchym der Mamma eindringen. Begünstigt werden die Infektion und die Vermehrung der Keime durch Milchstau. Eine hämatogene Infektion ist extrem selten.

Differenzialdiagnosen
- Wichtigste Differenzialdiagnose: Inflammatorisches Mammakarzinom

Therapeutisches Vorgehen
- Entleerung der Mammae (manuell ausstreichen oder mit Milchpumpe)
- Physikalische Maßnahmen wie Hochbinden und Kühlung
- Frühzeitige Antibiotikagabe über 5–7 Tage → Penicillinasefeste Penicilline, Cephalosporin der 2. Generation, auch Clindamycin oder ein Makrolide sind möglich, z. B. Flucloxacillin 3×1 g/Tag p.o.) oder Cefuroximaxetil (2×500 mg/Tag)
- Bei Schüttelfrost und Fieber Gabe von antiphlogistischen Medikamenten
- Prolactinhemmer führen zu einer raschen Entspannung (Behebung) des Milchstaus
- Bei Abszedierung kann eine ggf. wiederholte ultraschallgestützte Punktion der Abszesshöhle versucht werden
- Bei fehlender Besserung der Symptomatik operative Inzision der Abszesshöhle mit Drainageeinlage

Prinzipiell kann die Mutter weiterhin stillen, da zwar oral beim Kind häufig eine Keimbesiedlung nachgewiesen werden kann, jedoch eine kindliche Erkrankung selten ist. Prophylaktisch sollte eine orale antimykotische Prophylaxe des Säuglings bei Antibiotikatherapie der Mutter erfolgen (Nystatintropfen 4–6×0,5–1 ml/Tag).

16.2.2 Mastitis non-puerperalis

- Betrifft ca. 0,1–2% der gynäkologischen Patientinnen
- Allerdings kann Mastitis non-puerperalis sehr langwierig sein und sogar bei einigen Patientinnen chronisch-rezidivierend auftreten

Klinik

- Meist lokal begrenzt
- Gewöhnlich Sekretstau der mamillennahen Drüsenausführungsgänge
- Hyperprolaktinämie ist ebenfalls möglich

Diagnostik

- ► oben (Mastitis puerperalis)

Erreger

- Oft mehrere Keime nachweisbar
- Am häufigsten: ▬ Staphylococcus aureus (40–50%) ▬ Koagulasenegative Staphylokokken (40%) ▬ Anaerobier (10–20%)

Therapeutisches Vorgehen

- Prolactinhemmer → Dauereinnahme für Wochen und Monate, z. B. Lysuridhydrogenmaleat (2×1/2–1 Tbl. → 0,2 mg/Tag)
- Systemische Antibiotikagabe abhängig vom Erreger für 5–7 Tage, z. B. mit Ofloxacin (2×200 mg/Tag), Clarithromycin (2×250 mg/Tag), Clindamycin (2–3×600 mg/Tag i.v oder p.o.)
- Chirurgische Therapie

Differenzialdiagnosen

- Granulomatöse Mastitis nach Biopsien (→ Hochdosierte Kortisongabe)
- Inflammatorisches Mammakarzinom

16.2.3   Erysipel der Mamma

Scharf begrenzte, schmerzhafte Rötung und Überwärmung der Haut der Mamma (Streptokokken der Gruppe A). Erregernachweise sind bei Erysipelen nicht möglich. Die Diagnose wird klinisch gestellt, und eine Therapie erfolgt mit Antibiotika über 10–14 Tage.

16.2.4   Mastodynie

Es werden zwei Formen unterschieden.

- Zyklusabhängige Mastodynie:
  ▬ Keine spezifische Morphologie
  ▬ Tritt insbesondere in der 2. Zyklushälfte prämenstruell auf.
- Zyklusunabhängigen Mastodynie
  ▬ In den meisten Fällen liegt eine Milchgangektasie vor ▬ Diskutiert wird als Ursache meist eine Ödembildung, die durch hormonelle Störungen im Estrogen-Gestagen-Gleichgewicht bedingt ist

Klinik

- Schmerzen in der Brust

Diagnostik

- Obligat: Mammasonographie
- Empfohlen: Mammographie bei Frauen >30 Jahre ▬ Im Vergleich zu asymptomatischen Frauen können ggf. erweiterte Milchgänge und teilweise eine schleierartige Echogebung mit erweiterten Lymphspalten gesehen werden, die man im akuten Stadium einem Ödem zuordnen kann
- Auf endokrinologische Diagnostik kann weitgehend verzichtet werden

Therapeutisches Vorgehen

Zur diversen, oft jedoch frustranen und wenig evidenzbasierten Therapiemöglichkeiten zählen:

- Gut sitzender BH
- Gestagene/niedrig dosiertes orales Kontrazeptivum (zyklusabhängige Mastodynie)
- Lokale hormonelle Therapie mit Progesteron (Progestogel)
- Diätetische Reduzierung des Nahrungsfetts

- Dopaminerge Substanzen (auch Agnus castus)
- Abgeschwächte Androgene wie Danazol oder Gestrinon
- Prolactinhemmer (Bromocriptin)
- Injektion mit Gemisch aus Lidocain und Prednisolon (bei umschriebenen schmerzhaften Bezirken)

16.3　Mastopathie

Als Mastopathie wird die proliferative Veränderung ausgehend vom Drüsenepithel (Adenose) und den Milchgängen (duktale Hyperplasie) und regressive Veränderung des Brustparenchyms mit Einlagerung fibrosierten Bindegewebes und Zystenbildungen (erweiterte Milchgänge/Azini) bezeichnet, die typischerweise während der hormonaktiven Phase der Frau auftritt. Ätiologisch wird ein inadäquater Estrogenstimulus bei insuffizienter Gestagenwirkung diskutiert.

16.3.1　Fibrozystische Mastopathie

Die klinisch häufig übliche Klassifikation nach Prechtel (◘ Tab. 16.2) dient im klinischen Alltag hauptsächlich zur Bestimmung der Prognose.

Klinik
- vermehrte Zystenbildung im Brustparenchym
- Konsistenzveränderung des Drüsengewebes

Obligate Diagnostik
- Mammographie
- Mammasonographie

Ergänzende Diagnostik
- Histologische Untersuchung:
  - ▬ Nur dann indiziert, wenn ein umschriebener Tumor vorliegt und die Abgrenzung gegenüber einem Malignom nicht sicher möglich ist

Therapeutisches Vorgehen
Folgende Therapiemaßnahmen werden stufenweise eingesetzt:
- Gestagene zur Balancierung des Estrogenstimulus: ▬ Progestogel lokal (1/Tag) ▬ Norethisteronacetat (1 mg/Tag, 17.–26. Zyklustag)
- Danazol (100–200 mg/Tag)
- Bromocriptin (2,5–5 mg/Tag, 14.–28. Zyklustag)
- Tamoxifen (10 mg/Tag, 5.-28. Zyklustag)
- Methylxanthine (kontrovers diskutierte Wirksamkeit)

◘ Tab. 16.2. Einteilung der fibrozystischen Mastopathie nach Prechtel			
Grad	I	II	II
Karzinomrisiko	Nicht erhöht	Leicht erhöht	2,5–4-fach erhöht
Epithelproliferation	–	+	+
Atypien	–	–	+
Häufigkeit aller Mastopathien	70%	20%	10%

16.3.2 Andere Formen der Mastopathie

Sklerosierende Adenose (fibrosierende Adenose)

Die sklerosierende Adenose stellt eine Hyperplasie der Lobuli mit einer Vermehrung azinärer Strukturen dar. Sie hat ausnahmslos eine gute Prognose.

Diabetische Mastopathie

Diese Mastopathie betrifft v. a. prämenopausale Frauen mit lange bestehendem Diabetes mellitus. Klinisch imponieren harte, schmerzlose, unregelmäßig begrenzte, nur wenig frei bewegliche Knoten, die meist beidseitig vorhanden sind. In Mammographie bzw. Ultraschall erscheint das Drüsengewebe strahlendicht, homogen und konfluierend. Das Risiko einer malignen Entartung der Brustdrüse diabetischer Frauen wird als nicht erhöht angesehen, die Diagnostik ist jedoch häufig nur eingeschränkt beurteilbar.

16.4 Gutartige Tumoren der Mamma

16.4.1 Mammazysten

Klinik

Gutartige Zysten entstehen durch Sekretretention bei Torsion des Azinusabflusses, häufig in Zusammenhang mit einer fibrös-zystischen Mastopathie (▶ oben: »Fibrozystische Mastopathie«).

Obligate Diagnostik

- Ultrasonographie: ▬ Unkomplizierte Zysten stellen sich als echoleere, glatt begrenzte Raumforderungen ohne randständig papilläre Strukturen dar
- Mammographie ▬ Blande Zysten sind scharf begrenzt mit angedeutetem Halophänomen
- Beurteilung der Dichte der Mammographie gemäß ACR (American College of Radiology) ▬ ACR 1: Fetttransparent (gut durchsichtig, gut beurteilbar)
ACR 2: Mit fibroglandulären Strukturen (mäßig durchsichtig)
ACR 3: Heterogen dicht (verringerte Sensitivität der Mammographie)
ACR 4: Extrem dicht, Läsionen nicht immer abgrenzbar

Ergänzende Diagnostik

- Bei Beschwerden und/oder zur Diagnosesicherung: ▬ Punktion der Zyste unter sonographischer Kontrolle ▬ Zytologische Untersuchung des aspirierten Sekretes empfohlen
- Pneumozystographie: ▬ Nur noch in Ausnahmefällen (sehr sensitive Ultraschalldiagnostik!) ▬ Lässt v. a. Beurteilung der Wandbegrenzung zu
- Rezidivkontrolle: In der Regel sonographisch

Therapeutisches Vorgehen

- Nur bei rezidivierender, multipler Zystenbildung ist eine medikamentöse Therapie zu erwägen: ▬ Danazol (100–200 mg/Tag) ▬ Tamoxifen (10 mg/Tag, 5.–28. Zyklustag) ▬ GnRH-Analoga, z. B. Goserelin (3,6 mg/Monat)

16.4.2 Fibroadenom

- Gemischter Brusttumor, der mesenchymale und epitheliale (Azini und Milchgänge) Bestandteile aufweist
- Vorwiegend bei jungen Frauen, Altersgipfel liegt zwischen 20 und 24 Jahren

- Die Entartungsfrequenz eines Fibroadenoms wird mit einer Häufigkeit von 0,2% im Alter zwischen 40 und 60 Jahren angegeben

Klinik

- Vorkommen meist solitär; in ca. 7% findet man multiple Fibroadenome
- Die drüsigen Anteile des Fibroadenoms zeigen analoge Proliferations- und Sekretionsmuster zu den hormonalen Veränderungen der Brustdrüse im Zyklus, in der Gravidität und Laktation
- Während der Schwangerschaft kann es zu einer nutritiven Störung eines Fibroadenoms kommen → u. U. Schmerzen und klinische Zeichen einer Entzündung
- Das Fibroadenom der reifen Frau imponiert als leicht beweglicher, isolierter, nicht schmerzhafter Tumor von elastischer oder fester Beschaffenheit

Diagnostik

- Bei V. a. Fibroadenom sollte eine sonographische Verlaufskontrolle nach 3 Monaten erfolgen
- Aufklärung der Patientin über die Möglichkeit einer histologischen Sicherung

Therapeutisches Vorgehen

- Bei sonographisch nachgewiesenem Größenwachstum ist die Indikation zur Exzision gegeben

16.4.3 Milchgangpapillom

Milchgangpapillome entstehen durch papilläre Proliferation des Drüsenepithels meist in den mamillennahen Milchgängen. Treten die Papillome multipel auf, spricht man von einer Milchgangpapillomatose.

Klinik

- Messen i. d. R. nur wenige Millimeter
- Milchgangspapillome sind meist nicht palpabel, imponieren klinisch aber oft durch eine spontane seröse oder auch blutige Mamillensekretion

Diagnostik

- Sekretion lässt sich bei der Untersuchung typischerweise durch digitalen Druck provozieren, das so gewonnene Sekret sollte zytologisch untersucht werden
- Allerdings ist nur eine spontane Milchgangssekretion als pathologisch zu werten
- Zusätzlich wird durch die Injektion von Kontrastmittel in den betroffenen Drüsenausführungsgang das Relief der Duktuswand mammographisch sichtbar gemacht (Galaktographie)
- Starke Kaliberschwankungen oder Kontrastmittelabbrüche stellen, ebenso wie suspekte zytologische Befunde, Indikationen zur histologischen Abklärung dar

Therapeutisches Vorgehen

- Bei der Milchgangexstirpation wird der durch eine Sonde und/oder blaugefärbte Milchgang vom Periareolärschnitt unter Erhalt der Mamille und der restlichen Milchgänge gezielt reseziert

Beratung

- Ein erhöhtes Mammakarzinomrisiko wird beobachtet bei ▬ Ausgeprägter Papillomatose ▬ Atypischer Hyperplasie der Duktusepithelverbände

16.4.4 Phylloidestumor (Cystosarcoma phylloides)

Mit 0,3% Anteil unter allen Mammatumoren ist der Phylloidestumor ein seltener, meist benigner, selten maligner Tumor, der aus Bindegewebe und Drüsenparenchym entsteht.

Klinik

- Enthält im Vergleich zum Fibroadenom einen höheren Anteil an Bindegewebe
- Das Wachstum der Phylloidestumoren verläuft teils sehr schnell → Kann zu monströsen Tumoren führen

Diagnostik

- Unterscheidung zwischen gut- und bösartiger Form wird anhand der Mitoserate getroffen: ▬ <3/HPF benigne ▬ 3–10/HPF unklar ▬ >10/HPF maligne
- Palpatorisch findet sich i. d. R. ein teils derber, teils ödematös oder zystisch weicher Tumor → Im Vordergrund steht die lokale Kontrolle

Therapeutisches Vorgehen

- Ein Phylloidestumor sollte mit einem ausreichenden Sicherheitsabstand exzidiert werden, tendiert dennoch zu häufigen Rezidiven

❶ Rezidive von gutartigen Phylloidestumoren können sekundär ihre Dignität ändern.

- Die Systemtherapie von malignen Phylloidestumoren besitzt keine ausreichende Evidenzbasis und verläuft im Fall der Metastasierung meist frustran

16.4.5   Andere gutartige Tumoren

Hamartom (auch Adenolipom, Mastom)
Gutartiger Tumor aus Mantel-, Stütz- und Fettgewebe, meist von einer Kapsel umgeben. Einfach zu exstirpieren.

Lipom
Gutartiger, weicher, abgekapselter Tumor aus reifen Fettgewebszellen mit langsamem Wachstum ohne erhöhtes Mammakarzinomrisiko.

Fettnekrose
Degeneration von Fettgewebe, entweder posttraumatisch oder postoperativ. Kann durch Narbenbildung aus kollagenem Gewebe klinisch und bildgebend wie ein Mammakarzinom imponieren. Bei Ausbildung einer Ölzyste (avitales Fett) ggf. Punktion und zytologische Untersuchung. Häufig auch verkalkend.

16.5   Mammillensekretion

- Definition: Unter Mamillensekretion (sezernierende Mamma) versteht man eine spontane, persistierende Sekretion aus der Brustwarze bei der nicht laktierenden Brust

Diagnose

- Ausführliche Anamnese, einschließlich Medikamenteneinnahme (z. B. Psychopharmaka, Metoclopramid, Antihypertonika, Anti-Baby-Pille) und Zyklus
- Laboruntersuchung: ▬ Prolaktinspiegel ▬ Schilddrüsenhormonstatus.
- Sekretzytologie: Bei eindeutig milchigem Sekret nicht erforderlich
- Galaktographie: Nur bei einseitiger Spontansekretion aus einem Milchgang und unabhängig von etwaigen Blutbeimengungen im Sekret (**Cave:** Bei Sekretion aus mehreren Milchgängen nicht möglich!)

Differenzialdiagnosen

Die häufig regelmäßige Galaktorrhoe ist durch milchiges Sekret gekennzeichnet, während bei intermittierender Sekretion sich das Sekret in den Milchgängen staut, eingedickt wird und abdunkelt (gelblich, gelb-grau) bzw. zu lokal entzündlichen Veränderungen führen kann. Im Fall von Blutbeimengungen wird es bräunlich oder schwärzlich. Eigenständige proliferative Prozesse äußeren sich vielfach durch seröse, wässrige oder blutige Sekretion.

Nach Durchführung einer Sekretzytologie als erste orientierende Untersuchung und einer Galaktographie zur Identifizierung des befallenen Gangs müssen die nichtmilchigen Formen i. d. R. operativ abgeklärt werden. Ursachen der Sekretion sind häufig intraduktale Papillome oder fibrozystische Veränderungen, jedoch selten auch Mammakarzinome.

16.5.1 Galaktorrhoe

- Definition: Als Galaktorrhoe bezeichnet man jede milchige Absonderung aus der Brust
- Man geht von einer Häufigkeit von 0,5–1% der prämenopausalen Frauen aus, wobei Frauen, die geboren haben, häufiger repräsentiert sind
- Im Fall einer Hyperprolaktinämie wird die begleitende Galaktorrhoe in >80% der Fälle gefunden

Klinik

In Anwesenheit von Estrogenen und Progesteron proliferiert das Epithel. Prolaktin und eine Reihe anderer permissiv wirkender Hormone induzieren den Differenzierungsvorgang, werden aber nur selten erhöht gemessen. Die Sekretion ist dann nur möglich, wenn Estradiol und Progesteron eine kritische Schwelle unterschreiten. Entsprechend findet man den stärksten Ausprägungs-

grad der Galaktorrhoe auch zum Zeitpunkt der Menstruation. Allerdings ist die Stimulierbarkeit (hypophysäre Reserve) bei Galaktorrhoe signifikant erhöht.

Diagnostik

- Im Zusammenhang mit Zyklusstörungen oder Zeichen einer Schilddrüsenerkrankung sollte der Prolaktinspiegel und der Schilddrüsenhormonstatus erhoben werden

Therapeutisches Vorgehen

- Eine Hyperprolaktinämie wird entsprechend ihren Ursachen (Adenom, Medikamente) behandelt
- Bei Leidensdruck Dopaminagonisten: Bromocriptin (2,5–5 mg/Tag, 14.-28. Zyklustag)
- Bei normalen Prolaktinwerten kann eine Therapie mit Danazol (100–200 mg/Tag) versucht werden

16.6 Anlagestörungen der Brust

16.6.1 Polymastie/Polythelie

Polymastie
Darunter versteht man die mehrfache Anlage einer Brust entlang der Milchleiste aufgrund einer embryonalen Rückbildungsstörung. Die Ursache ist unbekannt. Polymasthie wird bei 1‰ bis 1% beobachtet.

Polythelie
Akzessorische Anlage von Brustwarzen. Die Häufigkeit ist mit der der Polymastie vergleichbar. Mehrheitlich sind akzessorische Brustwarzen entlang der Milchleiste, häufig kaudal der normalen Brust zu finden.

> **❯ Die Diagnose der Polymastie/Po-**
> **lythelie beim Neugeborenen ist v. a.**
> **im Hinblick auf die Assoziation mit anderen**
> **Entwicklungsstörungen, wie z. B. der**
> **ableitenden Harnwege, der Nieren, des**
> **Gastrointestinaltrakts oder von Epilep-**
> **sien bedeutsam.**

16.6.2   Mikromastie/Makromastie

Mikromastie
Darunter wird die bilaterale Hypoplasie der Mammae verstanden. Die echte Mikromastie kommt gehäuft vor beim Turner-Syndrom, bei Pseudohermaphroditismus femininus, beim adrenogenitalen Syndrom und bei der Anorexia nervosa.

Makromastie
Als Makromastie bezeichnet man die uni- oder bilaterale Hypertrophie des Drüsenkörpers außerhalb der Stillphase >400 ml Mammavolumen. Bei der Makromastie werden häufig erniedrigte Plasmaspiegel nachgewiesen oder eine gesteigerte Hormonrezeptorsensibiltiät am Parenchym. Iatrogen kann eine Makromastie durch eine langandauernde D-Penicillaminbehandlung verursacht werden.

> **❯ Sowohl die Mikro- als auch die Ma-**
> **kromastie kann heute i. d. R. mit her-**
> **vorragendem kosmetischem Ergebnis**
> **operativ behandelt werden.**

16.6.3   Andere Anlagestörungen der Brust

Amastie
Bilateral oder, häufiger, unilateral völlig fehlende Brustanlage, die als sehr seltene Anlagestörung kombiniert auftreten kann mit anderen Fehlbildungen (Gaumenspalte, Hypertelorismus, Sattelnase

u. a.). Im Rahmen des Aredyld-Syndroms in Kombination mit ektodermaler Dysplasie, Lipoatrophie und Diabetes mellitus.

Poland-Syndrom
- Rudimentäre oder fehlende Brustanlage meist unilateral, rechts häufiger als links, assoziiert mit ipsilateralen Veränderungen von Thorax und Extremität

Mammaasymmetrie
- 4 Graduierungen: ▬ Grad 1: Einseitige Brusthypoplasie oder Amastie
  Grad 2: Zusätzlich Mamille, Hautanhangsgebilde und Unterhautfettgewebe hypoplastisch
  Grad 3: Zusätzlich Fehlbildungen der Thoraxmuskulatur
  Grad 4: Zusätzlich Skelettanomalien

Tubuläre Brust
Gekennzeichnet durch einen Substanzdefekt der unteren Quadranten sowie einer schmalen und kleinen Basis und einen prominenten Areolakomplex.
- Einteilung: ▬ Typ I: Hypoplasie des unteren inneren Quadranten
  Typ II: Hypoplasie des unteren inneren und lateralen Quadranten
  Typ III: Wie Typ II, zusätzlich Hautmangel in der subareolären Region
  Typ IV: Ausgeprägte Brustverformung, minimale Brustbasis

Symmastie
- Medianes Konfluieren der beiden Mammae

❯ Lageveränderungen des Genitals

K. Jundt

■ Definition: ━ Eine Beckenbodensenkung oder ein Vorfall bezieht sich auf die Herniation eines Beckenorgans (Gebärmutter, Scheidenabschluss, Blase oder Rektum) und des zugehörigen Vaginalabschnitts ━ Sobald das Hymen überschritten ist, spricht man von einem (Partial-)prolaps

■ Epidemiologie: ━ Prävalenz der Frauen mit Senkungsbeschwerden: 4–10% ━ Risiko, bis zum 80. Lebensjahr an einem Prolaps operiert zu werden: 11%

■ Ätiologie/Pathogenese: ━ Die Beckenorgane werden durch Uterosakral-/Kardinalligamente, Levatormuskel und die endopelvine Faszie im knöchernen Becken fixiert ━ Traumatisierung der Verankerung kann zum Deszensus führen

■ Risikofaktoren: ━ Genetische Disposition ━ Parität (v. a. vaginale Entbindungen) ━ Vaginal-operative Geburten ━ Adipositas ━ Alter ━ Estrogenmangel ━ Neurogene Dysfunktion des Beckenbodens ━ Bindegewebsschwäche ━ Z. n. vorangehender Beckenoperation mit Zerstörung des natürlichen Halteapparats ━ Chronische Erhöhung des Abdominaldrucks (z. B. Obstipation, Husten)

Formen

■ Deszensus der Gebärmutter und/oder Deszensus der Scheide (meist Mischformen)

Vorderes Kompartiment

■ Die vordere Scheidenwand senkt sich mit der dahinterliegenden Blase ab (Zystozele)

■ Es kommt entweder lateral zum Ausriss der Scheidenverankerung (Traktionszystozele → Verstrichene paravaginale Sulci sowie die erhaltenen Rugae vaginales) oder zentral unter der Blase zu einem Ausdünnen und Auflockern der endopelvinen Faszie (Pulsationszystozele → Erhaltene paravaginale Sulci, jedoch verstrichene Rugae vaginales)

Hinteres Kompartiment

■ Hintere Vaginalwand senkt sich mit dahinterliegendem Rektum (Rektozele) oder Dünndarm (Enterozele) ab

Mittleres Kompartiment

■ Deszensus uteri/Scheidenabschluss: Absenken der Gebärmutter beim Pressen in die Scheide

■ Je nach Ausprägungsgrad: Partialprolaps (Zervix tritt über den Hymenalsaum) oder Totalprolaps (komplettes Umstülpen der Scheide)

- Nach Hysterektomie: Deszensus bzw. Prolaps des Scheidenabschlusses

Klinik

- Druck- und Zuggefühl am Beckenboden
- Fremdkörpergefühl in der Scheide oder Protrusion aus der Scheide (Patientinnen berichten über das Gefühl, auf einem Ei zu sitzen)
- Tiefsitzende Kreuzschmerzen
- Beschwerden sind am Morgen weniger ausgeprägt, nehmen im Lauf des Tages zu
- Liegen bessert die Symptomatik, schweres körperliches Arbeiten verschlechtert sie
- Vaginale Blutung (durch Arrosion des Vaginalepithels)
- Blasensymptome: Harninkontinenz, Blasenentleerungsstörung
- Stuhlsymptome: Chronische Obstipation, digitale Unterstützung der Defäkation (Fingerdruck auf die hintere Scheidenwand oder das Perineum)
- Sexualfunktion: Beeinträchtigung des Geschlechtsverkehrs kann durch jede Form der Senkung entstehen

Obligate Diagnostik
Gynäkologische Untersuchung

- Gynäkologische Untersuchung auf dem Stuhl
- Untersuchung mit getrennten Spekula beim Pressen
- Die Beschreibung der Deszensusklassifikation erfolgt nach dem von der ICS (International Continence Society) empfohlenen System (»pelvic organ prolapse quantification system« – POPQ-System)
- Deszensuseinteilung in 5 Grade: Grad 0 (kein Deszensus bis Grad IV (Totalprolaps)

Ergänzende Diagnostik
Ultraschall

- Vor allem Verwendung des Perinealschalls (Abdominalsonde wird auf den Damm aufgesetzt) oder der Introitussonographie (Vaginalsonde wird an den Introitus gehalten)
- Darstellung von Urethra, Blasenhals und Blase
- Mit Hilfe des Ultraschalls Beurteilung eines Deszensus der vorderen Vaginalwand, der Mobilität und Position des Blasenhalses und des Restharns

Urodynamische Messung

- Die urodynamische Messung inklusive Hustenprovokationstest bei gefüllter Blase sollte bei Deszensus v. a. nach Reposition des Deszensus oder Prolapses zum Ausschluss einer larvierten Belastungsinkontinenz durchgeführt werden
- Urodynamik: ▶ Kap. 18 (Harninkontinenz)

Magnetresonanztomographie

- Bisher meist aus Kostengründen innerhalb von Studien prä- und postoperativ durchgeführte funktionelle Kernspinuntersuchung (MR-Defäkographie)
- Ermöglicht die Beurteilung der Verlagerung der Organe im kleinen Becken beim Pressen → Präoperativ genaue Planung, ob zusätzlich z. B. eine chirurgische Intervention im Sinne einer Rektopexie erforderlich ist

Differenzialdiagnosen

- Je nach Füllungsstand von Blase und Rektum kann der Deszensus der oben beschriebenen Kompartimente unterschiedlich imponieren
- Verwechslung mit Anal- oder Rektumprolaps sollte durch genaue Inspektion des Genitals auszuschließen sein

Therapeutisches Vorgehen

Die Deszensustherapie sollte sich immer am Leidensdruck der Patientin sowie am Ausmaß der Senkung orientieren.

Konservative Therapie
- Abbau von Risikofaktoren (Adipositas, Nikotinabusus, chronische Obstipation)
- Beckenbodenrehabilitation (gezieltes Anspannen vor intraabdominaler Druckerhöhung, z. B. beim Heben von Lasten)
- Lokale Estrogenisierung ▬ Für irritative Symptome ▬ Für die Pessartherapie zur Vermeidung von lokalen Läsionen und Nekrosen
- Pessartherapie ▬ Bei Wunsch nach konservativer Therapie ▬ Bei nicht abgeschlossener Familienplanung ▬ Bei erhöhtem perioperativem Komplikationsrisiko aufgrund von Komorbiditäten ▬ Unterschiedliche Formen: Ring-, Schalen-, Würfelpessar

Operative Therapie
- Die operative Deszensustherapie erfolgt bei symptomatischen Patientinnen und nach Versagen der konservativen Therapie

Vorderes Kompartiment
- Die operative Korrektur der symptomatischen Zystozele bei zentralem Defekt wird durch die Kolporrhaphia anterior erreicht: Sagittale Inzision der Vaginalhaut von vaginal, Abpräparieren der Blase, Raffung der endopelvinen Faszie mittels quer gestellter Nähte, sodass die Blase reponiert wird
- Komplikationen (insgesamt selten): Rezidive, Dyspareunie (5–10%) → Restriktive Indikation bei jüngeren Patientinnen

- Bei symptomatischen Patientinnen mit paravaginalem Defekt (Traktionszystozele): Entweder von abdominal oder vaginal Eröffnung des Cavum Retzii, Fixieren des paravaginalen Gewebes am Arcus tendineus fasciae pelvis mit nicht resorbierbaren Fäden (abdominale paravaginale Kolpopexie oder vaginale paravaginale Kolpopexie)

Hinteres Kompartiment
- Durch Kolporrhaphia posterior Rekonstruktion der rektovaginalen Faszie und Aufbau eines neuen Septum rectovaginale: Sagittale Inzision der hinteren Vaginalhaut, Abpräparieren des Rektums nach dorsal und Vereinigung der rektovaginalen Faszie in der Medianen unter Reposition des Rektums.
- Levatorenraffung aufgrund ausgeprägter Dyspareunien obsolet

Mittleres Kompartiment:
- Chirurgie des Descensus uteri und des Vaginalstumpfdeszensus
- Hysterektomie: ▬ Wird meist bei Descensus uteri oder Totalprolaps uteri in Kombination mit Kolporrhaphien angewandt ▬ Eine Hysterektomie ist nicht immer erforderlich
- Abdominale/laparoskopische Sakrokolpopexie: ▬ Fixierung der Scheidenstumpfs nach Hysterektomie mit Hilfe eines allo- oder autologen Interponats am Os sacrum ▬ Freilegen des Lig. longitudinale anterius am Os sacrum als feste ligamentäre Struktur zur Applikation der Fixationsnähte (nicht resorbierbares Material) ▬ Deperitonealisierung der Vagina (vom Scheidenstumpf ausgehend) nach vorn zur Blase sowie nach hinten zum Rektum je nach

Ausprägungsgrad der Zysto- und Rektozele ▬ Befestigen des Interponats auf der Vagina und anschließend spannungsfreie Verankerung an den vorgelegten Fäden am Os sacrum ▬ Rezidivraten 2–8% ▬ Erhalt des Uterus möglich (Utero-/Zervikopexie) ▬ Kohabitationserhalt steht im Vordergrund ▬ Vagina achsengerecht und narbenfrei fixiert

- Vaginale sakrospinale Fixation (nach Amreich/Richter): ▬ Befestigung des Scheidenabschlusses am Lig. sakrospinale ▬ Eröffnung des Scheidenabschlusses ohne peritoneale Eröffnung, Verdrängung des Rektums nach links, Freipräparation des rechten Lig. sacrospinale unter Schonung des N. pudendus und der Vasa pudenda ▬ Nichtresorbierbares Fadenmaterial zur Befestigung des Scheidenabschlusses am Lig. sakrospinale ▬ Scheidenachse verläuft nach rechts hinten oben ▬ Komplikationen: Blutungen, Läsion des N. pudendus, Verletzung von Darm und Blase ▬ Höhere Rezidivraten als bei abdominellem Vorgehen beschrieben, insbesondere an der vorderen Vaginalwand
- Mesh (Kunststoffnetze) ▬ In den letzten Jahren zusätzliche Einlage von makroporösen Polypropylennetzen (Meshes) in der Chirurgie der Zysto- oder Rektozele sowie des Scheidenabschlussdeszensus angewandt, um Korrektur des Fasziendefekts zusätzlich zu verstärken ▬ Dabei Applikation des Kunststoffnetzes zwischen Blase und Vaginalhaut und/oder Rektum und Vaginalhaut ▬ Befestigung nach lateral durch das Foramen obturatum sowie das Lig. sacrospinale ▬ Der Einsatz dieser Netze in der Primärsituation wird aufgrund der derzeitigen Datenlage nach den neuen Deszensusleitlinien der Arbeitsgemeinschaft für Urogynäkologie und plastische Beckenbodenrekonstruktion AGUB (06/08) derzeit nicht routinemäßig empfohlen ▬ Den höheren Erfolgsraten von ca. 10% stehen Komplikationen inklusive Reoperationen wegen Netzerosionen und anhaltende Dyspareunie von bis zu 25% gegenüber, über die die Patientin präoperativ informiert werden muss

Beratung

- Die Prognose ist abhängig von ▬ der Schwere der Symptome ▬ dem Ausprägungsgrad des Prolapses ▬ der Erfahrenheit des Arztes ▬ der Erwartung der Patientin
- Traditionell ist die Prolapschirurgie mit einer durchschnittlichen Rezidivrate von bis zu 30% behaftet, mit Einführung der oben beschriebenen Meshes kann diese Rate vielleicht deutlich gesenkt werden (Langzeitergebnisse stehen noch aus)

❯ Ein Deszensus entsteht durch die Herniation eines Beckenorgans (Uterus, Blase, Rektum) durch den Beckenboden. Er stellt eine i. d. R. progrediente Erkrankung mit hoher Prävalenz dar. Die Hauptsymptome sind Druck- und Zuggefühl am Beckenboden. Die Diagnose wird durch eine gynäkologische Untersuchung gestellt. In Abhängigkeit vom Leidensdruck und Ausprägungsgrad sollte das Therapiekonzept entwickelt werden (konservativ vs. operativ). Deszensusoperationen sind mit einer Rezidivrate von bis zu 30% behaftet. Die Verwendung von Kunststoffnetzen bei fehlender Datenlage ist derzeit nicht routinemäßig zu empfehlen.

❯ Formen und Therapie der Harninkontinenz

K. Jundt

- Definition: Nach der International Continence Society ist Harninkontinenz »jegliche Art von unfreiwilligem Urinverlust«
- Epidemiologie: ▬ >5 Mio. Inkontinente in Deutschland, davon mehr als 2 Mio. >60 Jahre alt ▬ 1,5 Mio. Frauen >65 Jahre (14,7%) sind inkontinent, 30% der 80-jährigen Frauen

Anatomie
- Blase bestehend aus mehrschichtigem Muskel (M. detrusor vesicae)
- Mündung der Ureteren im Bereich des Trigonum vesicae
- Urethraverschluss durch glatte Detrusormuskulatur und bei Durchtritt durch Beckenboden durch quergestreifte Muskulatur (M. sphincter urethrae externus)
- Kontinenz: Korrekte topographische Lage von Urethra und Blase erforderlich

Innervation
- Zentral: Zerebrales pontines Miktionszentrum im Hirnstamm sowie untergeordnet sakrales Miktionszentrum S2–S4
- Periphere Innervation: ▬ Parasympathikus – Detrusorkontraktion – Miktion ▬ Sympathikus – Detrusorhemmung/Kontraktion

Urethraverschluss – Urinspeicherung ▬ N. pudendus – Sphincter externus sowie Teile der Beckenbodenmuskulatur
- Speicherphase: ▬ Dehnung des Detrusors ▬ Maximale Blasenkapazität 350–450 ml
- Entleerungsphase: ▬ Willkürliche Aktivierung des Miktionsreflexes ▬ Relaxieren des Harnröhrensphinkters ▬ Kontraktion des Detrusors ▬ Intravesikaler übersteigt urethralen Druck

Formen
- Belastungsinkontinenz: Unwillkürlicher Harnabgang bei intraabdomineller Druckerhöhung und nicht ausreichendem Verschluss der Urethra (35–45%)
- Dranginkontinenz/überaktive Blase (Urgency- und Urge-Inkontinenz): Starker Harndrang und unwillkürlicher Urinverlust in der Speicherphase der Blase (25–35%; defintionsgemäß wird damit eine Miktionsfrequenz von >7 Miktionen in 24 h mit und ohne Inkontinenz bezeichnet)
- Mischinkontinenz: Mischung aus Belastungs- und Dranginkontinenz (20–40%)
- Überlaufinkontinenz bei Restharnbildung

- Reflexinkontinenz durch Schädigung des Rückenmarks
- Extraurethrale Inkontinenz (z. B. Blasen-Scheiden-Fistel, ektoper Ureter)

Ätiologie der Belastungsinkontinenz (multifaktoriell)

- Gewährleistung der Kontinenz durch Urethra, M. levator ani sowie bindegewebigen Halteapparat zwischen Blase, Urethra und M. levator ani
- Unterschiedliche Theorien zur Entstehung: ▬ Drucktransmissionstheorie nach Enhörning: Deszensus des Blasenbodens ▬ Hängemattentheorie nach DeLancey: Defekt der Verankerung der vorderen Vaginalwand, die als Hängematte für Urethra dient ▬ Integraltheorie nach Papa Petros und Ulmsten: Defekt des periurethralen und paravaginalen Bandapparates
- Weitere Faktoren: ▬ Verlust an Elastizität durch Alterung und Hormondefizit ▬ Kollagenmangel oder fehlerhafte Neuvernetzung von Kollagen nach Schwangerschaft/Geburt mit Überdehnung des Gewebes ▬ Urethrale Faktoren
- Risikofaktoren: ▬ Schwangerschaft und Geburt ▬ Körpergewicht ▬ Alter ▬ Scheidensenkung ▬ Belastung durch Beruf und Sport ▬ Rauchen

Ätiologie der Dranginkontinenz

- Motorisch: Detrusorhyperreflexie mit autonomen Detrusorkontraktionen
- Sensorisch: Pathologisch gesteigerte Wahrnehmung der Blasenfüllung
- Idiopathisch (häufigste Form!)
- Harnwegsinfektionen
- Lageveränderungen von Genitale, Blase und Urethra (Deszensus, Zystozele)

- Neurologische Störungen (z. B. multiple Sklerose, präsenile Demenz, M. Parkinson)
- Radiogene Läsionen
- Tumorbedingte Blasenstörung
- Z. n. Deszensus- oder Inkontinenzoperationen

Klinik

- Belastungsinkontinenz: Urinverlust bei körperlicher Belastung: Anamnestisch (nach Ingelman-Sundberg) ▬ Grad 1: Harnverlust beim Husten und Niesen ▬ Grad 2: Harnverlust beim Gehen und Aufstehen ▬ Grad 3: Harnverlust im Liegen
- Überaktive Blase (Urgency- und Urge-Inkontinenz): ▬ Häufiger Harndrang bei geringer Blasenfüllung ▬ Imperativer Harndrang ▬ Harndrang, der nicht mehr zurückgehalten werden kann und zur Inkontinenz führt

Diagnostik

- Urogynäkologische Anamnese: ▬ Symptome der Belastungsinkontinenz ▬ Symptome der überaktiven Blase ▬ Miktionsfrequenz Tag/Nacht ▬ Rezidivierende Harnwegsinfektionen ▬ Voroperationen auf gynäkologischem Gebiet ▬ Medikamentenanamnese (z. B. Diuretika, Psychopharmaka)
- Miktionstagebuch zur Quantifizierung von Miktionsvolumen, Miktionsfrequenz, Urinverlust und Dranggefühl
- Urindiagnostik: Ausschluss eines Harnwegsinfekts
- Restharnbestimmung: Sonographisch oder mittels Einmalkatheter
- Gynäkologische Untersuchung: ▬ Introitus (geschlossen/klaffend) ▬ Deszensus/Prolaps der vorderen

oder hinteren Vaginalwand sowie des Uterus (oder nach Hysterektomie des Scheidenabschlusses) — Palpation der Beckenbodenmuskulatur → Ist die Patientin in der Lage anzuspannen?

- Hustentest: — Bei möglichst standardisierter Blasenfüllung (200–300 ml) durchgeführter Provokationstest, der beim Husten oder Pressen im Stehen/Liegen zur Inkontinenz führt
- Padtest (Vorlagentest): Vorlage wird bei gefüllter Blase vor und nach Belastung gewogen oder über 24 h gesammelt
- Ultraschall: — Perineal- bzw. Introitusschall zur Beurteilung eines Deszensus der vorderen Vaginalwand, der Mobilität und Position des Blasenhalses und des Restharns

Erweiterte Diagnostik

Bei bisher erfolgloser Therapie oder geringer Übereinstimmung von Anamnese und Befund sowie vor einer operativen Therapie:

- Urodynamik — Die Urodynamik sollte immer in Kombination mit einer Anamnese und einer urogynäkologischen Untersuchung durchgeführt werden! — Ausschluss einer relevanten Drangkomponente — Abklärung von Blasenentleerungsstörungen — Differenzialdiagnostik bei komplexen Funktionsstörungen — Üblicherweise Verwendung von 7 Chr Mikrotipkathetern, die einen definierten Abstand von etwa 7 cm zwischen den 2 Druckaufnehmern haben
- Zystometrie: — Beurteilung des Blasendrucks während der Füllungsphase — Messung des Drucks in der Harnblase und im Abdomen (Rektaldruck), Detrusordruck = Differenzdruck — Beurteilung von 1. Harndrang, maximaler Blasenkapazität, Detrusorkon-

traktionen, Compliance (ml Füllung/cm H_2O Druckanstieg in der Blase)
- Urethradruckprofilmessung: — Einführen eines Messkatheters in die mit Flüssigkeit oder Gas gefüllte Blase — Rückzugtechnik und Rückzuggeschwindigkeit standardisiert, dabei gleichzeitig Messung des Drucks in der Blase und Urethra — Differenz entspricht dem Urethraverschlussdruck, gleichzeitig Messung der funktionellen Urethralänge — Ruheprofil: Untersuchung in Ruhe, maximaler Urethraverschlussdruck (MUVD) – Normalwert: 100–Lebensalter in cm H_2O
- Stressprofil: Husten oder Pressen, während der Messkatheter aus der Blase/Urethra gezogen wird
- Uroflow/Miktiometrie: — Blasenentleerung über einem trichterförmigen Behältnis. Die am Trichterende befindliche Drehscheibe misst den Harnstrahl in ml/s — Geschwindigkeit der Blasenentleerung mit typischem glockenförmigem Kurvenverlauf — Bei Miktiometrie: Messung von Uroflow und Detrusordruck → Nachweis von Bauchpressenmiktion, akontraktilem Detrusor
- Urethrozystoskopie: — Einführen einer starren 30°- oder 70°-Optik zur Beurteilung der Blasenwand — Indikationen: Drangbeschwerden, Rezidivinkontinenz, rezidivierende HWI, V. a. Blasenfistel, Ausschluss Karzinominfiltration, TVT-Kontrolle, Hämaturie

Differenzialdiagnosen

- Differenzialdiagnostisch kommt in wenigen Fällen ein ausgeprägter vaginaler Fluor in Betracht; hierzu kann eine starke Gelbfärbung des Urins mit einem Vitamin-B-Komplexpräparat erfolgen

Therapeutisches Vorgehen

Vor einer operativen Therapie sollte aufgrund der hohen Risiken immer ein konservativer Therapieversuch unternommen werden. Das individuelle Therapiekonzept ist immer vom Leidensdruck der Patientin abhängig.

Therapie der Belastungsinkontinenz

Konservative Therapie

- Lokale Estrogenisierung (z. B. Estriol Creme oder Vagsupp)
- Hilfsmittel: Urethrapessare nach Arabin, Inkontinenztampons, Harnröhreneinsätze
- Beckenbodentraining: ▬ Ziel: Steigerung der Kontraktionskraft und Verbesserung der Koordination ▬ Durch Anspannen der Muskulatur wird die Mobilität des Blasenhalses beim Husten signifikant reduziert ▬ Durchführung: Konventionell (Physiotherapie), mit Vaginalkonen, mit Elektrostimulation, mit Biofeedback
- Medikamentös (Wirkstoff: Duloxetin): ▬ Serotonin- und Noradrenalinwiederaufnahmehemmer ▬ Erhöhung des urethralen Rhabdosphinktertonus um 50–53% (Placebo 29–34%) ▬ Einschleichende Dosierung von Duloxetin (2×20 mg/Tag über 2 Wochen, dann ggf. Steigerung auf 2×40 mg ▬ Nebenwirkungen: Übelkeit, Schlaflosigkeit, Schwindel etc., die bei ca. 25% der Patientinnen zum Therapieabbruch führen

TVT-Verfahren (»tension-free vaginal tape«)

»Tension-free vaginal tape« (TVT) ist eine Methode zur operativen Behandlung der weiblichen Belastungsinkontinenz, bei der ein synthetisches Band mit einer speziellen Netzstruktur aus Polypropylen (Prolene) spannungsfrei über einen vaginalen Zugangsweg schlingenförmig um die Mitte der Harnröhre gelegt wird. Dabei ermöglicht die Bandstruktur ein rasches und infektionsarmes Einsprossen des körpereigenen Bindegewebes. Die Ausleitung des Bandes erfolgt entweder suprapubisch oder transobturatorisch.

Alternativ zu oben beschriebener TVT-Methode sind mittlerweile weitere Bandimplantationsmethoden unter Verwendung unterschiedlicher Materialien entwickelt worden (z. B. SPARC, Monarc, Safyre, Uratape, Remeex etc.). Die Erfolgsraten liegen in deskriptiven Studien nach 1 Jahr bei 91–95%, nach 3 Jahren bei 86% und nach 5 Jahren bei 84,7%.

- Komplikationen: ▬ Intraoperativ: Blasenperforation, Blutung mit Hämatombildung, Läsion des N. obturatorius, Darmverletzung ▬ Postoperativ: Blasenentleerungsstörung mit Restharn, De-novo-Dranginkontinenz, Rezidivstressinkontinenz/persistierende Stressinkontinenz, Arrosion der Harnröhre

Das TVT-Verfahren hat aufgrund seiner hohen Erfolgsraten und der Minimalinvasivität die bisher benutzten Kolposuspensionsverfahren weitgehend abgelöst.

Kolposuspension

Die Kolposuspensionsverfahren zur retropubischen Elevation des Blasenhalses bestehen in verschiedenen Modifikationen (z. B. nach Burch, Marschall-Marchetti, Hirsch), wobei Ort der Fixierung des Blasenhalses (z. B. Symphyse, Cooper-Ligamente), Fädenanzahl und -material variieren. Bei der Kolposuspension nach Burch wird von abdominal das paraurethrale Scheidenfasziengewebe mit nichtresorbierbaren Fäden an den Cooper-Ligamenten befestigt.

- Komplikationen: ▬ De-novo-Dranginkontinenz durch Obstruktion ▬ Entstehung einer Rekto-/Enterozele ▬ Kohabitationsbeschwerden

Die 5-Jahres-Erfolgsrate liegt nach Burch-Plastik bei 82%. Bei laparoskopischem Vorgehen sind die 2-Jahres-Ergebnisse vergleichbar, langristige Heilungsraten stehen noch aus.

Unterspritzung der Harnröhre
Submuköse Injektionstherapie (Urethraunterfütterung, »bulking agents«) zur Nachahmung des Schließmuskels. Unterschiedliche Injektionsmaterialien sind bisher angewendet worden: körpereigenes Fett, Kollagen, Silikon, Dextranomer + Hyaluronsäure.
- Erfolgsraten: ▬ Nach 3 Monaten bis zu 86% ▬ Nach 12 Monaten <50%

Autologe Schlingenverfahren (Faszienzügelplastik)
Umschlingung des Blasenhalses mit körpereigener Rektusfaszie.
- Komplikationen: ▬ De-novo-Dranginkontinenz ▬ (Passagere) Blasenentleerungsstörung in 30–50%

Die Kontinenzraten nach 5 Jahren erreichen 61–92%.

Kombinationseingriffe bei Belastungsinkontinenz und Deszensus genitalis
- ▶ Kap. 17 (Deszensus genitalis)

Therapie der Dranginkontinenz
- Ziele: ▬ Vergrößerung des stabilen Speichervolumens ▬ Verlängerung der Miktionsintervalle ▬ Erlangung sicherer Kontinenz ▬ Soziale Reintegration
- Zunächst allgemeine Maßnahmen: ▬ Lokale Estrogene (vaginale Estriolapplikation) ▬ Blasentraining: Therapie aus der Verhaltenstherapie abgeleitet, in der Frauen nach der Uhr miktionieren müssen, um normale Miktionsfrequenzen und Volumina wieder zu erlernen (v. a. bei Frequency-urgency-Syndrom) ▬ Meiden koffein- und alkoholhaltiger Getränke, Reduktion des Trinkvolumens auf ca. 1,5 l/Tag ▬ Elektrostimulation: Vaginale Stimulation, niedere Frequenzen (als »Dauerreiz« für die Blase) ▬ Phytotherapeutika: Weit verbreitet, z. B. Goldrutenkraut, Kürbiskernextrakte, Preiselbeerzubereitungen; Wirkung in Studien nicht ausreichend belegt ▬ Supportive Psychotherapie
- Anticholinergika (z. B. Oxybutynin, Tolterodine, Darifenacin, Solifenacin, Trospiumchlorid): ▬ Zentral anticholinerge Effekte ▬ Bindung von Acetylcholin an M2/M3-Rezeptoren wird verhindert → Unterdrückung der autonomen Detrusorkontraktionen und Erhöhung der maximalen Blasenkapazität ▬ Nebenwirkungen: Mundtrockenheit, Obstipation, Erhöhung des Augeninnendrucks (**Cave:** Glaukom!) ▬ Applikation: Tabletten, transdermale Pflaster, intravesikale Instillation ▬ Dosierung ◨ Tab. 18.1
- Botoxinjektion in Detrusor: ▬ Botulinomtoxin A, potentestes Nervengift, wird unter zystoskopischer Kontrolle verdünnt in den Detrusormuskel injiziert, um eine partielle Lähmung des Muskels zu erreichen, womit für bis zu 6 Monate eine gute Kontinenz erreicht wird ▬ Bisher nicht zugelassen, aber sehr wirkungsvoll und gut verträglich ▬ Bei Überdosierung → Blasenentleerungsstörung
- Sakrale Neuromodulation (nur in Zentren)

◘ Tab. 18.1. Dosierung Anticholinergika

Wirkstoffe	Präparat	Dosierung
Darifenacin 7,5/15 mg	Emselex Ret.Tbl.	2×7,5 mg/Tag oder 15 mg 1×/Tag
Oxybutynin 5 mg	z. B. Dridase Tbl.	3×1/2 bis 4×1/Tag
Oxybutynin 3,9 mg/24 h	Kentera Pflaster	Wechsel alle 3–4 Tage
Propiverin 5 mg	Mictonetten Drg.	2×/Tag (Kinder)
Propiverin 15 mg	Mictonorm Drg.	2–3×/Tag
Solifenacin 5/10 mg	Vesicur Filmtbl.	5–10 mg 1×/Tag
Tolterodin 1/2 mg Tbl.	Detrusitol Tbl.	2×2 mg/Tag
Tolterodin 4 mg Ret.-Kaps.	Detrusitol Kaps.	1×4 mg/Tag
Trospiumchlorid 15/30 mg	z. B. Spasmex 15 Tbl.	15 mg 3×1/Tag

Beratung

Einzelne Erfolgsraten werden bereits
unter den jeweiligen Therapieoptionen
genannt.

> ❯ Harninkontinenz hat eine hohe Präva-
> lenz mit zunehmendem Alter.
> Verschiedene Formen der Harninkonti-
> nenz bedürfen auch unterschiedlicher
> Therapieformen, deshalb vorher Diag-
> nostik erforderlich.
> Konservative vor operativen Therapie-
> ansätzen.

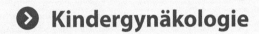

Kindergynäkologie

M. Heinrigs

19.1 Allgemein

Die Kinder- und Jugendgynäkologie befasst sich mit körperlichen und psychosomatischen Symptomen bei Säuglingen, Kleinkindern und Jugendlichen im Zusammenhang mit der anatomischen und funktionellen Entwicklung des kindlichen bzw. jugendlichen Genitals und den dabei auftretenden Störungen. Sie umfasst somit unterschiedliche hormonelle Entwicklungsphasen.

Neugeborenen- und Säuglingsphase (0–2 Jahre)
- Auftreten von Ovarialzysten unter dem Einfluss intrauteriner plazentarer Steroidhormone
- Häufig Windeldermatitis und vaginaler Fluor
- Abklärung von Fehlbildungen, im Vordergrund stehen dabei die Hymenalatresie (Differenzialdiagnosen: Vaginalaplasie, Mayer-Rokitansky-Küster-Hauser-Syndrom), andere sexuelle Differenzierungsstörungen und anogenitale Fehlbildungen)

Hormonelle Ruhephase (2–8 Jahre)
- Vulvitis, Vulvovaginitis, vaginaler Fluor, Unterbauchschmerzen
- Abklärung von Wachstumsstörungen und vorzeitiger Pubertätszeichen (prämature Adrenarche, Menarche, Pubarche und Thelarche, Pubertas praecox vera, Pseudopubertas praecox)

Präpubertät/Pubertät (ab 8/10 Jahren)
- Menstruationsbeschwerden oder -störungen
- Beratung über die eigene körperliche Entwicklung, Beantwortung einer Vielzahl von Fragen, Kontrazeptionsberatung
- Abklärung von Pubertas tarda (Differenzialdiagnosen: Konstitutionelle Entwicklungsverzögerung) oder Ullrich-Turner-Syndrom

Alle Entwicklungsphasen
- Körperliche, sexuelle oder seelische Misshandlung

> **Gynäkologische Erkrankungen bei Mädchen sind oft abhängig vom Entwicklungsstand, d. h. vom Fehlen oder der Anwesenheit von Estrogenen**
> - **Entwicklungsabhängige Normvarianten mit meist passagerem Charakter sind von echten Erkrankungen abzugrenzen**
> - **Kenntnisse der anatomischen und funktionellen Besonderheiten des kindlichen Genitals/Brust sind wichtige Vorraussetzungen, ebenso wie geeignete Untersuchungsbedingungen und Instrumente**
> - **Interdisziplinäre Zusammenarbeit mit Pädiatrie, Endokrinologie, Urologie, Genetik und Psychiatrie sinnvoll und notwendig**

19.2 Anatomische und funktionelle Besonderheiten

19.2.1 Hymenalformen

- Normvarianten des Hymens ▬ Hymen anularis ▬ Hymen semilunaris ▬ Hymen altus ▬ Hymen bifenestratus ▬ Hymen punctatus
- Weitere Hymenalformen, bei denen i. d. R. eine operative Intervention empfohlen ist: ▬ Hymenalatresie ▬ Hymen cibriformis ▬ Hymen subseptus/septus ▬ Hymen denticularis ▬ Hymen fimbriatis

❯ Eine Hymenexision ist dann zu erwägen, wenn Penetration oder Tamponbenutzung nicht möglich sind oder sekundäre Erkrankungen, wie Hämatokolpos oder Hämatometra, Infektionen erwarten lassen (nach der Thelarche und vor der Menarche).

19.2.2 Entwicklungsstadien

Die Kenntnis über die Entwicklung von Brust und Genitale sind von entscheidender Bedeutung bei der Beurteilung des Entwicklungsstands (◘ Abb. 19.1, 19.2).

Tanner-Stadien
Thelarche

- B I: ▬ Vorpubertär ▬ Keine fühlbare Brustdrüse ▬ Der Warzenhof folgt den Hautkonturen der umgebenden Brust
- B II: ▬ Die Brustknospe entwickelt sich ▬ Brustdrüsengewebe beginnt, tastbar zu werden ▬ Der Warzenhof ist leicht vergrößert
- B III: ▬ Die Brust beginnt sich zu wölben ▬ Das Drüsengewebe ist größer als die Grenzen des Warzenhofes ▬ Der Warzenhof vergrößert sich weiter, bleibt aber in einer Ebene mit dem umgebenden Gewebe
- B IV: ▬ Brustgröße und Erhebung nehmen zu ▬ Die Brustwarze und der Warzenhof heben sich von der Brustkontur ab
- B V: ▬ Die Brust erreicht ihre Endgröße ▬ Der Warzenhof bildet wieder eine Ebene mit der Brustkontur, aus der nur die Brustwarze hervorsteht

Pubarche

- P I: ▬ Vorpubertär ▬ Keine echte Behaarung im Schambereich, nur feines Flaumhaar
- P II: ▬ Wenige lange, flaumige Haare mit nur geringer Pigmentierung auf den äußeren Schamlippen ▬ Die Haare sind auf einem Ganzkörperfoto nicht zu erkennen, können glatt oder leicht gekräuselt sein
- P III: ▬ Das Haar wird kräftiger, gekräuselt und dunkler ▬ Behaarung breitet sich weiter aus
- P IV: ▬ Haarqualität wie bei Erwachsenen ▬ Ausbreitung über den Schamhügel, aber noch nicht über die Oberschenkel
- P V/VI: ▬ Erwachsen ▬ Das Haar breitet sich über Schenkel und bis zur Linea alba weiter aus ▬ Teilweise wird zwischen PV und PVI unterschieden

19.3 Untersuchung

Der Umstand, dass eine Untersuchung eines Säuglings, Kleinkinds oder Jugendlichen für manche Ärzte selten ist und zudem die i. d. R. sehr besorgten Eltern anwesend sind, erfordert ein besonderes Vorgehen bei der Konsultation.

Stadium

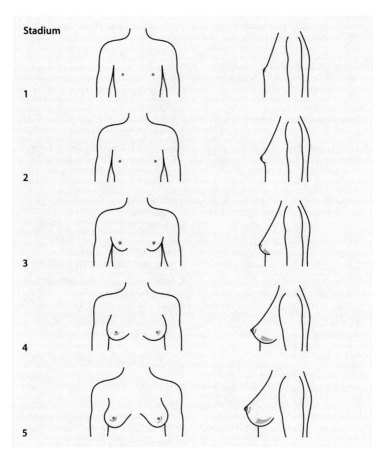

◻ **Abb. 19.1.** Tanner-Stadien Brustentwicklung

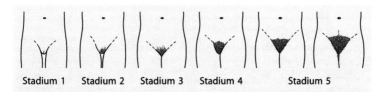

◻ **Abb. 19.2.** Tanner-Stadien Schamhaarentwicklung

Neben Ruhe und Zeit ist auch an entsprechende Räumlichkeiten und geeignete Unterstützung durch eine Schwester zu denken. Die Untersuchung in der Kindergynäkologie bedarf in besonderem Maße einer guten Aus- und Weiterbildung.

Untersuchungsablauf
- Anamnese
- Gesamtinspektion: ▬ Größe ▬ Gewicht ▬ Ernährungszustand ▬ Allgemeinzustand ▬ Tanner-Stadien
- Ultraschall (bei gefüllter Blase ist das innere Genitale i. d. R. gut darstellbar)
- Genitale Inspektion (Traktionsmethode): ▬ Hymen ▬ Infektionszeichen ▬ Fluor ▬ Verletzungen
- Rektale Untersuchung: ▬ Beurteilung des inneren Genitals bei V. a. Tumor, Ovarialzyste ▬ Unterbauchschmerzen
- Vaginoskopie: ▬ Bei V. a. Fremdkörper, Fehlbildungen, Tumoren ▬ Bei Blutung in der hormonellen Ruhephase
- Nativzytologie (unterschiedlich in den verschiedenen Entwicklungsstadien)
- Labor: ▬ Blutbild ▬ Hormonstatus (E-2, Progesteron, LH, FSH, DHEAS, Testosteron, Androstendion, Prolaktin, TSH) ▬ LH-RH-Test, GnRH-Test
- Interdisziplinäre Konsultation
- Knochenreifebestimmung

19.4 Häufige Genitalbefunde

19.4.1 Vulvovaginitis

- Ätiologie ▬ Infektion ▬ Fluor vaginalis ▬ Lokale, chemische, mechanische Irritationen ▬ Allergische Disposition ▬ Fremdkörper

- Keimspektrum:
  - ▬ Enterokokken/E. coli (50%)
  - ▬ Streptokokken A+B, Hämophilus influenza, Staphylokokken

Klinik
- Lokale Irritation und Rötung der Vulva
- Juckreiz und Brennen, ggf. auch beim Wasserlassen
- Bei zusätzlicher Vaginitis besteht eine Entzündung der vaginalen Mukosa, gelegentlich mit grünlichem Fluor

Diagnostik
- Inspektion
- Ggf. Abstrich

Therapeutisches Vorgehen
- Behandlung der Grundkrankheit
- Verbesserung von Hygiene und Miktionsverhalten
- Balneum Hermal Ölbad
- Ggf. Antibiotikatherapie nach Antibiogramm (Streptokokken A)

19.4.2 Labiensynechie

- Ätiologie: ▬ Durch Estrogenmangel in der hormonellen Ruhephase kommt es zur Verklebung/Synechie der Labia minora ▬ Entzündliche Veränderungen, Hautreizung

Klinik
- Verklebung der Labia minora
- Zufallsbefund
- Erneutes Einnässen
- Kein glatter Harnstrahl mehr möglich
- Befund: ▬ Subtotale Labiensynechie: Abfluss des Urins ist durch eine kleine ventrale Öffnung möglich ▬ Totale Labiensynechie: Verklebung der gesamten Labia minora

Diagnostik
- Blickdiagnose

Therapeutisches Vorgehen
- Ovestin-Salbe: Eröffnung der Synechie mit estrogenhaltiger Salbe bei totaler Labiensynechie über 3 Wochen
- Verbesserung der Hygiene
- Vermeidung von Reizsubstanzen
- Beobachten
- Eine operative Therapie ist nicht indiziert, da in aller Regel durch den Einsatz lokaler Estrogene eine ausreichende Therapie erreicht wird
- Ziel der Behandlung: Urin und Zervikalsekret kann ausreichend abfließen

❶ Die Labiensynechie ist keine Verwachsung und keine Fehlbildung der Labia minora.

19.4.3 Vaginale Blutung

❷ Genitale Blutungen in der hormonellen Ruhephase sind immer pathologisch.

- Inzidenz: — 1% aller kindergynäkologischen Erkrankungen — 60% aller vaginalen Blutungen sind durch primäre oder sekundäre Vulvovaginitis bedingt, meist durch β-hämolysierende A-Streptokokken verursacht

Anamnese
- Fremdkörper
- Vorbestehender Fluor
- Miktionsbeschwerden
- Gerinnungsstörung
- Medikamentenmissbrauch, z. B. Pille der Mutter?
- Sexualdelikt?
- Halban-Reaktion bei neugeborenen Mädchen (innerhalb der ersten 4–6 Lebenswochen infolge abfallender mütterlicher Estrogenwirkung)?

Diagnostik
- Erhebung des biologischen Entwicklungsstatus (Tanner-Stadien; ▶ Kap. 19.1)
- Besteht eine extravaginale Blutung aus Urethra oder Rektum?
- Besteht eine vorzeitige Pubertätsentwicklung (Ausschluss Pubertas oder Pseudopubertas praecox)?
- Labor: — Blutbild — Ggf. Hormonstatus — Tumormarker
- Genitale Inspektion: — Hymen — Blutungsquellen — Infektion — Lichen sclerosus
- Fluor vaginalis (fötide→ Fremdkörper)
- Vaginoskopie obligat (Fremdkörper, Tumor)
- Bimanuelle rektal-abdominale Palpation
- Sonographie: — Uterusgröße — Endometrium — Ovarien — Nieren)

19.4.4 Sexueller Missbrauch

▶ Kap. 5.

19.5 Störungen der Brustentwicklung

Die Differenzierung zur weiblichen Brust entsteht bereits intrauterin über die von der Plazenta abgegebenen Steroidhormone der Mutter (ab der 20. SSW). In der Neugeborenenperiode und anschließenden Ruhephase stagniert das Brustwachstum bis zur Thelarche nach Abklingen des mütterlichen Einflusses (10 Tage). In der Thelarche kommt es durch die in den Ovarien gebildeten Sexualhormone zu einer Ausreifung der Brust nach den 5 Tanner-Stadien (◘ Abb. 19.1). Das Bruststroma nimmt zu, die Drüsengänge spalten sich auf, es bilden sich Drüsenläppchen.

Endokrinopathien mit verzögerter Brustentwicklung
- Konstitutionelle Entwicklungsverzögerung
- Gonadendysgenesien (Ullrich-Turner-Syndrom)
- Androgenitales Syndrom (AGS)
- Primäre Ovarialinsuffizienz

Endokrinopathien mit vorzeitiger oder verstärkter Brustentwicklung
- Prämature Thelarche
- Pubertäre Makromastie

19.5.1 Konstitutionelle Entwicklungsverzögerung

Klinik
- Konstitutionelle Entwicklungsverzögerung mit verspätetem Abschluss der Wachstumsphase (>19 Jahre)
- Nach Einsetzen der Pubertät wird die Pubertätsphase normal durchlaufen mit Ausgleich des Knochenalterrückstands
- Synchronizität zwischen Knochenalter, Längenentwicklung, Pubertätswachstumsschub und Pubertät muss gegeben sein

Diagnostik
- Anamnese
- Hormonstatus
- Knochenalterbestimmung
- Ausschluss hypogonadotroper/hypergonadotroper Hypogonadismus

Therapeutisches Vorgehen
- Keine Therapie
- Ggf. Pubertätsinduktion mit Estradiol oder Estradiolvalerat ab Knochenalter 11–12 Jahre

19.5.2 Gonadendysgenesien (Ullrich-Turner-Syndrom)

- Inzidenz: 1:2000–2500
- Formen: ▬ Chromosomenaberration 50% 45X0 ▬ Strukturell verändertes X-Chromosom 20% ▬ Mosaikformen 30%

Klinik
- Kleinwuchs
- Primäre Amenorrhoe
- Fehlende Brustentwicklung
- Ggf. Trichterbrust
- Schildthorax
- Weiter Mamillenabstand, Mamillenhypoplasie

Diagnostik
- Phänotyp
- Hormonstatus
- Genetik
- Herzecho
- Schilddrüsendiagnostik

Therapeutisches Vorgehen
- Estradiol (0,3–0,6 mg/Tag über 12 Monate) bei fehlendem oder verzögertem Pubertätseintritt oder
- Estradiolvalerat ab ca. 12. Lebensjahr
- Augmentationsplastik ca. 2 Jahre nach Beginn der Vollsubstitution

19.5.3 Androgenitales Syndrom (AGS)

- Inzidenz: 1:1000
- Autosomal-rezessiv

Klinik
- Androgenisierung
- Verspätetes Eintreten oder Ausbleiben der Brustentwicklung

Diagnostik

- Hormonstatus
- 17-Hydroxyprogesteron
- ACTH-Test
- Genetik (21-Hydroxylase Mutation)

Therapeutisches Vorgehen

- Estradiol (0,3–0,6 mg/Tag über 12 Monate) bei fehlendem oder verzögertem Pubertätseintritt oder
- Estradiolvalerat ab ca. 12. Lebensjahr
- Augmentationsplastik ca. 2 Jahre nach Beginn der Vollsubstitution

19.5.4 Primäre Ovarialinsuffizienz

Durch Polychemotherapie im Kindesalter kommt es dosisabhängig in bis zu 70% der Fälle zu irreversiblen Schädigungen der vegetativen und generativen Ovarialfunktion. Eine Radiatio im Bereich 5–13 Gy beeinträchtigt die Ovarialfunktion, ab 20 Gy ist mit einem dauerhaften Funktionsverlust zu rechnen.

Klinik

- Ausbleiben der Brustentwicklung und aller anderen Pubertätszeichen

Diagnostik

- Anamnese
- Hormonstatus

Therapeutisches Vorgehen

- Prophylaktische, operative Verlagerung der Ovarien aus dem Bestrahlungsfeld, ggf. prätherapeutische Kryokonservierung von Ovargewebe
- Estradiol (0,3–0,6 mg/Tag über 12 Monate) bei fehlendem oder verzögertem Pubertätseintritt oder
- Estradiolvalerat ab ca. 12. Lebensjahr
- Vollsubstitution nach ca. 2 Jahren (▶ Kap. 19.8)

19.5.5 Prämature Thelarche

Klinik

- Isoliertes Wachstum einer oder beider Brüste (B II) ohne weitere Estrogenisierungszeichen und ohne Akzeleration des Knochenalters

Diagnostik

- Klinische Untersuchung
- Ausschlussdiagnose
- Ggf. Hormonstatus, Knochenalterbestimmung

Therapeutisches Vorgehen

- Keine Therapie
- Kontrolle

19.5.6 Pubertäre Makromastie

Klinik

- Deutlich beschleunigtes Brustwachstum unabhängig vom Körpergewicht in der Adoleszenz (>750 g pro Brust)
- Gelegentlich mit Lutealinsuffizienz vergesellschaftet bei evtl. gleichzeitig bestehender Prolaktinämie

Diagnostik

- Klinische Untersuchung
- Ggf. Hormonstatus

Therapeutisches Vorgehen

- Versuch der Hemmung des Brustdrüsenwachstum mit Prolaktinhemmstoffen
- Reduktionsplastik wenn möglich nicht vor 2 Jahren vor Menarche

19.5.7 Entwicklungsstörungen

- Polymastie, Polythelie
- Hohlwarzen
- Mammillenhyperplasie

- Amastie/Athelie
- Mammahypoplasie
- Mammaasymmetrie
- Juvenile Ptosis mammae
- Juvenile Striae
- Ektodermale Dysplasien

19.6   Genitale Fehlbildungen

19.6.1   Pseudohymenalatresie
(vermeintliche Fehlbildung)

- Hymen altus, Hymen punctatus, Hymen bifenestratus
- Normvarianten, da sie den Abfluss von Zervixsekret und Menstrualblut nicht oder nicht vollständig behindern
- Operative Korrektur erst mit Beginn der Pubertät und nach ausreichender endogener Estrogenisierung
- Operation erleichtert das Einführen von Tampons und verhindert Schwierigkeiten oder Verletzungen beim ersten Geschlechtsverkehr

19.6.2   Pseudoklitorishypertrophie
(vermeintliche Fehlbildung)

- Das Praeputium clitoris erscheint aufgrund des fehlenden Fettgewebes der Labia majora vergrößert
- Es handelt sich nicht um eine vergrößerte Klitoris!
- Eine operative Therapie soll vermieden werden, da eine endgültige Beurteilung des Befundes erst nach abgeschlossener Pubertät sinnvoll ist

❯ Eine echte Klitorishypertrophie kann eine Normvariante oder aber im Rahmen eines adrenogenitalen Syndroms (AGS) auftreten.

19.6.3   Labienhypertrophie
(vermeintliche Fehlbildung)

- Normvariante der Labia minora, die jedoch zu erheblicher Beeinträchtigung beim Radfahren oder Reiten führen kann
- Dem Wunsch nach operativer Korrektur kann schon vor Abschluss der Pubertät entsprochen werden

19.6.4   Agenesie von Uterus und Vagina
(echte Fehlbildung)

- Inzidenz: ▬ Tritt hauptsächlich im Rahmen eines Mayer-Rokitansky-Küster-Hauser-Sydroms auf (Inzidenz 1:5000) ▬ In 30% assoziiert mit Nierenagenesie oder Doppelnieren
- Habitus: ▬ Normaler weiblicher Chromosomensatz ▬ Normale körperliche Entwicklung aufgrund regelrecht angelegter Ovarien ▬ Rudimentärer Uterus

Klinik
- Fehlender Fluor neonatalis
- Primäre Amenorrhoe

Diagnostik
- Untersuchung des Genitals
- Rektale Untersuchung
- Ultraschall

Therapeutisches Vorgehen
- Anlage einer Neovagina mittels konsequenter Dehnung des Recessus vaginalis mit Teflonprothesen (Frank) und operativ nach Vecchietti mittels Laparaskopie
- Des Weiteren kann eine Sigmascheide angelegt werden oder eine Scheide aus Vollhauttransplantat

19.6.5 Hymenalatresie (echte Fehlbildung)

Häufigste und einfachste Form einer Verschlussstörung bei normaler Anlage von Uterus und Vagina

Klinik

- Im Neugeborenenalter kann sie bereits als Mukokolpos auffallen
- Nach der Menarche manifestiert sie sich als Hämatokolpos, Hämatometra oder sogar Hämatosalpinx

Diagnostik

- Untersuchung des Genitals
- Ultraschall

Therapeutisches Vorgehen

- Operative Entfernung der Hymenalplatte

19.7 Menstruationsstörungen

Menstruationsstörungen machen 40% aller Konsultationen nach der Menarche aus. Dabei stehen dysfunktionelle uterine Blutungsstörungen an erster Stelle (60%), gefolgt von Dysmenorrhoe (23%) und der primären oder sekundären Amenorrhoe (17%). Aber auch Regeltypusanomalien (Hyper- und Hypomenorrhoe) und Regeltempoanomalien (Oligo- und Polymenorrhoe) kommen häufig vor.

19.7.1 Dysfunktionelle uterine Blutungsstörungen

Sie sind im Wesentlichen durch eine entwicklungsbedingte noch vorhandene Instabilität der endokrinen Achse bedingt und deshalb meist von passagerem Charakter. Bei der sog. juvenilen Blu-

tung, einer Dauerblutung über ca. 10 Tage, steht die Beendigung der Blutung im Vordergrund (einmalige Therapie mit ethinylestradiolhaltigen Präparaten mit >30 µg EE über 21 Tage, bei persistierender Blutung Erhöhung der EE-Dosis, nach Stopp der Blutung ab 12./13. Zyklustag Gestagenzusatz).

Bei rezidivierenden juvenilen Dauerblutungen müssen Gerinnungsstörungen und Tumoren ausgeschlossen werden.

19.7.2 Dysmenorrhoe

Pathophysiologie: Diskutiert werden vermehrte Prostaglandinausschüttung und Corpus-luteum-Insuffizienz

Klinik

- Krampfartige Unterbauchschmerzen
- Übelkeit, Erbrechen
- Kollapsneigung, Ohnmachtsanfälle

Diagnostik

- Anamnese

Therapeutisches Vorgehen

- Prostaglandinsynthesehemmer
- Gestagensubstitution in der 2. Zyklushälfte
- Bei zusätzlicher Symptomatik wie Unterbauchschmerzen außerhalb der Menstruation auch an Ausschluss anatomischer Fehlbildungen (Uterus duplex, Endometriose) denken

19.7.3 Primäre Amenorrhoe

- Definition: Ausbleiben der Menarche bis zum 15. Geburtstag bei Ausbildung sekundärer Geschlechtsteile
- In Deutschland liegen das durchschnittliche Thelarchealter bei 10,9 und das Menarchealter bei 12,7 Jahre

→ Tritt also nach ca. 2,5 Jahren nach der Thelarche keine Menarche ein, sollte Abklärung erfolgen

Diagnostik

- Entscheidend ist die Beurteilung der sekundären Geschlechtsmerkmale und des Knochenalters
- Die Erfassung des endokrinologischen Reifezustands anhand der Tanner-Stadien ist das wichtigste klinische Beurteilungskriterium
- Labor: Hormonstatus
- Obligat: ▬ Ausschluss einer Verschlussfehlbildung (gynäkologische Untersuchung) ▬ Spiegeleinstellung ▬ Rektale Palpation ▬ Sonographie

Therapeutisches Vorgehen

- Orientiert sich an der Ursache der primären Amenorrhoe
- Primäre Amenorrhoe mit Ausbildung sekundärer Geschlechtsmerkmale: ▬ Pseudohermaphroditismus masculinus
- Primäre Amenorrhoe ohne Ausbildung sekundärer Geschlechtsmerkmale (primärer Hypogonadismus): ▬ Gonadendysgenesie (Ullrich-Turner-Syndrom) ▬ Gonadenagenesie (Streak-Gonaden) ▬ Seltene Enzymdefekte (17α-hydroxylasemangel, Aromatasemangel) ▬ Primäre Ovarialinsuffizienz (idiopathisch, iatrogen durch Operation, Radiatio, Chemotherapie) ▬ Primäre hypothalamische hypogonadotrope Amenorrhoe (idiopathisch, Kallmann-Syndrom, Essstörungen, Leistungssport, Malnutrition) ▬ Konstitutionelle Entwicklungsverzögerung (KEV → Biologischer Entwicklungszustand entspricht dem ebenfalls vermindertem Knochenalter)

19.7.4   Sekundäre Amenorrhoe

- Definition: Ausbleiben der Menstruation nach zunächst unauffälliger Pubertätsentwicklung mit Menarche

Diagnostik

- Gynäkologische Untersuchung
- Abdominale Sonographie, Basishormonbestimmung
- Labor: ▬ Hormonstatus ▬ Ausschluss einer Schwangerschaft ist obligat
- Oraler Glukosetoleranztest (OGTT) mit Insulinresistenttestung bei polyzystischem Ovarialsyndrom (PCOS)

Therapeutisches Vorgehen

- Je nach Ursache der sekundären Amenorrhoe ▬ Hyperandrogenämische Ovarialinsuffizienz (androgenproduzierender Tumor, Late-onset-AGS) ▬ PCOS ▬ AGS (heterozygote Form, Late-onset-AGS) ▬ Sekundäre hypergonadotrope Ovarialinsuffizienz (iatrogen, Infektionen, Autoimmunerkrankungen, X-chromosomale Störungen, Stoffwechselerkrankungen) ▬ Sekundäre hypogonadotrope Ovarialinsuffizienz (Essstörungen, Leistungssport) ▬ Hyperprolaktinämische Amenorrhoe (Prolaktinom, Hypophysentumor) ▬ Hyperthyreote/hypothyreote Amenorrhoe (Schilddrüsenerkrankungen)

19.8   Pubertas praecox

Das physiologische Einsetzen der Pubertät unterliegt erheblichen zeitlichen Schwankungen (◘ Abb. 19.3). In der Regel beginnt die Pubertät mit der Pubarche (im Mittel 10 Jahre, eine Schwankungsbreite von 2–3 Jahren ist normal).

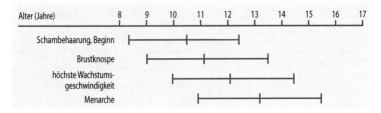

| Alter (Jahre) | 8 | 9 | 10 | 11 | 12 | 13 | 14 | 15 | 16 | 17 |

Schambehaarung, Beginn

Brustknospe

höchste Wachstums-
geschwindigkeit

Menarche

■ **Abb. 19.3.** Physiologisches Einsetzen der Pubertät

■ Definition:
■ Von einer vorzeitigen Pubertät spricht man, wenn Pubertätszeichen vor dem 8. Geburtstag eines Mädchens auftreten
■ Die Thelarche beginnt i. d. R. mit 11 Jahren, die Menarche mit 12,7 Jahren

19.8.1 Prämature Thelarche (Normvariante)

■ Vergrößerung der Brustdrüse (ein- oder beidseitig) ohne weitere Pubertätszeichen, teilweise verursacht durch intermittierende Follikelzysten
■ Meist im Kleinkindalter (2 Jahre)
■ Bildet sich spontan nach wenigen Monaten bis mehreren Jahren zurück

❯ **Kein beschleunigtes Knochenwachstum, keine anderen Pubertätszeichen.**

19.8.2 Prämature Pubarche (Normvariante)

■ Isoliertes Auftreten von Pubesbehaarung vor dem 8. Lebensjahr, meist auf eine prämature Adrenarche zurückzuführen
■ Meist im Alter 6–8 Jahre

Klinik

■ Teilweise assoziiert mit Seborrhoe, Akne, Achselschweiß

Diagnostik

■ Hormonstatus
■ Ausschluss Late-onset-AGS

❯ **Kein beschleunigtes Knochenwachstum, keine anderen Pubertätszeichen.**

19.8.3 Prämature Menarche (Normvariante)

■ Ausgesprochen seltenes Ereignis

❯ **Ausschluss vaginaler Blutungen** (▶ Kap. 19.3).

19.8.4 Pubertas praecox vera

Durch vorzeitige Aktivierung der Hypothalamus-Hypophysen-Gonaden-Achse kommt es zu einer isosexuellen vorzeitigen Pubertät, die sich klinisch nicht von der zeitgerechten Pubertät unterscheidet.
■ Epidemiologie: 1:5000–10.000
■ Ätiologie: ▬ Idiopathisch (69–98%)
▬ Tumoren ▬ Bestrahlung
▬ Trauma ▬ Hydrozephalus
▬ AGS, McCune-Albright-Syndrom
▬ Hypothyreose

Klinik

■ Isosexuelle vorzeitige Geschlechtsmerkmale

- Wachstumsschub, gefolgt von vorzeitigem Epiphysenschluss, unbehandelt mit Kleinwuchs (Endgröße <155 cm) endend
- Vergrößerung der Ovarien mit multizystischer Binnenstruktur
- Vergrößerung des Uterus auf >1,5 ml

Diagnostik

- Hormonstatus
- Stimulationstests: GnRH-Test, ggf. ACTH-Test
- Ggf. MRT Schädel, EEG

Therapeutisches Vorgehen

- 6 Monate zuwarten
- GnRH-Analoga
- Ziel: Suppression der Hypothalamus-Hypophysen-Gonaden-Achse

19.8.5 Pseudopubertas praecox

- Ätiologie — Kongenitales AGS — Ovarial- und Nebennierentumoren — Exogene Estrogene und Androgene

Die Pseudopubertas praecox umfasst alle Formen einer vorzeitigen Pubertät ohne vorzeitige Aktivierung der Hypothalamus-Hypophysen-Gonaden-Achse. Klinisch stehen auch hier Zeichen der vorzeitigen Estrogenwirkung. Die Adrenarche bleibt jedoch zunächst aus. Des Weiteren besteht ebenso ein beschleunigtes Längenwachstum, gefolgt von vorzeitigem Epiphysenschluss → Unbehandelt mit Kleinwuchs.

19.8.6 Autonome Ovarialzysten

Autonome Ovarialzysten produzieren intermittierend oder kontinuierlich gonadotropinunabhängig Estrogene.

Klinik

- Prämature Thelarche bis hin zum Vollbild Pseudopubertas praecox

Diagnostik

- Hormonstatus
- Sonographie
- GnRH-Test

Therapeutisches Vorgehen

- Selten Operation, Bestrahlung, Chemotherapie

19.8.7 McCune-Albright-Syndrom

- Ätiologie: — Aktivierende, somatische Mutation des GS-α-Proteins mit konsekutiver dauerhafter Aktivierung der Signaltransduktion verschiedener Rezeptoren

Klinik

- Café-au-lait-Flecken
- Polyostotische fibröse Dyplasie
- Pseudopubertas praecox (ovarielle autonome Follikelzysten)
- Hyperthyreose, Akromegalie, Hyperparathyreoidismus

Diagnostik

- Hormonstatus
- Sonographie
- GnRH-Test
- Knochenszintigraphie
- CT Nebenniere

Therapeutisches Vorgehen

- GnRH-Analoga bei Übergang in Pubertas praecox vera
- Aromatasehemmer (Testolacton), Anastrozol, Estrogenrezeptorantagonisten (Tamoxifen)

19.9 Pubertas tarda

- Ätiologie: — Hypogonadotrop — Hypergonadotrop

Hypogonadotrope Pubertas tarda
- Tumor (Kraniopharyngeom, Prolaktinom)
- Funktionell (Kallmann-Syndrom, De-Morsier-Syndrom)
- Trauma (perinatale Asphyxie, Schädel-Hirn-Trauma)
- Grunderkrankungen (Histiozytose, Speichererkrankungen, Thalassämie)
- Erworben (Radiatio, Leistungsport)

Hypergonadotrope Pubertas tarda
- Chromosomal (Ullrich-Turner-Syndrom, XY/XX-Gonadendysgenesien)
- Metabolisch (Galaktosämie)
- Iatrogen (Radiatio, Chemotherapie)
- Sonstiges: (testikuläre Feminisierung, »resistant ovary syndrome«, Oophoris, Autoimmunerkrankungen)

Eine Pubertas tarda liegt vor, wenn im Alter von >13 Jahren noch keine Pubertätszeichen aufgetreten sind. Auch ein Stillstand einer bereits begonnenen Pubertät um >18 Monate und ein Überschreiten des Zeitbedarfs vom Tanner-Stadium BII bis zur Menarche um 5 Jahre ist als pathologisch anzusehen.

Wichtige Differenzialdiagnose der Pubertas tarda ist die konstitutionelle Entwicklungsverzögerung, die als familiär auftretende Normvariante die häufigste Ursache für ein verspätetes Eintreten der Pubertät ist.

Klinik
- Kleinwuchs
- Primäre Amenorrhoe
- Fehlende Thelarche, Pubarche

Diagnostik
- Hormonstatus obligat, GnRH-Test
- Genetik (Ullrich-Turner-Syndrom)
- Laparoskopie mit Ovarialbiopsie (»resistant ovary syndrome«)
- MRT, CCT (Fehlbildungen/Tumoren des ZNS)

Therapeutisches Vorgehen
- Ziele: — Induktion der sekundären Geschlechtsreife — Erreichen einer normalen Knochendichte
- Beginn: In dem Alter, in dem die Pubertät normalerweise eintritt
- Estradiol (0,3 mg/Tag über 6 Monate, 0,6 mg/Tag über weitere 6 Monate)
- Substitution ab dem 2. Jahr: — Tag 1–25: Estradiolvalerat (1–1,5 mg) oder Estradiol (0,9–1,2 mg/Tag Tag 14–25: Dydrogesteron (10 mg/Tag) oder Medrogeston (5 mg/Tag) Tag 26–28: Pause
- Substitution ab dem 2. Jahr:
- Sequenztherapie Sequenzpräparate Vollsubstitution: — Zykloprogynova: Estradiolvalerat (2 mg) und Norgestrel (0,5 mg) Presomen comp: Konj. Estrogene (1,25 mg) und Medrogeston (5 mg)

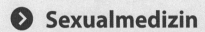

Sexualmedizin

U. Brandenburg

- Sexuelle Probleme nach wie vor Tabuthema für Patientinnen, aber auch für Frauenärzte
- Gefahr eines chronifizierten Teufelskreises von Tabu, Schweigen, Paralyse → Chronifizierung sexueller Störungen
- Die Prävalenz weiblicher Sexualstörungen-/probleme variiert von Untersuchung zu Untersuchung von 10% betroffener Frauen bis zu >50%
- Überwiegend geben die Studien für sexuelle Probleme zwischen 20 und 30% an
- Häufigkeit von Sexualstörungen bei Frauen: ▬ Störungen des sexuellen Begehrens ca. 30% ▬ Erregungs- und Orgasmusstörung ca. 20–30% ▬ Schmerzen ca. 15–20%

Klassifikation
- Sexuelle Probleme sind laut den gängigen Diagnosemanualen nur dann Sexualstörungen, wenn »personal distress«, also persönliches Leid aufgrund der Störung besteht
- Unterscheidung sexueller Störungen in: ▬ Primäre Störungen (werden um den Zeitpunkt der Pubertät bemerkt, bestehen ohne symptomfreies Intervall bis zum Zeitpunkt der ärztlichen Vorstellung) ▬ Sekundäre Störungen (Auftreten nach längerer symptomfreier Phase)

- Daneben Funktionsstörungen (differenziert zu betrachten in Bezug auf Situations-, Technik- und Partnerabhängigkeit): ▬ Partiell ▬ Total
- Weitere Beschreibungsmerkmale: ▬ Permanenz ▬ Dauer

20.1 Sexualstörungen der Frau

20.1.1 Sexuelle Lustlosigkeit

ICD-10 F 52.0 Mangel oder Verlust von sexuellem Verlangen

DSM-IV 302.71 Störungen mit verminderter sexueller Appetenz

- Sexuelle Lustlosigkeit → Die Frau hat keine oder nur wenig Lust auf Sexualität und leidet darunter
- Diagnostisch nicht genau zu fassen, da sexuelle Lust kulturellen Normen, Mythen und Trends unterworfen ist
- Nicht erfüllte Erwartungen schaffen Enttäuschung, die die betroffene Frau u. U. als Defizit empfindet
- Diese Dynamik gilt es bewusst zu machen → Kann bereits den Druck nehmen, entlasten und darüber Bewältigungskompetenzen freisetzen
- Anamnese: ▬ Partner- und situative Abhängigkeit der Lust? ▬ Autoerotische Sexualität?
- Typische psychosozial bedingte Luststörungen: ▬ Nach der Geburt

eines Kindes ▬ Aufgrund von reproduktionsmedizinischen Maßnahmen ▬ Stress am Arbeitsplatz ▬ Im Zusammenhang mit schweren Erkrankungen ▬ In langjährigen Paarbeziehungen

❯ **Keine dieser Lustlosigkeiten ist automatisch Ausdruck einer gestörten Paarbeziehung, kann es in bestimmten Fällen aber sein.**

- Existiert eine Luststörung lange genug, zieht sie nicht selten Erregungs- oder Orgasmusstörungen nach sich
- Umgekehrt kann sich eine Luststörung auch als Folge von Erregungs-, Orgasmus- und Schmerzstörungen entwickeln

20.1.2 Störung der sexuellen Erregung

ICD-10 F 52.2 Versagen genitaler Reaktionen

DSM-IV 302.72 Störung der sexuellen Erregung bei der Frau

- Physiologische Lubrikationsschwellreaktion als Ausdruck der sexuellen Erregung: ▬ Genitale Hyperämie → Lubrikation der Scheide und Anschwellen von großen und kleinen Schamlippen sowie der Klitoris ▬ Ballonförmige Ausweitung des hinteren Scheidenbereichs
- Störung der sexuellen Erregung: ▬ Die Frau wird im sexuellen Kontakt nicht erregt ▬ Die Frau kann die Erregung nicht halten
- Zusammenspiel von subjektivem Erleben und physiologischer Reaktion ist nicht immer kongruent: ▬ Die Frau kann durchaus feucht werden, aber nicht erregt ▬ Die Frau kann erregt sein, ohne feucht zu werden

❯ **Frauen können selbst nach Klitoridektomien, großen Scheidenoperationen oder bei schwerem Diabetes mellitus erregungs- und orgasmusfähig bleiben. Das wichtigste Erregungsorgan ist das Hirn.**

- Erregungsstörungen sind i. Allg. partner-, situations- und praktikabhängig oder Ausdruck einer Phantasiestörung
- Die Ursachen sind nicht immer offensichtlich: ▬ Schwierigkeit einer Patientin, körperlich erregt zu werden ▬ Schwierigkeit, ihre Wünsche wahrzunehmen und mitzuteilen ▬ Schwierigkeit des Partners, diese Wünsche aufzunehmen und umzusetzen

20.1.3 Orgasmusstörungen

ICD-10 F 52.3 Orgasmusstörungen

DSM-IV 302.73 Weibliche Orgasmusstörungen

- Eine Orgasmusstörung liegt dann vor, wenn eine Frau trotz vorhandener sexueller Erregung nie oder nur sehr selten zum Orgasmus kommt und darunter leidet
- Meist keine primäre totale Orgasmusstörung, sondern eine situations- oder technikabhängige Orgasmusproblematik
- Eine radikale Unterscheidung »klitoraler vs. vaginaler Orgasmus« gibt es nicht

❯ **Der Großteil der Frauen benötigt eine klitorale Stimulation, um zum Orgasmus zu kommen. Es wird vermutet wird, dass, wenn Frauen ohne klitorale Stimulation zum Höhepunkt kommen, die individuelle Anatomie der Klitoris bzw. der Klitorisschenkel dieser Frauen derartig beschaffen ist, dass Teile des ausgedehn-**

ten klitoridalen Gewebes allein durch Bewegungen beim Geschlechtsverkehr mit berührt und entsprechend stimuliert werden. Allein dieses Wissen depathologisiert viele Frauen und macht aus vielen sog. Orgasmusstörungen völlig adäquate potente orgasmische Reaktionen.

- Ursachen: ▬ Krankheiten, z. B. depressive Verstimmungen, Schilddrüsen-, Nebennierenrindenerkrankungen, Diabetes mellitus ▬ Medikamentöse Ursachen, z. B. Nebenwirkungen von Psychopharmaka, Chemotherapie wegen einer Tumorerkrankung ▬ Chirurgische Eingriffe im kleinen Becken ▬ Angst vor Kontrollverlust ▬ Erwartungsdruck dem Partner gegenüber ▬ Andere psychische Konfliktpunkte

❯ Geben Frauen an, aufgrund von mangelnder sexueller Erregung keinen Orgasmus zu haben, so handelt es sich dabei nicht um eine Orgasmus-, sondern zunächst um eine Erregungsstörung.

20.1.4 Vaginismus

ICD-10 F 52.5 Nichtorganischer Vaginismus

DMS-IV 306.51 Vaginismus (nicht aufgrund eines medizinischen Krankheitsfaktors)

- Unwillkürliche Verkrampfung des äußeren Drittels der Scheide aufgrund von Spasmen der Beckenbodenmuskulatur beim Versuch, etwas in die Scheide einzuführen
- Tritt regelmäßig oder zumindest wiederholt auf
- Beeinträchtigt den Geschlechtsverkehr so, dass Imissio i. Allg. unmöglich oder sehr schmerzhaft ist

- Primärer häufiger als sekundärer Vaginismus
- Als Angstreaktion gehört er zu den klassischen sexuellen Funktionsstörungen, die sich im typischen Teufelskreis von negativer Erfahrung, Enttäuschung, wachsender Erwartung, zunehmender Anspannung, steigender Selbstbeobachtung immer weiter selbst verstärken und chronifizieren
- Vaginismus ist oft eine isolierte Störung
- Betroffene Frauen sind häufig kompetente, psychisch gesunde und keineswegs neurotische Persönlichkeiten → Offensichtlich komplexes Geschehen von psychosexuell bedingten Vulnerabilitäten und spezifischen psychosozialen Einflüssen
- Operative Maßnahmen, z. B. Hymeninzision oder in Narkose durchgeführte Dilatation, sind kontraindiziert → Häufig sind sie zusätzlich traumatisierend und bewirken das Gegenteil
- Ausgesprochen gute Erfolge haben stattdessen die klassische Sexualtherapie (▶ Kap. 20.2.2) und spezifisches Beckenbodentraing

20.1.5 Dyspareunie

ICD-10 F 52.6 Nichtorganische Dyspareunie

DSM-IV 306.76 Dyspareunie (nicht aufgrund eines medizinischen Krankheitsfaktors)

- Schmerzen vor, während und nach dem Geschlechtsverkehr, treten manchmal allein durch koitale Bewegungen auf, manchmal auch bereits bei Beginn der Stimulation
- Klinik: ▬ Diffuse Schmerzen, die sich durch Brennen, Ziehen oder

Druck äußern ▬ Bei manchen Frauen auf die Dauer der Berührung bzw. des Geschlechtsakts beschränkt, bei anderen mehrere Stunden anhaltend

■ Ursachen sowohl psychisch als auch organisch (in diesem Beitrag sind nur nichtorganische besprochen): ▬ Mangelnde oder ausbleibende Lubrikation → Gleitgel ▬ Häufig einhergehend mit anderen psychosomatischen Beschwerden/somatoformen Störungen des Urogenitalsystems, z. B. Zystitis oder Pilzerkrankungen ▬ Häufig psychodynamische Faktoren wie Paar- oder innerpsychische Konflikte

❯ Nicht selten »schützt« eine dyspareunische Problematik das Paar. Sie ist i. Allg. schwieriger zu therapieren als ein Vaginismus.

Vulva-Vestibulitis-Syndrom (VVS oder Vestibulodynie)

■ Chronisches Schmerzsyndrom

■ Klinik: ▬ Meist kann ein genauer und isolierter Schmerzpunkt angeben werden ▬ Hyperalgesie mit zumeist ausgeprägten Schmerzen im Vestibulum, oft vergesellschaftet mit allgemein erniedrigter Schmerzschwelle ▬ Der schmerzende Bereich ist oft klinisch völlig unauffällig, manchmal leicht gerötet ▬ Schmerzen können hervorgerufen werden durch Druck im Rahmen von sexuellen Aktivitäten, Kleidung, Fahrradfahren, Reibung

■ Histologie: ▬ Mastzellen ↑ ▬ Histaminfreisetzung ↑ ▬ Proliferation von Schmerzfasern

❯ Eine wirklich eindeutige Therapie ist bis heute nicht möglich. Sinnvoll ist es, ein therapeutisches Netzwerk aus Gynäkologie, Sexualmedizin und Schmerztherapie zu bilden.

■ Therapieoptionen: ▬ Systemische Schmerztherapie, z. B. Amitriptylin oder Gabapentin (nur in Kooperation mit den schmerztherapeutischen Fachkollegen) ▬ Daneben lokalanästhetische Nervenblockade auf mehreren Ebenen ▬ Frühzeitige operative Entfernung des schmerzenden Bereichs bis hin zur Vestibuloektomie (umstritten)

20.1.6 Sexuelle Aversion

ICD-10 F 52.10 Sexuelle Aversion

DSM-IV 302.9 Störung mit sexueller Aversion

■ Ausgeprägte Abwehrreaktion bis hin zum Ekel gegenüber Sexualität

■ Auftreten bei autoerotischen wie auch bei heteroerotischen Aktivitäten

■ Klinik: ▬ Ausprägungsgrad variierend bis zu Panikattacken, Bauchschmerzen, Übelkeit, ggf. mit Erbrechen ▬ Schmerzzustände ▬ Depressive Verstimmungen

■ Ursachen: ▬ Überdurchschnittlich häufig biographisch Übergriffe durch sexuelle oder körperliche Gewalt → Krankheitsbild ist im Sinne einer posttraumatischen Belastungsstörung nicht selten assoziiert mit Persönlichkeits-, Angst- und depressiven Störungen und Substanzabusus

❯ Gerade angesichts der fast immer dominierenden psychiatrischen Problematik wird die sexuelle und damit intime Not dieser Frauen häufig übersehen. Psychiatrisch sind sie i. Allg. gut versorgt, sexualtherapeutisch hingegen ungenügend.

20.1.7 Larvierte Sexualstörungen

- Psychosomatische Krankheitsbilder, hinter denen sich u. U. sexuelle Konflikte verbergen
- Typische Ausrucksformen: ▬ Chronischer Unterleibsschmerz ▬ Nierenleiden ▬ Blasenaffektionen ▬ Chronische Adnexitiden ▬ Vaginalmykosen ▬ Chronischer und spezifischer Pruritus vulvae ▬ Zystitiden bis hin zur Harninkontinenz
- Dahinter verbergen sich häufig persönliche Ängste gegenüber Sexualität, Autonomie-, Abhängigkeitskonflikte, Nähe/Distanz- sowie Paarkonflikte.

20.2 Therapeutisches Vorgehen

20.2.1 Sexualberatung

- Längst nicht alle Patientinnen mit sexuellen Problemen bedürfen einer Sexualtherapie, für viele ist eine gute Sexualberatung völlig ausreichend
- Ein offenes Gespräch ist immer notwendig; Ziele: ▬ Abklären der konkreten Problematik ▬ Bedeutung dieser Problematik für die betroffene Frau ▬ Lösungsstrategien, mit denen sie die Problematik bewältigen kann

❯ Ein gelungenes Gespräch sollte Aufklärung schaffen, Lösungsansätze geben, Ressourcen bewusst machen, Depathologisierung herstellen sowie ein Modell für die Patientin dafür bieten, dass ein offenes Sprechen über Sexualität möglich ist.

- Gesprächstechnik: ▬ Therapeutische Beziehung als Grundlage ▬ Offen und wertfrei ▬ Empathischer und respektvoller Umgang miteinander ▬ Fast Multiple-Choice-ähnliche kurze geschlossene Fragen stellen, die die »schwierigen Wörter« (z. B. Klitoris, Selbstbefriedigung usw.) bereits enthalten ▬ Konkret (nach)fragen
- Sexualberatung als Beginn einer Sexualtherapie
- Indikationen: ▬ Normativ bedingte Probleme wie z. B. spezielle Erregungs- und Orgasmusprobleme ▬ Situationsabhängige, unkomplizierte Lustlosigkeit
- Durchführung: ▬ Gespräch (▶ oben: »Gesprächstechnik«) ▬ Spezifische Verhaltensanleitungen (»Hausaufgaben«, z. B. aktiv initiierte Sexualität) ▬ Mindestens 3–5 Termine für Wiedervorstellung und Besprechung vereinbaren

❯ Patentrezepte funktionieren in den meisten Fällen nicht und führen zu noch mehr Enttäuschung, was die Problematik der Patientin noch zusätzlich chronifiziert.

20.2.2 Sexualtherapie

- Indikationen: ▬ Ausgeprägte, chronifizierte sexuelle Störungen ▬ Sexuelle Probleme, hinter denen sich ein chronifizierter Paarkonflikt verbirgt → Paarkonflikt wird nicht selten erst nach einer guten Sexualberatung offenbar → Möglichkeit der Klärung mit anschließender erneuter Indikationsentscheidung

Formen
Masters & Johnson

- Bekanntestes und immer noch hochaktuelles sexualtherapeutisches Behandlungskonzept
- Rein behavioristisch bzw. verhaltenstherapeutisch orientiert

- Ursprünglich als paartherapeutisches Konzept entwickelt, kann in einzelnen Segmenten auch für Einzelsetting angewandt werden

❯ **Kern dieses Konzeptes ist das systematische Auflösen des sog. Selbstverstärkungsmechanismus, der den sexuellen Funktionsstörungen zugrunde liegt.**

- Durchführung: ━ Aufeinander aufbauende Reihe von »Hausaufgaben« (Verhaltensanleitungen): Abwechselndes Streicheln unter Auslassung der erogenen Zonen, abwechselndes Streicheln unter Einbeziehung der erogenen Zonen, abwechselndes Streicheln + Spiel mit der Erregung, Einführung des Penis etc. ━ Das Paar nimmt zum einen wieder körperlich intimen Kontakt auf, entkoppelt sich aber zum anderen vom kulturellen Auftrag sexuellen Funktionierens
- In einem geschützten regelhaften Rahmen, moderiert durch den Therapeuten, wird Sexualität wieder praktiziert, aber zunehmend frei von Erwartungsdruck
- Diese deutliche »Entstressung« mit nachlassender Anspannung und steigender Entspannung → Psychosomatischer Kreislauf, der wiederum unwillkürlich sexuelles Funktionieren unterstützt
- I. Allg. erwünschter Nebeneffekt: Kommunikationsfähigkeit ↑

Überarbeitung des Konzeptes durch Schmidt/Arentewicz und durch Hauch
- Konflikte hinter der reinen Symptomebene haben an Bedeutung gewonnen
- Entwicklung eines neuen systemischen Verständnisses für die mögliche Schutzfunktion eines sexuellen Symp-

toms, z. B.: ━ Eine Patientin schützt mit ihrer Lustlosigkeit ihren Partner davor, seiner Potenzproblematik ins Auge schauen zu müssen

Sonstige störungsspezifische Therapieformen
- Vaginaltrainer bei Vaginismus (auch bei Dyspareunie): ━ Die Frauen bzw. Paare werden angeleitet, Stäbe unterschiedlicher Dicke in die Scheide einzuführen ━ Angstfreier im Umgang mit der eigenen Scheide ━ Die Patientin macht die Erfahrung, Einfluss auf das Öffnen ihrer Scheide zu entwickeln

20.2.3 Schlussbemerkungen

- Die überwiegende Anzahl der betroffenen Frauen ist nach einer Sexualtherapie symptomfrei
- Sexualtherapie kann als Einzel-, Paar- und Gruppentherapie durchgeführt werden, in jedem Fall handelt es sich jedoch um Therapie
- Störungsspezifische Interventionen sind wuchtige Verhaltensanleitungen, die eines therapeutischen Prozesses und entsprechend einer Reihe von therapeutischen Folgeterminen bedürfen
- Bei entsprechender Vorbildung ist es durchaus möglich, dass eine solche Therapie auch von Gynäkologen durchgeführt wird

❯ Psychosomatische Aspekte gynäkologischer Erkrankungen

R. Kästner

21.1   Allgemeines

21.1.1   Psychosomatische Sorgfaltspflicht

Eine große Zahl von Symptomen ist psychisch bedingt oder mitbedingt (z. B. Sexualstörungen, Unterbauchbeschwerden ohne Organbefund, Hyperemesis).

Es gibt besonders vulnerable Phasen im Leben einer Frau, die in eine schwere Krise münden können (z. B. Pubertät, Schwangerschaft, Klimakterium). Eine Reihe von Krankheitsbildern in der Gynäkologie macht eine psychosomatische Begleitung erforderlich (z. B. Genitalkarzinome, frustraner Kinderwunsch, HIV-Infektionen, Sucht etc.).

21.1.2   Arzt-Patientin-Beziehung in der Gynäkologie

Intimität und Distanz, Erotik und narzistische Bedürftigkeit dürfen weder zu Grenzverletzungen im Sinne einer taktlosen Nähe noch zu einer verletzenden Kälte ausagiert werden.

Weibliche und männliche Gynäkologen arbeiten in einem intimen zwischenmenschlichen Bereich, in dem libidinös besetzte Wünsche und sinnlicher Kontakt eine wesentliche Rolle spielen. Die Patientin will bestätigt haben, dass sie gesund ist oder geheilt werden kann. Nur deshalb gestattet sie ihrem Arzt, sie genital zu untersuchen. Dabei lässt sie passiv zu, dass eine fremde Person und nicht ihr Intimpartner sie entblößt betrachtet und in sie eindringt. Dies wird von emotionalen Reaktionen auf beiden Seiten begleitet, die Scham-, Schuld- und Kränkungsgefühle auslösen können.

Eine fruchtbare erotische Spannung lebt davon, dass der Therapeut sein Gegenüber als ein erotisches Wesen erkennt, darin anziehend findet, seine Gefühle oder Gedanken akzeptiert, dabei sich selbst freundlich zugewandt und abstinent verhält. Seine ethische Verpflichtung lässt nur zu, dass er seine Triebbedürfnisse oder narzistischen Nähewünsche außerhalb der Patientenbeziehung befriedigt.

Der psychotherapeutisch tätige Gynäkologe muss für sich und seine Patientin frühzeitig und nachvollziehbar klären, bei welchen neurotischen und psychosomatischen Erkrankungen er

weiterhin als Gynäkologe und Psychotherapeut tätig sein kann und wann
möglichst keine gynäkologische Untersuchung erfolgen sollte.

In analytischen Psychotherapien, in
denen durch Übertragung und Widerstand intensive regressive Prozesse in
Gang gesetzt werden, muss die Absti-
nenzregel strikt eingehalten werden
und die körperliche Untersuchung unterbleiben.

Ein besonders sensibler Bereich ist die
Behandlung sexueller Störungen in der
gynäkologischen Praxis. Stimulierende
Handlungen zu deren Behandlung sind
inakzeptabel und erfüllen den straf-
rechtlichen Tatbestand des sexuellen
Missbrauchs.

Selbsterfahrung schützt den Gynäkologen auch vor Beziehungsfallen mit seinen Patientinnen.

Wenn sich eigene Abwehrmechanis-
men mit denen der Patientin verbün-
den, entwickeln sich besonders schwer
zu beeinflussende, oft langwierige Ver-
strickungen zu beiderseitigem Nachteil. Die gemeinsame Abwehr ermöglicht es dann, den eigenen neurotischen Konflikt über den anderen
aufrechtzuerhalten bzw. zu befriedi-
gen; dadurch wird aber Gesundung
und seelisches Wachstum verhindert.
Anschauliches und bedauerliches Beispiel hierzu ist der narzisstisch bedürf-
tige Arzt, der die Patientin mit soma-
toformer Störung ein ums andere Mal
operiert und ihr zunehmend mehr
Organe entfernt.

21.1.3 Epidemiologie

Psychosomatische Mitbedingung wird
in 30 (–60)% vermutet, bei etwa 40%
bestehen Schwierigkeiten im sexuellen
Bereich.

Häufig werden psychosomatische
Aspekte abgewehrt bzw. erst nach sehr
intensiver organischer Abklärung als
Ausschlussdiagnose für möglich gehalten. Nur sehr wenige Patientinnen
erhalten ein psychosomatisches Thera-
pieangebot.

Klassifikation

Es lassen sich 4 große Untergruppen in
der psychosomatischen Gynäkologie ab-
grenzen:

- Reaktive Störungen ▬ Sind
  die Folge von andauernden oder
  schwerwiegenden Belastungen, die
  die Bewältigungsfähigkeit (Coping)
  überfordern ▬ Hierzu gehören auch
  somatopsychische Störungen
- Neurotische Störungen ▬ Beruhen
  auf weit in die Vergangenheit zurück-
  reichender neurotischer Entwicklung
  der Persönlichkeit und unbewusst
  gewordene Erfahrungen ▬ Sie
  entstehen durch äußere auslösende
  Belastung, die sich destabilisierend
  auf die seelische Struktur auswirkt
- Posttraumatische Störungen ▬ Entstehen durch schwere seelische Traumatisierung ▬ Neurotische Disposition kann hinzukommen ▬ Kürzere
  und chronische posttraumatische
  Reaktionen sind zu unterscheiden
- Psychosomatosen ▬ Chronische
  neurotische Entwicklung und organische Krankheitsfaktoren wirken
  zusammen und bewirken Organläsio-
  nen ▬ Seelische Krankheitsfaktoren
  spielen oft eine maßgebliche Rolle für
  den Krankheitsprozess

Diagnostik

Daran denken und das sog. 3. Ohr benutzen: Aus Körpersprache, gefühlhaf-
ten Gesprächsinhalten, Idealisierung
und Entwertung, blumiger und affekt-

hafter Schilderung der Beschwerden und subjektiver Krankheitstheorie ergeben sich Hinweise auf psychosomatischen Kontext.

Fragebögen (z. B. Beschwerdefragebögen wie GBB-24 oder Symptomchecklisten wie SCL-K-9) können Hinweise geben.

Die psychosomatische Anamnese erfragt

- Geschwisterfolge
- Beziehung zu Eltern
- Trennungen und Verlusterlebnisse
- Schul- und Berufslaufbahn
- Partnerschaft
- Lebensübergänge
- Krisen
- Sexualentwicklung
- Gewalterfahrung
- Auslösesituation

Bei Hinweisen auf ein psychosomatisches Geschehen gilt es, ein Arbeitsbündnis mit der Patientin zu erstellen. Am besten zu einem persönlich bekannten Fachpsychosomatiker überweisen und anschließend wiedereinbestellen, nicht das Gefühl von »wegschicken« aufkommen lassen. »Wir versuchen, Ihnen am besten zu helfen« drückt positive Erfolgserwartung und Wertschätzung für psychische Inhalte aus.

Patientinnen mit gynäkologisch-psychosomatischen Erkrankungen zeigen häufig eine der folgenden F-Diagnosen (nach ICD-10):

- F 43.0: Belastungsreaktion und Anpassungsstörung
- F 43.1: Posttraumatische Belastungsstörung
- F 32: Depressive Episode
- F 41 : Angststörung
- F 60: Persönlichkeitsstörung
- F 45: Somatoforme Störung

21.2   Spezielle gynäkologisch-psychosomatische Syndrome

21.2.1   Organverlust

Betrifft die primären und sekundären Geschlechtsorgane, die persönliche Erlebensperspektive, also Biographie, Sexualität, Selbstwert und Identität.

Trauerarbeit muss ermöglicht werden, und der Verbleib der Organe darf nicht unklar bleiben.

Die Gebärmutter wird unabhängig von erlebten Geburten oder bestehendem Kinderwunsch mit potenzieller Fruchtbarkeitsbereitschaft assoziiert, zyklische Blutungen deuten auf Lebendigkeit und Fluss. Vor Hysterektomie psychische Folgen wie depressive Verstimmung, Selbstwertverlust und sexuelle Veränderungen besprechen und Zurückhaltung bei schwacher Indikation walten lassen.

Da die Brust einer Frau zu sehen ist, ist sie nicht nur im sexuellen, sondern auch im sozialen Kontext bedeutsam. Eingriffe an der Brust, auch wenn sie nicht mit einem kompletten Organverlust, sondern mit Einschnitten und Formänderungen verbunden sind, können die psychische Integrität der Frau beeinträchtigen.

Frauen nach Gewalterfahrungen (ca. 30%!) können leicht retraumatisiert werden.

21.2.2   Miktionsstörungen

Neben sorgfältiger Abklärung urogenitaler Strukturdefekte, endokriner Faktoren und neurologischer und internistischer Begleiterkrankungen Beachten des Verhaltens, der Person und der sozialen Stressoren.

Hinweise auf eine Psychogenese ergeben sich aus:

- Diskrepanz zwischen objektivem Befund und Leidensdruck
- Begleitsymptomatik mit zahlreichen funktionellen Syndromen
- Rückzug aus der Intimität mit dem Partner, Strukturierung von Beziehung mit Hilfe des Symptoms
- Spezifischer Auslösesituation

Miktionsstörungen können auftreten:

- Im Rahmen einer psychiatrischen Grunderkrankung, z. B. einer Anpassungsstörung, Angststörung, somatoformen Störung, Depression oder Persönlichkeitsstörung
- Als erlerntes Fehlverhalten auf unspezifische Stresssituation
- Im Rahmen einer larvierten Sexualstörung
- Als Ausdruck eines auf die körperliche Ebene transformierten Affektes wie Wut, Trauer, Enttäuschung oder Ärger
- Im Rahmen einer chronifizierten vegetativen Dysfunktion
- Als Ausdruck einer gestörten Kommunikation in Partnerschaft und Familie

❯ **Das therapeutische Konzept bei Miktionsstörungen zielt darauf, mit der Patientin ein Verständnis für die zugrundeliegende Störung auf physiologischer und psychologischer Ebene zu erreichen.**

Kognitiv-verhaltenstherapeutische Techniken benutzen Miktionsprotokolle, zusätzlich kommen Entspannungstechniken und Beckenbodentraining sowie Biofeedback zum Einsatz.

Konfliktzentrierte, psychodynamisch orientierte Interventionen suchen nach prädisponierenden Faktoren aus der früheren Lebensgeschichte, v. a. wenn das Erlernen der Miktionskontrolle mit intensiven affektiven Störungen verbunden war. Anhand eines Miktionsplans entdecken die Patientinnen in der Psychotherapie diese Belastungen und Konflikte, wodurch der Weg zu einem adäquateren Umgang eröffnet wird.

21.2.3 Schmerzen ohne Organbefund

Schmerzen ohne Organbefund sind eine Erkrankung, für die es als Ausdruck ihrer Schwierigkeit in Diagnostik und Behandlung über 100 Bezeichnungen gibt. Die bekanntesten sind Hysteralgie, Krankheit mit den 20 Namen, Beckenneuralgie, Parametropathia spastica, Zervikalsyndrom, »pelvic congestion syndrome«, Pelipathia vegetativa, Pseudoadnexitis spastica, »chronic pelvic pain«, Unterleibsschmerzen ohne Organbefund. Oft liegt eine somatoforme Schmerzstörung (F 45.4) vor. Etwa 25–30% aller Patienten einer interdisziplinären universitären Schmerzambulanz ohne Tumorerkrankung erfüllen diese Diagnose.

Die Interaktion zwischen der Patientin und dem Arzt wird nach einem von hoffnungsvoller Erwartung gefärbten Beginn alsbald von hilfloser Verärgerung geprägt, dies macht die beidseitige Hoffnung auf eine rasche operative Abhilfe verständlich. Tatsächlich liegt jedoch eine Reaktion auf lebensgeschichtliche Zusammenhänge mittels eines schmerzdarstellenden Ausdrucksverhaltens vor, insbesondere in Situationen von Trennung, Verlassenheit oder Verlust.

Ursächlich ist eine emotionale Vernachlässigung oder Misshandlung in der frühen Kindheit, wodurch eine fehlende

Differenzierungsfähigkeit zwischen Schmerz und anderen Affekten entsteht und sich Schmerz als Kommunikationsform etabliert. Eine stabile Abwehr verhindert die Annäherung an die leidvollen Erfahrungen und bewirkt, dass die Patientinnen immer wieder invasivere Diagnostik und Therapie fordern bzw. zumindest dieser zustimmen. Entwertung der Vorbehandler und Idealisierung der aktuellen Behandler deuten auf unsichere Bindungserfahrungen und damit die frühe Störung hin; im ungünstigen Falle ergibt sich ein Circulus vitiosus mit narzistisch bedürftigen Ärzten.

Im typischen, chronifizierten Fall wechseln die Patientinnen dann von Arzt zu Arzt. Um die versteckte Ursache der Beschwerden in immer tieferen Schichten vielleicht doch zu finden, eskaliert die organische Diagnostik. Typischerweise werden Bagatellbefunde als Schmerzursache benannt, die sog. iatrogene Fixierung. Einer kurzen Phase von verminderten Schmerzen (und vermindertem seelischem Druck) nach einem operativen Eingriff folgt ein neuer Schub, der einen neuerlichen Eingriff mit weitreichenderen Probe- und Organentnahmen nach sich zieht. Fast immer nehmen die Patientinnen regelmäßig Schmerzmittel ein.

Merkmale bei Patientinnen mit Schmerzen ohne Organbefund:

- Häufige Arztwechsel
- Eskalierende Diagnostik
- Häufige Arbeitsunfähigkeiten
- Iatrogene Fixierung
- Analgetikaabusus

Therapeutisches Vorgehen
Die psychosomatische Umschaltung hin zur psychotherapeutischen Behandlung kann nur gelingen, wenn die Patientin sich in ihrem körperlich erlebten Schmerz ernst genommen fühlt und im Beziehungsangebot nicht neuerlichen Verletzungen ausgesetzt wird.

Vor diesem Hintergrund muss insbesondere die oft empfohlene neuerliche Laparoskopie zum (nochmaligen) Ausschluss einer organischen Schmerzursache kritisch bewertet werden.

Günstig ist, wenn der Arzt die organische Diagnostik versteht, durchführen könnte und sie mangels pathologischer klinischer Parameter hinter die psychotherapeutische Behandlung zurückstellt.

Die Behandlung erfordert dann in besonderem Maße eine konstante, verlässliche und transparente psychotherapeutische Beziehung, weil sie von Seiten der Patientin immer wieder durch die vehement aufkeimende Abwehr strapaziert wird und vom Therapeuten innere Standfestigkeit aufgrund der negativen Gegenübertragung infolge der beharrlichen Abwertung voraussetzt. Vor allem die unterdrückten aggressiven Impulse und die narzistische Wut müssen in der Beziehung ausgehalten und dann vorsichtig gedeutet werden.

Indikationen zur stationären Psychotherapie sind Schmerzmittelabhängigkeit, hohe Arbeitsfehlzeiten und mangelnde Motivierbarkeit zur ambulanten Psychotherapie.

21.2.4 Fluor, Pruritus

Chronischer Fluor vaginalis und pruritus vulvae ohne erkennbare mikrobielle oder dermatologische Ursachen sind oft als abgewehrte sexuelle Wünsche und damit auch als funktionelle Sexualstörung zu verstehen.

Einerseits kann eine sexuelle Erregung, die nicht befriedigt wird, zu einem Juckreiz oder Fluor führen, andererseits kann der Fluor als Grund genutzt werden, einen nicht gewollten Geschlechtsakt abzuwehren. Des Weiteren wäre es möglich, dass chronischer Juckreiz die betroffenen Frauen in Form eines Reibens zur larvierten Onanie ohne Gewissensbisse nötigt.

Oft geraten die Patientinnen in den Kreislauf einer vaginaltherapeutischen Polypragmasie, d. h. dass auch ohne Erregernachweis überwiegend antimikrobiell behandelt wird. Das eigentlich erforderliche Gespräch über die Sexualität wird i. d. R. vermieden.

Auch kann es schwierig sein, sich ein objektives Bild über die Art des geklagten Fluors zu verschaffen. Insbesondere Frauen mit zwanghafter Persönlichkeit mit Hang zu besonderer Reinlichkeit neigen dazu, jede Form – auch von physiologischem – Fluor überzubewerten und durch häufiges Waschen oder gar mit Vaginalspülungen diesem zu begegnen. Die Gefahr besteht, dass diese gewissenhaften Patientinnen durch neu verordnete Vaginaltherapeutika auf ihr Symptom fixiert werden.

21.2.5 Vulvodynie, vulvovestibuläres Syndrom

Schmerzen im vulvovaginalen Bereich mit oder ohne Berührung können einerseits als somatoforme Störung, als Sexualstörung oder als larvierte Depression gedeutet werden. Analog zu den Patientinnen mit Miktionsstörungen geht es in erster Linie darum, den individuellen psychischen, den kommunikativen und den sozialen Gehalt des sehr quälenden und eindrucksvollen Symptoms zu erarbeiten und langsam die Patientinnen aus deren somatischer Fixierung zu lösen.

Die nicht selten als Ultima ratio vorgenommene operative Entfernung

schmerzhafter Areale birgt die sehr große Gefahr einer weiteren Verschlechterung und Fixierung und facht die Spirale weiterer Chronifizierung an.

21.3 Kosmetik, Körperbild

Bei der Durchsicht der Literatur zur psychischen Befindlichkeit und Komorbidität bei Frauen, die kosmetische Operationen anstreben, fällt eine starke Tendenz zur Normalität auf. Auch wird die hohe Zufriedenheit mit den Ergebnissen der Operationen beschrieben. Nur wenige Arbeiten zu Körperschemastörungen, Essstörungen, Depressivität und Selbstwertgefühl ziehen eine Verbindung zur Durchführung von kosmetischen Operationen, diese zeigen jedoch Prävalenzen von 7–20%.

Augmentation und Reduktionsplastik der Brüste sind weit verbreitet. Insbesondere beim Wunsch nach einer Brustvergrößerung sind meist Unzufriedenheit mit dem eigenen Körperbild und vermindertes Selbstbewusstsein die Triebkraft zur Operation, während bei Patientinnen mit Makromastie auch orthopädische Probleme vorliegen können. Bei beiden Gruppen hilft die Operation trotz subjektiver Zufriedenheit mit dem Ergebnis nur wenig in Bezug auf Selbstwertgefühl, Ängstlichkeit, Körperempfinden, soziale Kompetenz und Depressivität.

> ❯ **Frauen, die Brustimplantate erhalten haben, nehmen sich im Vergleich zur Normalbevölkerung 3× häufiger das Leben, was auf die oft nicht erkannte Psychopathologie hinweist.**

Das Annehmen des eigenen Körpers ist vornehmlich eine psychische Leistung und kann in der Regel nicht durch eine Operation substituiert werden. Ausnahmen können schwere Abweichungen vom Durchschnitt darstellen, die neben seelischen auch mit körperlichen Beschwerden einhergehen.

D Onkologie

❯ Grundlagen der zytostatischen Systembehandlung in der gynäkologischen Onkologie

A. Schneeweiss

Ziele:
- Steigerung der Heilungsrate (kurative Situation)
- Symptomkontrolle, Erhalt der Lebensqualität, Überlebensverlängerung (palliative Situation)

22.1   Alkylanzien

Es werden unterschieden:
- Stickstoff-Lost-Derivate (z. B. Cyclophosphamid, Ifosfamid, Trofosfamid, Bendamustin)
- Platinverbindungen (z. B. Cisplatin, Carboplatin, Oxaliplatin)
- Alkyl-Sulfonate (z. B. Treosulfan)
- Triazene (z. B. Temozolomid)
- Aziridine (z. B. Mitomycin-C)
- Andere (Bleomycin, Nitrosoharnstoffe, Hydrazine, Epoxide)

22.1.1   Wirkmechanismus

- DNS-Strangvernetzung

22.1.2   Klinisch relevante unerwünschte Wirkungen

Allgemein
- Hämatotoxizität (Cyclophosphamid: Neutropenie → Thrombopenie, Immunsuppression)
- Gastrointestinale Toxizität (hochdosierte Therapien sind hoch emetogen)
- Gonadale Toxizität bis zur Infertilität
- Teratogenität
- Pulmonale Toxizität (Pneumonitis, Fibrose)
- Induktion von Zweitneoplasien

Spezielle Toxizitäten einzelner Substanzen/Substanzgruppen
Oxazophosphorine
- Acroleininduzierte hämorrhagische Zystitis (Mesnaprophylaxe ab ca. 600 mg/m² Cyclophosphamid)
- Flüssigkeitsretention mit Ödemen, Elektrolytverschiebungen und Hyponatriämie bis zu zentralen Krampfanfällen
- Alopezie

Bleomycin
- Irreversible Hyperpigmentierung nach Hautverletzung (z. B. Kratzen)
- Lungenfibrose

Platinverbindungen
- Toxizitäten ☐ Tab. 22.1
- Dosierung von Carboplatin erfolgt anhand der Calvert-Formel angepasst an die Nierenfunktion:
- Nierenfunktion normal:
  Dosis Carboplatin [mg] =
  AUC×(GFR+25)
- Nierenfunktion vermindert ohne nephrotoxische Vorbehandlung:
  % der Solldosis =(0,82×GFR)+18
- Nierenfunktion vermindert bei nephrotoxischer Vorbehandlung:
  % der Solldosis =(0,65×GFR)+18
  ⏤ AUC = »area under the curve« (Fläche unter der Konzentrations-Zeit-Kurve) ⏤ GFR = glomeruläre Filtrationsrate (entspricht etwa der Kreatinin-Clearance)
- Die GFR wird direkt anhand der Kreatinin-Clearance aus dem 24-h-Sammelurin bestimmt oder
- kann bei normaler Nierenfunktion geschätzt werden anhand von
  ⏤ Cockcroft-Gault-Formel oder
  ⏤ Modifizierter Jeliffe-Formel

Cockcroft-Gault Formel

$$\frac{GFR}{(ml/min)} = \frac{[140-\text{Alter (Jahre)}]\times KG\ (kg)}{72\times \text{Serumkreatinin (mg/dl)}}\times S$$

S = Sex (männlich = 1, weiblich = 0,85)

Modifizierte Jeliffe-Formel

$$\frac{GFR}{(ml/min)} = \frac{98-0,8\times[\text{Alter (Jahre)}-20]}{\text{Serumkreatinin (mg/dl)}} \times \frac{KOF\ (m^2)}{1,73}\times S$$

S = Sex (männlich = 1, weiblich = 0,9)

22.2 Antimetabolite

Es werden unterschieden:
- Folsäureanaloga bzw. -antagonisten (z. B. Metothrexat, Pemetrexed)
- Pyrimidinanaloga bzw. -antagonisten (z. B. 5-Fluorouracil, Capecitabin, Gemcitabin)
- Purinanaloga bzw. -antagonisten (z. B. 6-Mercaptopurin)
- Ribonukleotid-Reduktase-Hemmer (z. B. Hydroxyurea)

22.2.1 Wirkmechanismus

- Strukturanaloga der DNS-Basen (»falsche Bausteine«)

☐ **Tab. 22.1.** Toxizität einzelner Platinverbindungen

Toxizität	Cisplatin	Carboplatin	Oxaliplatin
Hämatotoxizität	(–)	+	(–)
Nephrotoxizität	+	–	–
Neurotoxizität	+	–	+
Ototoxizität	+	–	–
Übelkeit/Erbrechen	+	+	+

22.2.2 Klinisch relevante unerwünschte Wirkungen

Methotrexat

- Hämatotoxizität
- Gastrointestinale Toxizität: ▬ Mukositis ▬ Erythematöse Gingivitis ▬ Aphthen
- Nephrotoxizität
- Hepatotoxizität
- Pneumonitiden
- Hochdosiert Neurotoxizität
- Bei intrathekaler Gabe Arachnoiditis
- Sehr selten Kardiotoxizität

Capecitabin

- Hand-Fuß-Syndrom
- Diarrhoe
- Koronarspasmen

Gemcitabin

- Hämatotoxizität
- Grippeähnliches Syndrom
- Ödeme
- Dyspnoe
- Pruritus
- Proteinurie
- Hämaturie

Pemetrexed

- Ohne Substitution mit Folsäure und Vitamin B_{12} schwere gastrointestinale Toxizität → Empfohlene Vitaminsupplementation: ▬ Folsäure (350–1000 µg/Tag) ▬ Vitamin B_{12} (1 mg alle 9 Wochen)

22.3 Topoisomerasehemmstoffe

Topoisomerasen sind nukleäre Enzyme, die Einzelstrangbrüche für die Replikationsgabel erzeugen (Topoisomerase I), die Überspiralisierung der DNS (Super-

coiling) aufheben und einleiten (Topoisomerase II) und dadurch Transkription, Translation und Reparaturprozesse vorbereiten.

Es werden 2 Gruppen von Topoisomerasehemmstoffen unterschieden:

- Topoisomerase-I-Hemmer: ▬ Campthotecine (z. B. Topotecan, Irinotecan)
- Topoisomerase-II-Hemmer: ▬ Epidophyllotoxine (z. B. Etoposid) ▬ Antitumorantibiotika (Isolation erfolgte initial aus Streptomyces spp.): Anthrazykline [z. B. Doxorubicin (Adriamycin), Epirubicin, Idarubicin], Anthracene (z. B. Mitoxantron), andere (Phenoxazone, Chronomycine)

22.3.1 Wirkmechanismus

- Hauptwirkmechanismus ist die Hemmung der DNS-Replikation oder Beeinträchtigung des DNS-Supercoilings

22.3.2 Klinisch relevante unerwünschte Wirkungen

Allgemein

- Hämatotoxizität
- Gastrointestinale Toxizität ▬ Übelkeit/Erbrechen ▬ Mukositis
- Kardiotoxizität (akut, chronisch)
- Hauttoxizität: ▬ Alopezie ▬ Erytheme ▬ Recall-Phänomene

Spezielle Toxizitäten einzelner Substanzen/Substanzgruppen
Anthrazykline

- Kardiotoxizität ▢ Tab. 22.2
- Akut: Innerhalb von Stunden bis ca. 3 Wochen, dosisunabhängig, reversibel
- Chronisch: Oft erst nach Jahren, dosisabhängig, irreversibel
- Seltener bei liposomaler Galenik

◻ Tab. 22.2. Toxizität von Topoisomerasehemmern

Substanz	Kardiale Grenzdosis	Umrechnungsfaktor für Doxorubicinäquivalent (DÄ)	Echokardiographie zur LVEF-Bestimmung

Doxorubicin (Adriamycin)	450 mg/m^2	1	Vor Therapiebeginn
			– Bei Hochrisiko[a]
			  – bei 200 mg/m^2 DÄ
			  – ab 300 mg/m^2 DÄ vor jedem 2. Zyklus
			  – ab 400 mg/m^2 DÄ vor jedem Zyklus
			– Bei Niedrigrisiko[a]
			  – bei 300 mg/m^2 DÄ
			  – ab 400 mg/m^2 DÄ vor jedem Zyklus

Epirubicin	900 mg/m^2	0,5	
Idarubicin	225 mg/m^2	2	
Mitoxantron	200 mg/m^2	2,2	
Liposomales Anthrazyklin	Nicht bekannt		Vor Therapiebeginn

[a] Risikofaktoren: Kardiovaskuläre Erkrankungen, Bestrahlung von Thoraxwand oder Mediastinum, sehr junges oder hohes Alter, hohe Serumspitzenkonzentration.
LVEF = linksventrikuläre Ejektionsfraktion.

- Kardiale Grenzdosis (5% Herzinsuffizienzinzidenz), Monitoring ▬ Nekrosen nach Paravasation (Therapie: Kühlen, lokal DMSO und Dexrazoxane, chirurgische Sanierung, falls erforderlich)

Irinotecan
- Diarrhoe durch cholinerges Frühsyndrom (Therapie: Atropin)
- Spätdiarrhoe (Therapie: Initial Loperamid, nach 2 Tagen Ciprofloxacin, nach 3 Tagen Hospitalisation und i.v. Hydratation)

22.4 Tubulusaktive Substanzen

Es werden unterschieden:
- Hemmstoffe: ▬ Vinkaalkaloide (z. B. Vincristin, Vinblastin, Vinorelbin)

- Stabilisatoren ▬ Taxane (z. B. Paclitaxel, Docetaxel, albumingebundenes Paclitaxel) ▬ Epothilone (z. B. Ixabepilon)

22.4.1 Wirkmechanismus

- M-Phasensynchronisation bzw. Arrest oder G2/M-Arrest

22.4.2 Klinisch relevante unerwünschte Wirkungen

Vinkaalkaloide
- Klinisch relevante Toxizitäten
  ◻ Tab. 22.3

Taxane
- Neutropenie
- Hypersensitivitätsreaktion [Prämedikation mit Dexamethason, H1- (nur

◘ Tab. 22.3. Toxizität von Vinkaalkaloiden

	Vincristin	Vinblastin	Vinorelbin
Dosislimitierend	– Neurotoxizität	– Neutropenie	– Neutropenie
Nicht dosis-limitierend	– SIADH	– Obstipation	– Neurotoxizität
	– Hypertonie, Hypotonie	– Paralytischer Ileus	– Obstipation
	– (Alopezie)	– Alopezie – Mukositis – Hypertonie	– Thorakaler Schmerz – Phlebitis/Periphlebitis – (Alopezie)

Nekrosen nach Paravasation (Therapie: Wärme, lokal Hyaluronidase, chirurgische Sanierung, falls erforderlich).

bei Paclitaxel) und H2-Antagonisten, nicht erforderlich bei albumingebundenem Paclitaxel]
- Neurotoxizität (periphere und viszerale Neuropathie, Myalgie)
- Kardiotoxizität (Bradykardie, AV-Blockierung)
- Flüssigkeitsretention mit Ergüssen, Ödemen
- Alopezie

Ixabepilon
- Neutropenie
- Fatigue
- Diarrhoe
- Thrombozytopenie
- Myalgie
- Periphere Neuropathie

❯ Grundlagen der Strahlentherapie in der gynäkologischen Onkologie

F. Wenz, U. Kraus-Tiefenbacher

- Definition: Lokoregionäre Behandlungsform zwischen operativ-chirurgischer und systemisch-medikamentöser Therapie
- Tumorkonforme Bestrahlungstechniken erlauben heute weitgehende Schonung des umliegenden Normalgewebes

❯ **Die geringe therapeutische Breite fordert konsequente, interdisziplinäre Zusammenarbeit zur Vermeidung von Nebenwirkungen.**

- Etwa 25% aller erwachsenen Tumorpatienten können durch Radio- oder Radiochemotherapie geheilt werden
- Mehr als 2/3 der Patienten mit unheilbarem Tumorstadium profitieren von einer palliativen Strahlentherapie hinsichtlich der Linderung der Symptome und Verbesserung der Lebensqualität

23.1 Bestrahlungsplanung

- Meist 3-dimensionaler Datensatz (CT)
- Zielvolumeneinzeichnung
- Festlegung der Bestrahlungsfelder und -geometrie: — Ziel: Möglichst homogene Erfassung des Zielvolumens bei optimaler Schonung der Risikoorgane — Meist Mehrfeldertechniken (z. B. Gegenfelder, 4-Felder-Box-Technik) — Durch individuelle Feldanpassung (Metallblöcke oder Lamellenkollimatoren) bessere Schonung strahlensensibler Gewebe
- Einzeichnung der einzustrahlenden Felder oder der Lokalisierungspunkte am Patienten mit wasserabweisendem Marker zur Gewährleistung der täglichen Reproduzierbarkeit

23.2 Brachytherapie

- Sonderform der Radiotherapie (griechisch brachy = kurz, kurzreichend)
- Meistens Afterloading-Verfahren: Strahlenquelle außerhalb der Patientin, wird nur während der Therapie ausgefahren
- Typische Indikationen: — Intravaginale Bestrahlung beim Korpus- und in Abhängigkeit des Resektionsstatus auch beim Zervixkarzinom, meist in Kombination mit einer perkutanen Radiotherapie

■ Dosierung: ▬ Postoperativ (in Kombination mit Perkutanbestrahlung) 2×5 Gy oder 3×4 Gy in 5 mm Gewebetiefe ▬ Bei alleiniger Brachytherapie 4x5 oder 3x7 Gy

23.3 Die häufigsten Indikationsstellungen in der gynäkologischen Onkologie

■ ◲ Tab. 23.1

23.4 Hautnebenwirkungen

■ Insgesamt seltener als früher (Fraktionierung und Aufbaueffekt ultraharter Photonen)
■ Unterscheidung akute/chronische Hautnebenwirkungen

❯ Schonende Behandlung und Pflege der Haut während der Therapie.

■ Sorgfältige Aufklärung über zu erwartende Nebenwirkungen (z. B. liegt die Haut bei einer Nachbestrahlung der Restbrust unabdingbar im zu bestrahlenden Zielvolumen → Hautrötungen bis hin zu »Verbrennungen« können selbst durch moderne Bestrahlungstechniken nicht komplett vermieden werden, während eine Radiotherapie des Beckenbereichs, z. B. aufgrund eines Zervixkarzinoms, i. d. R. keine Hautveränderungen zur Folge hat)

Grundlagen der Hautpflege während einer Strahlentherapie
■ Direkte Sonneneinwirkung und mechanische Reizung der bestrahlten Hautareale vermeiden

■ Keine Vollbäder, ein generelles Verbot der Wasseranwendung besteht jedoch nicht, sofern milde Seifen verwendet und zu hohe Temperaturen vermieden werden
■ Radiogene Dermatitis → »Trocken auf trocken, feucht auf feucht«:
    ▬ Das trockene Erythem wird mit austrocknenden, kühlenden Pudern behandelt, bei hochgradigen Erythemen sind evtl. Salben angebracht
    ▬ Epitheliolysen werden mit Spülungen, feuchten Umschlägen, reizlosen Salben oder Öl-in-Wasser-Emulsionen behandelt
■ Ulzerationen sind von nekrotischem Material zu reinigen und gegen Infektion zu schützen
■ Ausgedehnte, nicht heilende Ulzera müssen plastisch-chirurgisch angegangen werden

23.5 Weitere Behandlungsfolgen

■ Bei unklaren Symptomen, die evtl. in Zusammenhang mit einer zurückliegenden Strahlentherapie stehen, sollte die Patientin erneut in der strahlentherapeutischen Einrichtung vorgestellt werden
■ Armlymphödeme nach axillärer Strahlentherapie (Mammakarzinom) als Kombinationsschäden durch operative Veränderungen und Radiatio → Wichtig: Infektionsprophylaxe, keine Infusionen anlegen, Lymphdrainage
■ Zystitiden können entstehen bei Einbeziehung der Harnblase in das Bestrahlungsfeld (sehr seltene Spätfolge: Schrumpfblase) → Wichtig: Ausreichende Hydratation, evtl. antibiotische Behandlung

◻ Tab. 23.1. Indikationen zur Strahlentherapie in der gynäkologischen Onkologie[a]

Tumorentität		Zielvolumen	Indikation	Gesamtdosis [Gy]	Einzeldosis [Gy]	Besonderheiten
Mamma-karzinom	Nach BET	Restbrust	Jedes T	56 bzw. 50+16 Tumorbett-Boost	1,8–2,0	Evtl. plus intraoperatives Tumorbett-Boost
		+ lokoregionäre LAW	≥4 befallene LK	50	1,8–2,0	
	Nach Mastektomie	Thoraxwand/LAW	pT3–4 oder befallene LK	50 bzw. 50+10 Narben-Boost	1,8–2,0	
Korpus-karzinom	Postoperativ	Intrakavitär	FIGO I ohne Risikofaktoren	40–48 HDR	HDR 5–8	Ausschließlich intrakavitär
	Postoperativ oder primär	Becken + intrakavitär	FIGO I mit Risikofaktoren und FIGO II/III	40–50 Gy perkutan +4x10 HDR	2,0	Kombiniert perkutane und intrakavitäre Therapie
	Primär	Becken	FIGO IV	ca. 50	2,0	Palliative Therapie bei Blutung oder Schmerzen
Zervix-karzinom	Postoperativ	Becken	FIGO IIB mit Risikofaktoren[b]	50,4	1,8	Plus simultane Chemotherapie mit Cisplatin 40 mg/m² KOF/Woche
	Primär	Becken + intrakavitär	FIGO IIB bis IV mit Risikofaktoren	45–50,4 (bei Befall der Beckenwand 60–65)+ mindestens 2×5–8 Gy HDR	1,8	Plus simultane Chemotherapie mit Cisplatin 40 mg/m² KOF/Woche

LK = Lymphknoten, LAW = Lymphabflussweg, HDR = High-dose-rate-Brachytherapie.
[a] Diese Auflistung hat keinen Anspruch auf Vollständigkeit, sondern soll lediglich eine Kurzzusammenfassung sein.
[b] Kontroverse Therapieansätze, in den USA meist primäre Radio- oder Radiochemotherapie, in Deutschland meist primäre Operation.

- Kolitische/proktitische Beschwerden:
  ▬ Loperamid ▬ Krampflösende
  Medikamente (Buscopan, Spasmocib-
  algin) und ggf. lokale Kortikosteroide
  ▬ Bei Beschwerdepersistenz kann
  kolo-/rektoskopische Abklärung hilf-
  reich sein
- Einschränkung des hämatopoetischen
  Systems v. a. bei Kombinationen mit
  Zytostatika: ▬ Kontraindiziert ist
  eine Fortsetzung der Radiatio bei
  Leukopenien <2000/µl und Thrombo-
  zytopenien <50.000/µl
- Zweittumorentstehung nach Strah-
  lentherapie: ▬ Betrifft weniger
  gynäkologische Patientinnen als v. a.
  Patienten mit kindlichen Tumoren,
  Hodenkarzinomen und malignen
  Lymphomen

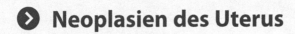

❯ Neoplasien des Uterus

D.O. Bauerschlag, N. Maass

24.1 Endometriumhyperplasie

Klassifikation
- ☐ Tab. 24.1

☐ **Tab. 24.1.** Klassifikation der Endometriumhyperplasien

	Komplex ohne Atypien	Komplex mit Atypien = Präkanzerose
Prämeno-pausal	– Gestagenbehandlung, z. B. 12–25 Zyklustag – 10–20 mg MPA/Tag	– Kein Kindwunsch → Hysterektomie – Kinderwunsch → 100–200mg MPA/Tag engmaschige Verlaufskontrolle mittels Ultraschall, Hysteroskopie und Abrasio
Postmeno-pausal	– Kontinuierliche Gestagen-therapie für 3 Monate (z. B. MPA 10 mg/Tag) – Hysterektomie	– Hysterektomie
Entartungs-risiko	1–3%	30%

24.1.1 Endometriumkarzinom

- ☐ Tab. 24.2

☐ **Tab. 24.2.** Stadieneinteilung des Korpuskarzinoms

TNM-Kategorien	FIGO-Stadien	
TX		Primärtumor kann nicht beurteilt werden
T0		Kein Anhalt für Primärtumor
Tis	0	Carcinoma in situ (präinvasives Karzinom)

◻ Tab. 24.2. *Fortsetzung*

TNM-Kategorien	FIGO-Stadien	
T1	I	Tumor begrenzt auf Corpus uteri
– T1a	IA	Tumor begrenzt auf Endometrium
– T1b	IB	Tumor infiltriert weniger als die Hälfte des Myometriums
– T1c	IC	Tumor infiltriert die Hälfte oder mehr des Myometriums
T2	II	Tumor infiltriert Zervix, breitet sich jedoch nicht jenseits des Uterus aus
– T2a	IIA	Lediglich endozervikaler Drüsenbefall
– T2b	IIB	Invasion des Stromas der Zervix
T3 und/oder N1	III	Lokale und/oder regionäre Ausbreitung wie in T3a, b, N1 bzw. FIGO IIIA, B, C beschrieben
– T3a	IIIA	Tumor befällt Serosa und/oder Adnexe (direkte Ausbreitung oder Metastasen) und/oder Tumorzellen in Aszites oder Peritonealspülung
– T3b	IIIB	Vaginalbefall (direkte Ausbreitung oder Metastasen)
N1	IIIC	Metastasen in Becken- und/oder paraaortalen Lymphknoten
T4	IVA	Tumor infiltriert Blasen- und/oder Rektumschleimhaut
M1	IVB	Fernmetastasen (ausgenommen Metastasen in Vagina, Beckenserosa oder Adnexen, einschließlich Metastasen in anderen intraabdominalen Lymphknoten als paraaortalen und/oder Beckenlymphknoten)
M1	IVB	Fernmetastasen (ausgenommen Metastasen in Vagina, Beckenserosa oder Adnexen, einschließlich Metastasen in anderen intraabdominalen Lymphknoten als paraaortalen und/oder Beckenlymphknoten)

Anamnese

- Faktoren der Estrogenämie, z. B.:
  - Hormonelle Substitution ohne Gestagenzusatz — BMI — Metabolisches Syndrom — Mammakarzinom in der Eigenanamnese — Tamoxifentherapie

Klinik

> ❯ Postmenopausale Blutungen sind immer verdächtig auf ein Korpuskarzinom.

- Unspezifische Symptome:
  - Druckgefühl im Unterbauch
  - Pollakisurie

Obligate Diagnostik

- Bimanuelle gynäkologische Untersuchung (Uterusgröße, -konsistenz und Mobilität)
- Rektale Untersuchung
- PAP-Abstrich
- Vaginalultraschall — Beurteilung der Endometriumhöhe — Abgrenzbarkeit des Endometriums
- Raumforderungen im kleinen Becken
- Fraktionierte Abrasio
- Hysteroskopie (fakultativ)
- Narkoseuntersuchung, ggf. Zysto- und Rektoskopie

Staging-Untersuchungen

- Thoraxröntgenaufnahme
- Oberbauchsonographie
- CT Abdomen

Differenzialdiagnosen
Uterussarkom

- Leiomyosarkome (1–5%)
- Sarkome des endometrialen Stromas (15%)
- Carcinosarkom (40–50%)
- Wichtigste Prognosefaktoren: — Mitoseindex — Tumorgröße (kritischer Wert: 5 cm)

Therapeutisches Vorgehen
Operative Therapie

- ◻ Tab. 24.3

◻ Tab. 24.3. Operative Therapie des Endometriumkarzinoms

Stadium	Therapie
Stadium Ia, Ib, Grad 1, 2	Peritonealzytologie, dann abdominale Hysterektomie mit bilateraler Salpingo-Oophorektomie
Stadium Ic, Grad 1–3, Stadium Ia, Ib, Grad 3	Peritonalzytologie, dann abdominale Hysterektomie mit bilateraler Salpingo-Oophorektomie und pelviner paraaortaler Lymphonodektomie
Stadium IIa, IIb, Grad 1–3	Peritonealzytologie, dann erweiterte Radikaloperation nach Wertheim-Meigs und Resektion einer Scheidenmanschette, abdominale Hysterektomie, bilaterale Salpingo-Oophorektomie, pelvine paraaortale Lymphonodektomie
Stadium III, IV	Adaptiert an die Metastasierungsorte; Tumordebulking

Grad 1 = gut differenziert, Grad 2 = mäßig differenziert, Grad 3 = schlecht differenziert.

Lymphknotenbefall in Abhängigkeit vom histologischen Differenzierungsgrad

- ◘ Tab. 24.4

Adjuvante Strahlentherapie

- Nicht indiziert bei: ━ pT1a G1/2 oder pT1b, G1 und pN/cN0
- Brachytherapie des Scheidenabschlusses indiziert: ━ pT1a, G3, oder ━ pT1b, G2–3 und pN0/cN0 ━ pT1c G1–3 und pN0 ━ pT2, G1–3 und pN0
- Brachytherapie des Scheidenabschlusses und perkutane Teletherapie ━ pT1c und pT2, falls keine Lymphonodektomie erfolgt

Nachsorge

- 1.–2. Jahr: Vierteljährliche Kontrolluntersuchungen
- 3.–5. Jahr: Halbjährlich
- >5. Jahr: Jährlich

Rezidive/Therapie

- Rezidive treten in ca. 25% aller Fälle auf, davon 90% in den ersten 2 Jahren
- Scheidenstumpf
- Parametrien
- Blase/Darm

- Fermetastasen
- In Abhängigkeit von der Lokalisation erfolgt: ━ Operation ━ Strahlentherapie ━ Gestagentherapie bei hormonrezeptorpositiven Tumoren ━ Chemotherapie, z. B. mit Taxanen

24.2   Zervikale intraepitheliale Neoplasien (CIN)

Klassifikation

- ◘ Tab. 24.5

Anamnese

- Auffällige zytologische Befunde im Rahmen der jährlichen Vorsorgeuntersuchung

Klinik

- Kontaktblutung
- Verstärkter Fluor

Obligate Diagnostik

- Bimanuelle gynäkologische Untersuchung
- Rektale Untersuchung
- Abstriche nach Papanicolauo (Pap-Abstrich)
- Kolposkopie mit Essig- und Iodlösung

◘ **Tab. 24.4.** Lymphknotenbefall in Abhängigkeit vom histologischen Differenzierungsgrad beim Endometriumkarzinom

Differenzierung und Ausdehnung	Risiko des pelvinen/paraaortalen Lymphknotenbefalls
G1 und keine myometrane Invasion	– <5%
G2/3 und <50% myometrane Invasionstiefe	– 5–9% pelvine Lymphknoten – 4% paraaortale Lymphknoten
G3 und >50% myometrane Invasionstiefe oder intraabdomielle Ausbreitung	– 20–60% pelvine Lymphknoten – 10–30% paraaortale Lymphknoten

Ergänzende Diagnostik

- HPV-Abstich
- HPV-Typisierung

Therapeutisches Vorgehen

- PAP III/CIN I: ▬ Zytologische und kolposkopische Kontrollen in vierteljährlichen Abständen
- CIN II: ▬ Konisation/LOOP oder CO_2-Laser-Vaporisation ▬ Engmaschige zytologische und kolposkopische Nachbeobachtung
- CIN III: ▬ Konisation/LOOP
- Invasives Zervixkarzinom: ▬ Behandlung ▶ unten

Prävention

- Vermeidung genitaler Infektion mit onkogenen HPV-Typen
- Geschützter Geschlechtsverkehr
- Impfung gegen HPV (▶ unten)

HPV-Impfung

- STIKO-Empfehlung ▬ Impfung aller Mädchen zwischen dem 12. und 17. Lebensjahr vor dem 1. Geschlechtsverkehr ▬ Gardasil Immunität gegen HPV 16&18 und 6&11; Impfungen 0, 1 und 6 Monate ▬ Cervarix Immunität gegen HPV 16&18, kombiniert mit

◘ **Tab. 24.5.** Papanicolaou-Klassifikation (Pap) und zytologischer und vermuteter histologischer Befund

Pap	Zytologischer histologischer Befund	Vermuteter histologischer Befund
I	Unauffälliges Zellbild	
II	Entzündliche regenerative metaplastische oder degenerative Veränderungen, Hyper- und Parakeratosezellen	
III	Schwere entzündliche regenerative oder degenerative Veränderungen, keine Unterscheidung benigne/maligne	
IID	Dyskariosen in Superfizial- und Intermediärzellen deuten auf Dysplasie leichten bis mäßigen Grades	CIN I, II
IVa	Dyskariosen von Zellen aus tieferen Schichten	CIN II, III (schwere Dysplasie)
IVb	Dyskariosen tiefer Schichten, beginnende Invasion nicht auszuschließen	CIN III (Cis, fragliches invasives Karzinom)
V	Zellen eines invasiven Zervixkarzinoms oder anderer maligner Tumoren	Invasives Karzinom
	Technisch unbrauchbares Material	0

CIN I = leichte Dysplasie, CIN II = mittelschwere Dysplasie, CIN III = schwere Dysplasie und Carcinoma in situ

Adjuvans zur Steigerung der Immunantwort; Impfungen 0,1 und 6 Monate
- Früherkennung/Screening — Jährlicher, gezielter zytologischer Abstrich, getrennt von Portio und Zervikalkanal

24.2.1 Zervixkarzinom

- Altersgipfel: ca. 35.–39. und ca. 60.–65. Lebensjahr
- 80% plattenepitheliales Karzinom
- 20% Adenokarzinom

Klassifikation
- ▫ Tab. 24.6

Anamnese
- Zumeist jahrelang keine gynäkologische Untersuchung
- Nikotinkonsum

Klinik
- Vaginale Blutung, z. B. nach Geschlechtsverkehr
- Verstärkter Fluor
- Lymphstau der unteren Extremität
- Hämaturie/Hämatochezie
- Anurie (bei beidseitiger Ureterkompression)

Obligate Diagnostik
- Bimanuelle gynäkologische Untersuchung
- Rektale Untersuchung (Schleimhautverhältnisse, Beurteilung der Parametrien)
- Kolposkopische Untersuchung mit Essig- und Iodfärbung
- Pap-Abstrich
- Ultraschall der Nieren
- MRT des Beckens
- Narkoseuntersuchung: Probeexzision mit Zystoskopie/Rektoskopie

Therapeutisches Vorgehen
- FIGO Ia1 und Ia2:   — Einfache Hysterektomie, bei L1 pelvine Lymphonodektomie   — Kinderwunsch: Trachelektomie nach Dargent mit pelviner und paraaortaler Lymphonodektomie
- FIGO Ib: — Wertheim-Meigs-Operation, pelviner ggf. paraaortaler Lymphonodektomie (prämenopausale Patientin mit Erhalt der Ovarien: ggf. intraoperative Verlagerung aus dem Strahlenfeld)
- FIGO IIa: — Wertheim-Meigs-Operation mit großer Scheidenmanschette (Tumorabstand sollte >2 cm sein) und pelviner, ggf. paraaortaler Lymphonodektomie
- FIGO IIb: — Radiotherapie (Brachy- und Teletherapie), Chemosensibilisierung mit Cisplatin

Adjuvante kombinierte Radiochemotherapie
- Befall der Parametrien
- Lymphangiosis carcinomatosa
- Lymphknotenbefall
- R1/R2-Resektion

Nachsorge
- 1.–3. Jahr: Vierteljährliche Kontrolluntersuchungen
- 4.–5. Jahr: Halbjährlich
- >5. Jahr: Jährlich

Rezidivtherapie
- In Abhängigkeit von der Vortherapie erfolgt: — Radiatio   — Operation, z. B. Exenteration   — Palliative Chemotherapie (Cisplatin, Ifosphamid, Paclitaxel)

Beratung
- Komplikationen nach radikaler Wertheim-Meigs-Operation: — Neurogene Blasenentleerungsstörung

◼ Tab. 24.6. Stadieneinteilung des Zervixkarzinoms

TNM-Kategorien	FIGO-Stadien	
TX		Primärtumor kann nicht beurteilt werden
T0		Kein Anhalt für Primärtumor
Tis	0	Carcinoma in situ (präinvasives Karzinom)
T1	I	Zervixkarzinom begrenzt auf den Uterus (die Ausdehnung auf das Corpus uteri sollte dabei unbeachtet bleiben)
– T1a	IA	Invasives Karzinom, ausschließlich durch Mikroskopie diagnostiziert. Alle makroskopisch sichtbaren Läsionen – sogar mit oberflächlicher Invasion – werden als T1b/Stadium IB klassifiziert
– T1a1	IA1	Tumor mit einer Stromainvasion von 3,0 mm oder weniger und 7,0 mm oder weniger in größter horizontaler Ausdehnung
– T1a2	IA2	Tumor mit einer Stromainvasion von mehr als 3,0 mm, aber nicht mehr als 5,0 mm und 7,0 mm oder weniger in größter horizontaler Ausdehnung
– T1b	IB	Klinisch (makroskopisch) sichtbare Läsion, auf die Zervix beschränkt, oder mikroskopische Läsion >T1a2/IA2
– T1b1	IB1	Klinisch (makroskopisch) sichtbare Läsion 4,0 cm oder weniger in größter Ausdehnung
– T1b2	IB2	Klinisch (makroskopisch) sichtbare Läsion von mehr als 4,0 cm in größter Ausdehnung
T2	II	Zervixkarzinom infiltriert jenseits des Uterus, aber nicht bis zur Beckenwand und nicht bis zum unteren Drittel der Vagina
– T2a	IIA	Ohne Infiltration des Parametriums
– T2b	IIB	Mit Infiltration des Parametriums
T3	III	Zervixkarzinom breitet sich bis zur Beckenwand aus und/oder befällt das untere Drittel der Vagina und/oder verursacht Hydronephrose oder stumme Niere
T4	IVA	Tumor infiltriert Schleimhaut von Blase oder Rektum und/oder überschreitet die Grenzen des kleinen Beckens
M1	IVB	Fernmetastasen

- Lymphödem der unteren Extremität - Lymphzysten intraabdominell - Fisteln (Blase–Vagina, Rektum–Vagina, Ureter–Vagina) - Ureterstenose - Ileus

> ❯ Cisplatin weist hohe Ototoxizität (→ HNO-Konsil vor Therapiebeginn) und hohe Nephrotoxizität auf.

24.2.2 Zervixkarzinom und Schwangerschaft

Das Vorgehen sollte sich nach dem Schwangerschaftsalter und der vorliegenden Histologie richten:

- CIN III-Läsionen ohne Hinweis auf Invasion können bei engmaschiger Kontrolle ohne weitere Therapie bis zum Abschluss der Schwangerschaft beobachtet werden
- FIGO Ia-Läsionen können bei engmaschiger Kontrolle ohne weitere Therapie bis zum Erreichen der 36. SSW bleiben; es erfolgt dann die Sectio caesarea und die Wertheim-Meigs-Operation
- In allen anderen Fällen sollte die Tumortherapie Priorität besitzen und die Schwangerschaft entsprechend des Schwangerschaftsalters beendet werden - Abruptio - Antenatale Steroidprophylaxe und nach 48 h Sectio caesarea

Neoplastische Veränderungen der Eileiter und Eierstöcke

M. Klar, E. Stickeler

Wo möglich, sind die Empfehlungsgrade A und B der Arbeitsgemeinschaft Gynäkologische Onkologie (AGO) angegeben (S2k-Leitlinie der Komission Ovar 05/2007).

Grade of Recommendation (GoR)

- A: Level-I-Evidenz oder schlüssige Ergebnisse multipler Studien Level II, III und IV
- B: Level-II-, -III-, -IV-Evidenz mit überwiegend schlüssigen Ergebnissen

Epidemiologie

- Ovarialkarzinom ▬ Inzidenz: 15,6/100.000 Frauen pro Jahr (Deutschland) ▬ Rund 1–2% der Frauen erkranken im Lauf ihres Lebens an einem Ovarialkarzinom ▬ Es ist die Erkrankung mit der zweitschlechtesten Prognose nach dem Bronchialkarzinom ▬ Die Inzidenz steigt ab 40 Jahren auf 54/100.000 bei Frauen zwischen 65 und 85 Jahren
- Borderline-Tumoren ▬ Etwa 24/1 Mio. Frauen pro Jahr ▬ 10–15% der malignen epithelialen Ovarialtumoren ▬ Eher gute Prognose (5-Jahres-Überleben: 93%)
- Maligne Keimzelltumoren ▬ 5–7% der Malignome des Ovars ▬ Selte-

ner als die entsprechenden Hodentumoren des Mannes
- Keimstrangstromatumoren des Ovars ▬ Etwa 7% der Malignome des Ovars
- Maligne Tumoren der Tuben ▬ Nur 0,5% der Malignome des weiblichen Genitaltrakts (Tubenkarzinom)

Klassifikation des Ovarialkarzinoms

- ▯ Tab. 25.1

Anamnese
Ovarialkarzinom

- Unspezifisch, aber: Symptomfreiheit selten!
- 95% der Frauen haben Symptome (▯ Tab. 25.2)
- Spätsymptome durch Verdrängung im Becken erklärbar: Miktionsbeschwerden aller Art, »tiefe« Dyspareunie, Defäkationsbeschwerden
- Bauchumfangszunahme (Kleidungsgrößenwechsel) kann durch Aszitesbildung erklärt werden (Transsudation von der Oberfläche des Tumors, Tumorzellobstruktion des lymphatischen Abflusses)

Maligne Keimzelltumoren

- Häufig, durch rascheres Wachstum frühere Symptome

◻ Tab. 25.1. FIGO-Klassifikation des Ovarialkarzinoms

FIGO-Stadium	Beschreibung
I	Wachstum auf die Ovarien begrenzt
– a	Tumor auf ein Ovar begrenzt, Kapsel intakt; kein Tumor auf der Oberfläche des Ovars
– b	Tumor auf beide Ovarien begrenzt, Kapsel intakt; kein Tumor auf der Oberfläche beider Ovarien
– c	Tumor begrenz auf ein oder beide Ovarien mit Kapselruptur, Tumor an Ovaroberfläche oder maligne Zellen im Aszites oder bei der Peritonealspülung
II	Tumor befällt ein oder beide Ovarien und breitet sich im Becken aus
– a	Ausbreitung auf und/oder Implantate an Uterus und/oder Tube(n)
– b	Ausbreitung auf andere Beckenorgane
– c	Ausbreitung im Becken (2a oder 2b) und maligne Zellen im Aszites oder bei Peritonealspülung
III	Tumor befällt ein oder beide Ovarien, mit histologisch nachgewiesenen Peritonealmetastasen außerhalb des Beckens und/oder regionären Lymphknotenmetastasen
– a	Mikroskopische Peritonealmetastasen jenseits des Beckens
– b	Makroskopische Peritonealmetastasen jenseits des Beckens, größte Ausdehnung ≤2 cm
– c	Peritonealmetastasen jenseits des Beckens, größte Ausdehnung >2 cm und/oder regionäre Lymphknotenmetastasen
IV	Fernmetastasen (ausschließlich Peritonealmetastasen)

Malignome der Tuben

- Vaginale Blutungen
- Wässriger und blutiger Ausfluss
- Unterbauchschmerzen

Klinik

- ◻ Tab. 25.2

Obligate Diagnostik
Abdominale Untersuchung

- Inspektion: Vorwölbung des Abdomens?
- Palpation: Vergrößerte Lymphknoten inguinal oder supraklavikulär?
- Perkussion: Aszites?

Gynäkologische Untersuchung

- Optimale Bedingungen schaffen: Entleerung der Blase und falls möglich des Rektosigmoids
- Im Vordergrund der gynäkologischen Untersuchung steht die (rekto-)vaginale Untersuchung → Hinweise zur Unterscheidung von: ▬ Benignität:

◘ Tab. 25.2. Symptomatik des Ovarialkarzinoms auf einen Blick

Symptome	Anzahl der Patienten (n)	Häufigkeit (%)
Bauchschmerzen	1067	50,8
Bauchschwellung	1041	49,5
Gastrointestinale Beschwerden	454	21,6
Obstipation	123	5,8
Gewichtsverlust	369	17,5
Vaginale Blutung	360	17,1
Miktionsprobleme	345	16,4
Druckgefühl im Becken	106	5,0
Rückenschmerzen	104	4,9
Patientin tastet Tumor	60	2,8
Keine Symptome	9	0,4

Glatt, prall-elastisch, mobil, einseitig, Douglas-Raum glatt ▬ Entzündung: Schmerzhaft, Portioschiebeschmerz, wenig mobil, weich-teigig, beidseits möglich ▬ Malignität: Nicht glatt, höckrig, wenig mobil, solide, derb, bilateral, Douglas-Raum knotig
- Spekulum: ▬ Fleischfarbener, blutiger Fluor?
- Vaginaler Nativabstrich: ▬ Leukorrhoe als Ausdruck eines entzündlichen Adnexbefundes? ▬ Erythrozyten?
- Transvaginalsonographie (TVS): ▬ Die TVS hat unter den bildgebenden Verfahren den höchsten Stellenwert zur Diagnostik des Ovarialkarzinoms (GoR A) ▬ Ziel der TVS sollte eine Differenzierung des Adnexbefundes in folgende Kategorien sein: Funktionelle Veränderungen (Follikelzyste, Corpus-luteum-Zyste), Retentionszysten (Endometriosezyste, Paraovarialzyste und Hydrosalpingitiden),

benigne Tumoren (Kystome, Fibrome, Dermoidzysten), maligne Tumoren ▬ Sonomorphologiekriterien zur Beschreibung von Ovarialtumoren: Tumorgröße, Binnenstruktur [zystisch, zystisch-solide, solide Zystenarchitektur (uni-, multilokulär, kommunizierend)], Wanddicke, Septendicke, innere Zystenoberfläche (glatt, papillär, echogen, Randstruktur), Echoverteilung der flüssigen Phase (homogen, inhomogen), Tumoroberfläche (glatt, nicht glatt), Aszites

❯ Es gibt kein einzelnes sonographisches Kriterium, das die Dignität eines Tumors sicher beschreibt. Signifikanten Einfluss auf die Dignität haben folgende Kriterien (nach absteigender Gewichtung):
- Aszites
- Inhomogene echogene Struktur
- >30% solide Anteile
- Mittlerer Tumordurchmesser >10 cm

Ergänzende Diagnostik

- Tumormarker ▬ CEA: Erhöhung bei gastrointestinalen Tumoren, aber auch beim Ovarialkarzinom (insbesondere muzinöser Typ) ▬ CA 12-5: Ovarialkarzinom ▬ Inhibin: Granulosazelltumor ▬ AFP, HCG, LDH: Dysgerminom ▬ Testosteron, DHEAS: Sertoli-Leydig-Zelltumor
- Blutbild, Leber-/Nierenfunktionswerte
- Thoraxröntgenaufnahme ▬ Bei Malignitätsverdacht
- CT Abdomen ▬ Bei Malignitätsverdacht ▬ Ausschluss offensichtlicher intraabdominaler Metastasen ▬ Klärung, ob Operabilität gegeben ist (Befall oberhalb der V. renalis?)

Differenzialdiagnosen

Ovar

- Funktionell (Follikelzyste, Corpus luteum, Corpus hämorrhagicum) ▬ Prämenopausal ▬ Oft symptomfrei, Spannungsschmerz möglich ▬ TVS: Echoleer, 3–6 Stück, mehrere cm, nach Einblutung echogener wabiger Inhalt
- Entzündlich (Salpingitis, Hydrosalpinx) ▬ Prämenopausal > postmenopausal, Unterbauchschmerz, Genitale druckdolent ▬ TVS: Normalbefund, aufgetriebene Tuben, Flüssigkeit im Douglas-Raum
- EUG (Tubargravidität, Tubarabort, Tubarruptur) ▬ Unterbauchschmerz betont einseitig, krampfartig, periodisch zunehmend, β-HCG-Verdopplung <2 Tage ▬ TVS: Cavum uteri leer (6. SSW gesichert), Flüssigkeit im Douglas-Raum
- Endometriose (Endometriosezyste) ▬ 1–3% der Frauen im reproduktiven Alter ▬ Dysmenorrhoe ▬ Rückenschmerzen ▬ Dyspareunie ▬ Knoten im Douglas-Raum tastbar, dolente Ligg. sacrouterinae ▬ TVS: Variabel, echoarm/wenig echogen gefüllte Zyste

- Benigne Tumoren ▬ Ovarialkystom (häufigster Tumor, oft symptomfrei, größenabhängig; TVS: Uni-, multilokulär, glatt, mobil, dünnwandig, rein zystisch oder wenig solide) Zystadenofibrom (postmenopausal häufiger, klinisches Bild wie Kystome; TVS: Wie Kystome, oft auch größer und inhomogener/solider) Dermoidzyste (prämenopausal häufigster Tumor, i. d. R. schmerzlos, Schmerzen bei Stieldrehung; TVS: Typisch variabel: Strichmuster, homogen glatte, echogene Strukturen) Borderline-Tumor (breite Altersverteilung, oft symtomfrei, vergrößerte, oft glatte und mobile Adnextumoren; TVS: Breites Spektrum: Rein zystisch bis komplex zystische Tumoren)
- Maligne Tumoren ▬ Ovarialkarzinom (postmenopausal > prämenopausal, Symptome größenabhängig (◘ oben); TVS: Zystisch-solide Tumoren, inhomogen, nicht glatt, Aszites) Granulosazelltumor (postmenopausal > prämenopausal, oft symptomfrei, postmenopausale Blutung; TVS: Solide, wenig zystisch, inhomogen)

Uterus

- Benigne Tumoren (intra-, interligamentäres Myom) ▬ Häufigkeitsgipfel 35–45 Jahre ▬ Druckgefühl ▬ Miktionsbeschwerden ▬ Fremdkörpergefühl ▬ Mobiler, glatt begrenzter Tumor

Darm

- Entzündlich (Appendizitis, Divertikulitis) ▬ Breite Altersverteilung ▬ Akute Schmerzen ▬ Peritonitischer Schmerz ▬ Temperatur-

differenz — Loslassschmerz etc.
— TVS: Unauffälliger Adnexbefund

Therapeutisches Vorgehen
Standarisiertes Vorgehen nach
Altersgruppe

❯ Jeder persistierende oder verdäch-
tige Adnexbefund bei jungen Frauen
muss chirurgisch abgeklärt werden. Ein
Adnextumor in der Prämenarche gilt als
maligne (30% aller Befunde, i. d. R. Keimzelltumoren), bis das Gegenteil histologisch nachgewiesen ist.

Bei Kindern und Jugendlichen

❯ Je jünger die Patientin mit einem
Ovarialtumor, desto größer die Wahrscheinlichkeit eines Keimzelltumors
und damit die Wahrscheinlichkeit von
Malignität.

Die grundlegende Entscheidung des
weiteren Vorgehens trifft die TVS:
- Bei einfacher Zyste: — Verlaufskontrolle in 8–12 Wochen → Falls
  der Befund dann verschwunden oder
  kleiner geworden ist: Follow-up
- Sonst, oder bei soliden/solid-zysti-
  schen Anteilen: — Mit Schmerzen
  (Torsionsverdacht): Laparoskopische
  Abklärung (nach Rücksprache mit
  dem Oberarzt ggf. Notfallindikation!),
  ggf. mit Schnellschnitt! — Ohne
  Schmerzen: Tumormarker abnehmen
  (CA 12-5, AFP, β-HCG, CEA) + Se-
  xualhormonstatus (E2, Progesteron,
  Inhibin)
- Nach Gesamtschau aller Befunde
  essenzielle Frage nach V. a. Malignität:
  — ↑ V. a. Malignität → Laparotomie
  mit ggf. Schnellschnitt; bei V. a. ma-
  lignen Keimzelltumor gehört zum
  adäquaten Staging ein CT Thorax-
  Abdomen und ein MRT Schädel

— ↓ V. a. Malignität → Laparoskopie
mit ggf. Schnellschnitt

Bei prämenopausalen Frauen
- Konservatives Vorgehen nur dann
  gerechtfertigt, wenn folgende
  Kriterien erfüllt sind: — Mobil
  — Zystisch — Unilateral — Kein
  V. a. Aszites — Größe <10 cm
  — Verlaufskontrolle in 8 Wochen →
  Falls der Befund dann verschwun-
  den oder kleiner geworden ist:
  Follow-up
- Sonst, oder bei soliden Tumoren,
  fixierten Tumoren, bilateralem Auf-
  treten, papillären Strukturen oder
  Größe >10 cm: — Chirurgische
  Abklärung!
- Frage nach V. a. Malignität: — ↑ V. a.
  Malignität → Längsschnittlaparoto-
  mie mit ggf. Schnellschnitt und ggf.
  komplettes chirurgisches Staging
  (und adjuvante Therapie) — ↓ V. a.
  Malignität → Laparoskopie mit ggf.
  Schnellschnitt

Bei postmenopausalen Frauen
- Einfache Zysten — <3 cm: Ab-
  wartendes Vorgehen — 3–9 cm:
  Kontrollsonographie in 8 Wochen
  → Falls kleiner: Follow-up; falls Per-
  sistenz (oder größer): Laparoskopie
  — ≥10 cm: Laparotomie
- Komplexe Zysten (multilokulär,
  verdickte Septen, solide Anteile),
  oder solider Tumor (fixiert, bilate-
  ral, Aszites vorhanden, CA 12-5 ↑):
  — Längsschnittlaparotomie mit ggf.
  Schnellschnitt und ggf. komplettes
  Staging (und adjuvante Therapie)

Operation des Ovarialkarzinoms
- Vorbereitung — Planung durch
  gynäkologischen Onkologen!
  — Wichtige Entscheidungen: Aszites-

punktion? Laparoskopie? Querschnitt (nicht bei V. a. Karzinom!)? Längsschnitt (i. d. R.)? Nur histologische Sicherung (FIGO IV)? ▬ Ferner: Blutkonserven bestellen (≥4 Erythrozytenkonzentrate), Information Chirurgie/Intensivstation, Rasur, präoperative Heparinisierung, intraoperative Antibiotikatherapie bereitstellen (Cephalosporin und Metronidazol)

- Aufklärung: ▬ Darmteilresektion (25–50%), Anus praeter (ca. 10%), Anastomoseninsuffizienz, erneute Operation, Blutung, Gabe von Fremdblut (HIV-, HBV-, HCV-Infektionsgefahr), Transfusionsreaktion, Verletzung von Nachbarorganen wie Darm, Harnblase, Harnleiter, Lymphozele, Lymphödeme, Thrombosen, Embolien (Herzinfarkt, Lungenembolie, Schlaganfall), anaphylaktische Reaktion, Schock, Infektion, Abszess, Fertilitätsverlust, Hormonersatztherapie, Sekundärheilung, Hernien, Drainagen, Infusionen, Intensivstation, post-operativ Chemotherapie
- Operation ▬ Die systematische chirurgische Exploration ist von entscheidender Bedeutung für die Festlegung des Stadiums und die Entscheidung über eine Chemotherapie in den Stadien FIGO I–IIa (GoR A) ▬ Vollständige Entfernung aller makroskopisch erkennbaren Tumormanifestationen ist mit längerem Überleben und höherer Heilungsrate assoziiert (GoR A)
▬ Bedingungen für organerhaltende Operation
Bestehender Kinderwunsch
▬ Invasives Karzinom FIGO Ia und G1 oder G2
Borderline-Tumoren
Keimzelltumoren
Gesicherte Nachsorge

▬ Bedingungen für Lymphonodektomie
Guter AZ und biologisches Alter
<75 Jahre
FIGO I–IV, aber kein makroskopischer Tumorrest
Nicht bei Borderline-Tumoren
▬ Sonderfälle
Hereditäres Ovarialkarzinom → Die prophylaktische bilaterale Adnektomie nach abgeschlossener Familienplanung scheint die effektivste Methode zur Senkung des Erkrankungsrisikos und der Mortalität bei hereditärem Ovarialkarzinom zu sein (GoR A) ▬ Vom Querschnitt »anoperiertes« Ovarialkarzinom → Operation so schnell wie möglich ▬ Außerhalb nicht komplett operiertes Ovarialkarzinom → Einzelfallentscheid: Entweder Operation so schnell wie möglich oder Intervalloperation nach 3 Therapiezyklen oder keine weitere Operation ▬ Rezidiv <6 Monate nach Primärtherapie → i. d. R. keine Operation, ggf. Palliativoperation (Ileus etc.) notwendig ▬ Rezidiv >6 Monate nach Primärtherapie → Operation möglich, falls: guter AZ, Patientenwunsch, Tumorfreiheit nach Primärtherapie, keine diffuse Peritonealkarzinose (Aszites <500 ml), komplette Tumorresektion möglich erscheint

Chemotherapie ▬ Allgemein:
FIGO Ia, Grad 1: Keine adjuvante Chemotherapie; Voraussetzung ist ein adäquates chirurgisches Staging
FIGO Ib, G1: Keine ausreichenden Daten, um den Nutzen der adjuvanten Therapie zu belegen (GoR A)
FIGO I–II, außer Ia, Grad 1: Platinhaltige Chemotherapie (GoR A)
Aufklärung:
Therapieziel definieren (kurativ – palliativ), Wirkmechanismus erklären,

Überwachung und Gegenmaßnahmen planen, alternative Therapien ansprechen, Einfluss auf soziales/berufliches Umfeld ansprechen; Nebenwirkungen: Haarausfall (Perücke organisieren), Mundtrockenheit (Salbeitee, Eukalyptus etc.), Augentrockenheit (Dexpanthenol-Salbe etc.), Gastritis (H_2-Blocker etc.), Obstipation (Laktulose etc.), Anämie (Eisentabletten, Vitamin B_{12}, ggf. Erythropoetin), Leukopenie (ggf. G-CSF), Schmerzen (NSAID etc.), Depression (psychoonkologische Betreuung, Antidepressiva), Neuropathien (Vitamin B_6), Übelkeit und Erbrechen (Antiemetika etc.), Nachsorgeuntersuchung ansprechen (Frauenarzt)
Vorbereitung:
Dokumentation von Indikation/Aufklärung/Therapieprotokoll, Information einweisender Arzt, Dokumentation Ausgangsbefund (AZ, Größe, Gewicht, CA 12-5, Differenzialblutbild, Nieren-/Leberfunktionswerte, gynäkologische Untersuchung postoperativ)

❯ **Grundsatz: Falls möglich, Patientin in Studien aufnehmen!**

— Durchführung Primärtherapie
Aktueller Standard: 6 Zyklen Carboplatin (AUC 5) – Paclitaxel (175 mg/m²) in 3-wöchentlichen Abständen
— Nachsorge
Art und Intervall abhängig von Primärtherapie, Sekundärfolgen und Prognosefaktoren (▶ unten)
Bei Symptomfreiheit nach Abschluss der Primärtherapie in den ersten 3 Jahren 3-monatliche Intervalle
Sorgfältige Anamnese, körperliche Untersuchung, Spekulum- und Tastuntersuchung, rektale Untersuchung, TV; keine routinemäßige Bestimmung von Tumormarkern oder apparative Diagnostik bei symptomfreien Patientinnen

Operation von Borderline-Tumoren
- Sorgfältiges chirurgisches Staging: Inspektion des gesamten Abdomens, Spülzytologie, peritoneale Biopsie, radikale Tumorentfernung, Omentektomie (GoR A)
- Lymphknoten (pelvin, paraaortal) nur, falls intraoperativ auffällig
- Beim muzinösen Typ: Zusätzlich Appendektomie
- Bisher kein Hinweis, dass Patientinnen in frühen Stadien von adjuvanter Chemotherapie profitieren

Operation von malignen Keimzelltumoren
- Operation — Fertilitätserhaltende Operation anstreben, falls möglich
  — Laparotomie mit Entfernung des makroskopischen Tumors (i. d. R. einseitig) — Spülzytologie — Inspektion — Pelvine Lymphonodektomie auf der betroffenen Seite — Paraaortale Lymphonodektomie
- Chemotherapie — Alle Patientinnen, außer: Unreifes Teratom FIGO I, G 1, Dysgerminom FIGO Ia — Aktueller Standard: Bleomycin, Etoposid und Cisplatin (BEP)
- In Einzelfällen: Radiatio (Keimzelltumoren, insbesondere Dysgerminome, sind strahlensensibel)
- Wegen des Fertilitätsverlustes und der guten Wirksamkeit der Chemotherapie ist aber eine Radiatio nur in Einzelfällen indiziert!
- Nachsorge — Falls Tumormarker primär erhöht, monatliche (!) Bestimmung der Tumormarker im ersten halben Jahr nach der Operation

Operation von Keimstrangstromatumoren des Ovars

- Operation Granulosazelltumor
  - Standard ist operatives Staging: Untere mediane Laparotomie, Zytologie, Entfernung des Tumors durch Adnektomie, Exploration des Abdomens (GoR B) — Hysteroskopie und fraktionierte Kürettage bei Belassen des Uterus (GoR B)

Operation von malignen Tumoren der Tuben

- ▶ oben (Therapie Ovarialkarzinom)
- Das Wissen über das Tubenkarzinom beruht zumeist nur auf Analogieschlüsse zum Ovarialkarzinom und auf retrospektive Studien

Beratung
Ovarialkarzinom

- Etablierte Prognosefaktoren des Ovarialkarzinoms sind Tumorstadium, postoperativer Tumorrest, Alter, AZ, histologischer Typ und Tumor-Grading (GoR A)

Screening des Ovarialkarzinoms
Rationale

- 75% aller Ovarialkarzinome werden im fortgeschrittenen Stadium diagnostiziert
- Prognose des Ovarialkarzinoms ist abhängig vom Stadium, sodass die frühe Diagnose asymptomatischer Frauen das Gesamtüberleben verbessern könnte

Methoden

- Ultraschall: Suche nach zystischen Veränderungen des Ovars
- Mehrfachmessungen sind notwendig, da funktionelle Zysten gerade bei prämenopausalen Frauen häufig sind

- Falsch-positive Befunde sind häufig, in den letzten Jahren konnten aber Verbesserungen der Odds-Ratio für Ovarialkarzinome (7:1) erzielt werden
- CA 12-5: — Falsch-positive Befunde durch Endometriose, andere Tumoren (Leber, Pankreas) und Frühschwangerschaft — Als alleinige Methode ungeeignet — Ein generelles Screening kann nicht empfohlen werden (GoR A), und Screening innerhalb der Hochrisikopopulation kann die Mortalität nicht reduzieren (GoR A) [Dennoch laufen in Großbritannien große, multizentrische Studien zum Ultraschall mit oder ohne CA 12-5 → Neben verbesserter Sensitivität und Spezifität des Screenings soll die Frage nach einem verbesserten Gesamtüberleben der gescreenten Bevölkerung beantwortet werden]

Neoplastische Veränderungen von Vulva und Vagina

B. Gerber

26.1 Präkanzerosen der Vulva (vulväre intraepitheliale Neoplasien; VIN)

- Definition: ━ Dysplasien des vulvären Plattenepithels ━ Gelten als mögliche Vorläufer des Vulvakarzinoms (Präkanzerosen) ━ Inklusive: M. Bowen, Erythroplasie (Queyrat), Carcinoma simplex, M. Paget

Klassifikation
Formen (International Society for the Study of Vulvar Disease; ISSVD)
- VIN I – Leichte Dysplasie: ━ Atypien nur im unteren Drittel des Epithels ━ Keine echte Präkanzerose, sollte heute nicht mehr verwendet werden
- VIN II – Mittelschwere Dysplasie: ━ Atypien im unteren und mittleren Drittel des Epithels
- VIN III – Schwere Dysplasie: ━ Atypien durchsetzen gesamtes Epithel
- ▫ Tab. 26.1

Progression
- Nur in 5–10%, vorwiegend bei postmenopausalen Frauen mit VIN III, HPV- (11, 16, 31, 35) Positivität oder unter Immunsuppression

- VIN II bildet sich in den meisten Fällen, VIN III mit einer Wahrscheinlichkeit von 30–40% zurück

Epidemiologie
- In den letzten 20 Jahren 3-fache Zunahme der VIN – vorzugsweise bei prämenopausalen Frauen
- Gleichzeitig Zunahme invasiver Vulvakarzinome bei jüngeren Frauen
- Zwischen VIN und zervikaler (CIN), vaginaler (VAIN) und perianaler intraepithelialer Neoplasie (PAIN) besteht hohe Koinzidenz (5–50%)

Klinik
- Leitsymptom ist »Pruritus«, seltener Brennen im Vulvabereich
- Etwa die Hälfte aller Patientinnen hat keinerlei Beschwerden

Diagnostik
- Inspektion/Vulvoskopie: Hautveränderungen (Relief, Farbe, Leukoplakie, Papillome etc.)
- Collins-Test: Nachweis nicht regulär verhornender Bereiche durch Betupfen mit Toluidinblau → Nach 3 min mit 2%iger Essigsäure entfernen
- Zytologie hat keine Bedeutung

- Nachweis von HPV nur zur Abschätzung des weiteren Krankheitsverlaufs
- Histologische Sicherung der Diagnose durch Punch-Biopsie in Lokalanästhesie

Therapeutisches Vorgehen

- Zunehmend konservativer (Lebensqualität!)
- Je nach Alter der Patientin und Ausdehnung: ▬ Schonende lokale Exzision im Gesunden ▬ Deepithelialisierung des entsprechenden Bereichs (Skinektomie) ▬ Einfache Vulvektomie kann bei älteren Frauen langfristig Heilung schaffen ▬ Laser-/HF-Beamer-Destruktion: Vorteile sind gute kosmetische Ergebnisse, Wiederholbarkeit, Einsatz an kritischen Regionen (Klitoris, Urethra, perianal)

❶ **10%iges Risiko einer okkulten Invasion**

- Aufgrund der hohen Rezidivrate (bis zu 30% nach R0-Resektion), auch Jahre nach der Primärdiagnose, sind VIN-Patientinnen regelmäßig klinisch zu überwachen

◼ **Tab. 26.1.** Synopsis der Nomenklatur vulvärer Hautveränderungen

Nichtneoplastische Erkrankungen
- Plattenepithelhyperplasie
- Lichen sclerosus
- Andere Dermatosen

Neoplastische präinvasive Erkrankungen
- Squamöse Läsionen

Alt	– Neu
VIN I	Entfällt; dafür: – Flaches Kondylom – HPV-Effekt
VIN II	VIN mit neuer Unterteilung: – VIN normaler Typ (assoziiert mit HR-HPF, insbesondere 16) – »warty« = kondylomatös – Basaloid – Gemischt (»warty«/kondylomatös) – VIN differenzierter Typ (selten assoziiert mit HR-HPF) – VIN unklassifizierter Typ »NOS«, auch pagetoide Läsionen
VIN II	Entfällt

- Nichtsquamöse Läsionen

- M. Paget der Vulva

- Melanoma in situ der Vulva

26.1.1 Morbus Paget

- Sehr selten!
- Sonderform der VIN, da von Hautanhangsdrüsen der Vulva ausgehend
- Rote, gut begrenzte und häufig schuppig belegte Zone
- Histologie: In Nestern oder verstreut im Epithel und in Hautanhangsdrüsen liegende Paget-Zellen (bläschenförmige Zellkerne und vakuolisiertes Zytoplasma)

❶ In ca. 30% aller Fälle findet sich unter einem M. Paget ein begleitendes invasives Adenokarzinom (Vulvarkarzinom; Differenzialdiagnose: Metastase).

26.1.2 Keratose (Leukoplakie)

- Makroskopisch sichtbares weißes Areal vor Durchführung der Essigprobe (früher als Leukoplakie bezeichnet)
- Typisch ist ein scharf begrenztes weißliches Mosaik der Haut
- Gilt heute nicht mehr als echte Präkanzerose; findet sich aber häufig neben Vulvakarzinomen

26.2 Malignome der Vulva

Klassifikation

- Plattenepithelkarzinom (ca. 90% aller Vulvamalignome)
- Sonderformen ▬ Verruköses Karzinom: Gut differenziert, scharfe Tumor-Stroma-Grenze, selten metastasiert ▬ Kondylomatöses/basaloides Karzinom: Entsteht auf dem Boden von VIN III, häufig HPV-positiv
- Melanom (ca. 5%)
- Sarkom (ca. 1%)

- Seltene Malignome (ca. 3%): ▬ Basalzellkarzinom ▬ Adenokarzinom ▬ Schweißdrüsenkarzinom
- Metastasen (ca. 1%)

26.2.1 Plattenepithelkarzinom

Epidemiologie

- 4% aller weiblichen Genitalkarzinome
- Inzidenz 2/100.000 Frauen und Jahr, steigend von 0,4 bei 30-jährigen auf 20 bei >70-jährigen Frauen, zunehmende Erkrankung in jüngerem Alter
- 30–50 Jahre: >60% HPV-positiv (Typ 16)
- >70 Jahre: Häufig auf dem Boden eines Lichen sclerosus, gut differenziert

Risikofaktoren

- Rauchen
- Immunsuppression (HIV)
- HPV (insbesondere Typ 16)
- Mangelnde Genitalhygiene
- Kontakte mit Karzinogenen

Klinik

- Pruritus
- Makroskopie: ▬ Ulzeration, kleine Papel, warzenähnliche Proliferation, Erosion im Frühstadium, Ulzeration, blumenkohlartig wachsende Exophyten ▬ Blutung bei Berührung, entzündlicher Randwall, schmierige, z. T. übel riechende Beläge (Superinfektion) ▬ Häufig Abklatschmetastasen
- Blutung
- Schmerzen
- Miktionsprobleme
- Lokal fortgeschrittene Fälle: Infiltration von Urethra, Blase, Anus und Rektum
- Lymphogene Metastasierung (◘ Tab. 26.1): ▬ »step by step« inguinal, pelvin und paraaortal ▬ Inva-

sionstiefe ≤1 mm → Befall inguinaler Lymphknoten 0%, bei Invasionstiefe 1,1–5 mm → 15%, bei Invasionstiefe >5 mm → 35%

❱ **Die Teilnahme an gynäkologischen Krebsfrüherkennungsuntersuchungen ist bei älteren Frauen wegen fehlender Beschwerden und »Schamgefühl« unzureichend.**

Diagnostik
- Biopsie obligat! (**Cave:** bei V. a. Melanom niemals Biopsie!)
- Klinisches Staging meist ausreichend
- Ausgedehnte Tumoren:
  - ▬ Ggf. Zysto- bzw. Rektoskopie
  - ▬ Ggf. CT/MRT

Therapeutisches Vorgehen
Im Vordergrund steht die Operation. Die Entscheidung muss individualisiert in Abhängigkeit vom Alter der Patientin, der Tumorgöße und Lokalisation erfolgen (◻ Tab. 26.2).

Vorgehen bei eingeschränkter Operabilität
- Mit den modernen Anästhesieverfahren und internistischer Mitbehandlung kann bei den meisten Patientinnen Operationsfähigkeit hergestellt werden

❱ **»Gute Strahlentherapie kann schlechte Operation nicht ersetzen!«**

- Die Nebenwirkungen einer Radiatio, insbesondere Vulvitis, sind häufig therapielimitierend
- Alleinige Chemotherapie hat mit den bisherigen Substanzen nicht überzeugen können (▶ unten) → Evtl. kombinierte Radiochemotherapie

Adjuvante Strahlentherapie
- Vulva (**Cave:** Vulvitis): ▬ Bei R1/2-Operation und nicht möglicher (!) Nachresektion ▬ In Ausnahmefällen bei sehr jungen Frauen und Wunsch nach Organerhalt
- Inguinal/pelvin: ▬ >2 inguinofemorale Lymphknotenmetastasen oder 1 befallener inguinofemoraler Lymphknoten mit Metastase >1,0 cm und nichterfolgter pelviner Lymphonodektomie ▬ Kapselüberschreitendes Wachstum ▬ Verzicht auf inguinale Lymphonodektomie und Tumorstadium >Ib

Systemische Therapie
- Plattenepithelkarzinome sprechen schlecht auf Chemotherapie an
- Eine adjuvante Chemotherapie ist nicht indiziert
- Bei Fernmetastasen kann eine Chemotherapie erwogen werden: ▬ Erfahrungen liegen für den Einsatz von Adriamycin, Bleomycin, Methotrexat, Mitomycin C und platinhaltige Präparaten vor ▬ Ansprechraten bei 30% ▬ Remissionsdauer ist jedoch kurz ▬ Taxane werden derzeit untersucht
- Eine kombinierte Radiochemotherapie mit 5-FU, Cisplatin oder Mitomycin kann wohl die Effektivität einer Radiotherapie erhöhen

Nachsorge

❱ **Rezidive besonders häufig in den ersten 2 Jahren.**

- Z. n. Vulvakarzinom ist keine Kontraindikation für eine Hormonsubstitution
- Inspektion und gynäkologische Untersuchung
- Palpation der Leistenregionen
- Ggf. Biopsie

■ **Tab. 26.2.** Therapie bei Plattenepithelkarzinomen der Vulva

FIGO-Stadium	UICC	Definition	Therapie
0	Tis	Carcinoma in situ	– Lokale Exzision im Gesunden[b]
I	T1 N0 M0	Tumor auf Vulva/Perineum beschränkt, Tumoroberfläche ≤20 mm	
– a	T1a	Invasionstiefe ≤1 mm[a]	– Lokale Exzision im Gesunden[b]
– b	T1b	Invasionstiefe >1 mm[a]	Individualisiert: – Radikale Vulvektomie oder lokale radikale Exzision im Gesunden[b], jeweils mit inguinofemoraler Lymphonodektomie[c] – Bei klitorisnaher Lokalisation individualisiertes Vorgehen
II	T2 N0 M0	Tumor auf Vulva/Perineum beschränkt, Tumoroberfläche >20 mm	– Radikale Vulvektomie (nur in ausgewählten Fällen lokale radikale Exzision im Gesunden[b]) – Inguinofemorale Lymphonodektomie[c]
III	T3 N0/1 M0 –––––– T1–3 N1 M0	Tumor jeder Größe mit Ausdehnung auf distale Urethra, Vagina und/oder Anus ± inguinale Lymphknotenmetastasen	– Radikale Vulvektomie unter Mitnahme von Teilen der Vagina und/oder Urethra (distal 1 cm Urethra ohne Inkontinenzrisiko resezierbar) – Ggf. Exenteration
IV	T1–4 N1–2 M0	Tumor jeder Größe mit Ausdehnung auf Nachbarorgane	– Vulvektomie unter Mitnahme befallener Organe, ggf. Exenteration – Palliativ: Operation und Radiatio evtl. in Kombination mit Chemotherapie (5-FU, Cisplatin → Experimentell)
IVa	T1–4 N0–2 M0	Infiltration der proximalen Urethra, oder Blasen- oder Rektummukosa oder des Beckenknochens	
IVb	T1–4 N0–2 M1	Fernmetastasen oder/und pelvine Lymphknotenmetastasen	

[a] Abstand: Tiefster Punkt der Infiltration zur oberflächlichsten dermalen Papille.

[b] Sicherheitsabstand 10 mm.

[c] Bei strenger Einseitigkeit reicht ipsilaterale Lymphonodektomie; Sentinellymphknotenbiopsie bei Frühstadien sicher, aber noch nicht in Leitlinie aufgenommen.

- Bildgebende Diagnostik nur bei V. a. Metastasen
- Übliche Abstände (keine wissenschaftliche Grundlage): ▬ 1.–3. Jahr: Alle 3 Monate ▬ 4.–5. Jahr: Alle 6 Monate

Prognose

- Abhängig von der Größe des Tumors und dem Lymphknotenstatus
- Trotz langsamen Wachstums ist die alterskorrigierte 5-Jahres-Überlebensrate mit 70% schlecht
- Bei Befall inguinaler Lymphknoten verringert sich das Gesamtüberleben auf 40%, bei Befall pelviner Lymphknoten auf <20%

Rezidiv

- Therapie häufig problematisch und frustran
- Lokalrezidive werden bei Operabilität reseziert
- Exenteration
- Radiatio evtl. in Kombination mit Chemotherapie

26.2.2 Melanom

- Mittleres Alter: 55 Jahre
- Formen: ▬ Oberflächliches Melanom: Erhabener pigmentierter Tumor, scharf begrenzt ▬ Noduläre Form: Exophytisch wachsend, häufig exulzerierter pigmentierter Tumor

Therapeutisches Vorgehen

- Vor Therapie unbedingt Ausschluss von hämatogenen Fernmetastasen
- Operation: ▬ Lokale Exzision mit >1–2 cm Sicherheitsabstand (bei kleinen Melanomen und Tumordicke <1–4 mm) oder radikale Vulvektomie mit inguinaler Sentinelbiopsie
- Systemtherapie bei Fernmetastasen interdisziplinär diskutieren

Prognose

- Schlecht! ▬ 60% aller Patientinnen sterben innerhalb der ersten 2 Jahre ▬ 5-Jahres-Gesamtüberleben: bei N0 35%, bei N1 10%, bei M1 0%

26.2.3 Sarkom (ca. 1%)

- Junge Frauen (30–40 Jahre)
- Tiefliegender Knoten, frühe hämatogene Metastasierung

Therapeutisches Vorgehen

- Vor Therapie: Ausschluss von Fernmetastasen
- Radikale Vulvektomie; bei klinisch unauffälligen inguinalen Lymphknoten ist keine Lymphonodektomie indiziert
- Systemtherapie bei Fernmetastasen interdisziplinär diskutieren

26.2.4 Seltene Malignome (Basalzellkarzinom, Adenokarzinom, Schweißdrüsenkarzinom)

- Meist späte Diagnosestellung
- Behandlung wie Plattenepithelkarzinom

26.2.5 Metastasen

- Die Therapie richtet sich nach Primärtumor und sonstiger Tumormetastasierung
- Exzision (aus psychologischen Gründen)

26.3 Präkanzerosen der Vagina (vaginale intraepitheliale Neoplasie; VaIN)

- Einteilung der VaIN analog VIN (▶ Kap. 26.1)

- Epidemiologie ▬ HPV (insbesondere HPV 16) ▬ Häufig bei anderen genitalen intraepithelialen Neoplasien ▬ VaIN III: Okkulte Invasion bereits möglich (in der Biopsie nicht erkennbar) ▬ Erkrankungsalter bei VaIN jünger als beim Vulvakarzinom ▬ Überwiegend oberes Vaginaldrittel betroffen ▬ Die VaIN III sollte therapiert werden (Effektivität dieser Therapie ist allerdings aufgrund der Seltenheit der Erkrankung nicht eindeutig belegt)

Diagnostik

- Selten, keine klinischen Symptome
- Entdeckung durch Inspektion, Kolposkopie und Zytologie

❯ **Bei suspekter Zytologie und kolposkopisch unauffälliger Cervix uteri unbedingt Vagina kolposkopisch untersuchen, ggf. gezielte Biopsien.**

Therapeutisches Vorgehen

- Lokale Exzision im Gesunden
- (Partielle) Kolpektomie
- Laser-/HF-Beamer-Destruktion

Nachsorge

- Bis zu 30% Rezidive nach R0-Resektion
- Regelmäßig klinisch überwachen.

26.4 Vaginalkarzinom

- Primäre Vaginalkarzinome sind sehr selten, häufiger: Sekundärer Befall der Vagina
- Inzidenz 0,4/100.000 Frauen und Jahr
- Mittleres Erkrankungsalter 65 Jahre
- In 1/3 der Fälle vorausgegangenes Plattenepithelkarzinom der Zervix

- Meist kontinuierliche Ausbreitung anderer lokaler Tumoren
- Bei Infiltration der Portio definitionsgemäß Zervixkarzinom
- Bei Vulvabefall definitionsgemäß Vulvakarzinom
- Epidemiologie/Risikofaktoren: ▬ VaIN III ▬ HPV (insbesondere HPV 16) ▬ Langzeitanwendung von Vaginalpessaren ▬ Vorausgegangene Beckenbestrahlung

Klinik

- Fleischwasserfarbener Fluor
- Blutungen
- Schmerzen und Druckgefühl = Spätsymptome

Diagnostik

- Spekulumeinstellung, Inspektion
- Histologie
- Prätherapeutische Diagnostik: ▬ Rektovaginale Untersuchung ▬ Umgebungsuntersuchung (Multizentrizität) ▬ Ggf. Urethrozystoskopie, Rektoskopie, Becken-CT-/-MRT, Staging
- Histologie ▬ 90% Plattenepithelkarzinome ▬ Selten Adenokarzinome (**Cave:** Metastase eines Endometriumkarzinoms) ▬ Melanome ▬ Sarkome

Therapeutisches Vorgehen

Die Therapie des Vaginalkarzinoms erfolgt individualisiert und stadienadaptiert (◘ Tab. 26.2).

Stadium I (sonstige ausgewählte Fälle)

- Kleine umschriebene Läsion: Exzision im Gesunden (10 mm Sicherheitssaum)
- Lokalisation oberes Vaginaldrittel: ▬ Radikale Hysterektomie ▬ Obere Kolpektomie mit Parakolpien (2 cm

◼ Tab. 26.3. Therapie des Vaginalkarzinoms

FIGO	UICC	Definition
0	T0, Tis	Carcinoma in situ
I	T1	Tumor begrenzt auf die Vagina
II	T2	Tumor infiltriert paravaginales Gewebe, aber nicht bis zur Beckenwand
III	T3	Tumor erreicht die Beckenwand und/oder Lymphknotenmetastasen
IVA	T4	Tumor infiltriert die Mukosa von Blase/Rektum und/oder überschreitet das kleine Becken
IVB	T1–4 N0–2 M1	Jegliche Fernmetastasen

Sicherheitssaum) und pelvine, ggf. paraaortale Lymphonodektomie
- Lokalisation mittleres Vaginaldrittel:
  — Radikale Kolpohysterektomie mit Parakolpien (2 cm Sicherheitssaum)
  — Pelvine (ggf. paraaortale) und inguinale Lymphonodektomie
- Lokalisation unteres Vaginaldrittel: — Untere Kolpektomie mit eingeschränkter Vulvektomie (2 cm Sicherheitssaum) — Ggf. Kolpohysterektomie und inguinale Lymphonodektomie
- Neovaginaanlage bei Wunsch der Patientin
- Exenteration in ausgewählten Fällen mit Chance auf R0-Resektion

Fortgeschrittene Stadien
- Primäre Radiotherapie häufig Verfahren der Wahl; Effektivität kann nach ersten Daten durch Kombination mit einer Chemotherapie erhöht werden
- Strahlentherapie evtl. in Kombination mit vorheriger Tumorresektion
- Strahlentherapie erfolgt als Kombination aus Brachy- und perkutaner Radiotherapie — Die maximale Belastungsgrenze liegt bei ca. 60 Gy (**Cave:** Auch bei Einhaltung dieser Dosis häufig Rektum-Scheiden-Fisteln)

Chemotherapie
- Adjuvante Chemotherapie ist nicht indiziert
- Palliativ evtl. als Radiochemotherapie
- Bei Fernmetastasen kann eine Chemotherapie (Cisplatin- und taxanhaltige Schemata) erwogen werden

Nachsorge
- Analog Vulvakarzinom

Prognose
- Lokalrezidive meistens in den ersten 2 Jahren nach Diagnosestellung
- 5-Jahres-Überlebensrate für alle Stadien 40%

> ## ❯ Neoplastische Veränderungen der Mammae

W. Janni, B. Rack, C. Nestle-Krämling

- Das Mammakarzinom ist die weltweit häufigste maligne Erkrankung der Frau
- Dabei sind v. a. Industrienationen von einer hohen Inzidenz der Erkrankung betroffen
- In Deutschland 24% aller Krebsneuerkrankungen bei Frauen
- Inzidenz: ca. 50.000 Erstdiagnosen pro Jahr in Deutschland
- Mortalität: ca. 17.000 Todesfälle pro Jahr
- Erkrankungsgipfel: 45–75 Jahre
- Am häufigsten im oberen äußeren Quadranten der Brust lokalisiert
- Heilung in etwa 2/3 der Fälle
- Ätiologie: ━ Den meisten Brustkrebserkrankungen liegen zahlreiche, teilweise unbekannte und in ihrer Wichtung unklare Risikofaktoren zugrunde (bekannte Risikofaktoren ◨ Tab. 27.1) ━ Etwa 5–10% haben einen hereditären Hintergrund

27.1 Genetische Beratung

Indikationen

- Etwa 5–10% aller Mammakarzinome erfüllen die Kriterien eines »hereditären Mammakarzinoms«
- 1 Frau in der Familie ist <40. Lebensjahr am Mammakarzinom erkrankt
- 1 Frau in der Familie ist an einem Mamma- und Ovarialkarzinom erkrankt
- Nachweis von BRCA-1- und BRCA-2-Mutationen oder anderen hereditären Tumorsyndromen

Familien, bei denen eins der folgenden Kriterien vorliegt, sollte nach den Kriterien des Deutschen Konsortiums für erblichen Brust- und Eierstockskrebs (GCHBOC) eine genetische Beratung angeboten werden:

- 2 Frauen an Mammakarzinom erkrankt, mindestens 1 Frau <51 Jahre
- 1 Frau an Mammakarzinom und 1 Frau an Ovarialkarzinom erkrankt
- 1 Frau an Mamma- und an Ovarialkarzinom erkrankt
- 2 Frauen an Ovarialkarzinom erkrankt
- 1 männlicher Verwandter an Mammakarzinom erkrankt und 1 zusätzliche Verwandte mit Brust- oder Ovarialkarzinom
- 1 Frau mit bilateralem Mammakarzinom <51 Jahre
- 1 Frau mit Mammakarzinom <36 Jahre

◻ Tab. 27.1. Risikofaktoren für die Entwicklung eines Mammakarzinoms

Risikofaktoren		Relatives Risiko
Geschlecht	Männlich : weiblich	1 : 100
Alter	25 : 45 Jahre	1 : 20
Körpergewicht	Normalgewichtig : adipös	1 : 2,5
Alter bei Menopause	42 : 52 Jahre	1 : 2,0
Alter bei Menarche	14 : 11 Jahre	1 : 1,3
Parität	Multipara : Nullipara	1 : 1,3
Alter bei erster Geburt	20 : 35 Jahre	1 : 1,4
Laktationsperiode	5 Jahre : nie	1 : 1,2
Gutartige Brusterkrankung	Nein : ja	1 : 1,57
Orale Kontrazeption	Nie : immer	1 : 1,1
HRT	Nie : ≥5 Jahre	1 : 1,3
Alkoholkonsum	Kein : ≥20 g/Tag	1 : 1,3
Serumlipide	Normal : erhöht	1 : 1,6
Sportliche Aktivität	Aktiv : nicht aktiv	1 : 1,2
Schichtarbeit	Nie : >30 Jahre	1 : 1,36
Antibiotikatherapie	Nie : 50 Tage insgesamt	1 : 1,5

BRCA-Mutationen

Der größte Teil der hereditären Brustkrebserkrankungen ist auf eine Mutation in den Brustkrebsgenen BRCA-1 und BRCA-2 zurückzuführen:

- Das kumulative Risiko einer BRCA-Mutationsträgerin, bis zum 80. Lebensjahr am Mammakarzinom zu erkranken, beträgt 80–90%
- Das Erkrankungsrisiko für Ovarialkarzinom liegt bei 60% für BRCA-1 -Mutationen und 30% für BRCA-2-Mutationen
- Bei Frauen mit Brustkrebs, die nicht mit Chemotherapie behandelt wurden, ist BRCA-1 im Gegensatz zu

BRCA-2 ein unabhängiger Prädiktor für ein schlechteres Überleben

Durchführung

Interdisziplinär durch Humangenetiker, Gynäkologen und Psychoonkologen an einem Zentrum für hereditäre Mammakarzinomerkrankungen

- Entscheidung über die Durchführung einer molekulargenetischen Analyse und möglicher Früherkennungs- und Präventionsstrategien im Konsens mit der Patientin treffen
- Ausreichend Bedenkzeit gewähren. Entscheidung ausschließlich aus freiem Willen der Ratsuchenden

27.2 Prävention

27.2.1 Lebensführung

- Meiden von Risikofaktoren durch eine gesunde kalorienarme Ernährung und sportliche Aktivität
- Zu den evaluierten Risikofaktoren gehören Adipositas, Hyperinsulinämie und Alkohol
- Protektiv wirken frühe Gravidität, Stillen >12 Monate und mehrere Geburten

27.2.2 Prophylaktische Operation

Nutzen

Derzeit die einzige evidenzbasierte Maßnahme zur Risikoreduktion beim hereditären Mammakarzinom:
- Durch bilaterale Mastektomie kann das Risiko einer Brustkrebserkrankung um 90% gesenkt werden
- Die Risikoreduktion für das Auftreten eines kontralateralen Mammakarzinoms beträgt etwa 40%
- Mehrere Studien belegen zudem durch eine prophylaktische Adnektomie eine Risikoreduktion für das Ovarialkarzinom um >90% und ein um bis zu 50% vermindertes Brustkrebsrisiko

❯ Das operative Vorgehen und die systemische Therapie unterscheiden sich beim hereditären Mammakarzinom nicht von den Therapiestandards beim sporadischen Mammakarzinom. Durch Früherkennungs- und Präventionsstrategien kann das Erkrankungsrisiko für Mamma- und Ovarialkarzinom deutlich gesenkt werden.

27.2.3 Medikamentöse Prävention

Indikationen
- Zielgruppe für eine medikamentöse Prävention sind Frauen mit erhöhtem

Mammakarzinomrisiko: ▬ Frauen nach bereits aufgetretenen Brusterkrankungen und Präkanzerosen ▬ Frauen mit erhöhtem Risiko durch familiäre Belastung

Tamoxifen
- Tamoxifen senkt das relative Risiko für das Auftreten eines hormonrezeptorpositiven Mammakarzinoms unabhängig von Alter, Risikoprofil und Hormonersatztherapie um 38%
- Eine Risikoreduktion für hormonrezeptornegative Karzinome kann nicht erreicht werden
- Während in den USA für Tamoxifen die Zulassung bei Brustkrebsrisiko von >1,66% besteht, ist in Deutschland bei fehlender Zulassung eine präventive Therapie nur innerhalb von Studien zu empfehlen

27.2.4 Früherkennung

Die Screening-Mammographie ermöglicht die Detektion von Brustkrebs und Krebsvorstufen in prognostisch günstigeren Stadien mit besseren Behandlungsmöglichkeiten, wodurch eine deutliche Mortalitätsreduktion von 20–40% erreicht werden kann.

Gemäß der S3-Leitlinie zur Brustkrebsfrüherkennung in Deutschland folgenden Algorithmus durchführen:
- ≥20. Lebensjahr: ▬ Anamnese und Aufklärungsgespräch über Risikofaktoren ▬ Bei Vorliegen spezieller Risikofaktoren eine individuelle Früherkennungsstrategie besprechen
- ≥30. Lebensjahr: ▬ Anleitung zur regelmäßigen Selbstuntersuchung sowie ärztlich-klinische Untersuchung der Brust und regionären Lymphabflussgebiete

- 50.–70. Lebensjahr: — Durchführung einer Mammographie in 2 Ebenen in Kombination mit einer ärztlich-klinischen Untersuchung — Maximal 2-jährliche Abstände

Die Mammasonographie ist nicht Bestandteil der Screening-Programme, kann in den Händen eines erfahrenen Untersuchers jedoch wichtige Zusatzinformationen liefern.

27.3 Präkanzerosen

27.3.1 Duktales Carcinoma in situ (DCIS)

- Definition: Nichtinvasive Läsion, die aus dem Epithel der Brustdrüsengänge hervorgeht, meist als polymorphe Mikroverkalkungen in der Mammographie diagnostiziert
- Pathomorphologisch und genetisch heterogene Gruppe neoplastischer intraduktaler Proliferationen
- Nach WHO durch folgende Eigenschaften definiert: — Erhöhte Proliferation duktaler Epithelien — Geringe bis hochgradige zytologische Atypien — Inhärente, nicht obligate Tendenz zur Progression in ein invasives Karzinom (fakultative Präkanzerose invasiver Mammakarzinome)
- Epidemiologie: — Seit Einführung des Mammographie-Screenings steigt die Rate an DCIS bis auf 30% — Das DCIS macht ca. 95% aller nichtinvasiven Karzinome aus — Die 10-JÜR beträgt beim DCIS >98%

Therapeutisches Vorgehen
Operative Therapie

- Eine brusterhaltende Therapie ist bei sinnvollem Größenverhältnis Tumor : Brust möglich, solange eine R0-Resektion gewährleistet ist
- Resektionsrand: <1 mm hohe Lokalrezidivraten von ca. 38% innerhalb von 4 Jahren, bei größerem Resektionsrand nur ca. 5% → Möglichst breiten tumorfreien Resektionsrand von mindestens 5 mm anstreben, bei tumorfreiem Resektionsrand <5 mm Nachresektion
- Bereits intraoperativ kann durch eine Präparatradiographie die komplette Entfernung des bildgebenden Befundes überprüft werden
- Eine axilläre Lymphonodektomie ist obsolet, da Lymphknotenmetastasen nur in 1–2% der Fälle vorkommen
- Bei großen Tumoren (>4–5 cm) soll eine Sentinel-Lymphknotenbiopsie (SLNB) durchgeführt werden, da hier in >50% mit einer okkulten Invasion zu rechnen ist

Bestrahlung

- Nach brusterhaltender Therapie soll grundsätzlich eine postoperative Bestrahlung der Brust erfolgen
- Derzeit lässt sich ein Subkollektiv, das von einer adjuvanten Strahlentherapie definitiv nicht profitiert, nicht klar definieren
- Durch die Radiatio kann lediglich das Risiko für das Auftreten invasiver und nichtinasiver Lokalrezidive vermindert werden

Medikamentöse Therapie

- In einer prospektiv randomisierten Studie an 1804 Patientinnen wurde gezeigt, dass die Inzidenz von invasiven Karzinomen durch eine Tamoxifentherapie über 5 Jahre deutlich reduziert werden konnte
- Aufgrund der guten Prognose des DCIS bei hormonrezeptorpositiven Patientinnen eine individuelle Therapieentscheidung unter Berücksich-

tigung der therapeutischen Risiken, wie klimakterischer Beschwerden, Thrombembolien und Endometriumkarzinom, treffen

27.3.2 Lobuläre Neoplasie (LN)

— Die Bezeichnung lobuläre Neoplasie (LN) ersetzt die alten Bezeichnungen atypische lobuläre Hyperplasie (ALH) und lobuläres Carcinoma in situ (LCIS) — Unter dem Begriff lobuläre Neoplasie wird das gesamte Spektrum lobulärer – E-Cadherin-negativer – Epithelproliferationen zusammengefasst; sie sind typischerweise auf die terminalen duktulolobulären Einheiten (TDLU) begrenzt — Risikofaktor und nicht obligatorische Vorläuferläsion für invasive lobuläre oder duktale Mammakarzinome, vermutlich direkte Vorläuferläsion der invasiven lobulären Karzinome — Die LN sind differenzialdiagnostisch abzugrenzen von den Hybridläsionen und von der atypischen duktalen Hyperplasie (ADH) bzw. den DCIS von niedrigem (selten intermediärem) Malignitätsgrad
- Epidemiologie: — Etwa 5% aller nichtinvasiven Karzinome — Risiko, in der Folge eines LCIS ein invasives Mammakarzinom zu entwickeln: 1%

Therapeutisches Vorgehen
Operative Therapie
- Lokale Befundexzision
- Im Gegensatz zum DCIS ist der Abstand zum Resektionsrand von untergeordneter Bedeutung, da eine Nachresektion nur bei bestimmten histopathologischen Unterformen (azinäre Erweiterung, pleomorphe, siegelringzellartige und nekrotische Formen bis an den Resektionsrand reichend) durchgeführt wird

Bestrahlung
- Geringe Strahlensensibilität → Radiatio nicht sinnvoll

Nachsorge
- Allen Patientinnen eine intensivierte Nachbeobachtung mit jährlicher Mammographie empfehlen

27.4 Mammakarzinom

Pathomorphologie
Die pathomorphologische Begutachtung der Tumorgewebeprobe ist die wichtigste Entscheidungsgrundlage für die operative, strahlentherapeutische und v. a. für die nachfolgende systemische Therapie. Berücksichtigt werden:
- Histologischer Typ
- Grading
- Tumorgröße
- Vorliegen und Ausdehnung einer intraduktalen Tumorkomponente
- Multifokalität (mehrere Karzinomherde innerhalb eines Quadranten) und Multizentrizität (mehrere Tumorherde in unterschiedlichen Quadranten)
- Sicherheitsabstand
- Peritumorale Gefäßinvasion
- Hormonrezeptorstatus
- HER-2/neu-Status

Sonderformen
- M. Paget: — Intraepidermale Form eines duktalen Karzinoms mit Nachweis von Paget-Zellen — Manifestiert sich als Ekzem und Erosion von Mamille und Areola
- Inflammatorisches Karzinom: — Diffuse Ausbreitung eines invasiven Karzinoms innerhalb dermaler Lymphgefäße — Stellt sich als Erythem dar → Oft Verwechslung mit

Mastitis ▬ Selten: Sarkome und maligne Lymphome
- Im Anschluss an die Tumorexstirpation richtet sich die Radiatio bzw. systemische Therapie nach der jeweiligen Tumorentität

Hormonrezeptorstatus
- Bestimmung beim primären Mammakarzinom obligat
- Angabe des Prozentsatzes positiver Zellen für den Estrogen- und Progesteronrezeptor
- Bestimmung überwiegend immunhistochemisch
- Positiver Hormonrezeptorstatus:
  ▬ Prädiktiv für das Ansprechen auf eine endokrine Therapie ▬ Aufgrund empirischer Überlegungen wird derzeit eine positive Färbereaktion für den Estrogen- und/oder den Progesteronrezeptor bei ≥10% der Zellen als Grenzwert für ein endokrines Ansprechen angesehen ▬ 1–9% positive Zellen werden als fraglich hormonsensibel eingestuft

HER-2/neu-Onkoprotein
- Transmembranärer Wachstumsfaktor vom Tyrosinkinasetyp
- Als HER-2-positiv gelten Tumoren: ▬ Wenn eine stark positive immunhistochemische Färbereaktion (3+) auftritt ▬ Oder eine mit Fluoreszenz-in-situ-Hybridisierung nachgewiesene Genamplifikation
- Etwa 20–25% der Primärtumoren zeigen eine Überexpression für HER-2/neu, die vermutlich mit einem aggressiveren Krankheitsverlauf und einer Herunterregulierung des Hormonrezeptorstatus einhergeht
- Starker prädiktiver Faktor für Ansprechen auf eine HER-2/neu-zielgerichtete Therapie (Trastuzumab, Lapatinib)

Die Etablierung neuer Prognosefaktoren ermöglicht eine individualisierte Therapiestrategie, wodurch unnötige Nebenwirkungen vermieden und das wirksamste Therapieregime empfohlen werden kann.

Prognosefaktoren
- Etablierte (Bestimmung obligat):
  ▬ Alter (<35 Jahre ungünstige Prognose) ▬ Tumorgröße ▬ Nodalstatus ▬ Hormonrezeptorstatus ▬ Histologischer Tumortyp ▬ Grading
- Neuere (Bestimmung nicht obligat):
  ▬ Mitoseindex, S-Phase, Ki-67, MIB, PCNA, TLI ▬ EGF, IGF 1, IGF 2, pS 2, TSP ▬ Cathepsin D, B und L, uPA, PAI-1 ▬ Adhäsionsmoleküle ▬ Chemokine, Ep-CAM, CD-44-kodierte Glykoproteine, E-Cadherin, Lamininrezeptor ▬ Angiogenese ▬ VEGF ▬ Apoptose ▬ TNF, FasL, TRAIL, bcl-2, bax ▬ Onkogene/Tumorsuppressorgene ▬ p53, c-myc, BRCA-1, BRCA-2 ▬ Immunhistologischer Tumorzellnachweis in KM, LK

Prädiktive Faktoren
- Hormonrezeptorstatus für Ansprechen einer endokrinen Therapie
- HER-2 für das Ansprechen einer Ak-Therapie mit Trastuzumab (Herceptin) und Lapatinib (Tykerb)
- Menopausenstatus: Hormonentzug bei hormonsensitivem prämenopausalem Mammakarzinom

Klassifikation
Stadieneinteilung
- TNM-Formel: Primärtumor (T), Lymphknoten (N) sowie das Vorliegen einer Fernmetastasierung (M) werden nach Größe oder Ausmaß des Befalls klassifiziert (◨ Tab. 27.2)

◻ Tab. 27.2. Postoperative TNM-Klassifikation (6. Aufl. 2002) des Mammakarzinoms

TNM-Stadium	
T	**Primärtumor**
pTX	Primärtumor kann nicht beurteilt werden
pT0	Kein Anhalt für Primärtumor
pTis	Carcinoma in situ
pTis (DCIS)	Duktales Carcinoma in situ
pTis (LCIS)	Lobuläres Carcinoma in situ
pTis (Paget)	M. Paget der Mamille ohne nachweisbaren Tumor; ist der M. Paget kombiniert mit einem nachweisbaren Tumor, wird entsprechend der Größe des Tumors klassifiziert
pT1	Tumor ≤2 cm in größter Ausdehnung
– pT1mic	Mikroinvasion ≤0,1 cm in größter Ausdehnung[a]
– pT1a	Tumor ≥0,1 cm bis ≤0,5 cm
– pT1b	Tumor >0,5 cm bis ≤1 cm
– pT1c	Tumor >1 cm bis ≤2 cm
pT2	Tumor >2 cm bis ≤5 cm
pT3	Tumor >5 cm
pT4	Tumor jeder Größe mit direkter Ausdehnung auf Brustwand oder Haut, soweit unter T4a bis T4d beschrieben (die Brustwand schließt Rippen, Interkostalmuskulatur, M. serratus anterior, nicht jedoch den M. pectoralis mit ein)
– pT4a	Mit Ausdehnung auf Brustwand
– pT4b	Mit Ödem (einschließlich Apfelsinenhaut) oder Ulzeration der Brusthaut oder Satellitenmetastasen der Haut der gleichen Brust
– pT4c	Kriterien 4a und 4b gemeinsam
– pT4d	Entzündliches (inflammatorisches) Karzinom
N	**Regionäre Lymphknoten**
pNX	Regionäre LK können nicht beurteilt werden (zur Untersuchung nicht entnommen oder bereits früher entfernt)
pN0	Keine regionären LK-Metastasen
– pN0(i–)	Histologisch und immunhistochemisch kein Nachweis von LK-Metastasen

◻ Tab. 27.2. *Fortsetzung*

TNM-Stadium	
– pN0(i+)	Histologisch kein Nachweis von LK-Metastasen, Nachweis isolierter Tumorzellen mittels Immunhistochemie, jedoch kein Herd >0,2 mm[b]
– pN0(mol-)	Histologisch und molekularbiologisch kein Nachweis von LK-Metastasen
– pN0(mol+)	Histologisch kein Nachweis von LK-Metastasen, molekularbiologische Untersuchung positiv
PN1	Metastasen in 1–3 axillären LK und/oder mikroskopischer Befall der durch SLNB entdeckten klinisch inapparenten LK entlang der A. mammaria interna
– pN1mi	Mikrometastasen (>0,2 mm, aber nicht größer als 2,0 mm in maximaler Ausdehnung)
– pN1a	Metastasen in 1–3 axillären LK
– pN1b	Mikroskopischer Befall der durch SLNB entdeckten LK entlang der A. mammaria interna, wobei die LK nicht klinisch nachweisbar sind
– pN1c	Metastasen in 1–3 axillären LK und mikroskopischer Befall der durch SLNB entdeckten klinisch inapparenten LK entlang der A. mammaria interna
pN2	Metastasen in 4–9 axillären LK, oder Metastasen in klinisch apparenten LK entlang der A. mammaria interna ohne gleichzeitiges Vorhandensein klinisch nachweisbarer axillärer LK
– pN2a	Metastasen in 4–9 axillären LK (mindestens eine >2,0 mm)
– pN2b	Metastasen in klinisch nachweisbaren LK entlang der A. mammaria interna ohne gleichzeitiges Vorhandensein klinisch nachweisbarer axillärer LK
pN3	Metastasen in ≥10 axillären LK, oder in infraklavikulären LK, oder in klinisch nachweisbaren ipsilateralen LK entlang der A. mammaria interna bei gleichzeitig ≥1 befallenen axillären LK, oder >3 befallenen axillären LK und klinisch inapparenten LK entlang der A. mammaria interna, oder bei Metastasen in supraklavikulären LK
– pN3a	Metastasen in ≥10 axillären LK, oder Metastasen in infraklavikulären LK
– pN3b	Metastasen in klinisch apparenten ipsilateralen LK entlang der A. mammaria interna bei gleichzeitig ≥1 befallenen axillären LK, oder bei >3 befallenen axillären LK und mikroskopischem Befall der durch SLNB entdeckten klinisch inapparenten A.-mammaria-interna-LK
– pN3c	Metastasen in ipsilateralen supraklavikulären LK

[a] Mikroinvasion: Eindringen von Karzinomzellen über die Basalmembran hinaus; kein Invasionsherd darf >0,1 cm in größter Ausdehnung messen.

[b] Isolierte Tumorzellen: Einzelne Tumorzellen oder Tumorzellansammlungen, die in ihrer größten Ausdehnung 0,2 mm nicht überschreiten und typischerweise keinen Hinweis auf metastatische Aktivität aufweisen. Die Detektion erfolgt üblicherweise mittels Immunhistochemie oder molekularen Methoden.

◻ Tab. 27.3. BIRADS-Klassifikation

BIRADS-Kategorie	Beurteilung	Karzinomwahr-scheinlichkeit	Procedere
0	Unvollständig	Unklar	Weitere Bildgebung erforderlich
1	Unauffällig	0%	Altersspezifisches Vorgehen
2	Gutartig	0%	Altersspezifisches Vorgehen
3	Wahrscheinlich gutartig	≤2%	Kontrolle in 6 Monaten
4	Suspekt	2–95%	Histologische Sicherung
5	Hoch malignitätsverdächtig	≥95%	Histologische Sicherung, Planung der operativen oder medikamentösen Therapie

Diagnostik
Körperliche Untersuchung

- Untersuchungsbefunde bei Mammakarzinom (und Häufigkeit): ▬ Tastbarer Knoten (70%) ▬ Schmerzen (5–10%) ▬ Mamillensekretion (5–10%) ▬ Mamillenretraktion, Hauteinziehungen (3%) ▬ Apfelsinenhaut (2%) ▬ Brustverformung, Asymmetrie (2%) ▬ Brust-»Entzündung«, Rötung (1%) ▬ Mamillenekzem (1%)
- Bei therapieresistenter Mastitis ein inflammatorisches Mammakarzinom ausschließen
- Ein Paget-Karzinom wird häufig als Mamillenekzem fehldiagnostiziert
- Ergeben sich Auffälligkeiten bei der ärztlich-klinischen Untersuchung, unverzüglich weitere Abklärung einleiten

Mammographie
- Bildgebende Basisdiagnostik für die Brust
- Bei jedem auffälligen klinischen Befund sowie regelmäßig in der Nach-

sorge von Brustkrebspatientinnen durchführen
- Sensitivität: Hoch (85–90%)
- Beurteilbarkeit bei dichtem Drüsenkörper und somit v. a. bei jungen Patientinnen erschwert → Mammographie in der 1. Zyklushälfte durchführen, da in der gestagenbetonten 2. Zyklushälfte eine höhere Gewebsdichte vorliegt
- Strahlenbelastung: Auch bei wiederholten Untersuchungen mit 1–2 mGy pro Ebene insgesamt niedrig, sodass zumindest in der Altersgruppe der 50–70-jährigen Frauen der individuelle Nutzen eindeutig die strahlenassoziierten Risiken überwiegt
- Befundauswertung: Standardisiert nach dem amerikanischen Breast Imaging and Reporting Data System (BIRADS-Klassifikation; ◻ Tab. 27.3)

Mammasonographie
- Wichtigste komplementäre Untersuchung zur Mammographie zur Abklärung unklarer mammographischer Verdichtung

- Vor allem zur Differenzierung von solider Raumforderung und Zyste und deren Beurteilung entscheidend
- Eine sichere Erfassung und Beurteilung von Tumoren <5 mm, Präkanzerosen und Mikrokalk ist mittels Ultraschall nicht möglich → Als alleinige Untersuchung im Brustkrebs-Screening nicht geeignet

Magnetresonanztomographie

- Kontrastmittelanreicherung in Arealen mit vermehrter Vaskularisation, Gefäßpermeabilität und vermehrtem interstitiellem Raum
- Durch Anreicherungsdynamik und Morphologie sind weitere Aussagen über die Dignität des Befunds möglich
- Sensitivität: Hoch (85–90%)
- Spezifität: 70–85%
- Durchführung: In der 1. Zyklushälfte (7.–17. Zyklustag)
- Der Wert der MRT in der Brustkrebsdiagnostik ist bisher in prospektiv randomisierten Studien nicht ausreichend evaluiert und damit speziellen Indikationsstellungen vorbehalten (V.a. Multifokalität, etc.)

Galaktographie

- Mittels Galaktographie können intraduktale Prozesse dargestellt werden
- Indiziert bei pathologischer Mammillensekretion (einseitig und spontan, beidseitig ohne hormonelle Ursache)

Interventionelle Techniken zur Gewebegewinnung

- Indikationen: ▬ Bei Karzinomverdacht histologische Abklärung unbedingt erforderlich mittels stereotaktisch oder sonographisch gesteuerter Punktionsverfahren, die ambulant in Lokalanästhesie durchgeführt werden

- Hochgeschwindigkeitsstanzbiopsie: ▬ Methode der Wahl zur Diagnosesicherung bei suspekten Läsionen
- Vakuumbiopsie: ▬ Indikationen: Suspekter Mikrokalk und sonographisch nicht darstellbare Herdbefunde ▬ Durch größere Gewebemenge höhere pathohistologische Sicherheit ▬ Entnahme von bis zu 24 Proben möglich
- Feinnadelaspiration: ▬ Zur Abklärung von symptomatischen Zysten ▬ Da mittels Feinnadelpunktion keine histologische Sicherung erfolgen kann, sollte diese Methode Ausnahmesituationen vorbehalten bleiben!
- Sekretzytologie: ▬ Bei pathologischer Mamillensekretion ▬ Geringe Sensitivität

Therapeutisches Vorgehen
Grundlagen der Therapieentscheidung

Die individuelle Therapieentscheidung gründet sich v. a. auf die Ausprägung von prognostischen Parametern, die eng mit dem Krankheitsverlauf und der zu erwartenden brustkrebsbezogenen Mortalität korrelieren:

- Tumorgröße
- Nodalstatus
- Nachweis einer Fernmetastasierung
- Grading
- Hormonrezeptorstatus
- HER-2/neu-Status
- Alter und Menopausenstatus

Prognosefaktoren erlauben eine individuelle Vorhersage für den von einer Therapie unbeinflussten Krankheitsverlauf (Rezidiv-, Todesrisiko). In der St. Gallener Konsensuskonferenz 2007 wurde eine neue Einteilung für die Risikokategorien festgelegt:

- Niedriges Risiko ▬ Nodalnegativ und alle der folgenden Eigenschaften:

- pT ≤2 cm - Grad 1 - Fehlen einer peritumoralen Lymph- und Blutgefäßinvasion - Hormonrezeptorpositivität - Fehlen einer HER-2/neu-Überexpression oder einer Genamplifikation - Alter ≥35 Jahre
- Intermediäres Risiko - Nodalnegativ und mindestens eine der folgenden Eigenschaften: - pT >2 cm - Grad 2–3 - Peritumorale Lymph- und Blutgefäßinvasion - Hormonrezeptornegativität - HER-2/neu-Überexpression oder Genamplifikation - Alter <35 Jahre - Nodalpositiv mit 1–3 befallenen Lymphknoten und hormonrezeptorpositiv und Fehlen einer HER-2/neu-Überexpression oder einer Genamplifikation
- Hohes Risiko - Nodalpositiv mit 1–3 befallenen Lymphknoten und mindestens eine der folgenden Eigenschaften: - Hormonrezeptornegativität - HER-2/neu-Überexpression oder Genamplifikation - Nodalpositiv mit 4 oder mehr befallenen Lymphknoten

Neben der Prognoseeinschätzung sind vorbestehende Komorbiditäten von entscheidender Bedeutung. Unter Abwägung von therapieassoziierter Toxizität und dem Rezidivrisiko ist ein individuelles Therapiekonzept auf der Grundlage aktueller aktueller Leitlinien (z. B. S3-Leitlinien, AGO-Empfehlungen) zu erstellen.

Primär systemische Therapie

- Die Überlebensraten von Patientinnen nach primär systemischer und adjuvanter Behandlung sind vergleichbar
- Die präoperative Systemtherapie erfolgt durch eine zytostatische Therapie oder, in ausgewählten Fällen, durch eine Antihormontherapie

- Noch vor einigen Jahren war die primäre Systemtherapie nur bei Patientinnen mit einem lokal inoperablen Mammakarzinom aus operationstechnischen Gründen (Resektionsebene) indiziert, zunehmend wird sie auch bei Patientinnen mit einem primär operablen Mammakarzinom angewandt, um die Rate an brusterhaltenden Operationen zu erhöhen
- Indikationen: - Einzige absolute Indikation ist das primär inoperable sowie das inflammatorische Mammakarzinom, da nach wie vor zahlreiche Fragen im Zusammenhang mit der primären Systemtherapie ungeklärt sind (z. B. die Wahl der systemischen Therapie nach fehlender Remission; bisher konnte in diesem Fall auch durch Umstellen der Chemotherapie keine Verbesserung des Ansprechens gezeigt werden) - Optionale Indikationen sind die u. a. die chirurgische Notwendigkeit zur Mastektomie bei Wunsch der Patientin nach Brusterhalt sowie hormonrezeptornegative Karzinome

Mögliche Chemotherapieschemata für eine primäre Systemtherapie

- Mindestens 4 Zyklen anthrazyklinhaltige Chemotherapie im Abstand von 3 Wochen (4× AC, 4× FEC)
- Sequenzielle anthrazyklin- und taxanhaltige Schemata: - 4× AC, gefolgt von 4× Docetaxel - 4× Anthrazyklin/Paclitaxel, gefolgt von 3× CMF - 3× Epirubicin gefolgt von 3× Paclitaxel - 6 Zyklen TAC

Primäre endokrine Therapie

- Bei HER-2-positiven Tumoren sollte bereits präoperativ Trastuzumab mit einem geeigneten Schema kombiniert werden

- Nebenwirkungsarme Behandlungsoption bei hormonrezeptorpositiven, älteren und multimorbiden Patientinnen
- Im Einzelfall kann bei entsprechendem Ansprechen völlig auf die Operation verzichtet oder diese zu einem späteren Zeitpunkt, nach internistischer Vorbereitung, durchgeführt werden.
- Die wenigen vorliegenden Daten deuten auf eine bessere Wirksamkeit und Verträglichkeit von Antiaromatasewirkstoffen im Vergleich zu Tamoxifen hin

Operative Therapie
Präoperative Diagnostik
Mit zunehmender Anwendung von Mammographie und Sonographie werden auch kleinere und damit prognostisch günstigere Tumorstadien entdeckt. Damit verbunden ist ein Anstieg der Rate an brusterhaltenden Operationen. Derzeit lassen sich 60–70% aller Mammakarzinome brusterhaltend operieren.

Im Vorfeld ist im Normalfall eine histologische Diagnosesicherung durch Stanzbiopsie zu fordern. Die Vorteile der präoperativen Diagnosesicherung sind:

- Möglichkeit zur Sentinel-Lymphknotenbiopsie bei cN0
- Möglichkeit zur präoperativen Chemotherapie bei großen Tumoren
- Verkürzung der Operationszeit durch Vermeidung von Wartezeiten (z. B. Schnellschnitt)
- Bessere Planbarkeit der Operation, z. B. durch adäquate Schnittführung und entsprechende Größe der Resektion
- Individuellere präoperative Patientenaufklärung

Bei nicht palpablen Läsionen ist eine präoperative Nadelmarkierung unter sonographischer, mammographischer oder MRT-Sicht erforderlich. Die vollständige Entfernung der Läsion sollte durch ein entsprechendes bildgebendes Verfahren kontrolliert werden, z. B. eine intraoperative Präparatradiographie.

Grundlagen der Tumorentfernung
- Sichere Entfernung im Gesunden, ohne unnötig viel gesundes Gewebe zu resezieren
- Ein tumorfreier Sicherheitssaum (invasiver Teil) ≥1 mm ist Mindestforderung
- Exzidierten Tumor zur Orientierung für die pathologische Untersuchung und ggf. notwendig werdende Nachresektion mit einer Fadenmarkierung versehen
- Fassen des Tumorpräparats mit einer scharfen Fasszange vermeiden, da dadurch bei der üblichen Tuschemarkierung des Präparats blaue Farbe in die Greifstellen eindringt und so der Eindruck der Resectio non in sano für den Pathologen resultieren kann

Brusterhaltende Therapie (BET)
- Standardoperationsverfahren bei frühem Brustkrebs: Etwa 60–70% der Mammakarzinome werden brusterhaltend operiert
- Lokalrezidivrate sollte innerhalb von 10 Jahren <10% liegen
- Defektdeckung des Tumorbettes
- Bei Kontraindikationen gegen BET Mastektomie (▶ unten) durchführen → Hier kann jedoch durch plastisch-rekonstruktive Verfahren ebenfalls ein zufriedenstellendes kosmetisches Ergebnis erzielt werden

Modifizierte radikale Mastektomie (MRM)
- Indikationen (mit oder ohne Wiederaufbau): ▬ Multizentrisches

Wachstum (mindestens 2 Tumorherde in unterschiedlichen Quadranten, oder mindestens 4 cm voneinander entfernt) ▬ Ungünstiges Verhältnis Tumor-/Brustvolumen ▬ Fehlende Tumorfreiheit trotz mehrfacher Nachresektion ▬ Wunsch der Patientin, z. B. zur Vermeidung einer Strahlentherapie ▬ Ausgedehnter Hautbefall/inflammatorische Komponente
- Liegt keines dieser Kriterien vor, kann eine brusterhaltende Therapie angeboten werden

Tumoradaptierte Reduktionsplastik
- Bei Mammakarzinom und Makromastie die Option der tumoradaptierten Reduktionsplastik erwägen, wobei die tumortragenden Bereiche großzügig und weit im Gesunden entfernt werden können
- Durch Belassung der deepithelialisierten chorionsubkutanen Fettgewebslappen wird der Drüsenkörper nicht vollständig, aber in einem erheblichen Ausmaß entfernt
- Bei einseitiger großvolumiger Exzision können statische Probleme (Rückenschmerzen) als Folge der Operation auftreten → In diesen Fällen kann kontralaterale Mammareduktion sowohl aus kosmetischer als auch aus orthopädischer Sicht sinnvoll sein

Skin-sparing-Mastektomie (SSM)
- Indikationen: Im Wesentlichen wie für die modifiziert radikale Mastektomie (► oben)
- Vorteile: ▬ Erhaltung des Hautmantels ▬ Vermeidung von Farbunterschieden der Haut ▬ Erhaltung der unteren Umschlagsfalte ▬ Bessere kosmetische Ergebnisse als nach ~~ kundärer Brustrekonstruktion bei~~

gleicher onkologischer Sicherheit ▬ Ggf. Möglichkeit des Erhalts von Mamillenareolakomplex (MAC)
- Gewebrekonstruktion nach Möglichkeit mit autologem Gewebe (z. B. Latissimuslappen, TRAM/DIEP-Lappen) oder, wenn nötig, heterologem Gewebe (Prothesenrekonstruktion)

❯ Derzeitiges operatives Standardverfahren ist die BET, die für 60–70% eine adäquate Therapie darstellt. Bei Kontraindikationen kann durch plastisch-rekonstruktive Verfahren ein kosmetisch zufriedenstellendes Ergebnis erzielt werden.

Sentinel-Lymphknotenexzision
- Indikationen: Die selektive Entfernung des 1. vom Tumor drainierten axillären Lymphknotens (Wächterlymphknoten, SLN) ist bei kleinen Tumoren zur Beurteilung des Lymphknotenstatus ausreichend ▬ DCIS ≥5 cm ▬ Fehlender klinischer axillärer Lymphknotenbefall ▬ Vor neoadjuvanter Chemotherapie ▬ Fehlende inflammatorische Tumorausbreitung ▬ Keine Voroperation im Bereich Axilla
- Vorteile: ▬ Vermeidung der Morbidität einer axillären Dissektion ▬ Hohe Sicherheit

Durchführung. Markierung des SLN durch Farbstoffinjektion oder Nanocolloid (technetiummarkiertes Albumin) oder durch Kombination von beidem (führt zu den besten Detektionsresultaten). Zwischen 1 und maximal 3 Lymphknoten biopsieren. Histologische Aufarbeitung durch den Pathologen mittels i. d. R. sehr aufwendigen, oft immunhistochemischen Untersuchungsverfahren.

Systematische axilläre Lymphknoten-dissektion

- Bei Nachweis von axillären Lymph-knotenmetastasen durch SLN-Exzision oder bei Kontraindikationen gegen eine SLN-Exzision muss eine systematische axilläre Dissektion durchgeführt werden
- Notwendig für die zuverlässige Be-urteilung der axillären Lymphknoten ist die Entfernung von mindestens 10 Lymphknoten aus Level I (lateral des lateralen Randes des M. pectoralis minor) und Level II (zwischen latera-lem und medialem Rand des M. pec-toralis minor)

Adjuvante Systemtherapie

❯ **Die adjuvante Systemtherapie wird aufgrund überragender Evidenz allge-mein als integraler Primärtherapiebe-standteil akzeptiert.**

Aufgrund der sehr guten Datenlage pos-tulieren die Konsensusempfehlungen von St. Gallen für die Mehrzahl der Pati-entinnen eine systemische Therapie (◘ Tab. 27.4). Auf eine adjuvante System-therapie kann generell nur bei Patientin-nen mit einem »minimalen Rezidivri-siko« verzichtet werden, laut Konsensus-konferenz mit allen folgenden Kriterien:

- Nodalnegativer Axillastatus
- Alter ≥35 Jahre
- Tumor ≤2 cm
- Histopathologisches Grading 1
- HER-2/neu negativ
- Hormonrezeptorpositiv
- Fehlende vaskuläre Invasion

Bei allen übrigen Patientinnen eine ad-juvante Systemtherapie zumindest erwä-gen. Es ist eine individuelle Abwägung zwischen Nutzen (Überlebensvorteil) und Risiko (Nebenwirkungen) vorzu-nehmen. Online-Programme zur indivi-duellen Risikoeinschätzung, wie z. B. »adjuvant online«, können als Entschei-dungshilfe herangezogen werden.

Patientinnen mit einem positiven Hormonrezeptorstatus sollten generell eine endokrine Therapie erhalten.

◘ **Tab. 27.4.** St. Gallener Therapieempfehlungen (2007) in Abhängigkeit von der Risiko-klassifikation

Risikokategorie	HER-2/neu negativ			HER-2/neu positiv		
	Hormon-sensibel	Fraglich Hormon-sensibel	Nicht Hormon-sensibel	Hormon-sensibel	Fraglich Hormon-sensibel	Nicht Hormon-sensibel
Niedriges Risiko	ET	ET				
Intermediäres Risiko	ET	CT → ET	CT	CT → ET	CT → ET	CT
		ET		+ Tr	+ Tr	+ Tr
Hohes Risiko	CT → ET	CT → ET	CT	CT → ET	CT → ET	CT
				+ Tr	+ Tr	+ Tr

ET = Endokrine Therapie, CT = Chemotherapie, Tr = Trastuzumab.

Adjuvante Chemotherapie

Voraussetzungen

Entscheidend für die maximale Effektivität der adjuvanten Chemotherapie (Überblick in ❏ Tab. 27.5) ist eine ausreichende Dosisdichte. Deshalb bei der Therapiedurchführung folgendes beachten:

- Beginn der Chemotherapie möglichst frühzeitig nach Operation, maximal nach 4–6 Wochen
- Applikation der Solldosis
- Möglichst keine Intervallverlängerung

CMF-Schema

- Eine der ersten Kombinationstherapien, die bei lokoregionär fortgeschrittener Erkrankung einen Vorteil sowohl bezüglich des rezidivfreien als auch des Gesamtüberlebens zeigte
- CMF-Schema nach Bonadonna entspricht in der Wirksamkeit 4 Zyklen A60C
- Indikationen: CMF sollte nur noch bei Patientinnen angewendet werden, die sowohl Kontraindikationen gegen eine anthrazyklin- als auch taxanbasierte Chemotherapie haben, da diese Schema deutlich geringere Effektivität zeigt

Anthrazyklinhaltige Therapieschemata

- Indikationen: Therapiestandard bei der adjuvanten Behandlung der nodalnegativen Patientin bei einem erhöhten Risiko für ein Rezidiv
- Durchführung: — Es besteht kein nationaler oder internationaler Konsens, welches das beste Schema ist — Das $FE_{120}C$-Protokoll nach Levine et al. scheint einem Goldstandard am nächsten zu kommen — Alternative v. a. in Europa zum kanadischen $FE_{120}C$ ist das französische $FE_{100}C$, das sog. Bonneterre-Schema (Überlegenheit

nur gegenüber $FE_{50}C$) → Epirubicin 100 mg/m² KOF wird alle 3 Wochen appliziert, sodass auch bei diesem Schema die geforderte Mindestdosis von 30 mg/m² KOF/Woche ist

Ein anthrazyklinbasiertes Schema ist derzeit Standard der adjuvanten Chemotherapie beim nodalnegativen Mammakarzinom mit erhöhtem Rezidivrisiko. Aufgrund der kardialen Toxizität sollte ein kardiales Monitoring mittels Ultraschall + Kardiographie erfolgen.

Taxanhaltige Therapieschemata

Aktuelle Daten unterstützen die Überlegenheit der Taxane gegenüber einer reinen Anthrazyklintherapie. Daher empfiehlt die aktuelle Leitlinie der AGO den Einsatz von Taxanen bei nodalpositiven Patientinnen. Laufende Studien evaluieren Fragen zu Indikationsstellung und optimaler Dosierung und Scheduling.

Die in Europa am häufigsten verwendeten und am besten evidenzbasierten taxanhaltigen Therapieschemata sind das TAC-Schema (Docetaxel 75 mg/m², Doxorubicin und Cyclophosphamid) und das FEC-Doc-Schema (3 Zyklen FEC, gefolgt von 3 Zyklen Docetaxel 100 mg/m²)

Erhöhung der Dosisdichte. Neuere Studienergebnisse weisen darauf hin, dass sich eine Erhöhung der Dosisdichte (= Verkürzung der Zeitintervalle zwischen den Zyklen) positiv auf die Therapieeffizienz auswirkt.

Die Ergebnisse deuten auf eine potenzielle Steigerung der Therapieeffizienz durch Erhöhung der Dosisdichte in der Ära der Anthrazyklin- und Taxantherapie, ohne jedoch zum derzeitigen Zeitpunkt einen neuen Therapiestandard zu begründen. Gemäß den AGO-Leitlinien stellt daher die dosisdichte Chemothera-

◘ Tab. 27.5. Häufige Chemotherapieschemata zur adjuvanten Therapie des Mammakarzinoms

Kurz-bezeichnung	Substanz	Dosis [mg/m²KOF]	Appli-kation	Intervall
CMF i.v. (Bonadonna)	Cyclophosphamid	600	i.v.	d1+8, q4w, 6 Zyklen
	Methotrexat	40	i.v.	d1+8, q4w, 6 Zyklen
	5-Fluorouracil	600	i.v.	d1+8, q4w, 6 Zyklen
FEC-Docetaxel	5-Fluorouracil	500	i.v.	d1+8, q4w, 6 Zyklen
	Epirubicin	100	i.v.	d1, q3w, 3 Zyklen
	Cyclophosphamid	500	i.v.	d1, q3w, 3 Zyklen
	Gefolgt von			
	Docetaxel	100	i.v.	d1, q3w, 3 Zyklen
FE$_{100}$C (Bonneterre)	5-Fluorouracil	500	i.v.	d1, q3w
	Epirubicin	100	i.v.	d1, q3w
	Cyclophosphamid	500	i.v.	d1, q3w
FE$_{120}$C (Levine)	5-Fluorouracil	500	i.v.	d1+8, q4w, 6 Zyklen
	Epirubicin	60	i.v.	d1+8, q4w, 6 Zyklen
	Cyclophosphamid	75	p.o.	d1–14, q4w, 6 Zyklen
NEAT	Epirubicin	100	i.v.	d1, q3w, 4 Zyklen
	Gefolgt von			
	Cyclophosphamid	750	i.v.	d1+8, q4w, 3 Zyklen
	Methotrexat	60	i.v.	d1+8, q4w, 3 Zyklen
	5-Fluorouracil	600	i.v.	d1+8, q4w, 3 Zyklen
AC-Paclitaxel (Henderson)	Doxorubicin	60	i.v.	d1, q3w, 4 Zyklen
	Cyclophosphamid	600	i.v.	d1, q3w, 4 Zyklen
	Gefolgt von			
	Paclitaxel	175	i.v.	d1, q3w, 4 Zyklen
TAC	Docetaxel	75	i.v.	d1, q3w, 6 Zyklen
	Doxorubicin	50	i.v.	d1+8, q4w, 6 Zyklen
	Cyclophosphamid	500	i.v.	d1, q3w, 6 Zyklen
AT (US Oncology 9735, Jones)	Docetaxel	75	i.v.	d1, q3w, 4 Zyklen
	Cyclophosphamid	600	i.v.	d1, q3w, 4 Zyklen
TCH (BCIRG 006, Slamon)	Docetaxel	75	i.v.	d1, q3w, 6 Zyklen
	Carboplatin	AUC 6	i.v.	d1, q3w, 6 Zyklen
	Trastuzumab		i.v.	Über 1 Jahr

pie eine mögliche Option bei der nodal-positiven Patientin dar. Aufgrund der gesteigerten Toxizität sollte die Therapie jedoch erfahrenen Zentren vorbehalten bleiben und möglichst innerhalb von Studien durchgeführt werden.

Anthrazyklinfreie Chemotherapie-regimes

Insbesondere für Patientinnen mit kardialen Risikofaktoren erscheint die Option einer effektiven anthrazyklinfreien Chemotherapie mit ihrem geringeren Risiko für eine Kardiomyopathie interessant. Die BCIRG 006 Studie testete daher bei HER-2/neu-positiven Tumoren die Effektivität eines sequenziellen Anthrazyklin-Taxan-Regimes mit und ohne Trastuzumab (AC-T vs. AC-TH) gegen eine anthrazyklinfreie Kombination (TCH) und fand dabei eine Gleichwertigkeit der beiden trastuzumabhaltigen Arme. Bezüglich der kardialen Toxizität zeigte sich jedoch ein deutlicher Vorteil für den TCH-Arm.

Auch unabhängig von Trastuzumab konnte die US Oncology Studie 9735 eine Überlegenheit von TC gegenüber AC sowohl beim rezidivfreien als auch beim Gesamtüberleben nachweisen. Einschränkend muss jedoch bemerkt werden, dass beide Arme nur über 4 Zyklen gegeben wurden und damit nach heutigem Standard kein ausreichend dosierter Standardarm vorliegt. Dennoch sollten anthrazyklinfreie Regimes insbesondere bei Patientinnen mit kardialen Risiken in Betracht gezogen werden.

Adjuvante endokrine Therapie

Derzeit stehen 3 Substanzgruppen zur evidenzbasierten endokrinen Therapie im adjuvanten Setting des hormonre-zeptorpositiven Mammakarzinoms zur Verfügung:

- GnRH-Analoga oder andere Formen der Ovarsuppression (Prämenopause)
- Tamoxifen (Prä- und Postmenopause)
- Aromatasewirkstoffe (Postmeno-pause)

Grundvoraussetzung für die Effektivität jeder endokrinen Therapie ist ein hormonsensitiver Tumor.

❯ **Bei allen hormonsensitiven Tumoren eine endokrine Therapie erwägen.**

Endokrine Therapie prämenopausal

Ovarektomie. Sichere Therapieoption bei prämenopausalen Patientinnen. Eine randomisierte Studie zeigte, dass die chirurgische Ovarektomie bereits nach einer Nachbeobachtungszeit von 3,6 Jahren zu einer signifikanten Verbesserung des rezidivfreien Überlebens (5 Jahre: 75% vs. 58%; p=0,0003) und auch des Gesamtüberlebens (78% vs. 70%; p=0,04) führte.

GnRH-Agonisten. Mit GnRH-Agonisten (wie Goserelin, Leuprorelin) besteht die Möglichkeit der zeitlich begrenzten Suppression der Ovarialfunktion. Damit ist diese Therapieoption bei prämeno-pausalen Patientinnen in den letzten Jahren zu einer interessanten Alternative bzw. in Ergänzung zur Chemotherapie geworden.

Die zeitlich begrenzte Ausschaltung der Ovarialfunktion (mindestens 2 Jahre) ist einer Chemotherapie mit CMF äquivalent. Durch das Wiedereinsetzen der Menstruation nach >2 Jahren ergeben sich keine Nachteile für den Krankheitsverlauf, aber es wird eine vorzeitige Ovarialinsuffizienz mit den negativen Folgen für Knochen, Herz-Kreislauf-System, vegetatives Nervensystem usw. vermieden.

Eine alleinige endokrine Therapie in der Prämenopause sollte i. d. R. aus 2 Jahren GnRH-Agonist und 5 Jahren Tamoxifen 20 mg/Tag bestehen.

❯ **Endokrine Therapie prämenopausal mit Tamoxifen 20 mg/Tag über 5 Jahre. Bei intermediärem und hohem Rezidivrisiko zudem Gabe eines GnRH-Agonisten über 2 Jahre erwägen.**

Endokrine Therapie postmenopausal Tamoxifen. Der sehr große Überlebensvorteil durch den Einsatz von Tamoxifen bietet die Grundlage für die wohl am besten evidenzbasierte systemische Therapieoption beim Mammakarzinom und führt zu Verringerung der 10-Jahres-Gesamtmortaliät um mehr als 10% (absolut). Auch wenn neuere Daten auf einen möglichen Vorteil einer Fortführung der endokrinen Therapie mit Tamoxifen über 5 Jahre hinaus hinweisen, sollte die Therapie derzeit auf 5 Jahre begrenzt bleiben.

Aromataseinhibitoren. Eine Reihe von großen randomisierten Studien weist auf einen Vorteil des Einsatzes von Aromataseinhibitoren anstatt oder in Sequenz zu Tamoxifen hin. Alle vorliegenden Studien haben eine signifikante Verbesserung des rezidivfreien Überlebens durch den Einsatz von Aromataseinhibitoren von ca. 3–5% gegenüber Tamoxifen nachgewiesen, ohne dass alle Studien allerdings bislang eine Gesamtüberlebensvorteil belegen konnten.

Die Technology Assessment Summary Recommendation der American Society of Clinical Oncology (ASCO) empfiehlt vor dem Hintergrund des zu erwartenden Gesamtüberlebensvorteils den Einsatz von Aromataseinhibitoren in der adjuvanten Therapie des hor-monrezeptorpositiven postmenopausalen Mammakarzinoms innerhalb einer der folgenden Situationen:

- Up-front-Therapie: ▬ Initiale Therapie mit einem Aromataseinhibitor über 5 Jahre [ATAC-Trial (Anastrozol), BIG-FEMTA 1-98 (Letrozol)] ▬ Dieses Vorgehen ist auf jeden Fall indiziert bei Kontraindikationen gegen oder Unverträglichkeit von Tamoxifen
- Switch-Therapie: ▬ Nach 2–3 Jahren Tamoxifen Fortsetzung der endokrinen Therapie mit einem Aromataseinhibitor bis zu einer Gesamtdauer von insgesamt 5 Jahren (BIG/IES 031-Studie [Exemestan], ABCSG/ARNO-95/ITA [Anastrozol])

Es wird derzeit kontrovers diskutiert, ob der Up-front- oder der Switch-Therapie bei der Erstindikation der Vorzug zu geben ist. Die Switch-Therapie dürfte aber am ehesten einen Kompromiss hinsichtlich Effektivität vs. Nebenwirkungen und Kosten bei der Mehrzahl der Mammakarzinompatientinnen darstellen. Eine konklusive Antwort auf die Frage Up-front- oder Switch-Therapie wird erst durch die BIG 1-98-Studie gegeben werden.

- »Extended« endokrine Therapie: ▬ Nach 5 Jahren Tamoxifen Fortsetzung der endokrinen Therapie mit einem Aromataseinhibitor bis zu einer Gesamtdauer von insgesamt 10 Jahren (MA-17 [Letrozol]) ▬ Vor allem Patientinnen mit hohem Rezidivrisiko (z. B. nodalpositiv), die eine 5-jährige Therapie mit Tamoxifen komplettiert haben, profitieren auch nach einem therapiefreien Intervall von bis zu 3 Jahren von dieser verlängerten Behandlungssequenz ▬ Die 2003 vorzeitig abgebrochene NSABP-

B33-Studie (erweiterte Therapie mit Exemestan vs. Placebo nach 5 Jahren Tamoxifen) ist aufgrund des massiven Cross-overs von 44% der Placebobehandelten Patientinnen nur sehr eingeschränkt interpretierbar

Allen Aromataseinhibitoren gemeinsam sind als Nebenwirkungen eine Reduktion der Knochendichte und die Zunahme von Muskel- und Gelenkbeschwerden. Aromataseinhibitoren dürfen außerhalb von Studien nur bei postmenopausalen Patientinnen eingesetzt werden.

Trastuzumab in der adjuvanten Therapie
Das HER-2/neu-Onkoprotein ist ein transmembranärer Wachstumsfaktorrezeptor mit Tyrosinkinaseaktivität. Etwa 25–30% der Mammakarzinome weisen eine HER-2/neu-Überexpression auf, die meist auf eine Amplifikation des HER-2/neu-Gens zurückzuführen ist. Eine HER-2/neu-Überexpression ist sowohl mit der Tumorentstehung als auch mit einem aggressiveren Verlauf der Tumorerkrankung assoziiert. Daher stellt die extrazelluläre Komponente des durch das HER-2/neu-Gen kodierten Proteins ein interessantes Target für eine zytostatische Therapie dar, da durch spezifische Antikörper das Wachstum HER-2/neu-positiver Tumoren gehemmt werden kann.

Die bedeutendste Rolle spielt dabei derzeit der humanisierte monoklonale Antikörper Trastuzumab. Mehrere Studien, die für Trastuzumab als Monotherapie oder in Kombination mit einer Chemotherapie ein verlängertes progressionsfreies und Gesamtüberleben gezeigt haben, haben zur Zulassung der Substanz in der metastasierten Situation geführt.

Inzwischen liegen auch Ergebnisse zu Studien in der adjuvanten Therapie vor. Zusammengefasst zeigen die Daten einen hochsignifikanten Vorteil bezüglich des rezidivfreien und Gesamtüberlebens für HER-2-positive Patientinnen, die im Anschluss an die Chemotherapie über 1 Jahr mit Trastuzumab behandelt wurden.

Trastuzumab hat in der adjuvanten Therapie des HER-2-überexprimierenden Mammakarzinoms eine hohe Effektivität mit einer Halbierung des Risikos für das Auftreten von Lokalrezidiven und Fernmetastasen sowie einen klaren Überlebensvorteil gezeigt.

❯ Zusammenfassend sollten auch nach St. Gallen 2009 Patientinnen – und nur solche mit eindeutig HER2-neu-überexprimierendem Tumor und der Indikation zu einer adjuvanten Chemotherapie – eine adjuvante Therapie mit Trastuzumab, derzeit über 12 Monate, erhalten. Für Patientinnen mit einer wesentlichen kardialen Vorbelastung, die die Kriterien für eine Chemo- und Trastuzumabtherapie erfüllen, eine anthrazyklinfreie zytostatische Therapie mit einer Kombination aus einem Taxan, einem Platinderivat und Trastuzumab erwägen.

Adjuvante Strahlentherapie
Bedeutung
- Die Strahlentherapie trägt übereinstimmend zur lokalen Tumorkontrolle bei, zudem konnten aktuelle Analysen auch eine Verbesserung des Gesamtüberlebens durch eine verminderte Rate an lokoregionären Rezidiven und daraus hervorgehenden sekundären Fernmetastasen zeigen
- Die Bestrahlung erfolgt standardisiert mit 50 Gy in Fraktionen von 5×2 Gy/ Woche

- Die zeitliche Planung von Strahlentherapie und systemischer Therapie bleibt kontrovers

Strahlentherapie bei brusterhaltender Therapie

- Die Bestrahlung der Brust ist obligater Teil der BET
- Isolierte Lokalrezidive können durch Strahlentherapie um 2/3 vermindert und das brustkrebsspezifische Gesamtüberleben um etwa 5% (absolut) verbessert werden
- Bisher konnte keine Subgruppe (»low risk«) definiert werden, bei der auf eine Bestrahlung nach BET verzichtet werden kann, dennoch sind Nutzen, Risiken und Lebensqualität bei »älteren« Patientinnen mit günstigen Kriterien (kleiner Tumor, weiter Exzisionsrand, Hormonrezeptorpositivität) gegeneinander abzuwägen → In Einzelfällen scheint der Verzicht auf eine Radiatio durchaus gerechtfertigt

Strahlentherapie nach Mastektomie

- Nach den aktuellen Empfehlungen der Deutschen Gesellschaft für Senologie gelten zudem als gesicherte Indikationen für eine Strahlentherapie der Thoraxwand und der Lymphabflusswege (außer der Axilla) nach Mastektomie: ▬ T2-Tumoren mit einer Größe >3 cm ▬ >3 befallene axilläre Lymphknoten ▬ Resectio non in sano ▬ Multizentrisches Tumorwachstum ▬ Befall der Pektoralisfaszie oder Sicherheitsabstand <5 mm ▬ Lymphangiosis carcinomatosa oder Gefäßeinbrüche ▬ Alter <35 Jahre
- Neuere Daten weisen auch auf einen Vorteil durch die Bestrahlung bei allen nodalpositiven Patientinnen hin, sodass die Bestrahlungsindikation hier zunehmend großzügig gestellt wird

Bestrahlung der lokoregionären Lymphabflussgebiete

- Bestrahlung der Axilla nach axillärer Dissektion oder nach Entfernung eines nicht metastatisch befallenen Sentinel-LK aufgrund des fehlenden Nachweises eines Überlebensvorteils und der wesentlichen Nebenwirkungen nicht durchführen
- Ist aufgrund von Kontraindikationen oder einer Ablehnung der Patientin keine Axilladissektion nicht möglich, sollte die Bestrahlung der Axilla durchgeführt werden.
- Das Risiko supraklavikulärer Lymphknotenrezidive kann durch eine infra-/supraklavikuläre Strahlentherapie bei Patientinnen mit wenigstens 4 axillären Lymphknotenmetastasen signifikant gesenkt werden, allerdings sind Risiken, Nebenwirkungen und potenzielle Vorteile der infra-/supraklavikulären Strahlentherapie sorgfältig gegeneinander abzuwägen
- Sehr kontrovers diskutiert wird die Indikation zur Bestrahlung der Lymphknoten entlang der A. mammaria interna
- Die AGO kam in ihren aktuellen Empfehlungen zu dem Konsens, dass eine infra-/supraklavikuläre Strahlentherapie nur bei Patientinnen im Stadium pN3 nach kompletter Axilladissektion sowie einem Befall des Level III durchgeführt werden sollte

Boost-Bestrahlung

- Patientinnen <50 Jahren profitieren offensichtlich von einer Boost-Bestrahlung am deutlichsten, sodass diese insbesondere bei jungen Patientinnen und bei erhöhtem Rezidivrisiko empfohlen wird
- Die Boost-Bestrahlung reduziert das Lokalrezidivrisiko v. a. bei jungen

Patientinnen (<50. Jahre) und sollte risikoadaptiert durchgeführt werden

Teilbrustbestrahlung
Über 90% der Lokalrezidive entstehen im Bereich des Indexquadranten. Unter diesem Gesichtspunkt und durch die intensive Bestrahlung des Tumorbetts ohne radiogene Nebenwirkungen an Haut oder umliegendem Gewebe erscheint die Teilbrustbestrahlung als attraktive Option, v. a. bei günstigem Risikoprofil (kleiner Primärtumor).

Eine mögliche Verkürzung der Therapiedauer könnte zusätzlich die Lebensqualität verbessern. In aktuellen Studien wird der Frage nachgegangen, ob die Beschränkung der Bestrahlung auf Teile der operierten Brust mit gleichwertiger onkologischer Sicherheit durchgeführt werden kann wie die perkutane Homogenbestrahlung.

Nachsorge
- Die Nachsorge erfolgt symptomorientiert
- Eine apparative Diagnostik bzw. Laboruntersuchungen haben für die Patientinnen derzeit keine Vorteile hinsichtlich des Gesamtüberlebens
- Mit allen verfügbaren Untersuchungsverfahren kann lediglich eine »Früherkennung des fortgeschrittenen Krebsleidens« erreicht werden
- Eine frühzeitige Erkennung von Metastasen bei beschwerdefreien Patientinnen resultiert bislang in einer Verkürzung der rezidivfreien Zeit, in einer Vorverlagerung des Therapiebeginns und einer Minderung der Lebensqualität
- Die im Rahmen der Nachsorge notwendigen Untersuchungen sind in ◻ Tab. 27.6 zusammengefasst

27.5 Rezidive

27.5.1 Lokoregionäres Rezidiv

- Definition: Wiederauftreten des Tumors in ipsilateralen, dem ursprünglichen Primärtumor nahen Bereichen:
  - Brust nach brusterhaltender Therapie
  - Thoraxwand nach Mastektomie
  - Axilläre, supra-/infraklavikuläre Lymphknoten sowie Lymphknoten entlang der A. mammaria interna

◻ **Tab. 27.6.** Synopsis der Nachsorgeuntersuchungen beim Mammakarzinom

Jahre nach Primärtherapie	1	2	3	4	5	6 und weitere
Anamnese, körperliche Untersuchung, Aufklärung, Information, Beratung	Vierteljährlich			Halbjährlich		Jährlich
Labor, apparative Diagnostik (Ausnahme: Mammographie)	Nur bei klinischem V. a. Rezidiv/Metastasen					
Mammographie	Jährlich, bei BET evtl. die ersten 2 Jahre halbjährlich					
Gynäkologische Untersuchung	Mindestens jährlich					

Bei der Diagnose eines lokoregionären Rezidivs Tumor-Staging mit Thorax-röntgenaufnahme, Lebersonographie, Skelettszintigraphie sowie CT des Thorax nach Mastektomie durchführen, da bei etwa 20% in dieser Situation Fernmetastasen detektiert werden und deren Nachweis für die weitere Therapieplanung entscheidende Bedeutung zukommt.

27.5.2 Intramammäres Rezidiv

- Klassische und mit der größten onkologischen Sicherheit verknüpfte Therapie ist die Mastektomie
- Ziel der operativen Therapie ist auf jeden Fall die R0-Resektion mit 1 cm breiten Sicherheitsabstand

27.5.3 Thoraxwandrezidiv

Therapeutisches Vorgehen
Operative Therapie
- Wenn möglich, sollte eine lokale Exzision kleiner Befunde erfolgen
- Muss die Thoraxwand mitreseziert werden, um eine R0-Resektion zu erreichen, diesen radikalen Eingriff in jedem Fall nur bei fehlendem Nachweis von Fernmetastasen im apparativen Staging durchführen

Bestrahlung
- Ist die Thoraxwand noch nicht bestrahlt, eine anschließende Bestrahlung mit 50 Gy durchführen, da die kombinierte Behandlung der alleinigen Operation oder Radiotherapie deutlich überlegen ist (Rezidivraten von 25% vs. 62% bzw. 83%)
- Eine erneute Bestrahlung bei bereits durchgeführter adjuvanter Bestrahlung muss aufgrund der Nebenwirkungen (Fibrose, Lymphödem,

Nekrosen) von der individuellen Risikokonstellation (Resektionsrand) abhängig gemacht werden, ist jedoch mit modernen Bestrahlungstechniken prinzipiell möglich

Systemische Therapie
- Ist eine lokale operative Therapie aufgrund der Ausdehnung des Befundes oder des Allgemeinzustands der Patientin nicht durchführbar, kann ein Down-Staging mittels Chemotherapie oder endokriner Therapie versucht werden
- Es sollte eine Reevaluation des Hormonrezeptorstatus und HER-2/neu-Status erfolgen. Bei positivem Hormonrezeptorstatus wird die Gabe einer endokrinen Therapie empfohlen
- Für Tamoxifen ist belegt: ▬ Verbesserung des krankheitsfreien Überlebens ▬ Kein Effekt auf das Auftreten von Fernmetastasen bzw. eine Verlängerung des Überlebens
- Beim Auftreten des Rezidivs unter endokriner Therapie auf einen Aromatasewirkstoff umstellen
- Da zur Applikation einer Chemotherapie bei intramammärem Rezidiv nur retrospektive Daten vorliegen, die Entscheidung aufgrund individueller Risikoabwägung in enger Absprache mit der Patientin treffen
- Gleiches gilt für den Einsatz von Trastuzumab

27.5.4 Regionäres Rezidiv

- Durch die Komprimierung des umliegenden Gewebes können axilläre Rezidive zu einer massiven Beeinträchtigung der Patientin durch Elephantiasis, neurogene Schmerzen und Thrombosierung der V. axillaris führen

- Therapeutisch kann ein multimodaler Ansatz mit Operation, systemischer Therapie und evtl. Bestrahlung der Axilla erfolgen; zu berücksichtigen ist allerdings die hohe Morbidität durch die axilläre Bestrahlung, v. a. bei vorangegangener Axilladissektion.
- Durchführung der systemischen Therapie entsprechend dem Vorgehen beim Thoraxwandrezidiv.

27.6 Metastasiertes Mammakarzinom

Obwohl das metastasierte Mammakarzinom als chronische, nichtheilbare Erkrankung zu sehen ist, sind dennoch aufgrund verbesserter Therapiemöglichkeiten Langzeitverläufe bei vielen Patientinnen zu erwarten. Gleichberechtigte Ziele der Therapie sollten daher sowohl die Lebensverlängerung als auch die Erhaltung einer guten Lebensqualität sein. Da in diesem Stadium immer von einer Disseminierung der Erkrankung auszugehen ist, stehen systemische Therapieansätze im Vordergrund. Zusätzlich können lokale radiotherapeutische und operative Maßnahmen eingesetzt werden.

Lokalisation der Metastasen
Häufig sind mehrere Organsysteme gleichzeitig von der Metastasierung betroffen. Im Rahmen von Autopsiestudien wurde die Metastasenverteilung und damit das Metastasierungsmuster des Mammakarzinoms näher untersucht:

- Lunge: 55–77%
- Leber: 50–71%
- Knochen: 49–74%
- Pleura: 36–65%
- Lymphknoten: 50–76%

Das mediane Überleben nach Metastasierung beträgt ca. 2 Jahre, ist jedoch stark von der Lokalisation der Metastasierung abhängig:

- Ossär: 14–34 Monate (3-JÜR 45%)
- Pulmonal: 17–20 Monate (3-JÜR 20%)
- Hepatisch: 6–12 Monate (3-JÜR <10%)
- Zerebral: 1–8 Monate

Therapeutisches Vorgehen
Die Therapie in der metastasierten Situation ist vom Metastasierungsmuster abhängig und wird aufgrund der Diversität der Krankheitsverläufe möglichst individualisiert und krankheitsadaptiert gewählt. Wenn möglich sollte zur besseren Therapieplanung eine histologische Evaluation der Metastase erfolgen, da durchaus histologische Veränderungen (Hormonrezeptor-, HER-2/neu-Status) im Vergleich zum Primärtumor möglich sind.

Eine Überlebensverlängerung durch systemische Therapie in der metastasierten Situation konnte bisher nicht abschließend belegt werden. Daher ist zur Therapieentscheidung die Beeinträchtigung durch Symptome der Erkrankung und der erwartete Therapieerfolg gegen die therapieassoziierten Nebenwirkungen abzuwägen.

Kriterien zur individualisierten Therapieentscheidung sind patienten- und tumorbezogen:

- Allgemeinzustand/Karnofsky-Index
- Beschwerdebild
- Metastasierungsmuster und Progredienz der Erkrankung (krankheitsfreies Intervall)
- Patientenpräferenz
- Hormonrezeptorstatus
- Menopausenstatus
- HER-2/neu-Status
- Vorausgegangene Therapien

Von einem niedrigen Risiko für rasche Progredienz der Erkrankung ist auszugehen bei:

- Knochen- und Weichteilmetastasen
- Langem krankheitsfreiem Intervall (>2 Jahre)
- Hormonrezeptorpositiver Erkrankung

Ein mittleres und hohes Progressionsrisiko liegt vor bei:

- Viszeraler und ausgedehnter Metastasierung
- Krankheitsfreiem Intervall <2 Jahre
- Negativem Hormonrezeptorstatus
- Rascher Progredienz

Während eine endokrine Therapie nur ein langsames Ansprechen der Erkrankung erzielen kann, ist ihre Wirksamkeit mit einer Monochemotherapie vergleichbar und weist nur eine geringe Toxizität auf. Ein rascheres Ansprechen mit jedoch weit höherer Toxizität kann durch eine Mono- oder gar Polychemotherapie erzielt werden. Bei hormonrezeptorpositiven Patientinnen mit niedrigem Progressionsrisiko daher immer eine initiale Hormontherapie erwägen.

❯ **Bei hormonrezeptorpositiven Patientinnen mit niedrigem Progressionsrisiko ist eine endokrine Therapie die 1. Wahl.**

- Indikationen für eine palliative Chemotherapie: ▬ Hormonrezeptornegativität ▬ Rasche Tumorprogression ▬ Viszerale Metastasierung ▬ Ausgeprägte Beschwerden ▬ Versagen der endokrinen Therapie
- Dagegen ist v. a. bei symptomatischen Patientinnen mit mittlerem und hohem Progressionsrisiko die Chemotherapie eine sinnvolle Option
- Die Entscheidung zur Mono- oder Polychemotherapie ist abhängig

von: ▬ Progressionsgeschwindigkeit ▬ Beschwerdebild ▬ Allgemeinzustand

Da durch eine kombinierte Chemohormontherapie höhere Remissionsraten, aber keine Verlängerung des progressionsfreien oder Gesamtüberlebens erzielt werden, während sie mit einer deutlich gesteigerten Toxizität einhergeht, sollte die Gabe immer sequenziell erfolgen. Eine Behandlung HER-2/neu-positiver Patientinnen mit Trastuzumab aufgrund der guten Wirksamkeit und geringen Toxizität möglichst frühzeitig beginnen.

Zur Überwachung der Therapieeffektivität sind bildgebende Verfahren und Tumormarker (Ca 15-3, Ca 27.29, CEA) geeignet, sofern sie zu Therapiebeginn erhöht sind. Bei einer Trastuzumabtherapie ist das Ansprechen auch mit dem Verlauf des HER-2-Shed-Antigens (ECD) im Blut assoziiert.

Endokrine Therapie

- Therapie der Wahl beim hormonrezeptorpositiven metastasierten Mammakarzinom aufgrund ihrer guten Wirksamkeit und geringen Toxizität
- Zur Wahl stehen im Wesentlichen Tamoxifen, Aromataseinhibitoren, GnRH-Analoga, Fulvestrant und Gestagene, die in unterschiedlicher Reihenfolge eingesetzt werden können
- Eine gleichzeitige chemoendokrine Therapie ist zu vermeiden

Chemotherapie

- Indikationen: ▬ Beschwerden der Patientin ▬ Rasche Tumorprogredienz ▬ Vital bedrohliche Metastasierung

In diesen Fällen ist ein rasches Tumoransprechen entscheidend. Weitere Indikationen sind hormonrezeptornegative Patientinnen oder Versagen der endokrinen Therapie. Allerdings sollte die Indikation zur Chemotherapie in der metastasierten Situation immer streng erwogen werden, um nicht die Lebensqualität der Patientin unnötig durch iatrogene Toxizität zu beeinträchtigen.

Während durch die Polychemotherapie im Vergleich zur Monotherapie höhere Ansprechraten und ein etwas verlängertes progressionsfreies Intervall erzielt werden kann, geht die Kombinationstherapie auch mit einer gesteigerten Toxizität und einer dadurch verminderten Lebensqualität einher. Neuere Studien, in denen moderne Zytostatika wie Taxane und Anthrazykline eingesetzt wurden, konnten ein identisches Gesamtüberleben für die Sequenz im Vergleich zur Kombination zeigen.

Entscheidend für die Wirksamkeit der Chemotherapie ist die Applikation einer ausreichenden Dosierung. Während der Therapie müssen eine regelmäßige Toxizitätsbeurteilung sowie eine Erfolgskontrolle in 2–3-monatlichen Anständen erfolgen. Dazu sind sowohl bildgebende Verfahren als auch Tumormarkerkontrollen geeignet.

Die Therapie ist bei Progression oder beim Auftreten einer unerwünschten Toxizität zu beenden. Vor allem die Polychemotherapie sollte als Intervalltherapie gegeben und nach Erreichen des maximalen Ansprechens beendet werden, um die Toxizität zu minimieren.

Während die Monochemotherapie bei langsamer Progression und fehlender Wirksamkeit einer endokrinen Therapie indiziert ist, sollte die Polychemotherapie Situationen mit hohem Remissionsdruck vorbehalten bleiben.

Neue zielgerichtete Agenzien
Antikörpertherapien und sog. »small molecules« haben in den letzten Jahren aufgrund ihrer guten Wirksamkeit bei i. d. R. überschaubarem Nebenwirkungsprofil rasch an Bedeutung gewonnen. Vorraussetzung für ihre Wirksamkeit ist jedoch oftmals das Vorhandensein eines spezifischen Targets, dessen Nachweis einer Therapie vorangehen sollte. Folge der neuen Wirkungsmechanismen ist jedoch auch ein in der gynäkologischen Onkologie bisher unbekanntes Spektrum an Nebenwirkungen, die beachtet werden müssen.

Trastuzumab
Bei HER-2/neu-Überexpression oder -Amplifikation (immunhistochemisch 3+ oder FISH-positiv) ist der Einsatz von Trastuzumab fester Bestandteil der systemischen Therapie. Am effektivsten haben sich Kombinationen von Trastuzumab mit Taxanen (Paclitaxel, Docetaxel) erwiesen, die Ansprechraten bis 61% in der Erstlinientherapie zeigen. Durch die Hinzunahme von Capecitabine (Paclitaxel/Capecitabine/Trastuzumab) konnten die Ansprechraten weiter verbessert werden. Eine Alternative dazu bietet die Kombination von Trastuzumab mit Vinorelbine.

- Bei hormonrezeptorpositiven HER-2/neu-positiven Patientinnen ist eine bessere Wirksamkeit von Aromatasewirkstoffen im Vergleich zum Tamoxifen belegt
- Aufgrund der guten Effektivität bei geringer Toxizität bei jedem HER-2-positiven metastasierten Mammakarzinom den Einsatz von Trastuzumab erwägen
- Unter Therapie ist auf ein engmaschiges kardiales Monitoring zu achten

Lapatinib

Ein weiterer Tyrosinkinaseinhibitor ist Lapatinib (Tykerb), der sowohl an der Bindungsstelle von EGFR1 als auch HER-2 angreift und dadurch auch bei Patientinnen mit Trastuzumabversagen noch wirksam sein kann. Voraussetzung für eine Wirksamkeit ist auch hier der Nachweis einer HER-2/neu-Überexpression oder -Amplifikation (▶ oben).

Bemerkenswert erscheint auch eine deutlich verringerte Rate an ZNS-Metastasen unter Lapatinib, die auf eine ZNS-Wirksamkeit des Medikaments hinweisen könnte. Dies stellt einen Vorteil gegenüber Trastuzumab dar, das vermutlich die Blut-Hirn-Schranke nicht passieren kann → Insbesondere Patientinnen mit dem Nachweis einer zerebralen Metastasierung bzw. nach Trastuzumabversagen kommen für eine Therapie in Frage.

Als wichtigste Nebenwirkungen sind Diarrhoe, Exantheme, Übelkeit und Fatigue zu nennen.

Bevacizumab

Die Neoangiogenese spielt beim Tumorwachstum eine entscheidende Rolle, und bereits früh in der Tumorgenese werden angiogenetische Proteine, wie z. B. »vascular endothelial growth factor« (VEGF) vom Tumor sezerniert. Bevacizumab (Avastin) ist ein rekombinanter humanisierter monoklonaler Antikörper, der an VEGF bindet und dadurch die Bindung von VEGF an seine Rezeptoren verhindert → Infolgedessen Inhibition von Neubildung von Blut- und Lymphgefäßen, Tumorwachstum und Metastasierung.

In Zusammenschau der bisher verfügbaren Daten scheint die Therapie bisher insbesondere bei wenig vorbehandelten Patientinnen ohne Indikation für eine Trastuzumabtherapie in Kombination mit einer Chemotherapie interessant. Die vorliegenden Daten führten zur Zulassung von Bevacizumab in der Erstlinientherapie des metastasierten Mammakarzinoms in Kombination mit Paclitaxel.

Die häufigsten Nebenwirkungen der Therapie umfassen arterielle Hypertonie, Proteinurie, Nasen- und Schleimhautblutungen sowie arterielle thromboembolische Ereignisse, in seltenen Fällen aber auch lebensbedrohliche gastrointestinale Blutungen.

Bisphophonate

- Wirkung: ▬ Verzögern des Fortschreitens osteolytischer Metastasen ▬ Verringerung der Frakturgefahr ▬ Direkte Hemmung der osteoklastären Knochenresorption ▬ Verminderte Freisetzung von Wachstumsfaktoren und Hemmung intrazellulärer Signalwege → Evtl. Auslösung einer direkten antitumorösen Wirkung durch Apoptoseinduktion, Invasionshemmung und Antiangiogenese
- Indikationen: ▬ Hyperkalzämie ▬ Knochenschmerzen ▬ Frakturgefahr ▬ Therapiebedingte Osteoporose
- Orale und i.v. Applikation zeigten bisher keine Effektivitätsunterschiede
- Durch Einsatz von Bisphosphonaten beim Nachweis von Knochenmetastasen können sowohl das Fortschreiten osteolytischer Metastasen verhindert als auch Knochenschmerzen gelindert werden
- Die Therapie sollte auch bei fortschreitender ossärer Metastasierung fortgesetzt werden

❯ Supportive Therapie in der gynäkologischen Onkologie

J. Jückstock

- Unterstützende Maßnahmen zur Abschwächung von Nebenwirkungen einer Antitumortherapie und Linderung auftretender Beschwerden
- Verbesserung der Lebensqualität
- Gewährleistung der Durchführbarkeit aggressiver Antitumortherapien

Anamnese
Febrile Neutropenie
- Fieber
- Diarrhoe
- Dysurie
- Schmerzen
- Datum der letzten Chemotherapie
- Liegender Port
- Prophylaktische G-CSF-Gabe und/oder Antibiotikatherapie
- Allergien

Klinik
- Myelosuppression
- Afebrile Neutropenie ▬ Klinisch relevante Neutropenie: Anzahl der neutrophilen Granulozyten <1000 Zellen/µl ▬ Niedrigster Wert (Nadir) meist 7–12 Tage nach Chemotherapieapplikation zu erwarten ▬ Häufig keine Symptome
- Febrile Neutropenie ▬ Fieber >38°C (axillär oder oral) ▬ Tachy-

kardie ▬ Tachypnoe ▬ AZ-Verschlechterung
- Anämie ▬ Leistungsminderung ▬ Blasse Haut
- Nausea/Emesis
- Mukositis/Diarrhoe
- Hand-Fuß-Syndrom
- Neurotoxizität
- Kardiotoxizität
- Fatigue, verursacht durch: ▬ Mangelernährung, Flüssigkeitsdefizit ▬ Anämie ▬ Depression ▬ Schmerzen ▬ Neuromuskuläre Beeinträchtigung ▬ Pulmonale/kardiale Grunderkrankungen

Obligate Diagnostik
Febrile Neutropenie
- Körperliche Untersuchung: ▬ Haut ▬ Punktionsstellen ▬ Wundbereiche ▬ Portumgebung ▬ Mundschleimhaut ▬ Nasennebenhöhlen ▬ Lymphknotenstationen ▬ Pulmonale Auskultation ▬ Abdominale Palpation ▬ Nierenlager ▬ Perianalregion ▬ Vitalparameter
- Labor: ▬ Differentialblutbild (**Cave:** Leukozytose fehlt bei Neutropenie) ▬ CRP ▬ LDH ▬ AP ▬ Elektrolyte ▬ Gerinnung ▬ Leber- und Nierenwerte

- Körperliche Untersuchung und Labor täglich wiederholen!
- Bildgebung: Thoraxröntgenaufnahme auch bei fehlender Symptomatik/klinischem Befund

Ergänzende Diagnostik
Febrile Neutropenie

- Ggf. Mikrobiologie: ▬ Mehrere Blutkulturen (periphere Venen und Port) ▬ Bei Indikation: Urikult, Sputumkulturen, Nasen- und Rachenabstriche, Wundabstriche, Stuhlkulturen inkl. Clostridium difficile + Enterotoxin

Prophylaktische Maßnahmen
Afebrile und febrile Neutropenie

- G-CSF (granulopoesestimulierende Faktoren)
- Primärprophylaktische Gabe (nur für Chemotherapieregime mit erwarteter Rate an febrilen Neutropenien ≥40%): ▬ Verkürzung der Neutropeniedauer ▬ Senkung der Rate febriler Neutropenien um 50%
- Sekundärprophylaktische Gabe (bei folgenden Zyklen nach durchlaufener Neutropenie): ▬ Bei prolongierter (>5 Tage) und febriler Neutropenie im vorherigen Zyklus ▬ Therapiebeginn frühestens 24 h bis 5 Tage nach Chemotherapieapplikation ▬ Fortführung, bis Granulozyten wieder im Normbereich liegen
- Präparate und Dosierung ▬ Filgrastim, Lenograstim [(Neupogen, Granocyte; 5 µg/kg KG/Tag s.c., Beginn 1–3 Tage nach Chemotherapie, bis Neutrophile >1000 Zellen/µl nach Nadir)] Pegfilgrastim [(Neulasta) 6 mg s.c. (Einmalgabe) pro Chemotherapie-

zyklus ca. 24 h nach Zytostatikagabe, keine weitere Gabe auch bei längerer Neutropeniedauer]

Antibiotikaprophylaxe

- Bei zu erwartender Neutropenie < 500 Zellen/µl von 10 Tagen und mehr
- Bei ernsthaften Infektionen in vorausgegangenen Therapiezyklen
- Therapiebeginn am Tag nach Chemotherapie
- Beendigung bei Leukozytenanstieg
- Infektionsprophylaxe unter Chemotherapie:
  - ▬ Ciprofloxacin (2× 500 mg/Tag)
  - ▬ Levofloxacin (1× 500 mg/Tag)
  - ▬ Fluconazol (2× 200 mg/Tag)
  - ▬ Cotrimoxazol (3× 960 mg/Woche)
- Zur Antibiotikatherapie der febrilen Neutropenie ◘ Tab. 28.1

Mukositis

- Ggf. Zahnsanierung vor Therapiebeginn
- Verwendung einer weichen Zahnbürste
- Mehrmals tägliche Mundspülungen mit Salviathymol-Lösung, Salbeitee, Macrogol (Glandomed)

Hand-Fuß-Syndrom

- Hautpflege (Hände und Füße) mit Lanolin- oder harnstoffhaltigen Salben
- Kontakt mit heißem Wasser vermeiden (Bäder, Geschirrspülen, Waschen)
- Enge Kleidung vermeiden
- Übermäßige Aktivität mit Händen und Füßen vermeiden (Joggen, Handarbeit)
- Intensives Waschen und Reiben der Haut vermeiden
- Beim ersten Anzeichen von Rötung: Kühlende Maßnahmen (Cold packs, kühlende Bäder)

◻ Tab. 28.1. Therapieoptionen bei febriler Neutropenie

Therapieoption	Risikoprofil	
	Niedrigrisiko: – Granulozyten 100–500/ µl, Neutropeniedauer 5–10 Tage	Hochrisiko: – Granulozyten < 100/µl oder Neutropeniedauer >10 Tage oder – Patientin >65 Jahre oder – Ausgeprägte klinische Symptomatik
– Piperacillin + Tazobactam (Tazobac; 3×4,5 g) oder – Ceftazidim (Fortum; 2–3× 2 g) oder – Cefepim (Maxipime; 2×2 g)	1. Wahl	– Antibiotikatherapie wie bei Standardrisiko, zusätzlich – Granocyte 34 oder Neupogen 48 Mio. IE bei >60 kg KG 1×/Tag s.c.
– Mezlocillin (Baypen) oder – Cefotaxim (Claforan) + Netilmycin (Certomycin) oder – Gentamycin (Refobacin)	2. Wahl	
– Meropenem (Meronem; 3×1 g)	3. Wahl	
Erste Modifikation bei klinischer Progredienz nach 72 h	Bei bisheriger Monotherapie → zusätzlich Aminoglykosid: – Netilmycin + Certomycin (5–7,5 mg/kg KG/Tag) oder – Gentamycin + Refobacin (3–5 mg/kg KG/Tag) Nach primärer Kombinationstherapie → Carbapenem Nach initial Carbapenem → Chinolon + Glykopeptid	Erregerspezifische Therapie (gemäß Antibiogramm) Zusätzlich Antimykotika: – Fluconazol (Initialdosis 800 mg/Tag, dann 400 mg/Tag i.v. oder p.o.) Bei Progredienz unter Fluconazol: – Amphotericin B (0,25–1 mg/kg KG/Tag) oder – Itraconazol (100–200 mg/Tag) oder – Voriconazol (200–400 mg/Tag)
Bei Fieberpersistenz nach ca. 6 Tagen: Erweiterung auf Antimykotika	– Fluconazol (Initialdosis 800 mg/Tag, dann 400 mg/Tag i.v. oder p.o.). Bei Progredienz unter Fluconazol: – Amphotericin B (0,25–1 mg/kg KG/Tag) oder – Itraconazol (100–200 mg/Tag) oder – Voriconazol (200–400 mg/Tag)	

Kardiotoxizität

- Beachtung von Kontraindikationen und Schwellendosen
- Monitoring unter Therapie
- Wöchentliche Applikationsschemata
- Einsatz von liposomalen Anthrazyklinen (Caelyx, Myocet)
- Dexrazoxan (Cardioxane, intrazellulärer Eisenchelatbildner): ▬ Bei Doxorubicin- oder Epirubicingabe (Patientinnen mit fortgeschrittener und/oder metastasierter Krebserkrankung nach vorheriger Anthrazyklintherapie und kardialem Risiko)

Therapeutisches Vorgehen
Afebrile Neutropenie

- Bei Leukozytenzahl <1000/µl bzw. Neutrophilenzahl <500/µl → Umkehrisolation: ▬ Einzelzimmer ▬ Pneumonieprophylaxe durch Physiotherapie ▬ Antibakterielle Mundspülung ▬ Mundschutz/Kittel für Besucher ▬ Pflegeutensilien im Zimmer belassen ▬ Gründliche Händedesinfektion
- Sorgfältige Pflege venöser Zugänge
- Vermeidung von Blutentnahmen aus Venenkathetern
- Möglichst sterile Zubereitung von Infusionslösungen
- Möglichst seltene Diskonnektion der Infusionssysteme
- Verzicht auf Salate, ungeschältes Obst, Nüsse, Trockenobst, Müsli, Joghurt und Käse
- G-CSF, wenn: ▬ Langanhaltende oder ausgeprägte Neutropenie (<100/µl oder <500/µl länger als 5 Tage oder Neutropeniedauer länger als 10 Tage) ▬ Alter >65 Jahre ▬ Progrediente Grunderkrankung ▬ Pneumonie ▬ Sepsis ▬ Invasive Pilzinfektionen

Febrile Neutropenie

- Rascher Therapiebeginn erforderlich; Vorgehen ◘ Abb. 28.1

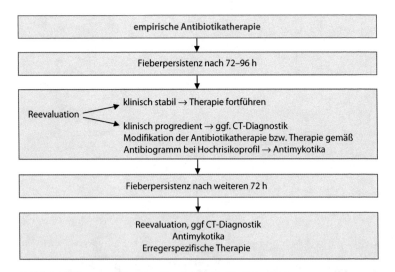

◘ **Abb. 28.1.** Therapeutisches Vorgehen bei febriler Neutropenie

- Kombinationstherapie (Acylaminopenicillin oder Cephalosporin Gruppe 3/4 jeweils mit Aminoglykosid) oder
- Monotherapie (Ceftazidim oder Carbapenem; ◘ Tab. 28.1)
- Einsatz von Vancomycin wegen Resistenzentwicklung vermeiden
- Bei Niedrigrisiko und guter Compliance primär orale Kombinationstherapie mit Breitspektrumpenicillin (Augmentan) und Chinolon (Ciprofloxacin, Levofloxacin) möglich
- Fortführung der Antibiotikatherapie bis 7 Tage Fieberfreiheit bei persistierender Neutropenie oder 2 Tage Fieberfreiheit bei Granulozyten >1000/μl
- G-CSF grundsätzlich immer empfohlen (gewichtsadaptierte Verabreichung)
- Bei Lungeninfiltraten primäre antimykotische Therapie parallel zur Antibiotikatherapie
- Ggf. Herzecho bei V. a. Endokarditis

Anämie

- Hb-Wert <8 g/dl oder bei Symptomen
- Bei Eisenmangelanämie → Substitution: 200–300 mg Fe^{2+}/Tag oral
- Bei tumorbedingter Anämie → Rezidivierende Bluttransfusionen (Erythrozytenkonzentrate) und/oder erythropoesestimulierende Faktoren

Präparate und Dosierung

- Erythropoetin α (Erypo; 40.000 IE 1×/ Woche)
- Erythropoetin β (Neorecormon; 30.000 IE 1×/Woche)
- Darbepoetin (Aranesp; 300 μg 1× alle 2 Wochen)
- Darbepoetin (Aranesp; 500 μg 1× alle 3 Wochen)
- Auch bei fehlendem Ansprechen nach 4–6 Wochen Dosissteigerung möglich (Verbesserung der Ansprechrate um 10–15%)

- Bei Hb-Anstieg von >1 g/dl in 2 Wochen → Dosisreduktion um 25% empfohlen
- Bei Anstieg des Hb-Werts auf >12g/ dl → Individualisierte niedrigstwirksame Erhaltungsdosis

Antiemetische Therapie

- Antiemetische Prophylaxe und Therapie während Chemotherapie ◘ Tab. 28.2, 28.3

Mukositis

- Betupfen von Ulzerationen mit Betaisadona- oder Stomatitislösung
- Lokale Schmerztherapie: Visköse Lidocainlösung (Xylocain viskös)
- Bei Bedarf auch systemische Schmerztherapie mit Morphinpräparaten
- Bei sekundären Pilzinfektionen: Mundspülungen mit Amphotericin B (Amphomoronal)
- Bei HPV-induzierten Ulzera: Aciclovir (1 g/Tag)
- Bei nekrotisierender Stomatitis: Breitbandantibiotika mit Wirkung auch gegen Anaerobier
- Sodbrennen-/Gastritisprophylaxe: Ranitidin (bis 300 mg/Tag) oder Omeprazol (10–20 mg/Tag)

Diarrhoe

- Stufenschema bei chemotherapieinduzierter Diarrhoe: — Level I: Loperamid 2 Tbl., Wiederholung nach jedem flüssigen Stuhlgang
Level II: Opiumtinktur
Level III: Octreotid s.c. (Sandostatin)

Hand-Fuß-Syndrom

- Erkennung und Behandlung von Frühsymptomen
- Aussetzen der Therapie, Dosisreduktion nach Abklingen der Symptome

- Intensivierung der prophylaktischen Maßnahmen

Neurotoxizität

- Neuropathie: — Vitamin E (450 U/Tag) — Acetyl-L Carnitin — BNP7787 (Vorläufersubstanz von Mesna), evtl. Glutamin und Amifostin im Rahmen von Studien

- Bei Polyneuropathie (Grad 2): — Aussetzen der Chemotherapie — Fortführung unter Dosisreduktion erst nach Besserung der Symptome
- Neuropathische Schmerzen/Kribbelparästhesien: — Gabapentin (2×400 mg/Tag oder 3×300 mg/Tag) — Venlafaxin (37,5 mg/Tag) oder — Amitryptilin (10–50 mg/Tag)

◘ Tab. 28.2. Antiemetische Prophylaxe während Chemotherapie

Hoch emetogene Chemotherapie	
Tag 1	Tag 2+3
Aprepitant 125 mg oral + 5-HT3 Antagonist (◘ Tab. 28.3) + Dexamethason 12 mg i.v.	Aprepitant 80 mg oral + Dexamethason 8 mg oral
Moderat emetogene Chemotherapie	
Tag 1	Tag 2+3
Bei Anthrazyklin-Cyclophosphamid-Kombination: Aprepitant 125 mg oral + 5-HT3 Antagonist + Dexamethason 12 mg oral oder 8 mg i.v. Sonstige: 5-HT3 Antagonist + Dexamethason 8 mg oral	Aprepitant 80 mg oral Dexamethason 8 mg oral
Gering emetogene Chemotherapie	
Tag 1	Tag 2+3
Dexamethason 8 mg oral	–

◘ Tab. 28.3. Dosierung der 5-HT3 Antagonisten

Substanz		i.v.	oral
Dolasetron	Anemet	100 mg oder 1,8 mg/kg KG	100–200 mg
Granisetron	Kevatril	1 mg oder 0,01 mg/kg KG	2 mg
Ondansetron	Zofran	8 mg	16–24 mg (2–3×8 mg)
Palonosetron	Aloxi	0,25 mg (Einmalgabe)	–
Tropisetron	Navoban	5 mg	5 mg

Kardiotoxizität

- Bei Herzinsuffizienz: Beendigung der Anthrazyklintherapie
- ACE-Hemmer und Diuretika in Mono- oder Kombinationstherapien

Fatigue

- Symptomkontrolle
- Emotionale Unterstützung
- Psychostimulanzien: Methylphenidat (Ritalin)
- Ggf. Kortikosteroide bei ausgeprägter Symptomatik

Psychosomatische Aspekte in der gynäkologischen Onkologie

K. Härtl

Psychoonkologie. Das Fachgebiet der Psychoonkologie hat sich aus der Psychosomatischen Medizin, Psychologie und Onkologie heraus entwickelt. In Deutschland existiert es seit etwa 20 Jahren.

Psychoonkologische Ätiologieforschung. Untersucht wird die Bedeutung von psychosozialen Risikofaktoren für die Karzinogenese. Zusammenfassend liefert das Konzept der Krebspersönlichkeit uneinheitliche und widersprüchliche Befunde und gilt empirisch als überholt. Studien zu »life events« bei Krebspatientinnen sind meist retrospektiv und zeigen allenfalls korrelative, keine kausalen Zusammenhänge.

Lebensqualität. Lebensqualität ist die subjektive Einschätzung der gegenwärtigen körperlichen, sozialen, emotionalen und funktionalen Anpassung an die Erkrankung.
- Studienlage zur Lebensqualität bei Mammakarzinom: ▬ Einige Studien konnten deutliche Beeinträchtigungen der Langzeitlebensqualität zeigen, andere Untersuchungen konnten dies nicht bestätigen ▬ Heterogene Ergebnisse auch aufgrund unterschiedlicher Operationalisierungen von Lebensqualität ▬ Patientinnen mit brusterhaltender Operation und Mastektomie unterscheiden sich hinsichtlich ihrer globalen Langzeitlebensqualität nicht, Patientinnen mit Mastektomie sind aber in ihrem Körpererleben stärker beeinträchtigt ▬ Jüngere Patientinnen sind in ihrer Lebensqualität stärker beeinträchtigt
- Studienlage zur Lebensqualität bei Genitalkarzinom: ▬ Deutlich weniger Studien, insbesondere zur Langzeitlebensqualität; prospektive Studien fehlen ▬ Genitalkarzinom: Die zum Zeitpunkt der Diagnose und Therapie beeinträchtigte Lebensqualität bessert sich wieder ▬ Zervixkarzinom: Lebensqualität verbessert sich im Verlauf, ist aber 2 Jahre nach der Diagnose noch stärker beeinträchtigt als die Lebensqualität Gesunder ▬ Zervix- und Endometriumkarzinom: 5–20 Jahre nach Diagnose und Therapie kein Unterschied zur Lebensqualität Gesunder, Patientinnen mit Zervixkarzinom berichten jedoch über stärkere Angst und Stimmungsbeeinträchtigung

Klinik und Diagnostik

Krebspatienten mit psychischen Störungen benötigen psychotherapeutische Unterstützung. Aber auch durch leichtere psychosomatische Beeinträchtigungen kann psychoonkologische Behandlung indiziert sein, wenn sich Patienten stark belastet oder überfordert fühlen.

Psychosomatische Diagnosen

- ◘ Tab. 29.1

Leichtere psychosomatische Beeinträchtigungen

- Patientinnen mit gynäkologischen Tumoren und ihre Angehörigen sind in verschiedenen Bereichen belastet:

— Patientinnen mit Mamma- oder Genitalkarzinom → Diagnose, Therapie, Krankheitsverlauf (Schmerzen, Schlafstörungen, Fatigue, Übelkeit), Alltag und Beruf (Leistungseinbußen), Angst (vor Operation, Schmerzen, Rezidiv, Tod), soziale Belastungen (Partnerschaftskonflikte, soziale Schwierigkeiten), Körpererleben und Sexualität (Körperbildveränderungen, Selbstakzeptanzprobleme) — Angehörige → Angst um die erkrankte

◘ Tab. 29.1. Symptomatik auf einen Blick: Häufige ICD-10-Diagnosen psychischer Störungen bei Patientinnen mit gynäkologischen Tumoren

Diagnose	ICD-10	Klinik	Prävalenzstudien in der Onkologie
Akute Belastungsreaktion	F43.0	– Symptome von Depression, Angst, Ärger, Verzweiflung – Symptome klingen binnen 3 Tagen ab	– 25–45% der Krebspatientinnen leiden unter klinisch relevanten Belastungen
Posttraumatische Belastungsstörung	F43.1	– Albträume, Flashbacks, Betäubtsein, Vermeidung, Schlafstörung	– Lebenszeitprävalenzzahlen bei Mammakarzinom variieren zwischen 3% und 22% – Studienmangel bei genitalen Tumoren
Anpassungsstörung	F43.2	– Depressive Stimmung, Angst, Gefühle von Hilf- und Hoffnungslosigkeit – Eingeschränkte Funktionsfähigkeit in Alltag und Beruf	– Prävalenzstudie bei Krebspatientinnen: 30% hatten Anpassungsstörung
Somatoforme Schmerzstörung	F45.4	– Permanente, quälende Schmerzen, die durch Karzinomerkrankung und Therapie nicht vollständig zu erklären sind	– Prävalenzstudien fehlen
Nichtorganische sexuelle Funktionsstörung	F52	– Mangel an sexuellem Verlangen – Orgasmusstörung, nicht organischer Vaginismus, nicht organische Dyspareunie	– Häufige Störungen bei Patientinnen mit gynäkologischen Tumoren – Größeren Prävalenzstudien fehlen

Partnerin, Pflege, Sterbebegleitung, Rollenveränderungen (hin zu einseitig fürsorglicher Beziehung), Kommunikation (Aggression, Schuldgefühle), Sexualität (Unsicherheit, Ängste)
- Screening-Verfahren: — Belastungsthermometer von Holland — Hospital Anxiety and Depression Scale (HADS-D)

Therapeutisches Vorgehen
Psychoonkologische Behandlungsansätze

Aufgabe des Therapeuten ist das aktive, emotionale Zuhören und die Fokussierung der Gespräche auf die emotionale Ebene. Viel Gesprächsraum soll den mit der Krebserkrankung verbundenen Gefühlen von Angst, Unsicherheit, Trauer, Hoffnungslosigkeit gegeben werden.
- Empfohlene psychoonkologische Behandlungsansätze: — Verhaltenstherapie — Psychoanalytische Ansätze — Paar- und Familientherapie — Visualisierung und Entspannungsverfahren — Gruppentherapie — Selbsthilfegruppen
- Ziele psychoonkologischer Behandlung — Krisenintervention bei Diagnosestellung, Rezidiv und Befundverschlechterung — Emotionale Unterstützung (»holding«), Vermittlung von Sicherheit und Zuverlässigkeit — Reduktion psychosozialer Belastungen durch Operation und Therapie — Reduktion von Angst, depressiven Symptomen und psychosomatischen Symptomen wie Fatigue, Schlafstörungen — Stärkung der Kommunikationsfähigkeit, der sozialen Kompetenz und der sozialen Kontakte — Erfassen und gezieltes Aktivieren der persönlichen und sozialen Ressourcen — Aufbau von adäquatem Coping, Vermittlung

von Stressbewältigungstechniken — Unterstützung im Prozess der Identitätsänderung, Stabilisierung des Selbstwertgefühls, Hilfe bei der Neuorientierung im Leben — Einbeziehung und Unterstützung der Angehörigen — Sterbebegleitung der Patientin

Medikamentöse Therapie

- Indikationen: — Starke depressive Stimmungen und massive Ängste bei Diagnose, adjuvanter Therapie, Rezidiv oder in der Terminalphase — In der Psychoonkologie erfolgt die medikamentöse Behandlung allenfalls begleitend zur Psychotherapie
- Substanzwahl: — Leitlinien für die Pharmakotherapie von Depressionen und Angsterkrankungen bei Tumorpatienten fehlen aufgrund zu geringer kontrollierter Studien

❶ Zu bedenken sind mögliche Wechselwirkungen zwischen Psychopharmaka und Standardtumortherapien.

- Empfohlene Substanzen bei Depression: — Trizyklische Antidepressiva — Selektive Serotoninwiederaufnahmehemmer
- Empfohlene Substanzen bei Angststörung: — β-Rezeptorenblocker — Benzodiazepine — Trizyklische Antidepressiva — Selektive Serotoninwiederaufnahmehemmer

Effektivitätsstudien

- Kontrollierte Studien belegen die Wirksamkeit von Verhaltenstherapie bei Brustkrebspatientinnen hinsichtlich psychischem Befinden, emotionaler Belastung, Lebensqualität, Fatigue, Schlafstörungen

- Kontroverse Studienergebnisse zur Effizienz psychotherapeutischer Interventionen auf die Lebensdauer von Krebspatienten
- Pharmakotherapie reduziert die depressiven Symptome bei Krebspatienten, insbesondere bei Palliativpatienten
- Kognitiv-verhaltenstherapeutische Ansätze bei Depression sind ebenso effizient wie Pharmakotherapie

Praktische Hinweise für die Arzt-Patientin-Kommunikation

Bei Diagnosemitteilung und Aufklärung der Patientin sind folgende Regeln sinnvoll:

- Gespräche möglichst in Begleitung des Partners oder anderer wichtiger Bezugspersonen
- Einbeziehen des Vorwissens der Patientin
- Gezielte Informationen zu operativen Eingriffen, Wirkungen und Nebenwirkungen von Chemo- und Radiotherapie und Verhaltensmaßnahmen zur Reduktion der Nebenwirkungen (Aufklärungsbögen können hilfreich sein, ersetzen aber kein Gespräch!)
- In emotional belastenden Situationen wie der Diagnosemitteilung sind Gedächtnisleistungen nachweislich reduziert →Nachfragen und wiederholtes Erklären
- Motivieren der Patientin zum Fragenstellen
- Ansprechen von Gefühlen, z. B. dem Gefühl des Ausgeliefertseins an die Großgerätetechnik bei Radiotherapie
- Offenes Ansprechen des Themas Sexualität, z. B. bei Patientinnen mit Genitalkarzinom: ▬ Ansprechen möglicher sexueller Probleme ▬ Tipps zur Vermeidung von Schmerzen beim Geschlechtsverkehr

Bei Patientinnen in der palliativen und Terminalphase wird eine offene Kommunikation innerhalb der Familie und des Behandlungsteams empfohlen:

- Klären von Fragen wie »Wie werde ich sterben, werde ich ersticken?«, »Werde ich Schmerzen haben?«
- Information über wirksame medikamentöse Therapie der Schmerzen, begleitende Psychopharmaka und Schlafmittel
- Information über Patientenverfügung
- Einbeziehung von Angehörigen, Psychoonkologen, Seelsorgern
- Offene Kommunikation über Gefühle von Angst, Hilflosigkeit, Trauer, Wut
- Ansprechen der Gefühlsambivalenz zwischen Sterbenwollen und Überlebenswillen

❯ Zu empfehlen sind Fortbildungen zur diagnostisch-therapeutischen Gesprächsführung in Form von Balintgruppen und Supervisionen.

E Schwangerenvorsorge

❯ Perinatalzentrenkonzept

I.M. Heer

- Ein Perinatalzentrum ist definiert durch den engen organisatorischen und räumlichen Zusammenhang von Geburtshilfe und Neonatologie
- Kriterien des Bayerischen Konzepts der Neugeborenenversorgung:
  - >1000 Geburten/Jahr — 6 neonatologische Intensivplätze — Betreuung von >50 Neugeborenen <1500 g Geburtgewicht

❯ **Die aktuellen Leitlinien der Deutschen Gesellschaft für Gynäkologie und Geburtshilfe sowie der Gesellschaft für Neonatologie und pädiatrische Intensivmedizin empfehlen die intrauterine Verlegung bedrohter Feten bzw. die Behandlung von Hochrisikoschwangeren in Perinatalzentren.**

- Definition Hochrisikoschwangerschaft: — Drohende Frühgeburt <32+0 SSW ohne weiteres Risiko — Frühgeburt 32+0 bis 34+0 SSW mit zusätzlichem Risiko, z. B. Amnioninfektionssyndrom — Zwillinge <34+0 SSW — Höhergradige Mehrlingsschwangerschaft — Akute intrauterine Infektionen — Chronische intrauterine Infektionen (Toxoplasmose, HSV, CMV, HIV) — Schwere Wachstumsrestriktion <5. Perzentile der gestationsaltersabhängigen Ultraschallschätzgewichtskurve — Pränatal diagnostizierte fetale

Erkrankungen (z. B. versorgungsrelevante Fehlbildungen) — Wehen vor der 33. SSW — Blutungen nach der 28. SSW — Schwere mütterliche Erkrankungen (Herz-Kreislauf-System, Lunge, Infektionen etc.) — Schwere Formen der Schwangerschaftshypertonie, Präeklampsie, HELLP-Syndrom — Alkoholabhängigkeit — Drogenabhängigkeit — Insulinpflichtiger Diabetes mellitus

❯ Schwangerschaftsberatung und Untersuchungen

E. Kühnle

31.1 Physiologische mütterliche Veränderungen während der Schwangerschaft

Die Schwangerschaft macht eine Reihe von Adaptationsvorgängen im mütterlichen Körper erforderlich. Die Kenntnis darüber erleichtert es, physiologische von pathologischen Veränderungen zu differenzieren und Letztere frühzeitig zu behandeln.

31.1.1 Genitale/Mammae

Vulva/Vagina
- Zunehmende Durchblutung von Haut und Muskulatur sowie Flüssigkeitsretention führen zu einer charakteristischen Violettverfärbung (Chadwick-Zeichen)
- Durch Zunahme des venösen Drucks kann es bei Prädisposition zur Ausbildung von sehr schmerzhaften Varizen kommen
- Durch vermehrte Scheidensekretion und Sekretbildung der Zervixdrüsen → pH-Wert ↑
- Die Hypertrophie der Zervixschleimhaut ist oft als Schwangerschaftsektropium sichtbar, das bei Kontakt leicht blutet

Uterus
- Größen- und Gewichtszunahme, v. a. bedingt durch Muskelhypertrophie im Fundus- und Korpusbereich
- Die Myometriumdicke nimmt von 2–3 cm in der Frühgravidität auf 1–2 cm präpartal ab
- Veränderungen in der Brust werden oft frühzeitig als Spannungsgefühl empfunden: ▬ Zunahme des Drüsengewebes ▬ Zellhypertrophie ▬ Verstärkte Durchblutung → Insgesamt Volumenzunahme der Brust
- Die Areolae mammae erfahren eine Hyperpigmentierung
- Im letzten Trimenon kann Kolostrum (Vormilch) aus den Mamillen austreten

31.1.2 Kardiovaskuläres System

- Abnahme des peripheren Gefäßwiderstandes durch Dilatation der Gefäße im Bereich der Arteriolen und der venösen Gefäße bedingt durch Tonusabnahme der glatten Muskulatur → Folge: Relativ vermindertes zirkulierendes Blutvolumen mit konsekutiver Reaktivierung des Renin-Angiotensin-Aldosteron-Systems
- Hieraus resultiert vermehrte renale Rückresorption von Natrium und

Wasser und damit eine Zunahme des zirkulierenden Blutvolumens, die wiederum zum Anstieg des Herzschlagvolumens und zu einer Herzfrequenzsteigerung führt

- Insgesamt kommt es zu einem Anstieg des Herzzeitvolumens (HZV) um 40% (1,5–2 l) (Schlagvolumen × Herzfrequenz), nachweisbar schon ab der 7. SSW
- Die Zunahme des Schlagvolumens führt zu einer Dilatation des linken Ventrikels (als verbreiterte Herzsilhouette im Röntgenbild sichtbar)
- Die intraabdominelle Organverschiebung führt zu einem Zwerchfellhochstand und einer Verschiebung der Herzachse (EKG)
- Der systolische Blutdruck verändert sich kaum, der diastolische dagegen sinkt bis zu 15 mm Hg wegen der Abnahme des peripheren Gefäßwiderstands
- Steigender Venendruck und verminderter onkotischer Druck im letzten Trimenon sind Ursachen der nicht pathologischen Knöchelschwellungen
- Bei entsprechender Disposition ist eine verschiedengradige Varikosis der unteren Körperhälfte möglich (Beine, Vulva, Vagina, rektaler Venenplexus)

31.1.3 Hämatologie

- Trotz gesteigerter Erythropoese führt der überproportionale Anstieg des Plasmavolumens zu einem relativen Hkt- und Hb-Abfall (Schwangerschaftshydrämie)
- Hb-Werte <11 g/dl gelten als abklärungs- und behandlungsbedürftige Anämie und sind mit Eisen zu substituieren
- Leukozytenwerte von 10.000–15.000/µl sind als Normalbefund zu be-

werten, oft zusammen mit einer Linksverschiebung als Ausdruck einer gesteigerten Leukopoese
- Die Thrombozytenzahl verändert sich physiologischerweise nicht, es kommt aber zu einer gesteigerten Produktion einiger Gerinnungsfaktoren (Fibrinogen, Faktor VII, VIII und X) und einer geringgradigen Hemmung der Fibrinolyse → Hyperkoagulabilität und – in Kombination mit anderen Risikofaktoren (Immobilität) – erhöhtes Thromboserisiko

31.1.4 Niere, Harntrakt, Wasserhaushalt

- Unter Einfluss des Hormons Progesteron kommt es etwa ab der 10. SSW zur Dilatation von Nierenbecken, Nierenkelch und Harnleiter (rechts > links) → Kann eine Infektion begünstigen
- Eine asymptomatische Bakteriurie kann via Keimaszension zu einer Pyelitis gravidarum führen und ist in jedem Fall behandlungsbedürftig
- Ab dem II./III. Trimenon kommt es aufgrund der anatomischen Nähe von Uterus und Harnblase zu einer Kompression Letzterer → Erklärt den typischen häufigen Harndrang (Pollakisurie)
- Die Zunahme des Gefäß- und Herzzeitvolumens führen zu einer Steigerung der Nierendurchblutung und einem Anstieg der glomerulären Filtrationsrate um 35% mit einem Maximum um die 32. SSW
- Eine erhöhte renale Glukosurie ist durch die erhöhte glomeruläre Filtration und die unveränderte Glukoseabsorbition zu erklären und somit in der Schwangerschaft als physiologisch zu werten → Für die Diagnostik eines

Gestationsdiabetes nicht verwertbar (Diagnostik nur durch oGTT)
- Eine Proteinurie ≤300 mg/24 h gilt als physiologisch

31.1.5 Respiration

- 50% aller Schwangeren empfinden eine Dyspnoe bei körperlicher Belastung, 20% auch ohne Belastung
- Die wachsende Gebärmutter hebt das Zwerchfell bis zu 4 cm und führt zu einer verminderten Residualkapazität der Lungen
- Das Atemminutenvolumen steigt um 40%, der O_2-Bedarf um etwa 25% → Physiologische Hyperventilation
- Insgesamt sinkt dadurch der pCO_2, was zu einem erhöhten Gradienten zwischen Fetus und Mutter führt und so den Austausch erleichtert
- Eine erhöhte Bikarbonatausscheidung über die Niere hält den mütterlichen pH-Wert konstant

31.1.6 Intermediärer Stoffwechsel

- Der Glukosestoffwechsel ist durch eine gesteigerte Insulinempfindlichkeit in der Früh- und Spätschwangerschaft durch eine erhöhte Glukoseresistenz gekennzeichnet (i. d. R. durch erhöhte Produktion kompensiert)
- Der fetale Glukosespiegel ist unmittelbar abhängig von dem der Mutter
- In der 1. Hälfte der Schwangerschaft kommt es zu einer Neubildung von Fettgewebe, in der 2. Hälfte hingegen zu einer vermehrten Lipolyse mit bis zu 50% höheren Triglyzerid- und Cholesterinwerten
- Der Eiweißstoffwechsel ist für das fetale Wachstum von erheblicher Bedeutung

- Es besteht eine positive Stickstoffbilanz von 1 g/Tag
- Eine Veränderung des Albumin-Globulin-Quotienten → Blutsenkungsgeschwindigkeit erhöht → Für diagnostische Zwecke nicht verwendbar

31.1.7 Haut

- Hyperpigmentierung der primär stärker pigmentierten Hautbezirke
- Verstärkte Pigmentierung von Linea alba (Linea fusca), Nasenrücken, Wangen und Stirn (Chloasma uterinum) möglich
- Stria distensae durch erhöhten Kortisolspiegel an Bauch, Brust und Hüfte

31.1.8 Zahnfleisch

- Östrogen bewirkt eine vermehrte Proliferation von Blutgefäßen mit einer gesteigerten Durchblutung im Bereich des Paradontiums → Blutungsneigung ↑
- Gingivitis hyperthrophicans ist ein lokaler Reizzustand, kann durch infizierte Gewebetaschen zur massiven Hyperthropie der Schleimhäute führen
- Schwangerschaftsepulis ist die Neubildung eines Angiogranuloms in Form tumorartiger Gewebshyperthropie mit Blutungen und Schmerzhaftigkeit zwischen den Zähnen

31.1.9 Psyche

- In der Frühschwangerschaft kommt es zu auch hormonell bedingten Veränderungen des vegetativen Nervensystems unterschiedlicher Ausprägung: häufig sind: — Schlafstörungen

— Antriebsminderung — Depressive Verstimmung
- Im II. Trimenon überwiegt das Wohlbefinden der Schwangeren, und es besteht oft ein hohes Maß körperlicher Leistungsfähigkeit
- In der Spätschwangerschaft kommt es durch das Spüren der Kindsbewegungen, aber auch die Visualisierung via Ultraschall zu einer seelischen Stabilisierung und einer starken emotionalen Bindung an das Kind

31.2 Beratung zur Lebensführung

31.2.1 Ernährung

- Die durchschnittliche mütterliche Gewichtszunahme beträgt 12-13kg, davon 4,0kg Fett, 1,6kg Protein und 6,9l Wasser
- Bei untergewichtigen Patientinnen (BMI <19,8) ist eine Gewichtszunahme bis 18kg erstrebenswert, bei übergewichtigen Patientinnen (BMI >29) sollte die Gewichtszunahme auf < 7kg begrenzt werden, der Mehrbedarf an Energie beträgt nur 13% (300kcal).
- 55-60% der Energie durch Kohlenhydrate bereitstellten, 30% über Fett und 10-15% über Proteine
- Fettzufuhr vor allem in Form ungesättigter Fettsäuren (Fisch)
- Der Mehrbedarf an Vitaminen, Mineralstoffen und Spurenelementen kann trotz gesteigerter Resorption nicht immer gedeckt werden, sodass eine Substitution nötig ist (◘ Tab. 31.1)
- Intensiver Beratung bedürfen:
  — Junge Schwangere — Frauen mit rascher Schwangerschaftsfolge

— Über- und untergewichtige Frauen
— Frauen mit chronischen Darm-, Leber- und Nierenerkrankungen
— Frauen mit Drogen-, Nikotin- und Alkoholabusus
- Absolute Alkohol- und Nikotinabstinenz sind anzuraten
- Koffein in hohen Mengen kann zur intrauterinen Mangelentwicklung führen → Maximal empfohlene Menge:
  — Kaffee: 2–3 Tassen/Tag — Tee: 4–6 Tassen/Tag

31.2.2 Beruf

- Das Mutterschutzgesetz (MuSchG, Fassung vom 20.07.2002, BGBl. I S. 2318) gilt für Frauen in einem Arbeitsverhältnis und Frauen in Heimarbeit (§ 1)
- Die Schwangerschaft und der wahrscheinliche Entbindungstermin (ET) sollte dem Arbeitgeber mitgeteilt werden (§ 5)
- Beschäftigungsverbot gilt für:
  — Akkord-, Fließband-, Nacht- (20–6 Uhr), Mehr- (>8,5 h/Tag oder >90 h in der Doppelwoche), Sonntags- und Feiertagsarbeit — Stehende Tätigkeiten — Tätigkeiten, bei denen Frauen schädlichen Einflüssen ausgesetzt sind
- Der Mutterschutz beginnt 6 Wochen vor dem Entbindungstermin und endet 8 Wochen nach Entbindung, bei Mehrlings- und Frühgeburten verlängert sich die Frist auf 12 Wochen nach Geburt
- Auf Wunsch der Frau kann sie bis zur Geburt beschäftigt werden, nach der Entbindung herrscht ein absolutes Beschäftigungsverbot (§ 3)
- Kündigungsschutz gilt während der Schwangerschaft und bis 4 Monate nach Entbindung

◼ **Tab. 31.1.** Bedarf an Mikronährstoffen in der Schwangerschaft. (Mod. nach Schneider et al. 2004)

Mikro-nährstoff	Empfohlene Gesamtzufuhr pro Tag [Mehrbedarf (in Prozent)]	Quellen (Auswahl)	Erforderliche Supplementierung bei ausgewogener Mischkost
Vitamin A	1,1 mg [0,3 mg (38%)]	Möhren, Tomaten grünes Blattgemüse, Eigelb, Leber (kein exzessiver Genuss)	
Vitamin D	5 µg [0]	Margarine, Eigelb, Seefisch, Sonnenexposition	
Vitamin B_1	1,2 mg [0,2 mg (20%)]	Vollkornprodukte, Nüsse, Fleisch (Rind), Milch	
Vitamin B_2	1,2 mg [0,2 mg (20%)]	Milch, Nüsse, Fisch	
Vitamin B_6	1,9 mg [0,7 mg (63%)]	Bohnen, Bananen, Getreide, Fleisch (Huhn)	
Vitamin B_{12}	3,5 µg [0,5 µg (17%)]	Leber, Fleisch, Eier, Fisch	Bei Veganerinnen
Folsäure	0,8 mg [0,4 mg (100%)]	Grünes Blattgemüse, Eier, Getreide, mit Folsäure angereichertes Speisesalz	0,4 mg/Tag (bereits präkonzeptionell) im I. Trimenon; 4 mg/Tag bei vorausgegangenem Neuralrohrdefekt
Vitamin C	110 mg [10 mg (10%)]	Zitrusfrüchte, grünes Gemüse, Kartoffeln, Paprika	
Vitamin K	60 µg [0]	Grünes und gelbes Blattgemüse, Fleisch	
Eisen	30 mg [15 mg (100%)]	Fleisch, grünes Blattgemüse, Schwarzwurzeln	Meist im II./III. Trimenon 100–200 mg/Tag Fe^{2+}
Jod	230 µg [30 µg (15%)]	Seefisch, Milch, Eier, jodiertes Salz	200 µg/Tag
Kalzium	1000 mg [200 mg (20%)]	Milch, Milchprodukte, grünes Gemüse	
Magnesium	300 [0]	Getreide, Nudeln, Bananen, Milch	
Fluorid	1 mg [0]	Wasser, Saft, Milch	
Zink	10 mg [3 mg (40%)]	Fleisch, Vollkornprodukte, Milch	

31.2.3 Sport

- Moderate sportliche Betätigung (Puls <140 Schläge/min) ist zu empfehlen
- Zu empfehlen sind Sportarten wie Wandern (aber keine Bergtouren >2.500 m Meereshöhe), Radfahren, Joggen, Skilanglauf (≤2.500 m), Schwimmen, Aquajogging, Nordic Walking
- Abzuraten ist von Tauchen, Wasserski, Surfen, Gewichtheben, Marathonlauf, Reiten, Ski alpin, Leistungssport, Mannschafts- und Kontaktsportarten mit großem Sturzrisiko oder Verletzungsgefahr durch Bälle
- Kontraindikationen: — Drohende Frühgeburt — Vorzeitiger Blasensprung — Placenta praevia — Beckenendlage im III. Trimenon — Blutungen — Schmerzen und chronische mütterliche Erkrankungen wie Hypertonie — Epilepsie — Anämie

31.2.4 Reisen

- Reisen in große Höhen, Gebiete ungewohnter klimatischer Bedingungen, Gebiete ohne ärztliche Versorgung, Länder mit niedrigem hygienischem Standard und potenziellem Infektionsrisiko sollten vermieden werden
- Reisen im II. Trimenon
- Nicht mehr reisen in den letzten 4 Wochen vor ET
- Auf Langstreckenflügen Kompressionsstrümpfe tragen

31.2.5 Sexualität

- Zur sexuellen Enthaltsamkeit sollte bei Blutungen, vorzeitigen Wehen und Blasensprung angehalten werden

31.2.6 Impfungen

- Kontraindiziert: Lebendimpfstoffe (Masern, Mumps, Röteln, Varizellen, Tbc)
- Möglich: Tot-, Subunit- und Toxoidimpfstoffe

31.3 Frühschwangerschaft

31.3.1 Feststellung

- Die Diagnose einer Schwangerschaft lässt sich durch Anamnese, laborchemische Untersuchungen und die Sonographie (▶ Kap. 32.1) stellen
- Die Anamnese liefert subjektive Veränderungen, die von der Mutter bemerkt werden (unsichere Schwangerschaftszeichen; ◻ Tab. 31.2)
- Die gynäkologische Untersuchung liefert weitere Hinweise (wahrscheinliche Schwangerschaftszeichen)
- β-HCG gibt als laborchemischer Test qualitative (Urin) und quantitative (Serum) Hinweise: — Bei intakter Frühgravidität beträgt die Verdopplungszeit in den ersten 10–12 Tagen 1,3 Tage — Am höchsten sind die Werte mit 50.000–100.000 mIE/ml in der 10. SSW — Danach fallen die Werte kontinuierlich ab bis auf 10.000–20.000 mIE/ml in der 20. SSW, um dann bis zur Geburt konstant zu bleiben (sicheres Schwangerschaftszeichen)
- Die transvaginale Sonographie zeigt: — Implantationsort — Ein- oder Mehrlingsgravidität — Embryonale Morphologie und Biometrie (Scheitel-Steiß-Länge; SSL) — Vitalitätszeichen (positive Herzaktion; sicheres Schwangerschaftszeichen)

◘ Tab. 31.2. Schwangerschaftszeichen

Unsichere	Wahrscheinliche	Sichere
– Übelkeit/Erbrechen – Gesteigerter Appetit auf ungewöhnliche Speisen – Emotionale Unausgeglichenheit – Schwindel/Kreislaufprobleme – Pollakisurie – Obstipationsneigung	– Sekundäre Amenorrhoe – Hyperpigmentierung der Linea alba und Areolae mammae – Auflockerung der Gebärmutter – Lividität von Vulva/Vagina/Portio – Striae distensae – Brustspannen	– β-HCG – Sonographischer Nachweis von Embryo und Herzaktion

❶ Bei Diskrepanz zwischen β-HCG, Sonographie und dem errechneten Gestationsalter an gestörte Frühgravidität denken (EUG, Trophoblasterkrankung).

31.3.2 Terminfestlegung

- Zur Bestimmung zu verwenden:
  - Letzter Menstruationsbeginn
  - Zyklusanamnese — Konzeptionstermin (falls bekannt)
- Durchschnittliche Schwangerschaftsdauer p.m.: 280 Tage = 40 Wochen
- Bestimmung mit der Naegele-Regel: — ET =1. Tag der letzten Menstruation –3 Monate +7 Tage +1 Jahr — Ist der Zyklus >28 Tage, werden die zusätzlichen Tage addiert, ist er kürzer, werden die Tage abgezogen
- Eine sonographische Terminbestimmung erfolgt, wenn der Zyklus sehr unregelmäßig oder der 1. Tag der letzten Regel unbekannt ist (◘ Tab. 31.3) — Durchführung: Scheitel-Steiß-Länge des Feten sonographisch wird gemessen, und aus den entsprechenden Tabellen werden Schwangerschaftsalter und

◘ Tab. 31.3. Scheitel-Steiß-Länge (SSL) und Schwangerschaftsalter

SSW	Tage	SSL [mm]
6+0	42	4
7+0	49	8
8+0	56	14
9+0	63	22
10+0	70	30
11+0	77	40
12+0	84	53
13+0	91	71
14+0	98	84

Geburtstermin abgelesen — Dieses Verfahren ist etwa ab 6. bis 14. SSW anwendbar, entsprechend etwa 3–84 mm SSL

- Es erscheint sinnvoll, den rechnerischen Geburtstermin erst dann zu ändern, wenn der sonographische >4 Tage abweicht

31.3.3 Mutterschaftsrichtlinien/Mutterpass

Nach Feststellung der Schwangerschaft erfolgt die Anlage des Mutterpasses.

31.3.4 Untersuchungen

Vorsorgeuntersuchungen sind bei normaler Schwangerschaft bis zu 32. SSW alle 4 Wochen durchzuführen.

- Anamnese: — Familiäre Belastung — Internistische Grunderkrankungen — Schwangerschaftsanamnese inkl. vorherige Geburten — Aborte — Abruptiones — Arbeits- und Sozialanamnese
- Allgemeine körperliche Untersuchung:
- Inspektion der Haut inkl. Ödeme
- Varikosis
- Exantheme
- Inspektion/Palpation der Brust
- Köpergröße/Gewicht
- Blutdruckmessung
- Auskultation/Perkussion von Herz und Lunge
- Mittelstrahlurin (Protein)
- Zucker
- Sediment
- Ggf. Mikrobiologie
- Labordiagnostik — Hb (alle 4 Wochen, <11 g/dl → Behandlungsbedürftige Anämie) — 1. Vorsorge: Blutgruppe (BG), Rhesusfaktor, Ak-Suchtest — 2. Vorsorge (24.–28. SSW): Ak-Suchtest — Infektiologie: Lues-TPHA, Röteln-HAH-Test, HIV, Toxoplasmose, Hbs-Ag, Anti-HCV (ab 32. SSW), GBS (empfehlenswert)
- Gynäkologische Untersuchung: — Regelmäßige vaginale Untersuchungen sind laut Mutterschaftsrichtlinien nicht vorgesehen, nur bei Erstdiagnose der Schwangerschaft, inkl. Zervixabstrich auf Chlamydien und ggf. zytologischer Abstrich zur Krebsvorsorge (beurteilt werden Zervixlänge, -konsistenz, -position sowie der Muttermund)
- Ultraschall (▶ Kap. 32.2): — Zur Diagnosesicherung — Erstmals in der 9.–12. SSW

31.4 II. und III. Trimenon

- Untersuchungen im Überblick
- ☐ Tab. 31.4

31.4.1 Untersuchungsintervalle äußere/vaginale Untersuchung

- Alle 4 Wochen bis zur 32. SSW
- Anamnese: — Emesis — Blutungen — Kontraktionen — Fluor — Medikamente — Kindsbewegungen
- Allgemeine Untersuchungen: — Blutdruck — Puls — Temperatur — Gewicht — Ödeme — Varizen — Striae — Mammae — Fundusstand — Poleinstellung — Einstellung — Lage — Leopold-Handgriffe 1–4
- Vaginale Untersuchung

31.4.2 Ultraschalluntersuchungen

- Dienen der Erkennung von Fehlbildungen und Erkrankungen des Kindes
- Dazu gehört eine angemessene Aufklärung über Voraussetzungen, Nutzen, Risiken, Grenzen und mögliche Konsequenzen der pränatalen Diagnostik

31.4.3 Doppleruntersuchungen

- Nur angezeigt bei Risikoschwangerschaften mit besonderer Indikation

◘ Tab. 31.4. Untersuchungen im II. und III. Trimenon

Untersuchungsintervall	Untersuchungen
16. SSW	Vaginale Untersuchung + pH-Wert, Herztöne, Kindsbewegungen, RR, Gewicht, Ödeme, Varizen, U-Stix, Hb
19.–22. SSW	2. Ultraschall-Screening
20. SSW	Vaginale Untersuchung + pH-Wert, Herztöne, Kindsbewegungen, RR, Gewicht, Ödeme, Varizen, U-Stix, Hb
20.–24. SSW	oGTT bei anamnestischen Risiken, ggf. Toxoplasmosetiter
28. SSW	Vaginale Untersuchung + pH-Wert, Herztöne, Kindsbewegungen, RR, Gewicht, Ödeme, Varizen, U-Stix, Hb
29.-32. SSW	3. Ultraschall-Screening
32. SSW	Vaginale Untersuchung+ pH-Wert, CTG, Leopold-Handgriffe, Kindsbewegungen, RR, Gewicht, Ödeme, Varizen, U-Stix, Hb, Hepatitisserologie, evtl. HIV-Serologie
34. SSW	Vaginale Untersuchung+ pH-Wert, CTG, Leopold-Handgriffe, Kindsbewegungen, RR, Gewicht, Ödeme, Varizen, U-Stix, Hb
35. SSW	Beginn des Mutterschutzes, Bescheinigung über ET zur Vorlage bei der Krankenkasse
36. SSW	Vaginale Untersuchung+ pH-Wert, CTG, Leopold-Handgriffe, Kindsbewegungen, RR, Gewicht, Ödeme, Varizen, U-Stix, Hb
38. SSW	Vaginale Untersuchung+ pH-Wert, CTG, Leopold-Handgriffe, Kindsbewegungen, RR, Gewicht, Ödeme, Varizen, U-Stix, Hb

31.4.4 Häufige Beschwerden und deren Behandlung

- Hyperemesis: ▬ Typisch in der Frühschwangerschaft, verschwindet nach der 12.–16. SSW ▬ Tritt bei 50–60% aller Schwangeren auf ▬ Häufiger bei Erstgebärenden ▬ i. d. R. keine Therapie notwendig ▬ Möglich sind Akupunktur oder Homöopathie
- Sodbrennen durch gastroösophagealen Reflux in der Spätschwangerschaft: ▬ Milch trinken, 1 Teelöffel Senf, kleine Mahlzeiten, keine Fruchtsäfte, kein Kaffee ▬ Spazierengehen nach dem Essen ▬ Oberkörperhochlagerung
- Obstipation/Verdauungsprobleme: ▬ Treten häufig auf zum einen durch die tonusrelaxierende Wirkung des Progesterons, zum anderen durch die mechanische Behinderung in der Spätschwangerschaft ▬ Fördernd: Eisenpräparate und Einsatz von Tokolytika ▬ Empfohlen: Viel Bewegung,

ausreichend Flüssigkeit, ballaststoffreiche Ernährung, viel Obst und Gemüse, keine Süßwaren

- Ödeme: ▬ Sollten mit ausreichend Bewegung und Gymnastik, Massagen, Akupunktur behandelt werden ▬ Möglich sind auch Teemischungen aus Brennnesseln, Zinnkraut oder Limetten

- Varizen: ▬ Hämodynamisch, hormonal und mechanisch durch die Schwangerschaft bedingt ▬ Sollten durch rückflussfördernde Maßnahmen wie Massagen, körperliche Betätigung und Wechselduschen (mit kalt beenden) behandelt werden

- Eisenmangel: ▬ Vorbeugung durch eisenhaltige Ernährung (Vollkornprodukte, rote Säfte, Vitamine, Kräuterblutsaft) ▬ Ggf. Therapie mit Eisen (z. B. Ferrosanol duodenal 2×1 Kaps./Tag)

- Vorzeitige Wehentätigkeit: ▬ Homöopathischer Therapieversuch ▬ Bettruhe ▬ Akupunktur ▬ Magnesium

31.5 Um den Geburtstermin und in der Übertragung

- ◘ Tab. 31.5
- Nach dem errechneten Entbindungstermin bis zur Geburt oder Einleitung: Vorstellungsintervall alle 2 Tage
- Ziel ist es, den Geburtstermin oder mögliche Pathologien (Plazentainsuffizienz) rechtzeitig zu erkennen und zu behandeln
- Die perinatale Mortalität steigt ab ET+3 Tage exponentiell

◘ **Tab. 31.5.** Untersuchungen um den Geburtstermin und in der Übertragung

Untersuchungsintervall	Untersuchungen
ET	Vaginale Untersuchung (Bishop-Score[a]), CTG, Kindsbewegung, Leopold-Handgriffe, RR, Gewicht, Ödeme, Varizen, U-Stix, Hb, Sonographie (Biometrie, Fruchtwassermenge, Plazenta, Nabelschnur)
ET+2 Tage	Vaginale Untersuchung, CTG, Kindsbewegung, RR, Ödeme, Varizen
ET+4 Tage	Vaginale Untersuchung, CTG, Kindsbewegung, RR, Ödeme, Varizen
ET+6 Tage	Vaginale Untersuchung, CTG, Kindsbewegung, RR, Ödeme, Varizen, Sonographie (Fruchtwassermenge)
ET+8 Tage	Vaginale Untersuchung, CTG, Kindsbewegung, RR, Ödeme, Varizen, Sonographie (Fruchtwassermenge)
ET+10 Tage	Vaginale Untersuchung, CTG, Kindsbewegung, RR, Ödeme, Varizen, ggf. Geburtseinleitung

[a] Bishop-Score: Prognoseindex zur Beurteilung der Zervixreifung bei Geburtseinleitung, zur Vorhersage des Geburtsbeginns und zur Risikobeurteilung einer drohenden Frühgeburt.

Ultraschalluntersuchungen in der Schwangerschaft

C.S. von Kaisenberg, H. Kühling-von Kaisenberg

32.1 Sonographie in der Frühschwangerschaft

Die vaginale und/oder abdominale Ultraschalluntersuchung in der Frühschwangerschaft um 6–7 vollendete Schwangerschaftswochen dient dem sonographischen Nachweis einer intakten intrauterinen Schwangerschaft. Beide Methoden sind ab einer Scheitel-Steiß-Länge (SSL) von 4 mm und einer Chorionhöhle von 10 mm gleich gut geeignet, eine intakte intrauterine Schwangerschaft zu diagnostizieren.

Abdominalsonographischer Nachweis einer intakten Schwangerschaft:
- Minimale SSL: 4 mm
- Minimale Chorionhöhle: 10 mm

Die Unterscheidung zwischen einer normalen Frühschwangerschaft und einer anembryonischen Schwangerschaft bzw. »missed abortion« an der Grenze der Darstellbarkeit fetaler Herzaktionen stellt eine diagnostische Herausforderung dar.

Prognosefaktoren für Frühschwangerschaft:
- Günstig: — Herzfrequenz >120 SpM — Normal großer Dottersack — Runder Dottersack

- Ungünstig: — Herzfrequenz<80 (6 SSW), <100 (7 SSW) — Dottersack >8 mm oder sehr klein — Irreguläre Form des Dottersacks

32.1.1 Sonographische Terminbestimmung

- ► Kap. 31 (Schwangerschaftsberatung und Untersuchungen)

32.1.2 Nackentransparenzmessung (NT)

- Ultraschalluntersuchung, bei der die Dicke der Haut des fetalen Nackens in einer Standardeinstellung in Bruchteilen von mm gemessen wird (11+0 bis 13+6 SSW)
- Für diese Untersuchung gibt es eine spezielle theoretische und praktische Ausbildung, eine Zertifizierung und andauernde Qualitätssicherung (www.fetalmedicine.com)
- NT erlaubt eine genaue Berechnung des Trisomie-21-Risikos, gibt jedoch keine diagnostische Gewissheit
- Die Mutterschaftsrichtlinien haben mit der Nackentransparenzmessung nichts zu tun; diese Untersuchung unterscheidet sich sowohl im Zeitpunkt (10 vs. 11 bis 13+6 SSW) als auch in der Ausbildung und Qualität

- Je höher die NT, desto höher ist das Risiko für: — Numerische Chromosomenstörung (Trisomie 21, 18 13, Turner-Syndrom, Klinefelter-Syndrom) — Strukturelle Chromosomenstörung (Translokationstrisomie, unbalancierte Translokation, Deletion) — Fehlbildung des Feten — Herzfehler — Genetisches Syndrom
- Weitere wichtige Ersttrimenonmarker für Chromosomenstörungen: — Fetales Nasenbein (fehlend: Risikoerhöhung für Trisomien) — Frontomaxillofazialer Winkel (Oberkieferhypoplasie: Risikoerhöhung für Trisomien) — Blutfluss im Ductus venosus (reverse A-Welle: Risikoerhöhung für Trisomien und/oder Herzfehler) — Blutfluss über der fetalen Trikuspidalklappe (Insuffizienz: Risikoerhöhung für Trisomien und/oder Herzfehler)
- Softmarker und schwere Fehlbildungen im I. Trimenon können ebenfalls das Risiko einer Chromosomenstörung modifizieren
- A.-uterina-Doppler im I. Trimenon kann als Screening-Methode für Präeklampsie verwendet werden

32.1.3 Biochemisches Serummarker-Screening

- Die Bestimmung der freien β-Kette des hCG (serumfreies β-hCG) und des schwangerschaftsassoziierten Plasmaproteins A (PAPP-A) kann die Erkennungsraten des Ersttrimenon-Screenings für fetale Chromosomenstörungen noch etwa um 10% erhöhen
- Trisomie 21 zeigt i. d. R. ein hohes f-β-hCG (2 MoM) und ein niedriges PAPP-A (0,5 MoM)

- Trisomie 18 und 13 und das Turner-Syndrom zeigen niedrige Werte für die Serumbiochemie
- Für etwa 5% Punktionen werden so etwa 90–95% der Trisomien 21 erkannt

❯ Fetale Herzaktionen sind normalerweise ab 4 mm SSL darstellbar.
- **Eine sonographische Festlegung des Geburtstermins ist durch eine SSL-Messung von 6–14 SSW möglich**
- **Die Nackentransparenzmessung (FMF UK) ist eine gute Methode, das Risiko für Fehlbildungen und Chromosomenstörungen nichtinvasiv abzuschätzen**
- **Ersttrimenonserumbiochemie erhöht die Aussage des Trisomie 21-Screenings**
- **Ein niedriges PAPP-A <0,3 MoM sollte zu einem Follow-up ab 24 SSW führen (Doppler)**
- **Ein A.-uterina-Doppler ist, mit entsprechender Anamnese, eine Screening-Methode für Präeklampsie**

32.2 Sonographie im II. und III. Trimenon

32.2.1 Plazenta, Nabelschnur, Fruchtwasser

Plazenta und Nabelschnuranomalien
- Placenta praevia totalis → **Cave:** Höchste Blutungsgefahr, zunächst abdominaler Ultraschall!
- Placenta bipartita/Nebenplazenten → Vaskuläre Verbindungen im Farbdoppler?
- Insertio velamentosa (kein Nabelschnuransatz an der Plazenta darstellbar) → **Cave:** Blutungsgefahr bei Blasensprung

- Vasa praevia (Vaginalsonographie) →
  Cave: Akutes Verbluten des Kindes
  bei Blasensprung
- Echter Nabelschnurknoten → Sectio
- Monoamniotische Zwillinge: Sectio
  um 32 SSW, wenn vorher kein Knoten
  erkennbar

Fruchtwassermenge vermehrt
- Diabetes mellitus Typ 1, Gestationsdi-
  abetes: interdisziplinäres Management
  (Diabetologe, Pränatalmediziner)
- Ösophagusatresie/intestinale Obst-
  ruktion: Karyotypisierung, Ausschluss
  Trisomie 18/21
- FADS (fetale Akinesie-Deformations-
  Sequenz): Fetus schluckt nicht
  (progrediente neuromuskuläre Dege-
  nerationskrankheit), Klumpfüße →
  Schlechte Prognose

Fruchtwassermenge verringert
- Vorzeitiger Blasensprung
- Nierenagenesie beidseits (Nierenarte-
  rien im Farbdoppler, Blase gefüllt?)
- Plazentainsuffizienz: Pathologische
  Doppler mit Kreislaufzentralisation
  (Anurie)

32.2.2 Biometrie, Gewichtsschätzung

Biometrie im II. Trimenon umfasst
- Kopf: — Längs- und Querdurchmes-
  ser und Umfang — Vordere und hintere Anteile der zerebralen Seitenvent-
  rikel im Vergleich zu einer Hemisphäre
  — Zerebellum — Cisterna magna
- Bauch: — Längs- und Querdurch-
  messer und Umfang
- Oberschenkellänge

Eine erweiterte Biometrie kann bei Skelettanomalien, Gesichtsanomalien usw.
durchgeführt werden.

Fetus symmetrisch zu groß
- Proportioniert normal groß (große
  Eltern)
- Diabetes: Bauch >95. Perzentile, viel
  subkutanes Fettgewebe, große Leber,
  Glykogeneinlagerungen im Herz
- Beckwith-Wiedemann-Syndrom:
  Exomphalos-Makroglossie-Gigantis-
  mus-Syndrom

Fetus symmetrisch zu klein
- Proportioniert normal klein (kleine
  Eltern)

Fetus asymmetrisch zu klein
- Intrauterine Wachstumsrestriktion:
  — Normaler Kopfumfang — Klei-
  neres Femur — Noch kleinerer
  Bauchumfang (asymmetrisch, da
  Bauch klein gehungert)
- Skelettdysplasie: — Symmetrisch
  oder asymmetrisch (z. B. Pseudo-
  achondroplasie oder Achondroplasie)
- Chromosomenstörung spätestens
  >30 SSW: — Trisomie 21: kurzes
  Femur (<5. Perzentile oder Verhältnis
  BPD:FL >95. Perzentile), Nasenbein
  <5. Perzentile — Trisomie 18: Kur-
  zes Femur, kurzer Radius, weitere
  sonographische Marker — Turner-
  Syndrom: Kurzes Femur (<5. Perzentile oder BPD:FL >95. Perzentile),
  Nackenödem, Hydrops — Triploidie: Schwerste frühe asymmetrische
  Wachstumsrestriktion, auffällige Plazenta (molar), exzessives β-hCG

❯ Eine sonographische Gewichtsschät-
zung (Hadlock) ist die genaueste Methode
zur Festlegung des Geburtsmodus.

32.2.3 Fehlbildungsdiagnostik

- Fehlbildungsdiagnostik sollte syste-
  matisch symmetrisch folgende Organe

untersuchen: Schädel, Gehirn, Gesicht, Wirbelsäule, Hals, Thorax, Herz (4-Kammer-Blick, Ausflusstrakte, Aortenbogen), Bauchwand, Gastrointestinaltrakt, Nieren, Blase, Genitalien, Extremitäten, Gesamtskelett
- Die pränatale Diagnose einer schweren Fehlbildung ermöglicht, das Kind in der Gegenwart von hochspezialisierten Experten an einem Zentrum zu entbinden → Für viele Fehlbildungen prognoseentscheidend

Geburtshilflich relevante Fehlbildungen
- Fehlbildungen mit Vergrößerung des Kopf- oder Bauchumfanges, Wirbelsäulenanomalien: ▬ Hydrozephalus → Primäre Sectio ▬ Kraniale Enzephalozele → Primäre Sectio, neurochirurgische Versorgung ▬ Omphalozele, Gastroschisis, OEIS-Komplex (Omphalozele + Blasenekstrophie + Analatresie + spinale Fehlbildungen) ▬ Spina bifida
- Hämodynamisch relevante Fehlbildungen (Entwicklung von »high output cardiac heart failure« durch Verlust der kapillaren Resistenz): ▬ Sakrokokzygealteratom ▬ V.-Galeni-Aneurysma
- Herzfehler: ▬ Duktusabhängig, z. B. Transposition der großen Arterien ▬ Duktusunabhängig ▬ Kardiomyopathie → Meist Sectio notwendig (Ausnahme für Herzfehler)

Häufige Umschreibungen für Fehlbildungen
- »Lemon sign«: Zitronenförmige Kopfform bei Spina bifida
- »Banana sign«: Bananenförmige Deformierung des Kleinhirns durch untere Einklemmung
- »Strawberry shaped head«: Dreieckige Kopfform bei Trisomie 18 (transversale Ansicht)

- »Double bubble«: Doppelblase des Magens durch Duodenalstenose bei Trisomie 21
- »Cloverleaf skull«: Kleeblattschädel bei letaler thanatophorischer Dysplasie(frontale Ansicht)
- »Telephone receiver deformity«: Telefonhörerdeformität des Femurs bei thanatophorischer Dysplasie

32.2.4 Dopplersonographie

- Man unterscheidet die fetale arterielle, venöse und die mütterliche Dopplersonographie
- Im Prinzip werden Flusswiderstände gemessen [Pulsatilitätsindex (PI), Resistance-Index (RI)], Flussprofile analysiert (venöser Doppler) und Flussgeschwindigkeiten gemessen
- In der Regel kommt es bei Plazentainsuffizienz sequenziell zu einer Verschlechterung der Durchblutung beginnend mit der A. umbilicalis, Aorta fetalis, A. cerebri media; dann Fortschreiten auf die venöse Seite
- Venöse Pulsationen sind der Endpunkt und kündigen den Tod unmittelbar an

Ersttrimester-Doppler (11 bis 13+6 SSW)
- Ductus venosus: Reverse A-Welle erhöht das Risiko für Chromosomenstörungen, bei normalen Chromosomen auch für Herzfehler
- Trikuspidalinsuffizienz: Erhöht das Risiko für Chromosomenstörungen, bei normalen Chromosomen auch für Herzfehler

Zweittrimester-Doppler (II. Trimenon)
- Arteriell: ▬ A. umbilicalis: »reverse flow« ist Indikation zur Sectio >32 SSW ▬ Aorta fetalis: Pathologisch ist ein enddiastoli-

scher Nullfluss oder »reverse flow«
— A. cerebri media: Pathologisch
sind verringerter Flusswiderstand,
zerebrale Überperfusion – Brain-
sparing-Effekt, entsprechend einer
fetalen Kreislaufzentralisation,
dann meist auch mit einer verrin-
gerten Nierendurchblutung und
Oligohydramnion assoziiert –,
Flussgeschwindigkeitserhöhung sowohl bei IUGR als auch bei fetaler
Anämie
- Venös: — Ductus venosus: ein »reverse flow« der A-Welle ist Indikation
  zur Sectio <32 SSW — V. umbilicalis: Venöse Pulsationen gehen dem
  Tod unmittelbar voraus
- Mütterlich: — Aa. uterinae um
  24 SSW beidseits PI>95. Perzentile:
  Präeklampsie-, Abruptio- und IUGR-
  Risiken deutlich erhöht

Doppler bei Übertragung (III. Trimenon)
- A. umbilicalis: Flusswiderstand nor-
  mal oder ↑
- Aorta fetalis: Flussgeschwindigkeit ↓
- A. cerebri media: Flusswiderstand ↓
- Aa. renales: Flusswiderstand bei Olig-
  ohydramnion ↑

32.2.5 Zervixlänge

- Die sonographische Zervixlängenmessung ist wichtigster Prädiktor
  einer Frühgeburt
- Frühgeburten sind die häufigste Ursache von perinataler Mortalität und
  Morbidität
- Eine Zervixsonographie sollte standardisiert erfolgen (z. B. zertifiziert
  durch die FMF UK)
- Eine bei Einlingen <1,5 cm bzw.
  Zwillingen <2,5 cm verkürzte Zervix
  erhöht das Risiko einer nachfolgenden
  Frühgeburt <34 SSW erheblich

Mögliche Behandlungsstrategien
- Bettruhe
- Tokolyse
- Progesteron vaginal 200 mg/Tag,
  24–34 SSW → Tragzeit ↑, Morbidi-
  tät ↓

**❯ Plazenta-, Nabelschnur- und Frucht-
wasseranomalien können zu Komplikati-
onen sub partu führen.**
**Standardbiometrie: hilft Diabetes, IUGR,
Skelettdysplasien oder Chromosomen-
störung zu diagnostizieren.**
**Fehlbildungsdiagnostik ist für den Ge-
burtsmodus und -ort und eine adäquate
postpartale Versorgung essenziell.**
**Ersttrimester-Dopplersonographie: Das
Risiko für Chromosomenstörungen,
Herzfehler und Präeklampsie wird modi-
fiziert.**
**Zervixlängenmessung bei Risiko einer
Frühgeburt.**

❯ Psychosomatische Aspekte in der Pränatalmedizin

I. Kowalcek

- Psychologische Auswirkungen auf die Schwangere und den werdenden Vater:
  - Entwicklungpsychologisches Verständnis des Erlebens einer normalen Schwangerschaft — Spezifische psychologische Aspekte somatisch komplizierter Schwangerschaftsverläufe

33.1 Psychologische Aspekte der normalen Schwangerschaft

Der Übergang zur Elternschaft stellt eine Entwicklungskrise dar, bei deren Bewältigung Anpassungsprozesse und Neuorientierungen erforderlich sind. Idealtypisch werden 4 Phasen einer Schwangerschaft unterschieden:
- Verunsicherungsphase (bis 12. SSW):
  - Infragestellen der bisherigen Identität — Integration von Elementen der neuen Identität — Sorgen und Ängste wegen zunehmender Verantwortung als Mutter, Unterbrechung von Ausbildung oder Karriere, der persönlichen Autonomie, Gestaltung der Zukunft (Partnerschaft, finanzielle Situation) — Stimmungsschwankungen und angstbesetzte Gedanken um das Fortbestehen der Schwangerschaft
- Anpassungsphase (12.–20. SSW):
  - Entscheidung über das Fortbestehen der Schwangerschaft ist gefällt

  - Information anderer Personen — Schwangerschaftsängste und Stimmungsschwankungen nehmen ab — Beschwerden wie Übelkeit und Erbrechen werden weniger — Körperliche Veränderungen wie Wachstum der Brüste und des Bauchs werden meist positiv erlebt
- Konkretisierungsphase (20.–32. SSW):
  - Fetus wird als eigenständiges Wesen unabhängig vom Selbst akzeptiert — Identität als Mutter – bzw. als Vater – kristallisiert sich heraus — Das soziale Umfeld behandelt die werdende Mutter nun verstärkt als »Schwangere«
- Antizipationsphase (32.–40. SSW):
  - Beide Partner auf allen Ebenen von der Erwartung der Geburt bestimmt — Ängste und labile Stimmungen der werdenden Mutter nehmen zu — Psychosomatische Beschwerden häufen sich — Körperliche Veränderungen werden zunehmend als belastend empfunden — Werdende Mutter beschäftigt sich mit der Zukunft, Vorbereitungen auf die Geburt und die Zeit danach

33.2 Vorzeitige Wehentätigkeit

- Vorzeitige Wehentätigkeit wird als multifaktorielles Geschehen verstanden

Klassische psychosoziale Risikofaktoren:
- Alter der Schwangeren (<18 Jahre)
- Untere soziale Schicht - Beengte Wohnverhältnisse - Lückenhafte Schwangerenvorsorge - Alkohol- und Drogenmissbrauch

❯ **Schwangere mit einer Entbindung vor der 33. SSW gaben deutlich mehr Belastungen an als Frauen, die nur kurz vor oder am errechneten Termin entbanden. Auch genuin psychische Faktoren spielen bei vorzeitiger Wehentätigkeit eine Rolle.**

Therapeutisches Vorgehen
- Möglichst frühzeitige Erfassung der Risikokonstellation
- Interdisziplinäre Behandlungskonzepte.

33.3 Psychologische Morbidität nach Abortgeschehen

❯ **Eine Fehlgeburt führt bei 50% der Frauen zu einer deutlichen psychischen Beeinträchtigung in den ersten Wochen und Monaten.**

- Vorherrschend: Trauer als Reaktion auf den Verlust, die eine Differenzierung vom verlorenen Objekt voraussetzt und fördert
- Darüber hinaus können Ängstlichkeit und emotionale Labilität bestehen
- Risikofaktoren, die eine Morbidität bedingen: - Psychiatrische Erkrankungen in der Vorgeschichte - Kinderlosigkeit - Fehlende soziale Unterstützung - Störung der Paarbeziehung - Vorangegangene Aborte

❯ **Je früher in der Schwangerschaft der Verlust, umso schwieriger Trauer und Bewältigung, da es keine realen Bilder des Kindes gibt.**

Therapeutisches Vorgehen
- Stützende Gespräche mit Thematisierung der subjektiven Ursachenzuschreibungen der Betroffenen
- Empirische Studien zum Benefit von psychologischen Interventionen für die Betroffenen liegen bisher nicht vor

33.4 Psychologische Morbidität nach Totgeburten

- Eine Totgeburt ist für die Betroffene ein schmerzliches Ereignis
- 2 Verlustereignisse: - Verlust des »Inside-Babys« und der Verlust des »Outside-Babys«

Therapeutisches Vorgehen
- Angebot psychologischer Betreuung mit dem Ziel, die Anerkennung des Verlustes zu fördern
- Thematisierung subjektiver Krankheitstheorien sowie Aktivieren des Paardialogs
- Keine einseitige Übernahme von Schuld oder einseitiger Schuldzuschreibung
- Anhaltende Trauer und depressive Verstimmungen bedürfen professioneller Hilfe

33.5 Pränatalmedizin

- Die pränatale Diagnostik kann emotional belastend sein: Vor Erhalt des unauffälligen Befunds wird die Schwangerschaft dem Umfeld oft verschwiegen → Frau fühlt sich »schwanger und doch nicht schwanger«

Positive Effekte der pränatalen Diagnostik
- Durch Visualisierung (z. B. Ultraschall) wird innerliche Bindung an

das Ungeborene gefördert; Einstellung zur Schwangerschaft wird positiv beeinflusst

- Das Kind wird früher als eigenständiges Wesen (noch vor Einsetzen von Kindsbewegungen) wahrgenommen
- Positiver Einfluss auf Compliance hinsichtlich medizinischer Empfehlungen und Gesundheitsverhalten

Negative Effekte der pränatalen Diagnostik

- Der auffällige Befund ist häufig erwartungswidrig
- Starke psychische Belastung, Schmerz, Verzweiflung und Ratlosigkeit bei auffälligem Befund
- Der hoffnungsvollen Zeit wird jäh ein Ende gesetzt
- Konfrontation mit dem Thema Leben – Tod
- Auswirkung auf psychisches Befinden ist schwer abzuschätzen
- Ambivalenz, das Ungeborene zu beschützen und Schwangerschaft fortsetzen vs. Abbruch der Schwangerschaft

❯ **Ziel: Versorgungsstandards für Betroffene mit Hilfe eines multiprofessionellen Teams aufbauen und Auseinandersetzung mit dem Ergebnis der pränatalen Untersuchung zu ermöglichen.**

33.6   Wunschsectio

- Geburt kann Auslöser von Ängsten sein: ▬ Ablauf nicht beeinflussbar (Verlust der Selbstbestimmung) ▬ Angst vor Schmerzen
- Geburtsangst ist kein isoliertes Problem → Häufig: ▬ Allgemeine Ängstlichkeit ▬ Depression ▬ Niedriges Selbstwertgefühl ▬ Probleme in der Partnerschaft

- Oft traumatische Geburtsereignisse in der Anamnese

❯ **6–10% der schwangeren Frauen haben massive Angst vor der Entbindung, ca. 8% wünschen sich eine primäre Sectio.**

- Aus psychosomatischer Sicht werden behutsame Aufklärung und Einlassen auf die Ängste der Frau empfohlen → »Angst ist nicht die Indikation für die Operation, sondern die Indikation für Information«

F Komplikationen in der Schwangerschaft

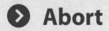

Abort

I.M. Heer

34.1   Fehlgeburt

- Die Inzidenz der Absterberate aller befruchteten Eizellen liegt bei 30–50%, für diagnostizierte Schwangerschaften bei etwa 20%
- Die Inzidenz der Absterberate steigt mit dem Alter der Schwangeren deutlich an: ▬ 20–24 Jahre: 8,9%   ▬ ≥45 Jahre: 74,7%

Klassifikation

- Drohender Abort (Abortus imminens)   ▬ Embryonale/fetale Herzaktion ist vorhanden   ▬ Klinisch sind vaginale Blutung und/oder Unterbauchschmerzen hinweisend   ▬ β-HCG-Wert steigt adäquat
- Beginnender Abort (Abortus incipiens)   ▬ Irreversible Störung der Schwangerschaft   ▬ Klinisch in der Mehrzahl der Fälle deutliche vaginale Blutung   ▬ β-HCG-Wert steigt adäquat
- Abort mit Verbleib von Abortmaterial (Abortus incompletus)   ▬ Klinisch mit Unterbauchschmerzen (Wehentätigkeit) und vaginaler Blutung assoziiert   ▬ Sonographisch erfolgt der Nachweis von verbleibendem Throphoblast-/Embryoblastenmaterial   ▬ β-HCG-Wert fallend.
- Abort ohne Verbleib von Abortmaterial (Abortus completus)   ▬ Klinisch mit Unterbauchschmerzen (Wehentätigkeit) imponierend und

mit vaginalen Blutungen assoziiert   ▬ Sonographisch kein Nachweis von verbleibendem Throphoblasten-/Embryoblastenmaterial   ▬ β-HCG-Wert fallend

- Abort mit Verbleib der gesamten Frucht intrauterin (»missed abortion«)   ▬ Die Diagnose erfolgt klinisch akzidentell bei Routineultraschalluntersuchungen oder durch Nachlassen der unsicheren Schwangerschaftszeichen (Brustspannen, Übelkeit)   ▬ Der Embryo ist ohne Herzaktion in utero   ▬ SSL kann bei vorhandenem früherem Ultraschall oder bekannter Zyklusanamnese Hinweise auf den Zeitpunkt des embryonalen Absterbens geben   ▬ β-HCG-Wert fällt.
- Febriler/septischer Abort   ▬ Maternal septische Temperaturen >39°C   ▬ Zusätzlich meist deutlicher Portioschiebeschmerz   ▬ In fortgeschrittenem Stadium sind auch Gerinnungsstörungen möglich   ▬ β-HCG-Wert fällt   ▬ Das Entzündungslabor zeigt steigende Leukozyten und steigenden CRP-Wert
- Habituelle Aborte   ▬ >3 ungewollt aufeinander folgende Verluste von Schwangerschaften

Anamnese

- Zyklusanamnese
- Allgemeine geburtshilfliche Anamnese

Klinik
- Symptome: — Unterbauchschmerzen — Vaginale Blutung — Gewebsabgang — Nachlassen unsicherer Schwangerschaftszeichen

Obligate Diagnostik
- Gynäkologische Untersuchung: — Blutung — Zervikaler Befund
- Vaginale Sonographie: — Sicherung der Diagnose, soweit eine ausreichende Darstellung der intrakavitären Verhältnisse gelingt
- Sicherung der Diagnose Abort gelingt mit 2 in 24-stündigem Abstand erfolgten β-HCG-Messungen im selben Labor durch Abfall des Hormonwerts bei der 2. Messung

Differenzialdiagnosen
- Wichtigste und immer auszuschließende Differenzialdiagnose: Extrauterine Schwangerschaft
- Falls kein Ausschluss gelingt: Stationäre Observanz

Sofortmaßnahmen
- Bei Blutung oder nicht auszuschließender Extrauteringravidität: — Stationäre Aufnahme — Operationsbereitschaft herstellen (i.v. Zugang, Operationsblut, Kreuzblut, Operationsaufklärung, Anästhesievorbereitung)

Therapeutisches Vorgehen
- Abortus imminens: — Bettruhe als Therapie der Wahl — Medikamente (Progesteronpräparate, Magnesium oral) zeigen keine bewiesene Wirkung
- Abortus incipiens: — Kürettage — Zervikales Priming erübrigt sich aufgrund der schon fortgeschrittenen Muttermundaöffnung — Direkt postoperativ: Gabe von 3 IE Oxytocin zur Uteruskontraktion und Blutungsvermeidung
- »Missed abortion«: — Bis 13+6 SSW: Prostaglandin-Priming der Zervix mit Gemeprost (1 Supp. à 1 mg) in das hintere Scheidengewölbe (intrazervikale Einlagen sind obsolet) mindestens 3 h vor dem operativen Eingriff Alternativ: Misoprostol (200–400 μg oral/sublingual oder vaginal)

> ❯ Gemäß AWMF-Leitlinie zur Anwendung von Prostaglandinen in Geburtshilfe und Gynäkologie sind 200 μg Misoprostol 10–16 h präoperativ p.o., 400 μg 2–4 h präoperativ p.o., 400 μg s.l. oder vaginal 3 h präoperativ möglich.

— Nach 13+6 SSW: Priming der Zervix mit Mifepriston (200 mg p.o. 24–48 h vor Weheninduktion) Alternativ Applikation von intrazervikalem PG E2-Gel (0,5 mg alle 6 h; »off-label use«) Alternativ Misoprostol (200 μg p.o. 10–16h p.o.) Weheninduktion mit Sulproston (1,7– 8,3 μg/min i.v.) Nach dem Ausstoßen des Feten ist obligat eine Nachkürettage erforderlich Postoperativ Oxytocin (3 IE)

> ❯ Anwendung von Misoprostol in der Bundesrepublik Deutschland:
> - Anwendung in der Schwangerschaft ist in der Bundesrepublik nicht uneingeschränkt möglich.
> - Keine Zulassung des Medikaments für Anwendung in der Geburtshilfe in Deutschland.
> - Anwendung in der Therapiefreiheit des Arztes, der seine Patientin ausdrücklich über den geplanten »off-label use« aufklären muss.

- Bei Rh-negativen Patientinnen in jedem Fall Gabe einer Anti-D-Prophylaxe i.m. (Standarddosis liegt bei 300–330 µg IgG-Anti-D)
- Das embryoblastische/trophoblastische Abortmaterial wird zur histologischen Begutachtung asserviert und bestätigt die Diagnose
- Die postoperative Kontrolle des nunmehr gesunkenen β-HCG-Werts bestätigt den operativen Erfolg des Eingriffs

Beratung

- Der ungewollte Verlust der Schwangerschaft kann von der Patientin/ dem Elternpaar als traumatisch erlebt werden, hier äußern manche Patientinnen Schuldgefühle
- Der verantwortliche Arzt trägt Sorge für die adäquate Umgebung bei der Untersuchung und anschließenden Beratung, besorgt die notwendigen Informationen und bespricht diese klar und einfühlsam
- Sind bei einem Abort Risikofaktoren (Nikotinabusus, Adipositas, Stoffwechselstörungen) primär bereits anamnestisch erkennbar, muss über diese aufgeklärt werden, anderenfalls können die Einordnung des Geschehens in den Häufigkeitskontext, der Hinweis auf die unklare Ursache entlastend wirken.
- Die Vorstellung in einer hierauf spezialisierten Sprechstunde mit konsekutiver Abklärung möglicher Ursachen erfolgt bei Hinweisen auf habituelle Aborte.
- Der richtige Zeitpunkt einer erneuten Schwangerschaft nach Abort kann mangels Datenlage nicht sicher beraten werden.

34.2   Schwangerschaftsabbruch

- Jährlich weltweit ca. 46 Mio. Schwangerschaftsabbrüche
- Höchstens die Hälfte erfolgt im medizinisch gut betreuten und legalen Umfeld
- In Deutschland wurden 2006 119.710 Schwangerschaftsabbrüche durchgeführt
- 2006 wurden in der Bundesrepublik 183 Spätabbrüche einer Schwangerschaft nach Erreichen der kindlichen Lebensfähigkeit >23. SSW vorgenommen

34.2.1   Rechtsgrundlage

- § 218 StGB fasst die gesetzlichen Grundlagen zum Schwangerschaftsabbruch im 16. Abschn. des Strafgesetzbuches »Straftaten gegen das Leben« zusammen; die Modalitäten der Rechtswidrigkeit und etwaigen Straffreiheit sind im Abs. 1 und 2 des Paragraphen eindeutig definiert
- Im Falle einer kriminologischen oder medizinischen Indikation besteht Leistungspflicht der Krankenkassen

Therapeutisches Vorgehen
Vakuumaspiration oder Kürettage
(instrumenteller Schwangerschaftsabbruch)

- >6. SSW ist zunächst eine Dilatation der Zervix mittels Hegar-Stiften notwendig
- Anschließen erfolgt die Ausräumung des Cavum uteri mit Kürette oder Vakuumaspiration (in 80%) bzw. Kombination beider Methoden
- Vorteil der Vakuumaspiration ist das deutlich verringerte Blutungsrisiko → Methode findet bis zur 14. SSW in 80% der Fälle Anwendung

Mifegyne/RU-486 (medikamentöser Schwangerschaftsabbruch)

- Progesteron-Rezeptor-Antagonist, der zur Öffnung des Zervikalkanals und zur gesteigerten Sensitivität gegenüber Prostaglandinen
- 48h nach Applikation von Mifegyne (600 mg) erfolgt die Einnahme eines Prostaglandins zur uterinen Kontraktionsauslösung (z. B. Misoprostol = Cytotec)
- Die vollständige Abortinduktion gelingt so in 87% der Fälle

Spätabbruch

- Nach Zervixreifung mit Prostaglandinen Weheninduktion mit Sulproston (Nalador)
- Da hier das »Risiko« der Geburt eines lebenden Kindes besteht, wird die intrauterine Tötung vor Abortinduktion diskutiert
- Kommt es in dieser Situation zur Geburt eines lebenden Kindes, so ist dieses in seinem Lebensrecht unantastbar und schutzbefohlen wie ein reifes Kind

Beratung

- Die Mortalität der Abruptio liegt heute bei 0,7/100.000.
- Hauptrisiken: ― Rhesusinkompatibilität bei Verabsäumung einer entsprechenden Prophylaxe ― Uterusperforation mit entsprechender Blutung ― Inkomplette Entleerung des Cavum uteri/Verbleib einer intakten intrauterinen Schwangerschaft ― Uterusatonie ― Infektionen ― Endometriale Schäden nach Kürettage mit Nidationsstörungen in der folgenden Schwangerschaft
- Eine postoperative Kontrolle des β-HCG-Werts bis auf Werte <2 IE/ml ist durchzuführen

- In anonymisierter Form ist eine Meldung an das Statistische Bundesamt vierteljährlich über Ursache, Familienstand, Alter, Zahl der vorangegangenen Schwangerschaften, Art des Eingriffs, Komplikationen, Ort und Dauer des stationären Aufenthaltes abzugeben

34.3 Trophoblasterkrankung

- Häufigste Neoplasien in der Schwangerschaft
- Die Inzidenz ist regional stark unterschiedlich und liegt zwischen 1:125 (Taiwan) und 1:1500 (USA), in Europa wird eine Inzidenz von etwa 1:1000 angenommen
- Die Altersverteilung der Erkrankung zeigt einen Häufigkeitsgipfel bei Frauen <20 und >40 Jahren
- 10–15% aller Frauen mit einer Blasenmole weisen im Verlauf eine destruierende Blasenmole auf, 2–5% entwickeln ein Chorionkarzinom
- Die Inzidenz des Chorionkarzinoms insgesamt liegt bei 1:20.000–1:40.000

Klassifikation

- Partielle Blasenmole: ― Nach Befruchtung der Eizelle mit 2 Spermien gleichzeitig (Dispermie) weist diese Form meist einen triploiden Chromosomensatz (69XXY oder seltener 69XXX) auf
- Komplette Blasenmole: ― Der Verlust des genetischen Materials der Mutter und die Verdoppelung des genetischen Materials des in die Eizelle eingedrungenen Spermiums führen in 90% zum Chromosomensatz 46XX homozygot ― In 10% der Fälle dringen X- und Y-Spermien gemeinsam in die Eizelle ein → Der entstehende Chromosomensatz ist dann 46XY

heterozygot — Die embryoanale Anlage enthält somit ausschließlich väterliche Chromosomen

- Destruierende Blasenmole: — Ist der maternale Organismus nicht in der Lage, das Wachstum des molig degenerierten Blasten zu begrenzen, durchdringt dessen Gewebe das Myometrium und kann fernmetastatisch streuen
- Chorionkarzinom: — Rund die Hälfte aller Chorionkarzinome entsteht auf dem Boden einer Blasenmole — Die andere Hälfte wird nach EUG, Abort, aber auch nach normalen Geburten beobachtet — Das Intervall zwischen dem Ende der Schwangerschaft und dem Auftreten eines Chorionkarzinoms kann Tage, aber auch Jahre betragen — Beschrieben sind auch extrauterine Chorionkarzinome mit Sitz in Lunge, Magen, Pankreas, Harnblase, Ovar und Niere — Die Analyse verschiedener Prognosefaktoren (Alter, β-HCG, Blutgruppe, Tumorgröße, Metastasen, vorangegangene Chemotherapie u. a.) erlaubt eine Einteilung in einen WHO-Score mit Klassifizierung in »low risk« und »high risk« (◘ Tab. 34.1)

◘ **Tab. 34.1.** FIGO-Risk-Score zur Einteilung von Chorionkarzinomen

FIGO–Score	Punktewert			
	0	1	2	4
Alter (Jahre)	≤39	>39	–	–
Vorangegangene Schwangerschaft	Blasen-mole	Abort	Normale Schwangerschaft	–
Intervall zwischen vorangegangener Schwangerschaft und Beginn der Chemotherapie (Monate)	<4	4–6	7–12	>12
HCG–Wert (IE/l) vor Therapiebeginn	≤10^3	10^3–10^4	10^4–10^5	>10^5
Größter Tumordurchmesser (einschl. intrauteriner Lokalisation)	3–4 cm	5 cm	–	–
Metastasenlokalisation	–	Milz, Nieren	Gastrointestinaltrakt	Hirn, Leber
Zahl der Metastasen	0	1–4	4–8	>8
Vorangegangene Chemotherapie	–	–	Monotherapie	≥2 Medikamente

Die Ermittlung des Score-Werts erfolgt durch Addition der einzelnen Punktwerte:
0–6 Punkte: »low risk group«, >7 Punkte: »high risk group«.

Anamnese

- Zyklusanamnese
- Allgemeine geburtshilfliche Anamnese

Klinik

- Gewöhnlich asymptomatisch
- Hyperemesis gravidarum und das verstärkte Auftreten unsicherer Schwangerschaftszeichen infolge der übermäßigen Erhöhung des β-HCG-Werts können hinweisend sein
- Uterus kann palpatorisch Übergröße aufweisen

Obligate Diagnostik

- β-HCG-Bestimmung: — Werte >500.000 mIE/ml gelten als beweisend (normale Schwangerschaft maximal 50.000-100.000 mIE/ml)
- Vaginalsonographie: — Typische Bild des »Schneegestöbers« mit echoarmer, wolkiger Auflockerung des extrem hoch aufgebauten Endometriums — Je nach Form ist keine Embryonalanlage zu erkennen

Differenzialdiagnose

- Endometriumkarzinom

Sofortmaßnahmen

- Bei Blutung oder dem Verdacht auf Blasenmole: — Stationäre Aufnahme — Operationsbereitschaft herstellen (i.v. Zugang, Operationsblut, Kreuzblut, Operationsaufklärung, Anästhesievorbereitung)

Therapeutisches Vorgehen

- Ziel: Entleerung des Cavum uteri bei allen Formen der Trophoblasterkrankungen
- Cave: Uterus deutlich mehr aufgelockert als bei Abort → Perforationsgefahr bei (Saug-) Kürettage erhöht

- **Cave:** Intraoperativ stark erhöhte Blutungsneigung
- Präoperativ sind 2 Erythrozytenkonzentrate bereitzustellen
- Aufklärung der Patientin in jedem Fall über eine eventuell notwendige Hysterektomie
- Postoperativ wird für 24 h eine Oxytocindauerinfusion empfohlen
- Bei invasiver Mole muss die Kürettage von Chemotherapie mit Methotrexat gefolgt werden (Dosierung: 1 mg/kg KG an den Tagen 2, 4, 6, 8 q2w; Schema bis β-HCG <2 mIE/ml; dann noch 3 weitere Gaben)
- Therapie des Low-risk-Chorionkarzinoms wie bei invasiver Mole
- Das Medium- und High-risk-Chorionkarzinom bedarf einer Polychemotherapie mit Etoposid, Methotrexat, Actinomycin-D, Cyclophosphamid und Vincristin nach dem EMA-CO-Schema
- Eine Strahlentherapie ist nur bei zerebralen Metastasen indiziert
- Außer der Kürettage stehen operative Maßnahmen beim Chorionkarzinom nicht im Vordergrund
- Lediglich die Hysterektomie ist bei plazentanahen Pseudotumoren, bei nichtmetastasierten chemotherapieresistenten Chorionkarzinomen und Blasenmolen sowie bei therapierefraktären uterinen Blutungen notwendig
- Bei Therapieversagern unter dem EMA-CO-Schema können noch 50% Komplettremissionen mit der Kombination von Cisplatin, Vinblastin und Bleomycin, mit Actinomycin-D, Etoposid und Cisplatin oder mit Etoposid, Ifosfamid und Cisplatin erzielt werden

Beratung

- Heilungsraten von 100% für die nichtinvasive und invasive Blasenmole beschrieben

- Die 5-Jahres-Überlebensrate des Chorionkarzinoms in nichtmetastasiertem Zustand beträgt 80%, in metastasiertem immer noch 70%
- Rezidive treten meist 6 Monate nach Therapieende auf und sind durch weitere Polychemotherapien therapeutisch meist beherrschbar
- Für die notwendigen Nachsorguntersuchungen mit Kontrolle des β-HCG-Werts hat das amerikanische US National Cancer Institute folgendes Überwachungsschema vorgeschlagen: ━ Monat 1–3: β-HCG-Kontrolle alle 2 Wochen ━ Monat 4–6: β-HCG-Kontrolle alle 4 Wochen ━ Monat 7–36: β-HCG-Kontrolle alle 2 Monate ━ >36. Monat: β-HCG-Kontrolle alle 6 Monate
- Zusätzlich: Während der ersten beiden Jahre klinische Untersuchungen alle 3 Monate, Thoraxröntgenaufnahme 1×/Jahr
- Folgeschwangerschaft nach 1 Jahr mit unauffälligen β-HCG-Werten möglich
- Wiederholungsrisiko liegt bei 1–2% nach Blasenmole, jedoch bei 28%, wenn bereits 2 Blasenmolen aufgetreten sind
- Bei Chorionkarzinom sollten vor einer erneuten Schwangerschaft mindestens 2–3 Jahre Rezidivfreiheit ohne Chemotherapie erreicht sein
- Verhütung mit oralen Kontrazeptiva sollte erst nach Erreichen des nichtschwangeren Normalwerts von β-HCG wieder angesetzt werden, da anderenfalls das Rezidivrisiko steigt
- Engmaschige Überwachung v. a. der Frühschwangerschaft mit Vaginalsonographie ist bei Z. n. Throphoblastenerkrankungen obligat, da so bei einem Rezidiv frühzeitig therapeutische Schritte eingeleitet werden können

34.4 Intrauteriner Fruchttod (IUFT)

- IUFT: Versterben des Kindes nach der 24. SSW
- Totgeburt: Intrauterines Versterben des Kindes mit einem Gewicht >500 g
- 0,1% aller Schwangerschaften enden mit IUFT
- Die wichtigsten Gründe für das intrauterine Versterben des Kindes: ━ Plazentainsuffizienz ━ Vorzeitige Plazentalösung ━ Nabelschnurkomplikationen (Knoten, Vorfall) ━ Intrauterine Infektionen ━ Fehlbildungen ━ Blutgruppeninkompatibilität

Anamnese
- Zyklusanamnese
- Allgemeine geburtshilfliche Anamnese

Klinik
- Sistieren der zuvor verspürten Kindsbewegungen
- Fundus uteri nicht weiter steigend
- Evtl. vaginale Blutung
- In seltenen Fällen kann es bei langer Retention der Frucht zu Gerinnungsstörungen mit disseminierter intravasaler Gerinnung (DIC) und zu einer begleitenden Verbrauchskoagulopathie der Mutter kommen

Obligate Diagnostik
- Ultraschall: ━ Keine Herzaktion ━ Keine kindlichen Bewegungen ━ Dopplerultraschall ohne Blutflussnachweis in der A. umbilicalis
- CTG: ━ Herztöne nicht ableitbar
- Pathologische Untersuchung: ━ Hinweise auf Todesursache (äußere/innere Fehlbildungen) ━ Der Mazerationsgrad lässt ungenaue Rückschlüsse auf den Zeitpunkt zu

Therapeutisches Vorgehen

- Die vaginale Geburt ist das Vorgehen der Wahl
- Bei nicht von allein einsetzenden Wehen ist Geburtseinleitung notwendig
- Aufgrund der Schock- und Trauerreaktion ist der Mutter bzw. dem Paar ausreichend Zeit vor Beginn der medizinischen Maßnahmen zu geben
- Geburtseinleitung erfolgt befundentsprechend zunächst mit Prostaglandin-Priming intrazervikal (Prepidil) mit i.v.-Analgesie (z. B. Nubain 1 Amp.=10 mg als Kurzinfusion in 100 ml NaCl)
- Vor der 27. SSW ist auch ein intravaginales Gel-Priming (Cergem) zugelassen
- Weheninduktion frühestens 6 h nach der letzten medikamentösen Zervixreifung, z. B. mit Nalador (1 Amp. Sulproston 500 µg auf 500 ml NaCl, maximale Tagesdosis 1000 µg)
- Maternales Vitalwertmonitoring und die Möglichkeit der Intensivüberwachung sind obligat
- Bei Kontraindikation für Nalador Einleitung mit Oxytocin (1,5–12 IE/ min)

Beratung

- Haben sich bei den infektiologischen, transfusionsmedizinischen oder genetischen Untersuchungen und/ oder bei der Sektion Hinweise auf die Ursachen des Fruchttodes ergeben, kann evtl. eine kausale Behandlung das Risiko eines erneuten Auftretens mindern

34.4.1 Abklärung der Todesursache

Neben der geburtshilflichen steht die psychologische Betreuung des Akutereignisses zunächst im Vordergrund. Zur mittel- und langfristigen Verarbeitung kann die Klärung der intrauterinen Todesursache entlastende Wirkung haben. Folgende Maßnahmen sind indiziert:

- Gründliche Inspektion des Kindes und der Plazenta (Dokumentation von Größe, Gewicht und Mazerationsgrad)
- Fehlbildungen werden in Art und Umfang dokumentiert, bei Hinweis auf skelettale Fehlbildung ist eine Röntgenaufnahme zu fertigen
- Chromosomenanalyse aus fetalem Blut ist nach steriler Herz- oder Nabelschnurpunktion möglich
- Infektabklärung: ▬ Aerobe und anaerobe Blutkulturen bei Mutter und Kind ▬ Abstriche am fetalen Ohr, im Fruchtwasser, an Plazenta und Leber
- Oraler Glukosetoleranztest ergibt Hinweise auf diabetische Stoffwechsellage der Mutter
- Eine Obduktion kann Hinweise auf den Grund des intrauterinen Versterbens geben
- Hierzu ist das verstorbene Kind unfixiert in ein feuchtes Tuch zu hüllen
- Die Plazenta kann in Formalin fixiert werden

34.4.2 Personenstand und Todesbescheinigung

In allen europäischen Staaten herrscht bezüglich des peripartalen Todes Meldepflicht. Die gesetzlichen Regelungen der Bundesrepublik Deutschland sind der Verordnung zur Ausführung des Personenstandsgesetzes, 4. Abschn., zu entnehmen.

Todesbescheinigung. Hierbei handelt es sich um ein landesrechtliches Dokument, das unmittelbar nach der

Leichenschau vom zuständigen Arzt auszufüllen ist. Die Todesbescheinigung ist als einheitliches Formular bei der Regierungskanzlei erhältlich und besteht aus dem vertraulichen und nichtvertraulichen Teil. Meldepflicht an das Gesundheitsamt besteht bei Verdacht auf eine übertragbare Krankheit. Eine Obduktion hat bei Vermutung einer nichtnatürlichen Todesursache zu erfolgen.

in schicklicher und gesundheitlich unbedenklicher Weise beseitigt werden, soweit und solange sie nicht medizinischen oder wissenschaftlichen Zwecken dienen oder als Beweismittel von Bedeutung sind.«

34.4.3 Beerdigungsrichtlinien bei verstorbenen Kindern

Bestattungsgesetz
Die Regelung von Bestattungen ist in der Bundesrepublik Deutschland Ländersache. Beispielhaft sind hier die Regelungen des bayerischen Bestattungsgesetzes nach Art. 6 aufgeführt:

»(1) Für eine totgeborene oder während der Geburt verstorbene Leibesfrucht mit einem Gewicht von mindestens 500 Gramm (Totgeburt) gelten die Vorschriften dieses Gesetzes und die auf Grund dieses Gesetzes ergangenen Rechtsvorschriften über Leichen und Aschenreste Verstorbener sinngemäß. Eine totgeborene oder während der Geburt verstorbene Leibesfrucht mit einem Gewicht unter 500 Gramm (Fehlgeburt) kann bestattet werden; im übrigen findet Absatz 3 entsprechende Anwendung.
(2) Für aus Schwangerschaftsabbrüchen stammende Feten und Embryonen findet Absatz 3 entsprechende Anwendung.
(3) Körper- und Leichenteile müssen durch den Verfügungsberechtigten oder, wenn ein solcher nicht feststellbar oder verhindert ist, durch den Inhaber des Gewahrsams unverzüglich

Zwillingsschwangerschaft

A. Strauss

- Zwillingsschwangerschaft = Risiko-schwangerschaft ($\uparrow$ Schwangerschaftsrisiken und $\uparrow$ der peripartalen Gefahren)
- Zwillinge: 2–5% aller Schwangerschaften <10. SSW [in den vergangenen 20 Jahren Inzidenz $\uparrow$ durch assistierte Reproduktion (ART)]

Klassifikation/Formen

- ◩ Tab. 35.1

Klinik
Schwangerschaftskomplikationen/-risiken

- Erhöhte Fehlbildungsrate (6–10%) v. a. bei Monozygotie: Herzfehler, Hydrozephalus, Neuralrohrdefekt (NTD), singuläre Nabelarterie (SUA)
- Erhöhte Rate an Chromosomenaberrationen
- Hyperemesis gravidarum (20%)
- Erhöhtes Fehlgeburtsrisiko (2-fach gegenüber Einlingsschwangerschaften)
- Vorzeitige Wehentätigkeit, Zervixinsuffizienz, Frühgeburtlichkeit
- Vorzeitiger Blasensprung, Amnioninfektion
- Polyhydramnion (12%)
- Präeklampsie (5-fach erhöhtes Risiko gegenüber Einlingsschwangerschaften)
- Plazentainsuffizienz (60%)
- Fetofetales Transfusionssyndrom (15% der monochorialen Zwillinge)
- TRAP (»twin reversed arterial perfusion«)-Sequenz bei monochorialen Zwillingen (1%)

◩ **Tab. 35.1.** Einteilung der Zwillingsschwangerschaft

Zygotie	Eihautverhältnisse	Entstehung/Entwicklung
Dizygot (70%)	Dichorial/diamnial	2 Fruchtanlagen (2 Oozyten und 2 Spermien)
Monozygot (30%)	Dichorial/diamnial (29%)	1 Fruchtanlage (Trennung <5 Tage nach Befruchtung)
	Monochorial/diamnial (70%)	1 Fruchtanlage (Trennung 5–10 Tage nach Befruchtung)
	Monochorial/monoamnial (1%)	1 Fruchtanlage (Trennung >10 Tage nach Befruchtung)
	Siamesische Zwillinge (1:50.000)	1 Fruchtanlage (unvollständige Trennung >13 Tage nach Befruchtung)

- Erhöhte Rate an Hypoxiefällen bei vaginaler Geburt (v. a. II. Zwilling)
- Maternale Dyspnoe, Varikosis, Ödeme

Obligate Diagnostik

- I. Trimenon: Sonographische Feststellung der Eihautverhältnisse (▫ Abb. 35.1)
- II./III. Trimenon: B-Bild-Sonographie (Wachstumsverlauf, Fruchtwassermenge, Plazenten), Dopplersonographie (▫ Tab. 35.2)

Therapeutisches Vorgehen

- Entbindungsmodus abhängig von der Poleinstellung (▫ Tab. 35.3) und den erwarteten Gewichten der Feten
- Günstigster Entbindungszeitpunkt: 39.–40. SSW
- Bei FFTS-Amniondrainage, Laserung der kommunizierenden plazentaren Gefäße → Ggf. vorzeitige Entbindung

Intra-/postpartale Komplikationen

- Primäre/sekundäre Wehenschwäche
- Nabelschnurvorfall (2–4-faches Einlingsschwangerschaftsrisiko)
- Vorzeitige Plazentalösung des II. Zwilling nach Geburt des I. Zwilling
- Mechanische Verhakung der Kinder
- Plazentalösungsstörung
- Atonische Nachblutung

Beratung

- Prognose ▫ Tab. 35.4

▫ Tab. 35.2. B-Bild- und Dopplersonographie im II. und III. Trimenon

Chorionizität	B-Bild-Sonographie	Dopplersonographie	Beachte
Dichorial	Alle 4 Wochen bis 32+0 SSW, danach alle 2 Wochen	Ab 32+0 SSW alle 2 Wochen	– »Physiologische« Wachstumsabflachung im III. Trimenon
Monochorial	Ab Diagnose alle 2 Wochen	Ab 24+0 SSW alle 2 Wochen, ab 30. SSW wöchentlich	– Gewichts- und Fruchtwasserdiskrepanz – Perinatale Mortalität ↑
Monoamnial	Ab Diagnose alle 2 Wochen, ab 24+0 SSW wöchentlich	Ab 24+0 SSW wöchentlich	– **Cave:** Nabelschnurstrangulation (»cord entanglement«) → – Engmaschige Überwachung (ggf. Hospitalisierung) ab 24+0 SSW – Elektive Sectio ab 32+0 SSW
Fetofetales Transfusionssyndrom (FFTS)	Ab Diagnose wöchentlich	Ab Diagnose wöchentlich, in Abhängigkeit der Symptomatik auch 2–3× wöchentlich, Anämiediagnostik	– Fruchtwasser- und Wachstumsdiskrepanz – **Cave:** Hydropsentwicklung von Donor und Akzeptor → – Überwachung am Zentrum

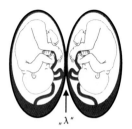 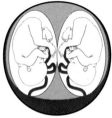 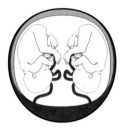

□ **Abb. 35.1.** Plazentationstypen. **a** Dichorial/diamnial (»λ-sign« oder »twin peak-sign«: Sonographisches Zeichen durch Choriongewebe am Ursprung der Trennmembran zwischen den beiden Amnionhöhlen). **b** Monochorial/diamnial. **c** Monochorial/mono-amnial

□ **Tab. 35.4.** Prognosen bei Zwillingsschwangerschaft

	Häufigkeit	Perinatale Mortalität
Dichorial/diamnial – getrennte Plazenten	35%	9,6%
Dichorial/diamnial – fusionierte Plazenten	34%	8,2%
Monochorial/diamnial	29%	25%
Monochorial/monoamnial	1%	50%

□ **Tab. 35.3.** Entbindungsmodus von Zwillingen

Poleinstellung	Differenzierung	Geburtsmodus
2× SL		Vaginale Entbindung
Führender Zwilling SL, II. Zwilling BEL oder QL	< 32+0 SSW	Primäre Sectio
	Geschätztes Gewicht des II. Zwilling 1500–3500 g und nicht >500 g schwerer als Zwilling I	Vaginale Entbindung
	Zwilling II >500 g schwerer als Zwilling I	Primäre Sectio
Führender Zwilling nicht in SL		Primäre Sectio

SL = Schädellage, BEL = Beckenendlage, QL = Querlage.

35.1 Höhergradige Mehrlingsschwangerschaft

Höhergradige Mehrlinge werden stets frühgeboren. Die mütterlichen wie kindlichen Risiken sind dabei, zumindest zum Teil, iatrogen (Kinderwunschbehandlung) mit begünstigt. Durch den Einsatz der Sterilitätstherapie steigerte sich die Inzidenz in den vergangenen 20 Jahren deutlich (z. B. für Drillinge nach In-Vitro-Fertilisation (IVF) ca. 300-fach, nach intrazytoplasmatischer Spermieninjektion (ICSI) ca. 500-fach).

- Konzeptionsmodus: ▬ Natürliche Konzeption: 16–31% ▬ Kinderwunschbehandlung [Hormonstimulation, Insemination, IVF, intratubarer Gametentransfer (GIFT), ICSI]: 69–80%

Klinik
- ◘ Tab. 35.5

Obligate Diagnostik
- Schwangerschaftsrisiken bei höhergradigen Mehrlingsschwangerschaften entsprechen denen bei Zwillingsgraviditäten → Schwangerschaftsüberwachung ist daher weitgehend analog vorzunehmen: ▬ Engmaschige klinische Kontrollen und Ultraschallüberwachung (Kinderanzahl, Chorionizität, intrauterines Wachstum, Dopplersonographie)

Maßnahmen
- Ab 28 SSW großzügige Empfehlung zur Hospitalisierung (Datenlage uneinheitlich)
- Ab 32 SSW großzügige, jedoch individuell adaptierte Entscheidung zur Entbindung (**Cave:** Wachstumsabflachung – drohende Plazentainsuffizienz)
- Entbindungsmodus: Primäre Sectio caesarea (**Cave:** Mechanische Komplikationen bei vaginaler Frühgeburt)

◘ Tab. 35.5. Schwangerschaftskomplikationen/-risiken bei höhergradiger Mehrlingsschwangerschaft

	Drillinge	Vier-/Fünflinge
Hyperemesis gravidarum	46%	40%
Schwangerschaftsassoziierter Hypertonus (SIH), Präeklampsie, Eklampsie, HELLP-Syndrom	17–44%	32–67%
Gestationsdiabetes	39%	10–33%
Vorzeitige Wehen	46–97%	>90%
Zervixinsuffizienz	8–15%	
Vorzeitiger Blasensprung	13–42%	42%
Harnwegsinfektion	15–33%	14%
Intrauterine Wachstumsrestriktion (IUGR)	8%	
Anämie (Hämoglobin <10 g/l)	10–58%	25%

☐ Tab. 35.6. Beratung der Eltern hinsichtlich der Prognose			
	Drillinge	Vierlinge	Fünflinge
Morbidität (schwerer Gesundheitsschaden)	30%	33%	53%
Mortalität	3,25%	5,45%	15%

- Prophylaktische Cerclage (widersprüchliche Datenlage – Nutzen derzeit nicht nachgewiesen)

Beratung
- Prognose ☐ Tab. 35.6

Frühgeburtsbestrebungen

N. Richter

36.1 Vorzeitige Wehentätigkeit

- Wehentätigkeit <37+0 SSW p.m. → Gefahr der Frühgeburt (<37+0 SSW, früher Geburtsgewicht <2500 g)

Klinik

- Empfundene Wehentätigkeit (Wehenkalender): ▬ Schmerzhaft ▬ Regelmäßig ▬ >30 s andauernd ▬ 3×/30 min
- Äußere Wehenmessung (Tokometrie)
- Symptomatik auf einen Blick: ▬ »Bauch wird hart« ▬ »Ziehen im Rücken/in der Leiste« ▬ »Druck nach unten«

Diagnostik

- Anamnese: ▬ Wie oft wird der Bauch hart? ▬ Druck nach unten? ▬ Akute Belastung?
- Externe Tokometrie: ▬ Physiologisch: In der 25. SSW ca. 2 Kontraktionen/h ▬ In der 37. SSW ca. 5 Kontraktionen/h

❶ **Bei adipösen Patientinnen möglicherweise unzureichende Ableitung.**

- Äußere Untersuchung: ▬ Fundusstand ▬ Lage ▬ Palpable Kontraktionen
- Vaginaler pH-Wert (Norm: 4,4; bei vaginaler Infektion ggf. erhöht)

- Sterile Spekulumeinstellung: ▬ Bei Fruchtblasenprolaps keine vaginale Palpation oder Sonographie!
- Vaginale Palpation: ▬ Fluor ▬ Zervixbefund, z. B. Bishop-Score (Zervixlänge, -stand, -konsistenz, Muttermundsweite, Höhenstand des vorangehenden Kindsteils)

❶ **Risiko der vaginalen Infektion durch häufige Untersuchungen.**

- Zervixsonographie: ▬ Zervixlängenmessung ▬ Trichterbildung ▬ Screening-Methode, zur Verlaufskontrolle nicht geeignet ▬ Norm ≥4 cm
- Nativpräparat: ▬ Leukozyten ▬ Mycel ▬ Döderlein
- Vaginale Abstriche: ▬ Mykoplasmen ▬ Ureaplasmen ▬ Chlamydien ▬ Gruppe-B-Streptokokken u. a.
- Urinsediment: ▬ Bakteriurie
- Transabdominale Sonographie: ▬ Fetometrie ▬ Fruchtwassermenge ▬ Ggf. Dopplersonographie ▬ Ggf. Zervixlänge/Trichterbildung
- Blutentnahme: ▬ BB ▬ CRP ▬ Elektrolyte ▬ Gerinnung ▬ Hepatitis B und C ▬ HIV ▬ <32+0 SSW zusätzlich CMV ▬ Ggf. Harnstoff ▬ Kreatinin (bei V. a. Harnwegsinfekt)
- Ggf. Fibronektin vaginal: ▬ Freisetzung bei Chorion-Dezidua-Ablösung

— Marker für Frühgeburtsrisiko
— Sensitivität und Spezifität bei 80%

Differenzialdiagnosen

- Harnwegsinfekt, Nierenstau (Sonographie Nieren, Urinsediment)
- Gastrointestinaler Infekt (Übelkeit, Erbrechen)
- Physiologische Wehentätigkeit in der 25. SSW ca. 2×/h, in der 37. SSW ca. 5×/h

Therapeutisches Vorgehen

- Körperliche Schonung, ggf. stationär (keine vollständige Immobilisierung)
- Ggf. Buscopan (rektal oder intravenös, bei nicht zervixwirksamen Kontraktionen)
- Tokolyse (▶ Kap. 36.2)
- Antenatale Steroidprophylaxe (2×12 mg Celestan Depot i.m. alle 24 h; ▶ Kap. 36.4)
- Antibiotische Therapie nur bei V. a. vaginale Infektion (rahmiger Fluor, Leukozyten im Nativabstrich) oder erhöhten Entzündungsparametern: z. B. — Ampicillin (3×2 g/Tag i.v.) oder Cefuroxim (3×1,5 g/Tag i.v.) — <32+0 SSW zusätzlich Klacid (2×250 mg oral) → Therapie der Mykoplasmen, Ureaplasmen, Chlamydien
- Anpassung der Antibiotikatherapie nach Vorliegen der Abstrichergebnisse bzw. des Antibiogramms
- Thromboseprophylaxe: — Antithrombosestrümpfe, Fragmin P (1×/Tag s.c.), bei Langzeitgabe zusätzlich Kalzium- und Vitamin-D-Substitution
- Scheidensanierung bei V. a. vaginale Infektion:
- z. B. Fluomycin Vaginalsupp. (1×1/Tag für 3 Tage), danach Vagiflor Vaginalsupp. (1×1/Tag für 5 Tage)

- Entbindungstermin überprüfen anhand der SSL im I. Trimenon
- Aufklärung Sectio/Prämedikation bei Frühgeburtsbestrebungen
- Information Neonatologie
- Fetale Überwachung: — CTG 2–3×/Tag — Biometrie alle 10 Tage — Ggf. Dopplerkontrollen
- Ggf. In-utero-Verlegung in Perinatalzentrum
- Regelmäßige Laborwertkontrollen: — BB (2×/Woche) — CRP (2×/Woche) — Gerinnung (2×/Woche) — Elektrolyte (1×/Woche)
- Prognose abhängig vom Grad der Zervixreifung

> ❯ **Aszendierende Infektion verhindern**
> - **Milde Wehentätigkeit ohne Zervixprogredienz ist physiologisch**
> - **Tokolyse bei Wehentätigkeit mit Zervixprogredienz zumindest für den Zeitraum der antenatalen Steroidprophylaxe (ANS), langfristige Tragzeitverlängerung in Studien nicht belegt**
> - **Nutzen der prophylaktischen antibiotischen Therapie nicht erwiesen; Antibiotikatherapie nur bei V. a. Infektion**
> - **Palpation vaginal (z. B. Bishop-Score): — Verlauf ist entscheidend — Zu häufige Untersuchungen vermeiden (Infektionsrisiko ↑)**
> - **Zervixsonographie als Screening-Methode, nicht zur Verlaufskontrolle geeignet**
> - **Information Neonatolgie**

36.2 Tokolyse

- Medikamentöse Wehenhemmung
- Verlängerung der Schwangerschaft für 2–7 Tage in Studien gesichert
- Dauertokolyse nicht effektiver als Kurzzeittokolyse

- Kein sicherer Nachweis, dass perinatale Mortalität und Morbidität gesenkt werden
- Sinnvoller Einsatz: 24+0 SSW bis 34+0 SSW (>34+0 SSW geringe kindliche Mortalität und Morbidität)
- Orale Tokolyse nicht nachweisbar effektiv
- Teilweise erhebliche Nebenwirkungen

Indikationen
- Vorzeitige Wehentätigkeit (regelmäßig, palpabel, schmerzhaft) mit Zervixreifung (Zervixverkürzung, Trichterbildung, Muttermundseröffnung)
- Durchführung der antenatalen Steroidprophylaxe
- Transport in Perinatalzentrum
- Reifegewinn bei früher Schwangerschaftswoche
- Sub partu kurzfristig zur intrauterinen Reanimation

Kontraindikationen
- Intrauterine Infektion
- Wegen Fehlbildung nicht überlebensfähiger Fetus oder intrauteriner Fruchttod
- Mütterliche oder kindliche Indikation zur Schwangerschaftsbeendigung
- >34+0 SSW

36.2.1 Wirksubstanzen

β$_2$-Mimetika
- Wirkung: ▬ Bindung an membranständige β$_2$-Rezeptoren → Intrazelluläres cAMP ↑ → Inhibition der Phosphorylierung der Myosinkinase → Myometrane Relaxation
- Substanz: ▬ Fenoterol (Partusisten) ▬ Ritodrin
- Verabreichung: i.v. ▬ Dauerinfusion: Fenoterol (1–3 µg/min) ▬ Bolustokolyse: Fenoterol (4 µg/3 min;

Gewicht <60 kg: 3 µg/3 min), wenn Wehen nachlassen, Bolusintervall tgl. verdoppeln (6/12/24 min)

Oxytocinantagonisten
- Wirkung: Kompetitiver Antagonismus am Oxytocin- und Arginin-Vasopressin-Rezeptor → Kalzium intrazellulär ↓ → Kontraktilität des Myometriums ↓
- Substanz: Atosiban (Tractocile)
- Verabreichung: i.v. ▬ Infusion über 48 h: 6,75 mg über 1 min → 18 mg/h über 3 h → 6 mg/h über 45 h ▬ Kann mehrfach wiederholt werden

Kalziumantagonisten
- Wirkung: Hemmung des Kalziumeinstroms durch die Zellmembran + Blockade der Freisetzung von intrazellulärem Kalzium aus dem endoplasmatischen Retikulum → Hemmung der kalziumabhängigen Phosphorylierung der Myosinkinase → Myometrane Relaxation
- Substanz: Nifedipin
- Verabreichung: oral ▬ Gebräuchliche Dosis: 10 mg alle 20 min bis zu 4 Dosen (Aufsättigung) → 20 mg alle 4–8 h ▬ Optimale Dosis bisher nicht eindeutig definiert

Prostaglandinsynthesehemmer
- Wirkung: Hemmung der Zyklooxygenase → Hemmung der Prostaglandinsynthese → Kontraktilität des Myometriums ↓
- Substanz: Indomethacin
- Verabreichung: Oral/rektal ▬ Dosis: 1×50 mg p.o. oder 1×100 mg rektal → 25 mg /4–6 h ▬ Anwendungsdauer maximal 48 h
- Keine Anwendung >32+0 SSW
- In Deutschland nicht zur Wehenhemmung zugelassen

36.3 Zervixinsuffizienz

NO-Donatoren
- Wirkung: Stimulation der zellulären Guanylatzyklase → Freisetzung von cGMP ↑ → Kalziumausstrom aus glatter Muskelzelle ↑ → Erschlaffung der glatten Muskulatur
- Substanz: Nitroglycerin
- Verabreichung: Transdermal ▬ Dosis: Optimale Dosis bisher nicht eindeutig definiert ▬ Studiendosierung: 20 mg über 24 h → 10 mg über 24 h → Therapieende nach 48 h ▬ Kann mehrfach wiederholt werden

Magnesium
- Wirkung: Intrazelluläre Blockade der kalziumabhängigen Phosphorylierung der Myosinkinase → Myometrane Relaxation
- Ineffektiv in der Verzögerung der Geburt oder Verhinderung einer Frühgeburt

❷ **Strenge Indikationsstellung (erhebliche Nebenwirkungen)**
- **Hauptziele:** ▬ 1. Durchführung der antenatalen Steroidprophylaxe ▬ 2. Verlegung in ein Perinatalzentrum
- **Anwendung: 24+0 bis 34+0 SSW**
- **Hochdosiert beginnen (Wehenkaskade unterbrechen), dann zügige Tokolysereduktion**
- **Langzeittokolyse vermeiden**
- **Fenoterol, Atosiban, Nifedipin äquieffektv**
- **Bei gleichzeitiger Gabe von β_2-Mimetika und Kortikoiden (antenatale Steroidprophylaxe) Flüssigkeitsrestriktion 1–1,5 l/Tag**
- **EKG vor Fenoteroltherapie bei mütterlicher Risikokonstellation, fakultativ bei Präeklampsie und Mehrlingen**
- **Kombination von Tokolytika vermeiden (Nebenwirkungen nicht abschätzbar)**
- **Atosiban teuer, jedoch sinnvoll bei Kontraindikationen gegen andere Tokolytika**

- Schmerzfreie Erweichung und Verkürzung der Zervix mit Zentrierung und Eröffnung des Zervikalkanals ohne Wehentätigkeit (»stumme Muttermundseröffnung«) → Risiko für Spätabort bzw. Frühgeburt ↑

Klinik
- Meist Zufallsbefund bei Vorsorgeuntersuchung

Diagnostik
- Anamnese: ▬ Gezieltes Abfragen von eventueller Wehentätigkeit, die von Schwangerer nicht als solche empfunden wird (»Ziehen im Rücken, in der Leiste? Menstruationsähnliche Beschwerden«?)
- CTG: Wehen?
- Vaginaler pH-Wert
- Sterile Spekulumeinstellung und Palpation: ▬ Zervix-Score nach Bishop → Große Variationsbreite; auffällig nur: Befundprogredienz oder deutliche Zervixreifung

❷ **Häufige vaginale Untersuchungen erhöhen Frühgeburtsrisiko**

- Nativpräparat: ▬ Leukozyten ▬ Mycel ▬ Döderlein
- Vaginale Abstriche: ▬ Erreger und Resistenzen inkl. Mykoplasmen, Ureaplasmen, Chlamydien, Gruppe-B-Streptokokken
- Vaginale Sonographie: ▬ Zervixlänge <30 mm und Trichter >10 mm im II. Trimenon → Frühgeburtsrisiko ↑
- Transabdominale Sonographie: ▬ Fetometrie ▬ Fruchtwassermenge ▬ Ggf. Dopplersonographie ▬ Ggf. Zervixlänge/Trichterbildung (z. B. bei V. a. Fruchtblasenprolaps)

- Blutentnahme: = BB = CRP = Elektrolyte = Gerinnung = Hepatitis B und C = HIV = <32+0 SSW zusätzlich CMV = Ggf. Harnstoff = Kreatinin (bei V. a. Harnwegsinfekt)
- Ggf. Fibronektin vaginal: = Freisetzung bei Chorion-Dezidua-Ablösung = Marker für Frühgeburtsrisiko = Sensitivität und Spezifität bei 80%

Differenzialdiagnose
- Vorzeitige zervixwirksame Wehentätigkeit

Therapeutisches Vorgehen
- Körperliche Schonung, ggf. stationär (keine vollständige Immobilisierung)
- Antenatale Steroidprophylaxe: Celestan Depot (2×12 mg i.m. alle 24 h; ▶ Kap. 36.4)
- Antibiotische Therapie nur bei V. a. vaginale Infektion (rahmiger Fluor, Leukozyten im Nativabstrich) oder erhöhten Entzündungsparametern: z. B. = Ampicillin (3×2 g/Tag i.v.) oder Cefuroxim (3×1,5 g/Tag i.v.) = <32+0 SSW zusätzlich Klacid (2×250 mg oral) → Therapie der Mykoplasmen, Ureaplasmen, Chlamydien
- Anpassung der Antibiotikatherapie nach Vorliegen der Abstrichergebnisse bzw. des Antibiogramms
- Thromboseprophylaxe: = Antithrombosestrümpfe = Fragmin P (1×/Tag s.c.); bei Langzeitgabe zusätzlich Kalzium- und Vitamin-D-Substitution
- Scheidensanierung bei V. a. vaginale Infektion: z. B.
- Fluomycin Vaginalsupp. (1×1/Tag für 3 Tage), danach Vagiflor Vaginalsupp. (1×1/Tag für 5 Tage)
- Entbindungstermin überprüfen anhand der SSL im I. Trimenon

- Aufklärung Sectio/Prämedikation bei Frühgeburtsbestrebungen
- Information Neonatologie
- Fetale Überwachung: = CTG 2–3×/Tag = Biometrie alle 10 Tage = Ggf. Dopplerkontrollen
- Ggf. In-utero-Verlegung in Perinatalzentrum
- Regelmäßige Laborwertkontrollen: = BB (2×/Woche) = CRP (2×/Woche) = Gerinnung (2×/Woche) = Elektrolyte (1×/Woche)
- Ggf. Cerclage (▶ Kap. 36.6)

Prognose
- Frühgeburtsrisiko erhöht
- Fortgeschrittener Muttermundsbefund kann über Wochen stabil bleiben

Prävention
- Primäre Prophylaxe nicht möglich
- Sekundäre Prophylaxe: frühzeitiges Erkennen und Behandeln von vaginalen Infektionen
- Allgemeine Aufklärung der Schwangeren über Nikotin – und Alkoholkarenz, gesunde Ernährung, physiologische Schwangerschaft sowie Symptome einer drohenden Frühgeburt

❯ Wehentätigkeit? Echte Zervixinsuffizienz selten
- **Zervixinsuffizienz entspricht Erkrankung der Extrazellulärmatrix der Zervix (verfrühte Dissoziation der zervikalen Kollagenstruktur) → Tokolytika unwirksam!**
- **Aszendierende Infektion verhindern**
- **Nutzen der prophylaktischen antibiotischen Therapie nicht erwiesen → Nur bei V. a. Infektion**
- **Palpation vaginal (z. B. Bishop-Score): = Verlauf ist entscheidend = Zu häufige Untersuchungen vermeiden (Infektionsrisiko ↑)**

- Zervixsonographie als Screening-Methode, nicht zur Verlaufskontrolle geeignet
- Information Neonatolgie

36.4 Antenatale Steroidpropylaxe (ANS)

- Verabreichung von Glukokortikoiden an die Mutter <34+0 SSW → Risiko für »respiratory distress syndrome« (RDS) beim Frühgeborenen ↓
- Indikationen: — Alle Schwangeren mit drohender Frühgeburt 24+0 SSW bis 34+0 SSW
- Kontraindikation: — Beginnendes Amnioninfektionssyndrom
- Wirkung: — Maximale Wirkung 24 h bis 7 Tage — RDS-Rate ↓ — NEC-Rate ↓ — Rate an intraventrikulären Blutungen ↓ — Rate an neonatalen Todesfällen ↓
- Nebenwirkungen: Bei wiederholter Gabe V. a. — Sepsisrate ↑ — Chorioamnionitisrate ↑ — Endometritisrate ↑ — Geburtsgewicht ↓ — Kopfumfang bei Geburt ↓
- Dosierung beim Einling: — 2×12 mg Betamethason i.m. im Abstand von 24 h (=1 Zyklus) oder 4×6 mg Dexamethason i.m. im Abstand von 12 h (=1 Zyklus)
- Dosierung bei Mehrlingen: — 4×6 mg Betamethason i.m. im Abstand von 12 h (=1 Zyklus)

> Übliche Dosierung: 2×12 mg Betamethason i.m. im Abstand von 24 h (=1 Zyklus)
- Optimales Behandlungs-Entbindungs-Intervall: 24 h bis 7 Tage nach letzter Gabe

- ANS auch dann durchführen, wenn Entbindung <24 h oder >7 Tage später zu erwarten ist
- Keine signifikanten Nebenwirkungen für Mutter und Kind bei einmaligem Zyklus
- Bei Gestationsdiabetes bzw. manifestem Diabetes strenge BZ-Kontrollen (diabetogene Wirkung des Glukokortikoids)
- Bei vorzeitiger Wehentätigkeit Gabe abhängig von tatsächlichem Frühgeburtsrisiko (Zervixverkürzung?)
- Unter Tokolyse Risiko für Lungenödem ↑ → Ein- und Ausfuhrkontrolle, Flüssigkeitsrestriktion 1,5 l/Tag
- Bei vorzeitigem Blasensprung kein erhöhtes Infektrisiko für Mutter und Kind durch ANS
- Keine wiederholte Gabe (Nebenwirkungen ↑, kein erwiesener Nutzen)
- Kurzfristiger maternaler Leukozytenanstieg

36.5 Prophylaktischer Antibiotikaeinsatz in der Schwangerschaft

Antibiotikaprophylaxe in der Schwangerschaft
- ☐ Tab. 36.1, 36.2
- Zervixinsuffizienz und vorzeitige zervixwirksame Wehentätigkeit — Keine generelle Prophylaxe — Antibiotische Therapie nur bei V. a. vaginale Infektion (rahmiger Fluor, Leukozyten im Nativabstrich), erhöhten Entzündungsparametern oder positivem Abstrich → Beginn mit Breitspektrumantibiotika, dann ggf. Umstellung nach Antibiogramm
- Vorzeitiger Blasenprung — Prophylaxe <37+0 SSW (mindestens 7–10 Tage)

◻ **Tab. 36.1.** Antibiotika in der Schwangerschaft

Substanzgruppe	Substanz	Handels-name	Dosis/Tag	Erregerspektrum
Penicilline – Mittel der **1 Wahl**	Penicillin G	Penicillin G	5 Mio. IE i.v., dann 2,5 Mio. IE i.v. alle 4 h	– Streptokokken – Meningokokken – Gonokokken
	Ampicillin	Binotal	3×2 g i.v.	– Enterokokken
	Amoxycillin	Amoxypen	3×1 g oral	– Enterokokken
	Amoxycillin + Clavulansäure	Augmen-tan	3×2,2 g i.v.	– Besser bei E. coli – + Staphylococcus aureus – Proteus
	Ampicillin + Sulbactam	Unacid	3×1,5 g i.v., 2×0,5 g oral	– Reserve – Breites Spektrum
	Mezlocillin	Baypen	4×2 g i.v.	– Größeres Spektrum im gramnegativen Bereich
	Piperacillin	Pipiril	4×2 g i.v.	– Größeres Spektrum im gramnegativen Bereich
	Piperacillin + Tazobactam	Tazobac	3×4,5 g i.v.	– Breitestes Spektrum aller Penicilline
Cephalosporine – Mittel der **1 Wahl,** Kreuz-allergie zu Peni-cillin ca. 10%	Cefuroxim	Zinacef	3×1,5 g i.v.	– Staphylokokken – Streptokokken – E. coli – Klebsiellen – Proteus
	Ceftriaxon	Rocephin	1×2 g i.v.	– Größeres Spektrum im gramnegativen Bereich
	Cefotaxin	Claforan	3×2 g i.v.	
Makrolide – Ery-thromycin Mittel der 1 Wahl, aber starke gastroin-testinale Neben-wirkungen	Erythromycin	Erythro-mycin	4×0,5 g i.v.	– Chlamydien – Mykoplasmen – Ureaplasmen – Streptokokken – Legionellen – Listerien
		Erythrocin	3×0,5 g oral	
	Clarithromycin	Klacid	2×0,25 g i.v.	
	Roxithromycin	Rulid	2×0,15 g i.v.	
Nitroimidazole – Maximal 10 Tage, i.v. nur bei vitaler Bedrohung	Metronidazol	Clont	2×0,5 g oral	– Bakterielle Vaginose – Anaerobier – Trichomonaden – Pseudomembra-nöse Kolitits

◻ **Tab. 36.1.** *Fortsetzung*

Substanzgruppe	Substanz	Handels-name	Dosis/Tag	Erregerspektrum
Peneme – Reserve	Meropenem	Meronem	3×0,5–1 g i.v.	– Multiresistente Erreger – Nicht wirksam gegen Chlamydien, Ureaplasmen, Mykoplasmen
	Imipenem	Zienam	3×0,5–1 g i.v.	
Antimykotika	Nystatin	Nystaderm	Vaginalsupp. 6–12 Tage	– Lokaltherapie unbedenklich – Systemisch keine Langzeittherpie
	Clotrimazol	Canesten, Canifug, Kadefungin	Vaginalsupp. 1–6 Tage	

◻ **Tab. 36.2.** Antibiotikatherapie in der Schwangerschaft/sub partu

Indikation	Therapieempfehlung

– Gruppe-B-Streptokokken positiv
– Z. n. positivem Gruppe-B-Streptokokkenabstrich in der Schwangerschaft
– Gruppe-B-Streptokokkenstatus unbekannt
  – + Frühgeburt
  – oder + Blasensprung >18 h
  – oder + mütterliche Temperatur>38°C
– Z. n. Geburt eines Kindes mit Gruppe-B-Streptokokkeninfektion
	– Sub partu: Penicillin (5 Mio. IE i.v., dann 2,5 Mio. IE alle 4 h)
	– Keine Gruppe-B-Streptokokkensanierung während Schwangerschaft (meist erneute Besiedlung)
	– Alternativ: Ampicillin (2 g i.v., dann 1 g alle 4 h oder Cefuroxim 3×1,5 g i.v.)

– Sectio caesarea	– Ampicillin (1×2 g i.v.) – Alternativ: Cefuroxim (1×1,5 g i.v.)
– Chlamydiennachweis positiv	– Erythromycin (3×0,5 g oral über 7 Tage) – Alternativ: Clarithromycin (2×0,25 g oral über 7 Tage)
– Asymptomatische Bakteriurie	– Amoxycillin (3×1 g oral über 7 Tage)
– Harnwegsinfektion	– Amoxycillin (3×1 g oral über 7 Tage) – Bei Pyelonephritis i.v.-Therapie
– Manifeste Kolpitis/Zervizitis	– Nach Kultur und Antibiogramm – Danach Ansäuern des vaginalen pH-Werts

Antibiotikaprophylaxe sub partu
- Gruppe-B-Streptokokken im Abstrich positiv
- Z. n. positivem Gruppe-B-Streptokokenstatus in der Schwangerschaft
- Z. n. Geburt eines Kindes mit Gruppe-B-Streptokokkeninfektion
- Gruppe-B-Streptokokkenstatus unbekannt + Frühgeburt <37+0 SSW
- Gruppe-B-Streptokokkenstatus unbekannt + Blasensprung >18 h
- Gruppe-B-Streptokokkenstatus unbekannt + Fieber sub partu

Antibiotikaprophylaxe bei Sectio caesarea
- Halbierung des postoperativen Infektionsrisikos (Endometritis > Harnwegsinfekt > Wundinfektion)
- Primäre Sectio und keine Hinweise auf Infektion: »single-shot« nach Abnabeln
- Sekundäre Sectio mit Hinweisen auf Infektion: Antibiotikatherapie nach Indikationsstellung zur Sectio → Mitbehandlung des Kindes
- V. a. Amnioninfektionssyndrom: Postpartal Antbiotikatherapie für 1–2 Tage weiter

Kontraindizierte Antibiotika
- Aminoglykoside (oto-/nephrotoxisch)
- Chinolone = Gyrasehemmer (Knorpelschäden im Tierversuch, bisher bei exponierten Schwangeren kein Fehlbildungsrisiko nachgewiesen)
- Chloramphenicol (kindliches Grey-Syndrom bei peripartaler Gabe)
- Sulfonamide (im Tierversuch Fehlbildungen im I. Trimenon, Kernikterus)
  - Aber: Sulfasalazin (+ Pyremethamin) Mittel der Wahl bei Toxoplasmose im II. und III. Trimenon
- Tetrazykline (ab 16. SSW Einlagerung in Zähne und Knochen)

❯ **Keine generelle Antibiotikaprophylaxe in der Schwangerschaft**
- Mütterliches Verteilungsvolumen ↑ → Gastrointestinale Resorption evtl. reduziert → Bei oraler Gabe ausreichend hohe Dosen, wenn möglich i.v.-Gabe
- Kein unüberlegter Einsatz von Breitspektrum- und Reserveantibiotika (hohe Kosten, Resistenzen)
- Amnioninfektionssyndrom (AIS): Evtl. fetale Schädigungen durch Antibiotika kaschiert
- Substanzen wählen, deren Verträglichkeit lange erprobt ist, Präparate mit kurzer Markterprobung meiden

36.6 Muttermundsverschluss, Cerclage

- (Operativer) Muttermundsverschluss bei Zervixinsuffizienz → Verhinderung der Frühgeburtlichkeit

Indikationen
- Prophylaktische Maßnahme (Durchführung 12.–14. SSW bei noch unveränderten Portio- und Muttermundsverhältnissen) bei Vorliegen von Risikofaktoren: ▬ Z. n. Frühgeburt ▬ Z. n. Cerclage-Anlage in vorangegangener Schwangerschaft ▬ Z. n. rezidivierenden Spätaborten ▬ Z. n. Konisation (bei Konushöhe >10 mm, flacher Konus nicht mit erhöhtem Frühgeburtsrisiko verbunden)
- Therapeutische Maßnahme: ▬ Durchführung <28. SSW ▬ Zervixinsuffizienz (Zervixlänge <25 mm + anamnestische Risikofaktoren für Frühgeburtlichkeit oder Zervixlänge <15 mm) ▬ Progredienz des Befunds trotz konservativer Maßnahmen mit Eröffnung des Muttermunds

und evtl. Vortreten der Fruchtblase in den Zervikalkanal

Kontraindikationen
- Vaginale Infektion
- Vorzeitige Wehentätigkeit
- Vorzeitiger Blasensprung
- Blutung ex uteri
- Zervizitis
- Chorioamnionitis
- Polyhydramnion
- Zervixdilatation >4 cm

Diagnostik
- Anamnese (Risikofaktoren s. oben)
- Vaginale Palpation (z. B. Bishop-Score: Zervixlänge, Position, Konsistenz, Muttermundsweite, Höhe des Vorangehenden Kindsteils)
- Sonographische Zervixlängenmessung in der 22.–24. SSW Zervixlänge <25 mm → Risiko für Frühgeburt 1% <15 mm → Risiko 4% <5 mm → Risiko 78%
- Abstriche vaginal (Ausschluss Infektion)
- Tokogramm (Ausschluss vorzeitige Wehentätigkeit)
- Blutentnahme (Entzündungsparameter)
- Bei V. a. vorzeitigen Blasensprung IGF1-Bindungsproteintest (z. B. Amnicheck)

Therapeutisches Vorgehen
- Perioperativ allgemein Antibiotikatherapie Tokolyse Eingeschränkte Bettruhe 1–2 Tage
- Cerclage nach McDonald Cerclage-Lösung 37+0 bis 38+0 SSW
- Cerclage nach Shirodkar Cerclage-Lösung 37+0 bis 38+0 SSW
- Totaler Muttermundsverschluss nach Saling (TMMV) In der 38. SSW oder bei Wehentätigkeit kleiner

Schnitt zur Eröffnung des Muttermundes
- Pessareinlage Keine Indikation, da therapeutische Effektivität nicht belegt

Komplikationen
- Sofort: Aktivierung latenter Wehentätigkeit Amniotomie Infektion Amnioninfektionssyndrom Blutung Nekrosen durch zu starke Einschnürung
- Später (durch zu späte Lösung der Cerclage bei Wehentätigkeit) Risse Lazeration der Zervix Blutung Uterusruptur

Prognose
- Nutzen der prophylaktischen Maßnahme in Studien nicht gesichert
- Nutzen der therapeutischen Maßnahme in neuesten Studien umstritten
- Einzelfallentscheidung

❯ Anamnese: Z. n. Frühgeburt, Cerclage, rezidivierenden Spätaborten
- Frühgeburtsrisiko abhängig von Verkürzung der Zervix → Vaginalsonographie durchführen
- Präoperativ ausschließen: Vorzeitige Wehentätigkeit, AIS, vaginale Infektion, vorzeitigen Blasensprung
- Perioperativ Antibiotikatherapie und Tokolyse
- Nutzen für keine der genannten Maßnahmen gesichert

36.7 Vorzeitiger Blasensprung

- Ruptur der fetalen Membranen vor dem Einsetzen der Wehentätigkeit >37+0 SSW: PROM (»preterm rupture of membranes«) <37+0 SSW: PPROM (»premature preterm rupture of membranes«)

Komplikationen

- Frühgeburtlichkeit – fetale Organunreife
- Amnioninfektionssyndrom (AIS): ▬ Kind: Sepsis, Hirnschädigung, Pneumonie ▬ Mutter: Endometritis, Sepsis
- Oligo-/Anhydramnion: ▬ Plazentalösung ▬ Fetale Lungenhypoplasie ▬ Lagebedingte Deformitäten ▬ Nabelschnurkompression (→ Hypoxämie)

Diagnostik

- CTG ▬ Wehentätigkeit ▬ Fetale Herzfrequenz
- Sterile Spekulumeinstellung: ▬ Fruchtwasserabgang? ▬ Fruchtwasser klar? ▬ Pathologischer Fluor? ▬ Zervix erhalten?
- Vaginaler pH-Wert: ▬ Norm: 4,4, bei Blasensprung deutlich erhöht
- Ggf. IGF1-Bindungsproteintest (z. B. Amnicheck, hohe Sensitivität und Spezifität)
- Keine vaginale Palpation und vaginale Zervixsonographie (Risiko des Amnioninfektionssyndroms durch vaginale Untersuchungen ↑)!
- Zervixsonographie von abdominal ▬ Zervixlängenmessung ▬ Trichterbildung?
- Nativpräparat ▬ Leukozyten ▬ Mycel ▬ Döderlein
- Vaginale Abstriche bis 37+0 SSW: ▬ Einschl. Mycoplasmen, Ureaplasmen, Chlamydien, Gruppe-B-Streptokokken
- Urinsediment: ▬ Bakteriurie
- Transabdominale Sonographie: ▬ Fetometrie ▬ Fruchtwassermenge ▬ Ggf. Dopplersonographie
- Blutentnahme: ▬ BB ▬ CRP ▬ Elektrolyte ▬ Gerinnung ▬ Hepatitis B und C ▬ HIV

▬ <32+0 SSW zusätzlich CMV ▬ Ggf. Harnstoff ▬ Kreatinin (bei V. a. Harnwegsinfekt) ▬ Ggf. IL-6 ▬ IL-2 ▬ IL-2-Rezeptor

- Ggf. Fibronektin vaginal: ▬ Freisetzung bei Chorion-Dezidua-Ablösung ▬ Marker für Frühgeburtsrisiko ▬ Sensitivität und Spezifität bei 80%
- Ggf. invasive Diagnostik (bei V. a. AIS) → Fruchtwasserpunktion:
- Glukose
- IL-6
- IL-2
- IL-8
- IL-2-Rezeptor
- Leukozyten
- Gram-Präparat
- Überprüfen des errechneten Termins anhand der SSL im I. Trimenon

Therapeutisches Vorgehen

<20. SSW

- Abwarten
- Regelmäßige Kontrolle der Entzündungsparameter
- Bei Anhydramnion Schwangerschaftsbeendigung mit Mutter diskutieren

20+0 bis 23+6 SSW

- Individuelles Vorgehen
- Ausführliche Aufklärung der Schwangeren gemeinsam mit Neonatologen
- Regelmäßige Kontrolle der Entzündungsparameter
- Beginn der ANS 23+5 SSW

Evtl. Antibiotikatherapie

>24+0 SSW

- Antenatale Steroidprophylaxe: ▬ Celestan Depot (2×12 mg i.m. alle 24 h) ▶ Kap. 36.4
- Antibiotikatherapie, z. B.: ▬ Ampicillin (3×2 g/Tag i.v.) oder Cefuroxim (3×1,5 g/Tag i.v.), <32+0 SSW zusätz-

lich Klacid (2×250 mg oral) → Therapie der Mykoplasmen, Ureaplasmen, Chlamydien ▬ Anpassung der Antibiotikatherapie nach Vorliegen der Abstrichergebnisse bzw. des Antibiogramms

- Tokolyse (▶ Kap. 36.2) zur Durchführung der antenatalen Steroidprophylaxe bzw. bei Wehentätigkeit
- Thromboseprophylaxe: ▬ Antithrombosestrümpfe ▬ Fragmin P (1×/Tag s.c.), bei Langzeitgabe zusätzlich Kalzium- und Vitamin-D-Substitution
- Aufklärung Sectio/Prämedikation bei Frühgeburtsbestrebungen
- Information Neonatologie
- Fetale Überwachung: ▬ CTG 2–3×/Tag ▬ Biometrie alle 10 Tage ▬ Ggf. Dopplerkontrollen
- Ggf. In-utero-Verlegung in Perinatalzentrum
- Regelmäßige Laborwertkontrollen: ▬ BB (täglich) ▬ CRP (täglich) ▬ Gerinnung (2×/Woche) ▬ Elektrolyte (1×/Woche)
- Entbindung bei Hinweisen auf Amnioninfektionssyndrom bzw. ≥32+0 SSW: ▬ <34+0 SSW: Primäre Sectio caesarea ▬ >34+0 SSW: Entbindungsmodus abhängig von Kindslage, Muttermundsbefund, Wehentätigkeit, Geburtsverlauf, Infektionszeichen

>34+0 SSW
- Spontanverlauf abwarten
- Geburtseinleitung, falls nach 24 h keine eigene Wehentätigkeit
- Bei positivem Gruppe-B-Streptokokkenabstrich sofort, bei nicht bekanntem Gruppe-B-Streptokokkenstatus nach 18 h Antibiotikatherapie mit Penicillin G (5 Mio. IE i.v., dann alle 4 h 2,5 Mio. IE i.v.)

- Information Neonatologie
- Kontrolle der Entzündungsparameter

Beratung
- <20 SSW: Sehr schlechte Prognose, v. a. bei Anhydramnion
- 20+0 bis 24+0 SSW: Prognose sehr kritisch
- >24+0 SSW: Neugeborenes in Hochrisikogruppe
- 24+0 bis 28+0 SSW: Verlängerung der Latenzzeit um 1 Tag → Erhöhung der Überlebensrate um 2%
- Wiederholungsrisiko bei nächster Schwangerschaft um Faktor 2–4 erhöht

❯ Aszendierende Infektion verhindern
- **Digitale vaginale Untersuchung kontraindiziert**
- **Entbindung spätestens 34+0 SSW, ab 32+0 SSW großzügige Indikation zur Entbindung**
- **Bei abwartendem Verhalten Amnioninfektionssyndrom ausschließen**
- **<34+0 SSW Betreuung in Perinatalzentrum**
- **Bei Vorliegen von Risikofaktoren bzw. bei belastender Anamnese Zurückhaltung bezüglich Geschlechtsverkehr**

❯ Infektionen in der Schwangerschaft

I. Eisenhauer

- Mütterliche Infektionen können transplazentar oder perinatal auf das Kind übertragen werden. Komplikationen dieser Infektionen sind Abort, intrauteriner Fruchttod, neonatale Akuterkrankung oder kindliche Spätschäden. Viele Infektionen verlaufen auch ohne Schädigung.
- TORCH-Komplex: Infektionen, die den Fetus in der Schwangerschaft gefährden können ▬ Toxoplasmose ▬ Others (HIV, Lues, Virushepatitis, Varizellen, Masern, Mumps, Ringelröteln, infektiöse Mononukleose, Parvovirus, Papillomaviren, Coxsackie-, Ebstein-Barr-Virus, Chlamydia trachomatis, Gonokokken, Borellien, β-hämolysierende Streptokokken) ▬ Rubella-/Rubivirus (Röteln) ▬ Cytomegalie (Zytomegalievirus) ▬ Herpesviren

37.1   Röteln

- Erreger: Rubivirus = RNA-Virus aus der Familie der Togaviren
- Übertragung: Tröpfcheninfektion, diaplazentar
- Inkubationszeit: 14–21 Tage
- Ansteckungsfähigkeit: 1 Woche vor bis 1 Woche nach Auftreten des Exanthems

Klinik

- Mütterliche Infektion: ▬ Makulopapulöses Exanthem mit Beginn im Gesicht ▬ Subfebrile Temperaturen ▬ Lymphknotenschwellung (v. a. retroaurikulär) ▬ Leichter Katarrh ▬ 50% asymptomatisch
- Konnatale Infektion: ▬ Spätabort ▬ Frühgeburt ▬ Intrauterine Wachstumsrestriktion ▬ Klassisches Rubellasyndrom (Gregg): Defekte an Herz (offener Ductus arteriosus), Auge (Katarakt), Ohr (Innenohrtaubheit) ▬ Erweitertes Rubellasyndrom: Thrombozytopenische Purpura, Hepatosplenomegalie, Enzephalitis, Hepatitis, Myokarditis, Mikroenzephalie

Diagnostik

- Klinisches Bild sehr unzuverlässig, da ähnliche Exantheme bei anderen fieberhaften Erkrankungen auftreten (z. B. Masern, Ringelröteln, Scharlach) oder arzneimittelbedingt
- Labor: ▬ Leukopenie ▬ Lymphozytose ▬ Plasmazellen (buntes Blutbild)
- Serologie: ▬ IgM- und IgG-Antikörperbestimmung durch ELISA oder Hämagglutinationshemmtest (HAH) ▬ Screening-Test: Hämagglutinationshemmtest
  1. HAH <1,8 → Keine Immunität;

Ak-Kontrolle 17. SSW, bei Kontakt/
Symptomen sofort
2. HAH 1:8/1:16 → Bestätigung im
IgG-EIA:
IgG-EIA <15 IU/ml → Fragliche
Immunität, Ak-Kontrolle bis 17. SSW
empfohlen
IgG-EIA ≥15 IU/ml → Immunität anzunehmen, trotzdem Ak-Kontrolle bis
17. SSW empfohlen
3. HAH ≥ 1:32 → Immunität anzunehmen ▬ Auffällige Befunde dem
Labor mitteilen: Dann trotz postivem
Titer IgM-Ak-Bestimmung und
Zusatzdiagnostik sowie weitere serologische Kontrollen zum Titerverlauf
veranlassen, insbesondere bei hohen
Titern (>1:128) und IgG-Werten
>160 IU/ml ▬ Ak-Nachweis:
1. Frische Infektion: Serokonversion
oder ≥4-facher Titeranstieg von
IgG-Ak in 2 Proben, IgM-Ak-Anstieg;
IgM können vereinzelt persistieren
2. Reinfektion: Titeranstieg der IgG-Ak
- Bei fraglicher oder gesicherter Infektion der Mutter: ▬ Chorionzotten-
biopsie: Frühestens ab 11.–18. SSW,
PCR und Virusanzucht in Zellkul-
turen ▬ Amniozentese: ≥18. SSW,
PCR und Virusanzucht in Zellkultu-
ren ▬ Chordozentese: Gewinnung
von Fetalblut ≥21. SSW möglich,
IgM-Antikörperbestimmung, PCR
▬ Sonographie DEGUM-Stufe II/III:
Herzfehlbildungen, Mikrozephalie,
IUGR; **Cave:** ein unauffälliger Ultraschallbefund schließt eine Rötelinfektion nicht aus
- Neugeborene: IgM-Antikörperbestimmung und Virusnachweis

Therapeutisches Vorgehen
- Keine kausale Therapie
- Symptomatische Therapie von Fieber,
Arthritiden, Arthralgien

Beratung
- Transplazentare Infektionsrate: Risiko für Rötelnembryopathie in der
1.–10. SSW bis zu 90%, 11.–17. SSW
20% (meist Einzelmanifestation, v. a.
Hördefekte)
- Bei Rötelinfektion vor der 12. SSW
sollte mit der Patientin die Möglichkeit einer Abruptio diskutiert werden
- Impfung innerhalb von 4 Wochen vor
Konzeption oder in der Frühschwangerschaft sind keine Indikation zur
Abruptio

Prävention
- Masern-Mumps-Röteln-Impfung
(MMR): 12.–15. Lebensmonat, 2. Impfung frühestens 4 Wochen nach 1. Impfung (möglichst im 2. Lebensjahr)
- Rötelnimmunitätsstatus bei Frauen
mit Kinderwunsch überprüfen und
bei Seronegativen eine Impfung
durchführen
- Mutterschaftsvorsorge: Screening-Test
mit HAH bei Erstkonsultation

37.2 Erythema infectiosum (Ringelröteln)

- Erreger: Parvovirus B19
- Übertragung: ▬ Tröpfchen- oder
Kontaktinfektionen mit Speichel, Blut
oder anderen Körperflüssigkeiten
▬ Blutprodukte ▬ Diaplazentar
(9.–20. SSW)
- Inkubationszeit: 6–18 Tage
- Ansteckungsfähigkeit: Vor Beginn des
Exanthems, in den ersten 4–10 Tagen
- Pathogenese: ▬ Eine diaplazentare
Infektion kann zur Infektion der
hämatopoetischer Zellen führen und
damit zur transienten Supression
der Blutbildung mit einhergehender
fetaler Anämie ▬ Dies kann Abort,

fetalen Hydrops oder intrauterinen Fruchttod zu Folge haben

Klinik

- Mütterliche Infektion: ━ Grippale Symptome ━ Girlandenförmiges makulopapulöses Exanthem mit Beginn an den Wangen ━ 30–50% asymptomatisch
- Komplikationen: ━ Gelenkbeteiligung ━ Hämolytische Anämie
- Konnatale Infektion: ━ I. Trimenon: Spontanabort 9%
  II. Trimenon: Anämie (10%), Ödeme, Hydrops fetalis (10%, v. a. 14.–28. SSW), Aszites, Hydrothorax, Hydroperikard, Myokarditiden, kardiale Dekompensation
  III. Trimenon: Vorübergehende aplastische Phase ohne Schädigung des Kindes

Diagnostik

- Klinisches Bild
- Labor: ━ Evtl. passagere Anämie ━ Thrombozytopenie ━ Granulozytopenie
- Serologie: ━ IgG- und IgM-Ak-Bestimmung (bei erhöhtem Expositionsrisiko)
- Bei fraglicher oder gesicherter Infektion der Mutter: ━Amniozentese: IgM-Ak, Virus-DNA-Nachweis mit PCR ━Chordozentese: Bei Verdacht auf fetale Anämie zur Hb-Bestimmung ━Sonographie: Aszites, Pleura- oder Perikarderguss, hydropische Plazenta, fetales Hautödem, vergrößerte Milz ━Dopplersonographie

Therapeutisches Vorgehen

- I. d. R. keine Therapie erforderlich
- Fetale Anämie (Hb <6–8 g/dl) mit schwerem Hydrops fetalis → Intrauterine Bluttransfusion

Beratung

- Transplazentare Infektionsrate: Bei 5–10% der infizierten Schwangeren kommt es zur transplazentaren Infektion

37.3 Varizella-zoster-Virus (Windpocken)

- Erreger: Varizella-zoster-Virus (VZV) aus der Familie der Herpesviridae
- Übertragung: ━ Tröpfcheninfektion ━ Schmierinfektion durch virushaltige Bläscheninhalte und Krusten ━ Diaplazentar (zwischen 5. und 24. SSW) ━ Perinatal (5 Tage vor bis 2 Tage nach der Geburt)
- Inkubationszeit: 8–28 Tage
- Ansteckungsfähigkeit: 1 Tag vor Auftreten der Bläschen bis zum Abfall des Schorfs

Klinik

- Mütterliche Infektion: ━ Erstinfektion: Bläschenförmiges Exanthem an Haut und Schleimhäuten, schubweiser Verlauf (Roseolen, Papeln, Bläschen, Krusten) mit polymorphem Bild (»Sternenhimmel«), Fieber ━ Endogene Reinfektion: Zoster, Infektion eines oder mehrerer Dermatome auf einer Seite, evtl. Fieber, starke Schmerzen
- Kongenitales Varizellensyndrom (5.–24. SSW): ━ Hautnarben ━ Gliedmaßenhypoplasie ━ Muskelatrophie ━ Katarakt ━ Chorioretinitis ━ Geringes Geburtsgewicht ━ Lähmung
- Neonatale Infektion: ━ 5 Tage vor bis 2 Tage nach der Geburt ━ Hämorrhagisches Exanthem

Diagnostik

- Typisches klinisches Bild
- Serologie: ▬ IgG-, IgM- und IgA-Ak-Bestimmung mittels ELISA oder IFAT (aufgrund der hohen Durchseuchungsrate nur bei Primärinfektion aussagekräftig)
- Bei fraglicher oder gesicherter Infektion der Mutter: ▬ Untersuchung von Chorionzotten ▬ Amniozentese oder Chordrozentese auf VZV-DNA
- Erregernachweis (keine Routinediagnostik): ▬ Aus Bläschen mittels Immunfluoreszenztest oder des Virusgenoms ▬ Aus dem Liquor mittels PCR

Therapeutisches Vorgehen

- Symptomatische Therapie
- Kausale Therapie bei bakterieller Superinfektion
- Bei gesicherter Infektion der Mutter in der Spätschwangerschaft gelten folgende Richtlinien: ▬ Erkrankungsbeginn >6 bis 7 Tage vor Geburtstermin: keine Gabe von Varizella-zoster-Immunglobulin (VZIG) ▬ Erkrankungsbeginn 1–5 Tage vor Geburt: Geburtsverzögerung auf >5 Tage (ab dem 5.–6. Tag mütterliche IgG-Antikörperbildung) ▬ Erkrankungsbeginn 0–3 Tage nach der Geburt: VZIG für das Neugeborene, bei Hochrisikokindern zusätzlich Aciclovir i.v. prophylaktisch, sonst erst bei ersten Prodromi; Trennung von Mutter und Kind nicht nötig; Stillen möglich, ggf. Milch abpumpen

Beratung

- Transplazentare Infektionsrate: Varizellen zwischen 5. und 24. SSW führen bei etwa 1–2% zu einer Infektion des Fetus

- Durch die rechtzeitige Gabe eines Immunglobulins kann in ca. 50% einer Erkrankung vorgebeugt werden
- Vom Herpes zoster geht keine Gefahr für das ungeborene Kind aus
- Neonatale Infektion: Letalität bis 30%

Prävention

- Bei Kontakt mit Varizellen → Bestimmung der Immunitätslage durch VZV-IgG-Test bei negativer oder unklarer Erkrankungsanamnese: ▬ IgG positiv → Keine Konsequenz IgG negativ → Passive Immunprophylaxe: spezifisches Varicella-zoster-Immunglobulin (Dosierung: 1 ml/kg KG i.v. oder 0,2–0,5 ml/kg KG – maximal 5 ml – i.m.)
- Bis zur 24. SSW und um den Geburtstermin (mit entsprechender Einberechnung einer Inkubationszeit von 2–3 Wochen) → Meidung erkrankter Kinder und Erwachsener in der Schwangerschaft
- Seronegative Patientinnen sind vor geplanter Schwangerschaft aktiv zu immunisieren

37.4 Hepatitis

- Bei den Virushepatitiden werden Hepatitis A, Hepatitis B und Non-A-non-B-Hepatitiden unterschieden, wie z. B. Hepatitis C, D oder E

37.4.1 Hepatitis B

- Erreger: Hepatitis-B-Virus (HBV) = DNA-Virus aus der Familie der Hepadnaviridae
- Übertragung: ▬ Parenteral ▬ Geschlechtsverkehr ▬ Pränatal (10%) bzw. perinatal (90%)

- Inkubationszeit: 60–80 Tage (40–200 Tage)
- Ansteckungsfähigkeit: Solange HBV-DNA, HBsAg oder HBeAg als Merkmale der Virusvermehrung nachweisbar sind

Klinik

- Mütterliche Infektion: ca. 1/3 klinisches Bild einer akuten ikterischen Hepatitis, 1/3 anikterisch verlaufende Erkrankungen, 1/3 asymptomatisch
- Prodromalstadium der akuten Hepatitis B: ▬ Appetitlosigkeit ▬ Gelenkschmerzen ▬ Unwohlsein ▬ Übelkeit ▬ Erbrechen ▬ Fieber
- Ikterische Phase (3–10 Tage später): ▬ Ikterus ▬ Dunkler Urin ▬ Heller Stuhl
- Fulminantes Leberversagen <1% der akuten Fälle
- Chronische Verlaufsform (5–10%): ▬ Leberzirrhose (<15%) ▬ Leberzellkarzinom (0,5%)
- Neugeboreneninfektion: ▬ Häufig asymptomatischer Verlauf, der in einen HBV-Carrier-Status mündet oder chronifiziert ▬ 25% sterben an den Folgen

Diagnostik

- Klinisches Bild
- Labor: Erhöhte Transaminasen, ALS und ALT
- Serologie: ▬ Screening-Test: HBsAg-Screening ab der 32. SSW HBsAg positiv → Anti-HBc- und Anti-HBc-IgM-Bestimmung und Viruslast mittels PCR (◘ Tab. 37.1) ▬ Bei Verdacht auf akute Virushepatitis: Anti-HBc-IgM- und HBsAg-Bestimmung (◘ Tab. 37.1)
- HBV-DNA mit PCR ist ein Marker für die Höhe der Virämie (Maß für die Infektiosität)
- Ausschluss Hepatitis D durch Anti-HDV-Bestimmung

Theapeutisches Vorgehen

- Interferon-α ist aufgrund seiner Teratogenität kontraindiziert
- Lamivudin kann nach Abwägung von Nutzen und Risiko nach dem I. Trimenon eingesetzt werden (z. B. bei schwer verlaufender Hepatitis B mit Gefährdung der Schwangeren)
- Neugeborene: ▬ Bei HBsAg-positiver Mutter: Aktiv-/Passivsimultanimpfung (1. Impfung bis zu 12 h postpartal, 2. Impfung in der

◘ **Tab. 37.1.** Diagnostik der verschiedenen Stadien bei Hepatitis-B-Infektion

Status	HBsAg	Anti-HBc	Anti-HBc-IgM	Viruslast HBV-DNA	Anti-HBs
Akute Infektion	Positiv	Positiv	Positiv	Positiv	Negativ
Chronische Infektion	Positiv	Positiv	Negativ	Positiv/negativ	Negativ
Ausgeheilte Infektion	Negativ	Positiv	Negativ	Negativ	Positiv
Sonderfall: akute/chronische Infektion bei Mutanten	Negativ	Positiv	Positiv/negativ	Positiv	Negativ

4. Lebenswoche, 3. Impfung im 6. Lebensmonat)
Bei unbekanntem HBsAg-Status der Mutter: Aktivimpfung bis 12 h postpartal, bei nachträglicher Feststellung der HBsAg-Positivität der Mutter passive Immunisierung bis 7 Tage postpartal möglich

Beratung

- Transplazentare Infektionsrate: 3–8%
- Perinatale Infektionsrate: bei HBsAg positiven Müttern mit positivem HBeAg bzw. hoher HBV-DNA-Viruslast 80–90%, bei asymptomatischen chronisch infizierten Müttern 10–20%
- Durch Hepatitis-B-Simultanimpfung kann in über 95% eine Infektion des Neugeborenen vermieden werden
- Stillen: nach Impfung kein Infektionsrisiko durch das Stillen

Prävention

- Hepatitis-B-Impfung: ab vollendetem 2. Lebensmonat
- Mutterschaftsvorsorge: Screening-Test ab der 32. SSW auf Hbs-Ag

37.4.2　Hepatitis C

- Erreger: Hepatitis-C-Virus (HCV) = RNA-Virus aus der Familie der Flaviviren
- Übertragung: — Parenteral — Geschlechtsverkehr — Perinatal — Muttermilch
- Inkubationszeit: 6–9 Wochen (2–24 Wochen)
- Ansteckungsfähigkeit: Solange das Virus im Blut vorhanden ist

Klinik

- Akute mütterliche Infektion: — Etwa 75% ohne auffällige klinische Symptomatik oder mit nur

unspezifischen, z. B. grippeähnlichen Symptomen — 25% entwickeln eine akute, (häufig) milde Hepatitis mit meist nur mäßig erhöhten Transaminasewerten — Fulminante Verläufe sind sehr selten
- Chronische mütterliche Infektion: — Müdigkeit — Unspezifische Oberbauchbeschwerden — Leistungsinsuffizienz — Leberzirrhose (20%) — Leberzellkarzinom — Extrahepatische Manifestationen wie z. B. Kryoglobulinämie, vaskulitische Purpura, membranoproliferative Glomerulonephritis, Arthritis oder Porphyria cutanea tarda

Diagnostik

- Klinisches Bild
- Labor: — Leberenzyme ALS und ALT — Cholestaseenzyme (AP, γ-GT) — ChE
- Serologie: — Anti-HCV mittels ELISA — Bestätigungstest: PCR oder Immunblot — HCV-RNA mittels PCR
- Leberbiopsie: Bei chronischem Verlauf

Therapeutisches Vorgehen

- Ribavirin ist in der Schwangerschaft kontrainiziert

Beratung

- Entbindung durch Sectio ist nicht erforderlich ist, da hierdurch das Infektionsrisiko des Kindes nicht gesenkt werden kann
- Invasive pränatale Diagnostik (z. B. Amniozentese) sind kontraindiziert
- Stillen: — In Abhängigkeit der Viruslast — Keine generelle Empfehlung, eher Kontraindikation
- Serologische und klinische Kontrollen sind bei einer chronischen Hepatitis C

je nach Aktivitätsstadium halbjährlich bis jährlich zu empfehlen, während der Therapiephase sind 4- bis 8-wöchentliche Untersuchungen erforderlich

Prävention
- Empfehlung eines Hepatitis-C-Suchtestes in der Schwangerschaft

37.5 Human Immundeficiency Virus (HIV)

- Erreger: Retroviren HIV 1 und HIV 2
- Übertragung: ▬ Geschlechtsverkehr ▬ Bluttransfusion ▬ Kontaminierte Gegenstände ▬ Diaplazentar ▬ Perinatal ▬ Muttermilch
- Inkubationszeit: ▬ Akute HIV-Krankheit: 3–6 Wochen ▬ Antikörpernachweis: 1–3 Monate (selten 6 Monate)

Klassifikation
- ▢ Tab. 37.2

Klinik
- Mütterliche Infektion, Katgorie A: ▬ Akute HIV-Krankheit: Mononukleoseähnlich, Fieber, Lymphknoten-

schwellung ▬ Asymptomatische Infektion (Latenzzeit) ▬ Persistierende generalisierte Lymphadenopathie (PGL) = Lymphadenopathiesyndrom (LAS)
- Mütterliche Infektion, Katgorie B: Nicht-Aids-definierte Infektionen
- Mütterliche Infektion, Katgorie C: Aids-definierte Infektionen
- Konnatale Infektion: ▬ Frühgeburtlichkeit ▬ Dystrophie ▬ Kraniofaziale Dysmorphie ▬ ZNS-Schäden (kortikale Atrophie, Verkalkung der Stammganglien mit Ataxie) ▬ Opportunistische Infektionen ▬ Lymphoide interstitielle Pneumonie
- Perinatale Infektion: ▬ Schnelle Verlaufsform bereits im 1. Lebensjahr ▬ Langsame Verlaufsform mit mittlerer Inkubationszeit von 4–5 Jahren

Diagnostik
- Anamnese und klinisches Bild
- Serologie:

❯ **Einverständnis der Patientin zum HIV-Test einholen.**

▬ Suchtest: Antikörpersuchtest mittels ELISA ▬ Bestätigungstest aus der gleichen Blutprobe: Westernblot ▬ Virusnachweis: PCR ▬ HIV-Resistenzbestimmung: Zur Therapiekontrolle vor Änderung der antiretroviralen Therapie oder bei Schwangeren ▬ Serumspiegelbestimmung der antiretroviralen Medikamente bei V. a. mangelnde Compliance oder Bioverfügbarkeit

Schwangerschaftsbetreuung HIV-positiver Mütter (Empfehlung der AWMF-Leitlinien)
- CD4-Zellzahl + Viruslast: ▬ Mindestens alle 2 Monate

▢ **Tab. 37.2.** Verschiedenen Stadien der HIV-Infektion

	Klinische Kategorien		
T-Helfer-lymphozyten	A	B	C
>500 /µl	A1	B1	C1
200–499 /µl	A2	B2	C2
<200/µl	A3	B3	C3

- HIV-Resistenztest: — Möglichst früh vor Prophylaxebeginn — Bei virologischem Therapieversagen während einer ART — Bei nachweisbarer Viruslast gegen Ende einer HIV-Prophylaxe — 2–6 Wochen nach Einsatz einer präpartalen NVP-Kurzprophylaxe
- BB: — Monatlich
- Oraler Glukosetoleranztest: — Zwischen 23+0 und 27+6 SSW (Diabetes mellitus unter Proteaseinhibitortherapie ca. 3× häufiger)
- Laktatspiegel, Leberwerte, γ-GT, LDH, Amylase, Lipase: — Zu Beginn der Schwangerschaft — Nach Beginn Therapie/Prophylaxe — Bei Klinik — Monatlich im III. Trimenon
- Vaginale ph-Bestimmung
- Nativpräparat
- Mikrobiologische Kultur
- STD-Diagnostik: — Chlamydien — Gonorrhoe — Trichomonaden — Syphilis
- Hepatitisserologie
- Toxoplasmose-Screening: — Zu Beginn der Schwangerschaft — II. und III. Trimenon
- Kolposkopie
- Zytologie der Zervix
- HPV-Testung
- Nackentransparenzmessung — 10+6 bis 13+6 SSW
- Sonographie (mindestens DEGUM II) — 19+6 bis 20+6 SSW

Therapeutisches Vorgehen

- Betreuung in enger Zusammenarbeit mit Zentren für HIV-Betreuung
- Antivirale Therapie bei mütterlicher Indikation
- Antiretrovirale Prophylaxe: — Viruslast <10.000 Genomkopien/ml: Zidovudinmonoprophylaxe oder Standardkombinationstherapie ab SSW 32+0 — Viruslast >10.000 Genomkopien/ml: Standardkombinationsprophylaxe → 2 Nukleosidanaloga + 1 Proteaseinhibitor oder NNRTI (aber nicht Efavirenz) ab SSW 32+0
- Primäre Sectio (37+0 bis 37+6 SSW): — Präoperative/intraoperative i.v. Zidovudintherapie der Mutter (1 mg/ kg KG ZDV i.v. ab 3 h vor Sectio bis zur Kindsentwicklung, während der ersten Stunde doppelte Ladedosis, d. h. 2 mg/kg KG)
- Bei Mehrlingsschwangerschaften: Beginn der antiretroviralen Prophylaxe bereits 29+0 SSW
- Bei muttermundswirksamer, durch Tokolyse nicht hemmbarer Wehentätigkeit: — Zügige Sectio — Gabe von Nevirapin (200 mg oral) an die Mutter und AZT (i.v. 2 mg/kg KG/h) bis zur Entwicklung des Kindes (evtl. unter i.v.-Tokolyse während der Sectiovorbereitung)
- Bei vorzeitigem Blasensprung: — Unverzügliche Sectio (Zeitabstand Blasensprung–Sectio <4 h) — Gabe von Nevirapin (200 mg) oral an die Mutter und AZT (i.v 2 mg/kg KG/h) bis zur Entwicklung des Kindes

Beratung

- Invasive pränatale Diagnostik ist kontraindiziert
- Stillen ist kontraindiziert
- Senkung des Transmissionsrisikos bei primärer Sectio 8,4% gegenüber 16,8% bei vaginaler Entbindung, in Kombination mit antiretroviralen Medikamenten <2%

Prävention

- HIV-Test in der Schwangerschaftsvorsorge anbieten

37.6   Zytomegalievirus (CMV)

- Erreger: Zytomegalievirus = DNA-Virus aus der Familie der Herpesviren (humanes Herpesvirus 5)
- Übertragung: — Schmierinfektion — Tröpfcheninfektion — Blut — Sexualkontakt — Diaplazentar — Muttermilch
- Inkubationszeit: nicht sicher bekannt (3 – 6 Wochen?)

Klinik

- Mütterliche Infektion: — Mononukloeseähnliches Krankheitsbild — Leichte Hepatitis — 90% asymptomatisch
- Konnatale Infektion: — Hydrozephalus, zerebrale Verkalkung, Chorioretinitis, Mikrozephalie, viszerale Symptomatik mit Ikterus, Hepatosplenomegalie, Anämie, Thrombozytopenie
- Spätschäden: — Hörschäden — Intelligenzdefekt — Geringe neurologische Störungen

Diagnostik

- Labor: — Leukopenie mit relativer Lymphozytose und atypischen Lymphozyten
- Serologie: — IgG- ung IgM-Antikörperbestimmung mittels EIA — Zusatztest: IgG-Avidity-EIA oder Mikroneutralisationstest
- Bei fraglicher oder gesicherter Infektion der Mutter: — Sonographie DEGUM II/III ab 19. SSW: Mikrozephalie, vergrößerte Ventrikel, Aszites, IUGR, Poyhydramnion — Amniozentese: Mindestens 6 Wochen nach mütterlicher Erstinfektion ab 21. SSW, CMV-DNA-Nachweis mit PCR und Early-CMV-Antigennachweis in Zellkultur

- Chordozentese: ≥22. SSW, CMV-PCR und CMV-spezifische IgM-Antikörper
- Neugeborenes: Virusnachweis im Urin (Speichel) in den ersten 2 Lebenswochen

Therapeutisches Vorgehen

- I. d. R. keine Therapie erforderlich
- Ganciclovir wird in der Schwangerschaft nicht empfohlen

Beratung

- Transplazentare Infektionsrate: — 30–40% bei Erstinfektion — 1,2% bei rekurrierender Infektion
- Bei 10% kommt es zur schweren konnatalen CMV-Erkrankung
- 10% der asymptomatischen Kinder haben Spätschäden
- Reaktivierung oder Reinfektion bei der Mutter mit fetaler Ansteckung möglich, dabei infiziert der Fetus sich aber seltener (<1% haben leichte Symptome)
- Stillen: Mütter mit CMV sollten Frühgeborene nicht stillen

Prävention

- Experimentell: Bei seronegativen Schwangeren postexpositionelle Gabe von CMV-Immunglobulin (Cytotect)

37.7   Lues (Syphilis)

- Erreger: Treponema pallidum aus der Familie der Spirochaetaceae
- Übertragung: — Geschlechtsverkehr — Diaplazentar — Sehr selten kontaminierte Gegenstände oder Bluttransfusion
- Inkubationszeit: 14–24 Tage (10–90 Tage)

Klassifikation

Stadieneinteilung der Syphilis
- Frühsyphilis ▬ Primäre Syphilis (Primärstadium, Lues I) ▬ Sekundäre Syphilis (Sekundärstadium, Lues II) bis 1 Jahr post infectionem
- Spätsyphilis ▬ Tertiäre Syphilis (Tertiärstadium, Lues III) ▬ Neurolues (quartäre Syphilis) ▬ Oder latente Syphilis unbekannter Dauer

Klinik

- Mütterliche Infektion: ▬ Nur in 50% symptomatischer Verlauf
- Frühsyphilis (bis 1 Jahr nach Infektion): ▬ Primäre Syphilis (Lues I): Derbe Induration an der Eintrittspforte des Erregers, aus der im Verlauf ein schmerzloses Ulkus entsteht (Primäraffekt, Ulcus durum, harter Schanker); regionale Lymphadenopathie Sekundäre Syphilis (Lues II): 4–10 Wochen post infectionem; vielfältige Symptomatik mit Fieber, Müdigkeit, Kopf-, Gelenk- oder Muskelschmerzen, Polyskleradenitis, Exanthem (Roseola, papulöse Syphilide oder Condylomata lata) Haarausfall, Plaques muqueuses auf der Mundschleimhaut, Angina specifica u. a.
- Spätsyphilis: ▬ Tertiäre Syphilis (Lues III): 1/3 der unbehandelten Patienten; tuberöse Hautveränderungen; Gummen (ulzerierende granulomatöse Veränderungen, jedes Organ kann beteiligt sein); kardiovaskuläre Veränderungen (Mesaortitis luetica, Aneurysmen) Neurosyphilis (quartäre Syphilis): Tabes dorsalis; Meningovaskuläre Neurosyphilis mit Hirninfarkten, progressive Paralyse
- Konnatale Infektion: ▬ Intrauterine Infektion kann zu Abort, Totgeburt, Frühgeburt oder Lues connata führen:

Lues connata praecox (Neugeborene und im Säuglingsalter): Respiratorischer Distress, Ödeme, Hydrops, Hepatosplenomegalie, Rhinitis syphilitica, Parrot-Pseudoparalyse durch Epiphysenlösung der Ulna, Hautläsionen (2.–6. Woche) wie Papeln bei Lues II, periorale Infiltrate (Hochsinger-Infiltrate), Narbenabheilung (Parrot-Furchen), Pemphigus syphiliticus an Handflächen und Fußsohlen Lues connata tarda (≥3. Lebensjahr): Sattelnase (Befall der Nasenwurzelknochen und Knorpel), Parrot-Furchen, seltene Hutchinson-Trias (Keratitis parenchymatosa, Innenohrschwerhörigkeit, Tonnenzähne), Säbelscheidentibia

Diagnostik

- Anamnese und klinisches Bild
- Serologie: ▬ Screening-Test: TPHA- oder TPPA-Test (Treponemapallidum-Hämagglutinations- bzw. -Partikelagglutinationstest) im Rahmen der Schwangerschaftsvorsorge ▬ Bestätigungstest: FTA-Abs-Test (Fluoreszenz-Treponema-Antikörper-Absorptionstest)
- Aktivität der Infektion: Nachweis von IgM-Antikörpern (z. B. IgM-FTA-Abs-Test, IgM-EIA, 19-S-IgM-FTA-Abs-Test, IgM-Westernblot)

Therapeutisches Vorgehen

- Behandlungsindikation: ▬ Positiver IgM- oder negativer IgM- und TPHA-/TPPA-Titer >1:5000 bei Schwangeren aus Sicherheitsgründen
- Frühsyphilis: ▬ Procain-Benzylpenicillin (600.000 IE i. m. über 10–14 Tage) ▬ Benzathin-Benzylpenicillin (2,4 Mio. IE i.m. 1×) ▬ Bei Penicillinallergie: Ceftriaxon (2 g i.m. oder i.v. über 14 Tage)

- Spätsyphilis: ━ Procain-Benzyl-penicillin (1,2 Mio. IE i.m. über 14–21 Tage) ━ Benzathin-Benzylpenicillin (2,4 Mio. IE i.m. Tag 1, 8 und 15) ━ Zu beachten: Eingeschränkte Liquorgängigkeit

❶ Jarisch-Herxheimer-Reaktion.

Beratung
- Transplazentare Infektionsrate: ━ Vom Stadium der Infektion abhängig ━ Sie sinkt von 80–90% im Stadium I über 40% in der Frühlatenz bis auf 10% in der Spätlatenz
- Rund 15% der unbehandelten Kinder werden gesund geboren
- Rund 16% der erkrankten Neugeborenen weisen bei Geburt Symptome auf, der Rest entwickelt sie in der 2.–12. Lebenswoche

Prävention
- Expositionsprophylaxe
- Mutterschaftsvorsorge: Lues-Suchreaktion mittels TPHA bei Erstkonsultation

37.8 Toxoplasmose

- Erreger: Protozoon Toxoplasma gondii
- Übertragung: ━ Aufnahme von Toxoplasmazysten durch Verzehr von rohen oder ungenügend erhitzten Fleischprodukten ━ Selten Toxoplasmaoozysten durch Kontakt mit Katzenkot oder damit kontaminierter Erde bzw. Obst/Gemüse ━ Diaplazentar (direkt während mütterlicher Parasitämie, indirekt über Zysten in der Plazenta)
- Inkubationszeit: Tage bis Wochen

Klinik
- Mütterliche Infektion: ━ >90% symptomlos ━ Selten Fieber, Müdigkeit, Kopfschmerzen, Muskel- und Gliederschmerzen ━ Häufigste Organmanifestation ist die Lymphknotentoxoplasmose
- Konnatale Infektion: ━ Klassische Trias: Hydrozephalus, Retinochoroiditis, intrazerebrale Verkalkung mit postenzephalitischen Schäden ━ Spätschäden: Augenmanifestation, neurologsiche und kognitive Entwicklungsretardierung
- Die kindliche Schädigung ist bedingt durch Entzündungsreaktion und Gewebsnekrosen, keine Missbildung von Organanlagen

Diagnostik
- Serologie: IgG-Antikörperbestimmung: ━ Bei positivem IgG-Befund IgM-Antikörperbestimmung IgM negativ: Frühere Infektion anzunehmen, keine weiteren Kontrollen IgM positiv: IgG-Aviditäts-, IgA-Antikörper- und IgG-Immunoblot-Tests, **Cave:** IgM-Ak können lange nach Infektion persistieren Bei negativem Befund in Früh-SS: Kontrolle in der 18. und 28. SSW
- Bei fraglicher oder gesicherter Infektion der Mutter: ━ Sonographie DEGUM Stufe II/III ab 19. SSW: Hydrozephalus, Hydrops fetalis, selten Verkalkung in der Leber oder Gehirn ━ Amniozentese: ab 19. SSW, mindestens 4 Wochen nach mütterlicher Erstinfektion, Toxoplasmose-DNA-Nachweis mit PCR
- Chordozentese: Nachweis gelingt seltener als bei der Amniozentese→ Keine Indikation
- Neugeborene: ━ IgG-, IgM-, IgA-Antikörperbestimmung ━ Vergleich

IgG- und IgM-Mutter/Kind-Profil im Westernblot

Therapeutisches Vorgehen

- <16. SSW Chemotherapie mit Spiramycin (3×1 g p.o., Dauer: 4 Wochen)
- >16. SSW Kombinationstherapie mit ▬ Pyrimethamin (50 mg am 1. Tag, 25 mg an den Folgetagen, p.o. als Einmaldosis) ▬ Sulfadiazin (50 mg/kg KG/Tag bis 4,0 g p.o, in 4 Teildosen) ▬ Folinsäure (10–15 mg/Tag, p.o. zur Vorbeugung einer Hemmung der Hämatopoese) ▬ Dauer: 4 Wochen
- Bei Bestätigung oder begründetem Verdacht auf eine pränatale Infektion des Feten: ▬ Chemotherapie bis zum Ende der Schwangerschaft angeraten ▬ Wechsel der Behandlungszyklen der 4-wöchigen Kombinationstherapie mit einer 4-wöchigen Spiramycinmonotherapie ▬ Wöchentlich Blutbildkontrollen ▬ Bei allergischer Reaktion Gabe von Spiramycin anstelle von Sulfadiazin

Beratung

- Transplazentare Infektionsrate: Ohne Therapie kommt es in 50% zur Infektion des Feten (I. Trimenon: 15%, II. Trimenon 30%, III. Trimenon >70%)
- Ein Risiko besteht nur für das Kind bei Primärinfektion der Mutter während der Schwangerschaft
- Im Laufe der Schwangerschaft nimmt das Risiko einer fetalen Infektion zu, die Häufigkeit und Schwere einer fetalen Schädigung nehmen aber ab
- 10% der konnatal infizierten Neugeborenen sind bei Geburt symptomatisch, 90% asymptomatisch (bei diesen kommt es in bis zu 50% zu Spätschäden)

Prävention

- Verhaltensregeln für Schwangere: ▬ Kein Verzehr von rohem oder nicht völlig durchgebratenem Fleisch ▬ Rohes Gemüse und Früchte vor dem Verzehr waschen
- Hände mit Seife und Bürste waschen: ▬ Nach dem Zubereiten von rohem Fleisch ▬ Nach Garten-, Feld- oder anderen Erdarbeiten ▬ Nach dem Besuch von Sandspielplätzen ▬ Vor dem Essen
- Wird eine Katze gehalten, nur mit Dosen- und/oder Trockenfutter ernähren, die Kotkästen sind täglich durch andere Personen mit heißem Wasser zu reinigen
- Mutterschaftsrichtlinien: ▬ Screening nicht mehr generell vorgeschrieben ▬ Bei entsprechender Anamnese großzügig Antikörperbestimmung durchführen

37.9 Streptokokken der Gruppe B (GBS)

- Erreger: Streptokokken der Gruppe B (S. agalactiae)
- Übertragung: ▬ Streptokokken der Gruppe B aus dem Gastrointestinaltrakt, die bei Schwangeren intermittieren, chronisch oder transient den Rektovaginalbereich besiedeln können und zu aufsteigenden Infektionen führen können ▬ Geschlechtsverkehr ▬ Intrapartal

Klinik

- Mütterliche Infektion: ▬ Meist asymptomatisch ▬ Harnwegsinfekt (HWI) ▬ Amnionitis ▬ Endometritis ▬ Sepsis
- Neugeboreneninfektion: ▬ »Early onset disease« (innerhalb von 3 Tage

post partum, >90%): Sepsis, Pneumonie und evtl. Meningitis; z. T. sehr dramatischer und rascher Verlauf mit septischem Schock ▬ »Late onset disease« (7 Tage bis 3 Monate post partum, maximal 10%): Meningitis, neurologische Langzeitfolgen, selten: Osteomyelitis, Zellulitis, Lymphadenitis

Diagnostik

- Erregernachweis aus Vaginal- und Anogenitalabstrichen, auch gepoolt möglich

Therapeutisches Vorgehen

- Bei Nachweis von Streptokokken der Gruppe B intrapartuale Antibiotikaprophylaxe mit Penicillin G (5 Mio. IE i.v., dann 2,5 Mio. IE i.v. alle 4 h bis zur Entbindung)
- Ohne Screening Antibiotikaprophylaxe bei ▬ Drohender Frühgeburt <37+0 SSW ▬ Blasensprung ≥18 h ▬ Maternalem Fieber >38°C ▬ Bakteriurie während der Schwangerschaft ▬ Infektion bei einem Kind in einer vorausgegangenen Schwangerschaft
- Bei Penicillinallergie: Cefazolin (2 g i.v., dann alle 8 h 1 g i.v) oder Erythromycin (500 mg i.v. alle 6 h)

Beratung

- Kindliches Letalitätsrisiko bei »early onset disease«: 10–15%
- 86% aller Sepsisverläufe sind durch eine subpartuale Antibiotikaprophylaxe zu verhindern
- Überwachung des Neugeborenen bei nachgewiesener maternaler Infektion für 72 h in der Klinik

Prävention/Prophlaxe

- Screening auf Streptokokken der Gruppe B durch Abstriche in der 35.–37. SSW

37.10   Bakterielle Vaginose

- Erreger: Gardnerella vaginalis, verschiedene Anaerobier in hoher Keimzahl (10^7–10^9/ml), Bacteroides spp., Peptokokkusarten, Fusobacterium nucleatum
- Übertragung: ▬ Durch Geschlechtsverkehr übertragen und begünstigt, nicht immer dadurch verursacht
- Pathogenese: ▬ Atypische Scheidenbesiedlung durch Garnerella vaginalis und andere Bakterien (Anaerobier) ▬ Als Mischinfektion mit hoher Keimzahl

Klinik

- Mütterliche Infektion: ▬ Vermehrter homogener Fluor (nach Alkalisierung fischiger Geruch) ▬ Irritationen im Bereich der Vulva ▬ 50% asymptomatisch
- Komplikationen: ▬ Vorzeitiger Blasensprung ▬ Vorzeitige Wehentätigkeit ▬ Frühgeburt ▬ Endometritis post partum ▬ Wundinfektionen

Diagnostik

- Die Diagnose gilt als gesichert, wenn mindestens 3 der folgenden 4 Befunde erhoben werden können: ▬ Dünnflüssiger, homogener Fluor ▬ pH-Wert in der Scheide >4,5 ▬ Amingeruch (insbesondere nach Alkalisierung mit 10%igem KOH) ▬ Nachweis von »clue cells« im Nativpräparat
- Phasenkontrastmikroskopischer Nachweis: ▬ Ausstrich der Scheidenflüssigkeit nativ, mit Methylenblaufärbung oder im Gram-Präparat (Konzentration anaerober Lactobacillus spp. ↓, anaerobe Mikroorganismen ↑ ca. 1000-fach, Gardnerella vaginalis ↑ um den Faktor 100)

Therapeutisches Vorgehen

- I. Trimenon: Ansäuerung des Vaginal-milieus durch Döderlein-Bakterien oder Vitamin C vaginal appliziert
- II. Trimenon: Antibiotikatherapie-schema in der Schwangerschaft nach dem I. Trimenon: — Lokale/vaginale Applikation: Metronidazol Vaginalta-bletten (1–2×500 mg), Clindamycin 2% Vaginalcreme (5 g für 7 Tage) — Orale Applikation: Metronidazol (2 g Einzeldosis oder 2×2 g im Abstand von 48 h), Metronidazol (2×500 mg/ Tag p.o. für 7 Tage), Clindamycin (2×300 mg/Tag p.o. für 7 Tage)
- In der Schwangerschaft kann trotz der Bedenken nach heutiger Auffassung und nach Beratung der Patientin Metronidazol oder Clindamycin nach dem I. Trimenon gegeben werden
- Schwangere mit einer Frühge-burtsanamnese sollten eine systemi-sche Antibiotikatherapie erhalten

Beratung

- Besonders gefährdet für eine Endome-tritis sind Frauen nach Sectio caesarea

Prävention

- Screening: Vor geplanter Gravidität oder möglichst früh während der Schwangerschaft durch Nativpräparat des Fluor vaginalis

37.11 Amnioninfektions-syndrom (AIS)

- Erreger: — β-hämolysierende Strep-tokokken der Gruppe B — Staphylo-kokken — E. coli — Anaerobier
- Pathogenese: — Aszendierende Infektion der Zervix, v. a. bei vorzeiti-gem Blasensprung oder protrahiertem Geburtsverlauf, die zur unspezifi-schen Infektion der Eihöhle, Placenta, Eihäuten und evtl. des Fetus führt

Klinik

- Fieber >38°C
- Erhöhte Entzündungsparameter (CRP↑, Leukozytose ≥15000/μl)
- Fetale (≥150/min) oder maternale (≥100/min) Tachykardie
- Uteruskantenschmerz
- Übelriechendes Fruchtwasser

Diagnostik

- Messung der Körpertemperatur mehrmals tgl.
- Laborkontrolle: — Blutbild — CRP — Interleukin 6
- CTG-Kontrolle

Therapeutisches Vorgehen

- Sofortige Geburtseinleitung, ggf. Entbindung durch Sectio, falls keine schnelle Geburt zu erwarten ist
- CTG-Dauerüberwachung
- Temperaturkontrollen
- i.v. Antibiotikatherapie: — Penicil-lin, Cephalosporin; Fortsetzung auch post partum — Therapieschema: Ampicillin (3×2 g i.v.) bzw. bei Peni-cillinallergie: Cefuroxim (3×1,5 g i.v.)

Beratung

- Risiken für die Mutter: Sepsis, Endo-toxinschock, Gerinnungsstörung
- Risiken für das Kind: Hohe Infektleta-lität (in Abhängigkeit von der Frühge-burtlichkeit ca. 10%)

37.12 Harnwegsinfekte (HWI)/ Pyelonephritis

- Erreger: — E. coli — Klebsiellen — Enterokokken — Proteus mira-bilis

- Ätiologie: ▬ Verminderte Peristaltik des Ureters ▬ Mechanische Obstruktion des Ureters durch den Uterus (v. a. rechts)

Klinik

- Asymptomatische Bakteriurie
- Zystitis: ▬ Dysurie ▬ Algurie ▬ Suprapubischer Schmerz ▬ Pollakisurie ▬ Mikro- oder Makrohämaturie
- Pyelonephritis: ▬ Miktionsbeschwerden ▬ Hohes Fieber ▬ Schüttelfrost ▬ Flankenschmerzen ▬ Kann aber auch afebril und symptomarm verlaufen

Diagnostik

- Streifentest oder U-Sediment
- Bei positivem Test oder fraglicher Infektion → Kultur und Resistenzbestimmung aus Mittelstrahlurin
- Sonographie der ableitenden Harnwege
- Laborkontrolle bei Pyelonephritis: ▬ Blutbild ▬ CRP

Therapeutisches Vorgehen

- Antibiotika: ▬ Ampicillin ▬ Amoxicillin ▬ Cephalosporin
- Behandlungsdauer: ▬ Asymptomatische Bakteriurie: 3 Tage ▬ Zystitis: Mindestens 3 Tage ▬ Pyelonephritis: 10–14 Tage (zuerst i.v., dann p.o.) ▬ Pyelonephritis: Stationäre Überwachung

Beratung

- Unbehandelte asymptomatische Bakteriurie (ASB) führt in bis zu 30% zu Pyelonephritis
- Nachsorge: Harnkultur 1 Woche nach Ende der Therapie
- Rate vorzeitiger Wehentätigkeit und Frühgeburt ↑ bei Pyelonephritis

Prävention

- Mutterschaftsvorsorge: Streifentest oder U-Sediment während der gesamten Schwangerschaft

37.13 Herpes genitales

- Erreger: Herpes-simplex-Virus Typ 2 (HSV 2), seltener Herpes-simplex-Virus Typ 1 (HSV 1)
- Übertragung: ▬ Schmierinfektion ▬ Geschlechtsverkehr ▬ Perinatal ▬ Diaplazentar sehr selten
- Inkubationszeit: 2–7 Tage bei Primärinfektion

Klinik

- Mütterliche Infektion: ▬ Exogene Erstinfektion: Juckreiz, Spannungsgefühl, Schmerzen, gruppierte Bläschen, Erosionen, Krustenbildung, vergrößerte Leistenlymphknoten; auch asymptomatische Verläufe ▬ Endogene Reaktivierung: meist nur an einer Stelle
- Neugeborene: ▬ Konnatale Infektion: Sehr selten Abort, Frühgeburt, Herpessepsis mit Fieber, generalisierten Bläschen, Ikterus, Hepatomegalie, Hautblutung, Enzephalitis ▬ Perinatale Infektion: Schweres Krankheitsbild lokal (Haut, Auge, Mund) oder systemisch (ZNS)

Diagnostik

- Klinisches Bild
- Zytologischer Nativabstrich: Nachweis nuklearer Einschlusskörperchen
- Virusisolierung: Gewebekultur
- Serologie: HSV-Antikörper (bei hoher Durchseuchungsrate nur bei Primärinfektion; IgM-Ak + Serokonversion)

Therapeutisches Vorgehen

- Aciclovir bei primärer Herpes-genitalis-Infektion in der Schwangerschaft
- Keine Gabe von Aciclovir in der Frühschwangerschaft (1.–14. SSW), da die bisherigen Beobachtungsfälle nicht ausreichen, um jedes Risiko völlig auszuschließen
- Primäre Sectio bei primärer Herpes-genitalis-Infektion
- Ggf. vaginale Entbindung bei Herpesrezidiv unter Aciclovirbehandlung
- Ggf. suppressive Aciclovirtherapie bei fortgeschrittener Gravidität

Beratung

- Perinatale Infektionsrate: ▬ 40–60% bei primärer genitaler Herpesinfektion der Mutter zum Zeitpunkt der Geburt ▬ <1% bei rezidivierender Infektion

Prävention

- An Herpes erkrankte Wöchnerinnen müssen in einem Einzelzimmer untergebracht werden
- Personal trägt Schutzkittel und Handschuhen

37.14 Condylomata accuminata

- Erreger: humanes Papillomavirus (in >90% HPV 6 oder 11)
- Übertragung: ▬ Kontaktinfektion beim Geschlechtsverkehr ▬ Perinatal
- Inkubationszeit: 3 Wochen bis 8 Monate

Klinik

- Mütterliche Infektion: ▬ Papillome im Anogenitalbereich, selten im Mund ▬ Einzeln oder in Gruppen auftretend ▬ Selten riesenhaft tumoröse Ausmaße (Buschke-Löwenstein-Tumor)
- Neugeboreneninfektion: ▬ Selten Larynxpapillome oder Kondylome im Genitalbereich

Diagnostik

- Inspektion (Vulva, Vagina, Zervix) mit Spekulum, Palpation (Anus)
- Essigsäuretest: 3–5% Essigsäure färbt betroffene Areale weißlich
- Kolposkopie
- Virusnachweis: ▬ HPV-Nachweis im Abstrich mittels Hybrid-capture-HPV-DNA-Test 2 oder PCR ▬ Keine Routinediagnostik
- Histologische Untersuchung einer Probeexzision (PE): Nachweis von Koilozyten, Ankathose, Parakeratose
- Bei Bedarf: Prokotskopie oder Uretheroskopie

Therapeutisches Vorgehen

- Medikamentös: Lokaltherpie mit Trichloressigsäure
- Operativ: Laservaporisation, chirurgische oder elektrochirurgische Abtragung
- Optimaler Zeitpunkt ist nicht bekannt, außerhalb der Frühgeburtlichkeit
- Indikation zur primären Sectio nur bei Persistenz der Kondylome

Beratung

Prävention

- HPV-Impfstoff

❯ Intrauterine Wachstums-restriktion (IUGR)

M. Teffner

Klinik

- Liegt das Geburtsgewicht unterhalb der 10. Perzentile, spricht man von SGA-Feten (»small for gestational age«)
- Sind hierfür pathologische Vorgänge verantwortlich, so liegt eine intrauterine Wachstumsrestriktion vor [»intrauterine growth restriction« (IUGR), auch verwendete Bezeichnet: »fetal growth restriction« (FGR)]

Pathogenese

- Endogen fetale Ursachen: ▬ Chromosomenanomalien (Triploidie, Trisomie 18) ▬ Fehlbildungen ▬ Stoffwechselerkrankungen des Feten ▬ Fetale Infektionen ▬ Strahlenexposition
- Versorgungsmangel (Plazentainsuffizienz) ▬ Toxische Ursachen: Nikotinabusus, Drogen ▬ Maternale Erkrankungen: Präeklampsie, Anämie, maternale Herzfehler, Diabetes mellitus, Mangelernährung

Anamnese

- Zyklusanamnese
- Gestationsalter (Terminüberprüfung!)
- Medikamentenanamnese
- Genussmittel (Nikotin), Drogen

Obligate Diagnostik
Sonographie

- Sonographische Messung des Abdominalumfangs (AU) und Bestimmung des sonographisch geschätzten Gewichts
- Die Verwendung von angepassten Wachstumskurven, bei denen weitere Parameter (mütterliches Gewicht, mütterliche Körpergröße, Ethnizität, Parität) Berücksichtigung finden, führt zu einer verbesserten Diagnostik mit niedrigeren Falsch-positiv-Raten
- Die Berücksichtigung der Wachstumsgeschwindigkeit durch mehrere aufeinanderfolgende Messungen führt ebenfalls zu einer verbesserten Diagnostik mit niedrigeren Falsch-positiv-Raten (»Kreuzen der Perzentilen«)

Ergänzende Diagnostik

- Infektionsserologie (TORCH; ▶ Kap. 37)
- Blutbild
- Chorionzottenbiopsie bzw. Amniozentese zur Chromosomenanalyse
- Ausführliche Fehlbildungsdiagnostik

Therapeutisches Vorgehen
Überwachung von IUGR-Feten

- Regelmäßige Messung der sonographischen Biometrieparameter:
  ▬ Biparietaler Durchmesser (BPD)
  ▬ Frontookzipitaler Durchmesser (FOD) ▬ Kopfumfang (KU)

- = Abdomenquerdurchmesser (ATD)
- = *Abdomen*sagittaldurchmesser (ASD) = Abdomenumfang (AU)
- = Femurlänge (FL) = Sonographisch geschätztes Gewicht
- ▪ Messung alle 10–14 Tage mit Kontrolle des Fruchtwassers: = Menge = Tiefstes Depot = Fruchtwasserindex (FWI)
- ▪ Regelmäßige Dopplerkontrollen: = Primär Kontrolle der A. umbilicalis; ist diese pathologisch → Messung der A. cerebri media und der venösen Doppler (Ductus venosus, V. umbilicalis)
- ▪ Stationäre Aufnahme und Überwachung bei enddiastolischem Null- oder Rückwärtsfluss in der A. umbilicalis
- ▪ Bei Gestationsalter <34+0 SSW muss dann auch eine antenatale Steroidprophylaxe (ANS) durchgeführt werden
- ▪ CTG-Kontrolle 1–3×/Tag ist in diesen Fällen sinnvoll.

Timing des Geburtszeitpunktes
- ▪ Bei positivem enddiastolischem Fluss in der A. umbilicalis ist ein Geburtszeitpunkt >37+0 SSW anzustreben, Indikation zur Geburtseinleitung besteht in diesen Fällen nicht
- ▪ Bei diastolischem Nullfluss oder rückwärtsgerichtetem Fluss in der A. umbilicalis sollte abhängig vom Gestationsalter bei Vorliegen (mehrerer) weiterer pathologischer Überwachungsparameter (biophysikalisches Profil, Doppler A. cerebri media, venöse Doppler) die Entbindung angestrebt werden
- ▪ Liegt das Gestationsalter >34+0 SSW, ist auch ohne weitere negative Kriterien eine Entbindung indiziert
- ▪ Die Entbindung muss an einem den Umständen entsprechend spezialisierten Perinatalzentrum erfolgen

❯ Blutgruppen-
unverträglichkeit,
immunologisch fetale
Thrombozytopenien

C.S. von Kaisenberg, H. Kühling-von Kaisenberg

Klinik
Alloimmune Rh-Erythroblastose

- Mutter negativ für den Rh-Faktor, Fetus hat das Rh-positive Merkmal vom Vater geerbt
- Immunisierung der Mutter: Bildung von plazentagängigen Rh-Ak (anti-D-Ak), Hämolyse von Rh-positiven Erythrozyten des Feten
- Fetale Anämie: Auch bei Kell-, Duffy- und weiteren erythrozytären Inkompatibilitäten

Fetale alloimmune Thrombozytopenie (FAIT)

- Häufigkeit: ▬ 1:1000–2000 Geburten, Diagnose jedoch erheblich seltener ▬ Kann zu gravierenden Folgeschäden führen, besonders in Folgeschwangerschaften
- Mutter negativ für ein bestimmtes Thrombozytenmerkmal: ▬ z. B. das anti-HPA-1a (80–90%) oder anti-HPA-5b (18%) ▬ Fetus hat das positive Merkmal vom Vater geerbt
- Immunisierung der Mutter: ▬ Bildung von plazentagängigen mütterliche Ak ▬ Ausbildung einer fetalen Thrombozytopenie

- Thrombozyten <20.000/µl bzw. <10.000/µl: ▬ Spontane fetale Gehirnblutung möglich, in 50% bereits vor der Geburt ▬ Frühestens um 16. SSW, meistens jedoch im III. Trimenon

Neonatale alloimmune Thrombozytopenie (NAIT)

- Neonatale alloimmune Thrombozytopenie: Beim Neugeborenen diagnostizierte Ak-bedingte Thrombozytopenie

Autoimmune Thrombozytopenie

- Bei der Mutter liegen Ak gegen eigene Thrombozyten vor, die zu einer Thrombopenie führen
- Meist nicht plazentagängig
- I. d. R. ist nur die Mutter, nicht jedoch der Fetus betroffen

Diagnostik
Fehlbildungsdiagnostik im II. oder III. Trimenon

- Nach stattgefundener Blutung (Thrombozytopenie) Ventrikulomegalie im Sinne eines Hydrocephalus aresorbtivus

- Zerebraler Septumdefekt bei Ruptur nach intraventrikulärer Hämorrhagie
- Porenzephalische Zysten
- Meist nur mäßiggradige Makrozephalie

Crossmatch

- Plättchenantikörpertest des mütterlichen Serums reagiert positiv mit Thrombozyten des Vaters, mit Plättchen der Schwangeren selbst jedoch negativ (autologer Ansatz)
- Die Schwangere wird für das dem Alloantikörper korrespondierende Antigen als negativ, der Vater als hierfür positiv typisiert

Diagnosesicherung

- FAIT in der Vorschwangerschaft
- Um 30 SSW, ggf. bereits ab 20 SSW
- In thrombozytärer Transfusionsbereitschaft kann eine Kordozentese zur Diagnosesicherung durchgeführt werden, immer kombiniert unmittelbar mit einer Thrombozytentransfusion, da bei einer Thrombopenie das Zurückziehen der Nadel zu einer schwersten Hämorrhagie führen würde

Immunisierung der Mutter (Erythrozyten, Thrombozyten)

- Nimmt mit steigender Zahl der Schwangerschaften und mit steigendem Schwangerschaftsalter zu → Obligater Bestandteil der Anamnese: — Ausgang aller vorherigen Schwangerschaften — Woche des ersten Auftretens von Komplikationen

Untersuchung des Vaters

- Homozygot oder heterozygot für ein bestimmtes Merkmal → Die Hälfte (heterozygot) oder alle (homozygot) seine Kinder sind betroffen

Therapeutisches Vorgehen
Alloimmune Rh-Erythroblastose

- Anti-D-Titerverläufe: >15 IU/l oder >1:128 stellt eine Indikation zur Kordozentese dar
- V_{max} [cm/s] der A. cerebri media → >1,5 MoM erhöht das Risiko für Anämie substanziell
- Fehlbildungsdiagnostik: — Hautödem — Aszites — Pleuraergüsse — Kardiomegalie — Trikuspidalinsuffizienz
- Fetale Anämie: — Seriell in etwa 10-tägigen Abständen intravaskulär Rh-negative Bluttransfusionen — Ersetzt werden müssen sowohl die Anämie, die physiologischerweise abgebauten Erythrozyten — Darüber hinaus muss die Menge zugeführt werden, die zusätzlich gebraucht wird, da das Kind wächst
- Geburt möglich ab 34 SSW alternativ zu Transfusionen

Alloimmune Thrombozytopenie

- Diagnose meist erst in Zusammenhang mit einer betroffenen Schwangerschaft (Thrombopenie bei Geburt, intrauterine Gehirnblutung)
- Eine Behandlungsstrategie ist, das Auftreten einer zerebralen Ventrikulomegalie abzuwarten und dann mit wöchentlichen Plättchentransfusionen zu beginnen
- Eine andere Strategie ist, nach einem erkrankten Kind ab 20 SSW seriell wöchentlich Plättchen zu transfundieren (ob das Kind positiv ist, kann ggf. bereits im I. Trimenon aus Chorionzotten molekularbiologisch bestätigt oder ausgeschlossen werden)
- Vorgehen muss mit den Eltern gemeinsam besprochen werden, da eine bereits eingetretene Gehirnblutung irreversible Schäden verursachen kann

und bei früh beginnenden Transfusionen das Fruchttodrisiko nicht unerheblich ist

❯ Geburtshilfliche Konsequenzen:
- **Rh-Alloimmunisierung: Spontanpartus möglich, wenn Hb normal ist und keine Herzinsuffizienz besteht**
- **Alloimmune Thrombopenie: Spontanpartus möglich, wenn Thrombozytenzahlen normal sind**

❯ Mütterliche Erkrankungen in der Schwangerschaft

40.1 Hyperemesis gravidarum

M. Teffner

- Übelkeit und Erbrechen vor der 20. SSW mit Störungen im Elektrolyt- und Flüssigkeitshaushalt

Anamnese
- Häufigkeit
- Zeitpunkt
- Nahrungsaufnahme
- Medikamente

Klinik
- Beginn 4.–10. SSW, Beschwerde-maximum 9.–13. SSW
- Dauerhafte Übelkeit, Erbrechen (3–20×/Tag)
- Störungen des Flüssigkeits- und Elektrolythaushalts
- Gewichtsverlust

Obligate Diagnostik
- Urinsediment (Ketone ↑, spezifisches Gewicht ↑, pH-Wert ↓)
- Serumelektrolyte (K$^+$ ↓)

Ergänzende Diagnostik
- Schilddrüsenwerte (TSH, fT3, fT4)
- Gewichtsmessung (tgl.)

Differenzialdiagnose
- Hyperthyreose
- Gastrointestinaler Infekt (Helico-bacter pylori!)
- Refluxösophagitis
- Toxische Ursachen
- ZNS-Erkrankungen
- Stoffwechselstörungen (Schilddrüse)

Therapeutisches Vorgehen
Nichtmedikamentöse Therapie
- Diätetisch: Kohlenhydratreiche, fett- und proteinarme Kost
- Akupunktur/Akupressur: Punkt P6
- Nahrungskarenz, langsamer Kostauf-bau

Infusionstherapie
- Flüssikeitssubstitution: ▬ Vollelek-trolytlösungen, z. B. Sterofundin (ma-ximal 40 ml/kg KG/Tag) ▬ Gluko-selösungen, z. B. G10 (maximal 30 ml/kg KG/Tag)
- Totale parenterale Ernährung

Medikamentöse Therapie
- Meclozin, z. B. Postadoxin, Postafen (25–100 mg/Tag p.o.)
- Metoclopramid, z. B. Paspertin, MCP (30–40 mg/Tag p.o oder 10–30 mg/Tag i.v.)
- Dimenhydrinat, z. B. Vomex A (150–250 mg/Tag p.o. oder i.v. oder Supp.)
- Vitamin B$_6$, z. B. Pyridoxin (20–100 mg/Tag)
- Ingwer, Ingwerpräparate

Psychologische/psychiatrische Therapie
- Nur bei deutlichen Hinweisen auf psychosoziale Genese

40.2 Diabetes mellitus in der Schwangerschaft

F. Wegener

- Definition ◘ Tab. 40.1
- Epidemiologie: ➡ Präkonzeptionell 0,3% aller Schwangeren ➡ Gestationsdiabetes 2–5% aller Schwangeren ➡ 1% aller Schwangeren entwickeln einen insulinpflichtigen Gestationsdiabetes
- Risikofaktoren: ➡ Übergewicht (BMI >27 kg/m^2) ➡ Diabetes bei erstgradigen Verwandten ➡ Gestationsdiabetes in vorangegangener Schwangerschaft ➡ Z. n. Geburt eines Kindes >4500 g ➡ Z. n. Totgeburt ➡ Schwere kongenitale Fehlbildungen in vorangegangenen Schwangerschaft ➡ Habituelle Aborte
- Formen: ➡ Gestörte Glukosetoleranz (»impaired glucose tolerance«, IGT) ➡ Nichtinsulinpflichtiger Gestationsdiabetes ➡ Insulinpflichtiger Gestationsdiabetes ➡ Diabetes präkonzeptionell manifest

Klinik
- Wiederholte Glukosurie
- Gehäufte Harnwegsinfekte
- Vermehrung des Fruchtwassers
- Überdurchschnittliche Plazentadicke
- Fetale Makrosomie
- Intrauterine Mangelentwicklung
- Fehlbildungen
- Verschlechterung der Stoffwechsellage bei präexistentem Diabetes mellitus mit typischen Folgeerscheinungen

Anamnese
- Bei bekanntem Diabetes mellitus: ➡ Diabetesdauer ➡ Diabeteseinstellung ➡ Diätführung ➡ Diabetische Komplikationen ➡ Vorangegangene Schwangerschaften ➡ Medikamente
- Bei erstmalig diagnostiziertem Diabetes mellitus: ➡ Vorerkrankungen ➡ Vorangegangene Schwangerschaften ➡ Medikamente

◘ **Tab. 40.1.** Einteilung von Diabetes mellitus in der Schwangerschaft

Diabetes mellitus	Klassifikation der amerikanischen Diabetesgesellschaft	
Präkonzeptionell manifester Diabetes mellitus	I. Typ-1-Diabetes	– Absoluter Insulinmangel mit β-Zellzerstörung – A Immunologisch – B Idiopathisch
	II. Typ-2-Diabetes	– Insulinresistenz mit relativen Insulinmangel
	III. Andere spezifische Formen mit bekannten Ursachen	– Genetische Defekte – Endokrinopathien – Medikamente
Gestationsdiabetes	IV. Gestationsdiabetes	– Erstmals in der Schwangerschaft auftretende Glukosetoleranzstörung jeglicher Form

Diagnostik

- Körperliche Untersuchung ▬ Gefäßstatus ▬ Trophische Störungen ▬ Herzauskultation ▬ Vibrations- und Lagesinn
- Labor (◻ Tab. 40.2): ▬ Bei jeder Vorsorge Urin auf Glukose und Infektzeichen ▬ Oraler Glukosetoleranztest (oGTT; ◻ Abb. 40.1, ◻ Tab. 40.2)

▬ HbA$_{1c}$ (Ziel <7%) ▬ Kreatinin ▬ Harnstoff ▬ Elektrolyte ▬ BB ▬ PTT ▬ Quick-Wert ▬ Lipidstatus
- Sonographie: ▬ Feindiagnostik 20.–22. SSW ▬ Fetometrie alle 14 Tage (auf Polyhydramnion achten)
- CTG ab der 28. SSW alle 14 Tage
- Ggf. Doppleruntersuchungen

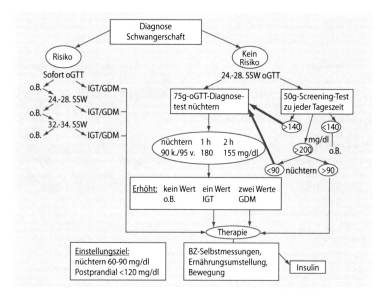

◻ **Abb. 40.1.** Diagnose von Diabetes mellitus in der Schwangerschaft

◻ **Tab. 40.2.** Diabetes mellitus: Screening-Testgrenzwerte

Test	Zeit	Grenzwert
50 g Glukose-Screening-Test, zu jeder Tageszeit durchzuführen	1 h	140 mg/dl
oGTT mit 75 g Glukose, nüchtern durchzuführen	Nüchtern	90 mg/dl
	1 h	180 mg/dl
	2 h	155 mg/dl

- Amniozentese: ▬ Insulin im Fruchtwasser (Norm: <10 µIE/ml)
- Augenärztliche Untersuchung:
  - ▬ Fundoskopie bei bekanntem Diabetes mellitus zur Beurteilung des Gefäßsystems

❯ **Alle Schwangeren in der 24.–28. SSW einem oGTT unterziehen, ggf. bei klinischen Zeichen wiederholen.**

- **Schwangere mit Risikofaktoren für einen Gestationsdiabetes zu Beginn der Schwangerschaft einem oGTT unterziehen, diesen bei Negativität im II. und III. Trimenon wiederholen.**

- **Diabetikerinnen vor Eintritt einer Schwangerschaft normoglykämisch einstellen und in der Schwangerschaft in Zusammenarbeit mit dem Diabetologen engmaschig überwachen (Feindiagnostik, Fetometrie, CTG), Entbindung solcher Patientinnen in Schwerpunktkliniken mit neonatologischer Versorgung.**

Therapeutisches Vorgehen
Mitbetreuung durch den Diabetologen

- Einstellungsziel: ▬ Nüchtern: Kapilläres Vollblut 60–90 mg/dl ▬ 1 h postprandial <140 mg/dl ▬ 2 h postprandial <120 mg/dl

Diätetische Einstellung

- Ernährungsberatung und -schulung
- 30 kcal/kg KG/Tag, bei BMI >27 kg/m² 25 kcal/kg KG
- Kohlenhydratanteil 40% der Tageskalorien

Blutzuckerselbstmessungen

- Vor und nach den Mahlzeiten
- 6 Werte pro Tag, Dokumentation der Werte

- Häufigkeit und Zeitpunkt der Messungen sind im Verlauf der Therapie anzupassen

Sport

- Ausdauersportarten, besonders postprandial

Insulintherapie

- Bei nicht erreichtem Therapieziel unter konservativer Therapie innerhalb von 2 Wochen (mindestens 2 erhöhte Werte pro Tagesprofil an mindestens 2 Tagen innerhalb 1 Woche)
- Bei grenzwertig erhöhten BZ-Werten fetale Makrosomie in die Therapieentscheidung einbeziehen
- Bei präkonzeptionell bekanntem Diabetes mellitus Typ 2 (orale Diabetika wegen fraglicher Teratogenität kontraindiziert)
- Intensivierte nach Blutglukose dosisadaptierte Insulintherapie mit Humaninsulin (Insulinanaloga sind zur Therapie in der Schwangerschaft nicht zugelassen)

Antenatale Steroidprophylaxe und β-Mimetika als Tokolyse

- Durch Glukokortikoide und β-Mimetika Begünstigung und/oder Verschlechterung einer diabetogenen Stoffwechsellage
- oGTT erst mindestens 10 Tage nach der ANS-Prophylaxe durchführen

Geburt

- Empfehlung zur Geburt in Kliniken mit diabetologischer Erfahrung und neonatologischer Versorgung, zwingend bei insulinpflichtigem Gestationsdiabetes
- Geburtseinleitung am Geburtstermin bei insulinpflichtigem Gestationsdiabetes

- Während der Geburt alle 1–2 h BZ-Kontrollen, Ziel 70–110 mg/dl
- Kurzwirksame Insuline verwenden, langwirksame zu Beginn der Geburt absetzen
- Bei fetaler Makrosomie und Verdacht auf Geburtmissverhältnis → Sectio

Wochenbett

- Mutter: ▬ Bei Insulintherapie Insulin absetzen ▬ Am 2. Wochenbetttag Nüchternblutzucker und 2 h postprandial ▬ Nüchtern >110 mg/dl, postprandial >200 mg/dl → Vorstellung beim Diabetologen ▬ Normale Werte: 6–12 Wochen postpartal oGTT
- Kind: ▬ 1/2 h, 1 h, 3 h und 12 h postpartal BZ-Kontrollen ▬ Grenzwerte: Frühgeborene >20 mg/dl, reife Neugeborene >30 mg/dl bis zum 2. Lebenstag, danach >40 mg/dl ▬ Bei Kindern von insulinbehandelten Schwangeren zusätzlich Hb, HKT, Kalzium, Magnesium, Bilirubin zwischen dem 3. und 5. Lebenstag ▬ Zur Prophylaxe von Hypoglykämien bei Neugeborenen diabetischer Mütter wird eine Frühestfütterung in häufigen kleinen Portionen empfohlen

Beratung
Gestationsdiabetes

- Der Gestationsdiabetes stellt bei korrekter Einstellung akut kein Risiko für Mutter und Kind dar
- Frauen mit Gestationsdiabetes haben ein erhöhtes Risiko, einen Diabetes mellitus Typ 2 zu entwickeln (50% in 10 Jahren)

Präexistenter Diabetes

- Ohne Gefäßschäden bei korrekter Einstellung kein erhöhtes Risiko
- Schlecht eingestellter Diabetes geht mit einer erhöhten Fehlbildungsrate einher

Komplikationen bei schlecht eingestelltem Diabetes
Mutter

- 2-fach erhöhtes Abortrisiko
- Harnwegsinfekte
- Erhöhte Neigung zu Präeklampsie
- Mikrozirkulationsstörungen [transitorische ischämische Attacke (TIA), Myokardinfarkt, Gastroparese]
- Progredienz diabetischer Retinopathie, Nephropathie oder Neuropathie bei vorbestehendem Diabetes mellitus
- Wundheilungsstörungen
- Wundinfektionen

Kind

- Diabetische Embryopathie ▬ 10% der Fälle bei vorbestehendem Diabetes mellitus ▬ Herzfehler ▬ Kardio-, Hepato-, Splenomegalie durch Glykogeneinlagerungen ▬ Kaudale Regression (Agenesie der unteren Wirbelsäule, des Beckens, der unteren Extremität mit urogenitalen und kardialen Fehlbildungen)
- Diabetische Fetopathie ▬ Makrosomie/Geburtsgewicht >4000 g ▬ Schulterdystokie ▬ Plazentainsuffizienz ▬ Polyhydramnion mit vorzeitigem Blasensprung und Frühgeburt ▬ Intrauteriner Fruchttod (3-fach erhöhtes Risiko) ▬ Atemnotsyndrom durch mangelnde Lungenreife (trotz Reife 5-fach erhöhtes Risiko) ▬ Hypomagnesiämie ▬ Hyperbilirubinämie ▬ 2-fach erhöhte perinatale Mortalität
- Bis zu 50% erhöhtes Risiko, selbst einen Diabetes mellitus und Adipositas zu entwickeln

40.3 Hypertensive Schwangerschaftserkrankungen und HELLP-Syndrom

F. Wegener

HELLP-Syndrom

- Epidemiologie ━ Rund 7% aller Schwangeren entwickeln hypertensive Erkrankungen ━ Rund 10% davon entwickeln eine Eklampsie ━ Ein HELLP-Syndrom entwickeln 10% aller Schwangeren mit Präeklampsie und 30% aller Schwangeren mit Eklampsie
- Ätiologie/Pathogenese: ━ Gestörte Plazentation und mütterliche Disposition → Inflammatorischer Stimulus → Aktivierung von Endothelzellen, Thrombozyten, Leukozyten, Gerinnung → Thrombangiopathie, Vasokonstriktion, Hyperpermeabilität, Hypoperfusion → Fetale Wachstumsrestriktion und mütterliche Hypertonie, Proteinurie und Organdysfunktion ━ Eklampsie durch zerebralen Arteriolenspasmus

Relatives Risiko für die Entwicklung einer hypertensiven Schwangerschaftserkrankung

- Diabetes mellitus (2,0)
- Primipara (3,0)
- Alter >40 Jahre (3,0)
- BMI >35 (4,0)
- Mehrlinge (4,0)
- Präeklampsie in der Familie (5,0)
- Chronische Hypertonie (10,0)
- Antiphospholipidsyndrom (10,0)
- Chronische Nierenerkrankung (20,0)
- Z. n. schwerer Präeklampsie <28. SSW (120,0)

Klinik

Schwangerschaftsinduzierte Hypertonie

- Hypertonie >140/90 mm Hg

Präeklampsie

- Hypertonie >140/90 mm Hg
- Ödeme (Gewichtszunahme >1 kg/Woche oder ausgeprägtes Gesichtsödem)
- Proteinurie
- Licht- und Geräuschempfindlichkeit
- Drohende Eklampsie
- Hyperreflexie
- Sehstörungen
- Ohrensausen

Einteilung der Präeklampsie (nach ACOG 2002)

- Leichte Präeklampsie: ━ Blutdruck: systolisch ≥170 mm Hg, diastolisch ≥110 mm Hg ━ Proteinurie ≥0,3 g/24 h
- Schwere Präeklampsie ━ Blutdruck: systolisch ≥170 mm Hg, diastolisch ≥110 mm Hg ━ Proteinurie ≥5 g/24 h ━ Oligurie 400 ml/24 h ━ Thrombozytopenie ━ Aminotransferasen ↑ ━ Serumkreatinin ↑ ━ Hyperreflexie ━ Kopfschmerzen ━ Sehstörungen, ━ Oberbauchschmerzen, Nausea, Erbrechen ━ Intrauterine Wachstumsrestriktion

Eklampsie

- Tonisch-klonische Anfälle antepartal, intrapartal, innerhalb 7 Tagen postpartal ohne andere Ursache

HELLP-Syndrom

- Trias aus: ━ H = »hemolysis« (Hämolyse) ━ EL = »elevated liver enzymes« (Leberwerte ↑) ━ LP = »low platelets« (Thrombozytopenie)

- In 5–15% liegt keine Proteinurie, in 20% liegt keine Hypertonie vor
- In 15% liegt weder eine Proteinurie noch eine Hypertonie vor
- Rechtsseitige Oberbauchschmerzen, Übelkeit/Erbrechen
- Anämie
- Ikterus durch Hämolyse

Chronische Hypertonie/Pfropfgestose

- Präkonzeptionell oder in der ersten Schwangerschaftshälfte diagnostizierte Hypertonie, die 12 Wochen nach der Geburt persistiert

Komplikationen bei hypertensiven Schwangerschaftserkrankungen

- Disseminierte intravasale Gerinnung (DIC)
- Erhöhter Blutverlust bei Entbindung
- Nierenversagen
- Leberversagen
- Herz-Kreislauf-Versagen
- Hirnödem
- Status epilepticus
- Vorzeitige Plazentalösung

Anamnese

- Vorbestehend Hypertonie, Nierenerkrankungen, Diabetes mellitus
- Hypertensive Erkrankungen in vorausgehenden Schwangerschaften
- Hypertensive Schwangerschaftserkrankung in der Familie
- Alter
- Adipositas

Diagnostik

- Früherkennung: — Engmaschigere Vorsorgen bei Risikofaktoren — Blutdruckmessungen bei jeder Vorsorge, bei Risikofaktoren täglich Selbstmessung — Urinanalyse auf Proteine bei jeder Vorsorge — Gewichtskontrollen bei jeder Vorsorge — Dopplersonographie erhöhter RI/PI sowie bilaterale diastolische Inzisur (»notching«) der Aa. uterinae >24. SSW als ungünstiges prognostisches Kriterium
- Diagnosestellung: — 24-h-Blutdruckprofil — 24-h-Sammelurin (>300 mg/24< h) — Tägliche Gewichtskontrolle (Zunahme >1 kg KG/Woche)
- Labor täglich bis zu 2×/Woche: — Thrombozyten — Hämoglobin — Haptoglobin — Bilirubin (Hämolysezeichen) — LDH — Harnsäure — Harnstoff — Kreatinin — ALS — ALT — Gesamteiweiß — Gerinnungsparameter
- CTG — bis zu 3×/Tag
- Sonographie
- Fruchtwassermenge und fetales Wachstum alle 10–14 Tage
- Dopplersonographie der fetalen Gefäße wöchentlich bis täglich

Therapeutisches Vorgehen

- Leichte Präeklampsie → Bei guter Compliance ambulante konservative Therapie möglich

Indikationen zur Vorstellung in der Klinik

- Hypertonie >160 mm Hg systolisch bzw. >100 mm Hg diastolisch
- Manifeste Präeklampsie
- Proteinurie und Gewichtszunahme >1 kg KG/Woche
- Drohende Eklampsie
- Oberbauchschmerzen
- Hinweise auf fetale Bedrohung: — Suspektes/pathologisches CTG — Suspekte/pathologische fetale Doppler — Intrauterine Wachstumsrestriktion

Konservative Maßnamen

- Stressreduktion
- Bettruhe

- Verminderung des Sympathikotonus → Verbesserung der renalen und uteroplazentaren Perfusion
- Senkung des Blutdrucks und Ausschwemmung von Ödemen
- Eiweißreiche Diät

Medikamentöse Therapie

❷ Eine medikamentöse Einstellung soll unter stationärer Überwachung erfolgen! Eine zu rasche Blutdrucksenkung kann mit akuter fetaler Gefährdung einhergehen.

- Antihypertensiva ▬ Bei anhaltenden Werten ≥170/110 mm Hg bzw. ≥160/100 mm Hg bei Pfropfkonstellation
- Akuttherapie ❑ Tab. 40.3
- Langzeitbehandlung mit oralen Antihypertensiva ❑ Tab. 40.4
- Antenatale Steroidprophylaxe ▬ 24.–34. SSW ▬ Einling: 2×12 mg Betamethason i.m. im Abstand von 24 h ▬ Mehrlinge: 4×6 mg Betamethason i.m. im Abstand von 12 h

❑ **Tab. 40.3.** Akuttherapie bei hypertensiven Schwangerschaftserkrankungen

	Medikament	Dosierung	Relevante Nebenwirkungen
Antihypertensive Therapie	Nifedipin	Initial 5 mg p.o., ggf. Wiederholung nach 20 min	– Kopfschmerzen – Mit Magnesium ausgeprägte Hypotonie und neuromuskuläre Blockade
	Urapidil	Initial 6,25–12,5 mg i.v. als Bolus über 2 min, danach 3–24 mg/h über Perfusor	– Kopfschmerzen – Übelkeit
	Dihydralazin	5 mg i.v. alle 20 min oder 5 mg i.v. als Bolus, danach 2–20 mg/h über Perfusor	– Starke Kopfschmerzen – Reflektorische Tachykardie
Antikonvulsive Therapie	Diazepam zur Anfallsbehandlung	10–20 mg langsam i.v.	– Vigilanzstörung
	Magnesiumsulfat zur Anfallsprophylaxe Cave: Überdosierung bei eingeschränkter Nierenfunktion	4 g i.v. über 10 min, danach 1–2 g/h über Perfusor; Ziel: 2–3 mmol/l	– Intoxikation: Fehlende Sehnenreflexe – Atemlähmung/Atemfrequenz <12/min – Antidot: 10%iges Kalziumglukonat (10 ml i.v. über 3 min)
Diuretika bei Oligurie und Lungenödem	Furosemid	10–20 mg i.v., ggf. Wiederholung mit erhöhter Dosis	– Elektrolytentgleisungen, insbesondere Hypokaliämie

Entbindung

Präeklampsie

- \>37+0 SSW: — Unabhängig vom Schweregrad umgehende Einleitung der Entbindung
- 34+0 bis 36+6 SSW: — Bei schwerer Präeklampsie umgehende Entbindung — Bei fetaler Wachstumsrestriktion <5. Perzentile oder pathologischer Dopplersonographie unäbhängig von den mütterlichen Symptomen umgehende Entbindung
- 24+0 bis 33+6 SSW — Betreuung in einem Perinatalzentrum — Zuwarten unter kontinuierlicher Überwachung von Mutter und Kind, solange hochpathologische fetale Dopplerbefunde ausbleiben, zumindest, um die antenatale Steroidprophylaxe durchzuführen
- <24+0 SSW — Es ist mit erheblicher maternaler und perinataler Mortalität zu rechnen — Individuelle Entscheidung treffen

HELLP-Syndrom

- \>34+0 SSW — Umgehende Einleitung der Entbindung
- <34+0 SSW — Engmaschige Überwachung mit Laborkontrollen — Versuch mit Methylprednisolon (32 mg/Tag i.v.) oder Dexamethason (2–3×1 mg/Tag i.v.)

◨ **Tab. 40.4.** Langzeitbehandlung mit oralen Antihypertensiva in der Schwangerschaft

	Medikament	Dosierung	Anmerkung
Geeignet	α-Methyldopa	Initial 1 g/Tag (maximal 4 g/Tag in 3–4 Dosen)	– Mittel der 1. Wahl
Eingeschränkt geeignet	Nifedipin	30–60 mg/Tag in 3 Dosen	– Nicht indiziert im I. Trimenon, da teratogen im Tierversuch
	β-Blocker (Metoprolol Mittel der 1. Wahl	50–200 mg/Tag in 1–2 Dosen	– Erhöhtes Risiko fetaler Wachstumsrestriktion
Nicht geeignet	Diuretika		– Potenzielle Beeinträchtigung der uteroplazentaren Perfusion durch Plasmavolumenreduktion
	ACE-Hemmer		– Akutes Nierenversagen bei Neugeborenen – Schädelkalottendefekte – Teratogen im I. Trimenon
	AT_1-Antagonisten		– Oligohydramnion – Schädelkalottendefekte – Potenziell teratogen
	Alle anderen Antihypertensiva		– Informationen über Anwendung in der Schwangerschaft ungenügend

Indikationen zur sofortigen Entbindung bei Präeklampsie und HELLP-Syndrom

❯ In jedem Einzelfall sollte der Wert des Abschlusses der antenatalen Steroidprophylaxe gegen die Dringlichkeit der Schwangerschaftsbeendigung aus maternaler Indikation abgewogen werden!

- Mutter: — Therapierefraktäre schwere Hypertonie — Therapierefraktäre Niereninsuffizienz — Akutes Lungenödem — Disseminierte intravasale Gerinnung — Persistierende schwere Oberbauchschmerzen — Neu aufgetretene schwere zentralnervöse Symptome — Eklampsie
- Kind: — Pathologisches CTG — Hochpathologische Dopplersonographie

Entbindungsmodus
- Bei stabilem maternalen und fetalen Zustand vaginal möglich, jedoch Geburtsverlauf und Erfolgsaussichten für eine spontane Geburt in Abhängigkeit zum Schweregrad und Dynamik der Erkrankung berücksichtigen

Wochenbett
- 48 h Fortsetzung der intensivierten Überwachung mit Laboranalysen (postpartales HELLP-Syndrom 7–30%, postpartale Eklampsie bis zu 28%)
- Falls Magnesiumsulfat vor der Entbindung eingesetzt wurde, für 48 h fortsetzen
- Blutdruckmessung post partum bis zur Normalisierung
- Medikamente ausschleichen, bei Pfropfgestose belassen
- Falls keine Normalisierung des Blutdrucks 6 Wochen postpartal → Vorstellung beim Internisten

Stillen
- Stillverträgliche Antihypertensiva — α-Methyldopa — Dihydralazin — Metoprolol — Nifedipin — Captopril — Enalapril

Nachsorge
- Serumkreatinin und Eiweißausscheidung 3 Monate postpartal
- Ggf. Thrombophiliediagnostik, besonders Antiphospholipidantikörper

Beratung
- Letalität Eklampsie: — Mutter 5% — Perinatal 30%
- Letalität HELLP-Syndrom — Mutter 3,5% — Perinatal 10-60%
- Wiederholungsrisiko Präeklampsie/HELLP-Syndrom: 2–19%
- Langzeitfolgen mütterlich: >90% entwickeln nach 20 Jahren eine chronische Hypertonie

Prävention
- Präeklampsie in vorangehender Schwangerschaft → 100 mg ASS/Tag spätestens ab der 16. SSW

40.4 Thromboembolische Komplikationen in Schwangerschaft und Wochenbett

G. Krause

- Thrombotischer Verschluss von meist deszendierenden Iliofemoralvenen mit bevorzugtem Befall der linken Seite (ca. 95%), seltener in poplitealen und kruralen Gefäßen

Anamnese
- Familienanamnese (angeborene Gerinnungsstörungen, z. B. APC-Resistenz)

Klinik

- Symptome wie neu aufgetretener belastungsabhängiger Schmerz in der Wade oder Oberschenkel, links > rechts
- Homans-Zeichen positiv (Zunahme Wadenschmerz bei Dorsalflexion des Fußes
- Payr-Zeichen (Fußsohlenklopfschmerz)
- Schwellung (Umfangsdifferenz der Extremitäten)
- Rötlich-livide Verfärbung/Überwärmung der Haut

Diagnostik

- Ultraschall — Farbkodierte Duplexsonographie kombiniert mit einer Kompressionssonographie stellt den Goldstandard der nichtinvasiven Methoden dar → Fehlende Komprimierbarkeit der Venen, Binnenecho, verminderter oder fehlender Blutfluss
- Röntgendiagnostik: — Aszendierende Phlebographie in Ergänzung zur Duplexsonographie nur in Ausnahmefällen (im I. Trimenon absolut kontraindiziert); v. a. im Wochenbett einsetzbar — Alternative: MR-Phlebographie, bei Beteiligung der V. cava inferior — Zusätzlich CT (im Wochenbett) — MRT (in der Schwangerschaft)
- Labor: — Fibrinspaltprodukte (D-Dimere) → Normwerte schließen mit hoher Wahrscheinlichkeit tiefe Beinvenenthrombose (TVT) aus — Allerdings: Erhöhte Werte (>500 µg/l) sind in der Schwangerschaft schwer zu interpretieren und beweisen nicht die Thrombose — Bei Werten <500–700 µg/l → Thrombose unwahrscheinlich!

Thrombophiliediagnostik

- Indikation: — Thromboembolien in der Eigen- oder Familienanamnese

- Empfohlene Untersuchungen:
  - APC-Resistenz — Prothrombin-G20210A-Mutation — Homozygote MTHFR-Mutation
  - (Hyperhomozysteinämie)
  - Antithrombin — Protein C/S
  - Antiphospholipidantikörper
  - Lupusantikoagulans — Anticardiolipinantikörper (IgG und IgM)
  - β_2-Glycoprotein-1 (in Zusammenhang mit niedrigem Anticardiolipin-Ak-Titer)

Prävention/Prophylaxe
Allgemeine Maßnahmen

- Kompressionsstrümpfe – besser -strumpfhose – nach Anpassung der Klasse II
- Gewichtsreduktion
- Nikotinkarenz
- Prophylaktische Übungen bei Immobilisation durch Betätigung der Muskelpumpe

Spezifische risikoadaptierte prophylaktische Maßnahmen

- ☐ Tab. 40.5
- Antiphospholipidsyndrom: — Zusätzlich zur NMH-Therapie noch 100 mg Aspirin/Tag ab positivem Schwangerschaftstest bis zur vollendeten 32. SSW
- Postpartal bei Risikokonstellation (z. B. Faktor-V-Leiden-Mutation) bis zu 6 Wochen NMH
- Risiken der Thromboseprophylaxe mit Low-dose-Heparin — Osteoporose (bis zu 30%) bei Langzeittherapie einschließlich symptomatischer Frakturen (bis zu 2%) — Heparininduzierte Thrombozytopenie Typ II (HIT; bis zu 3%) tritt 5–28 Tage nach Therapiebeginn auf → Thrombozytenkontrolle ab 5. Tag 2×/Woche über 3 Wochen

◻ Tab. 40.5. Risikostufen für die Prophylaxe von venösen Thrombembolien

Risikostufe		Risikostufe
Niedriges Risiko	– Z. n. TE mit Auslöser, keine TP – Bisher keine TE, aber TP – Bisher keine TE, aber RF, keine TP – Bisher keine TE, aber lupuspositiv	– Low-dose-Heparinisierung mit NMH bei zusätzlichen Risikofaktoren (z. B. Immobilisation, Operation) – z. B. 1×/Tag. Fragmin P (2500 IE) – UFH: 2–3×/Tag Liquemin (5000–7500 IE) – Kompressionsstrümpfe bis 6 Wochen postpartal, bei APC-Resistenz Heparin im Wochenbett
Mittleres Risiko	– Z. n. TE idiopathisch – Z. n. TE und TP – Z. n. TE bei SS/unter Pille – Z. n. >2 TE – AT III-Mangel ohne Thrombose – RSA bei APA/Lupus positiv	– 50–100 Anti-Xa/kg KG/Tag (1× s.c. ab I. Trimenon) – Dosis je nach Präparat errechnen (Anti-Xa-Aktivität ist 3 h nach s.c.-Gabe 0,2–0,4 IE/ml)
Hohes Risiko	– Vorher Dauermarcumarisierung – APA + Thrombose – AT III-Mangel mit Thrombose – Akute Thrombose und Embolie – Künstliche Herzklappe	– 100–200 Anti-Xa/kg KG/Tag (1× s.c.) ab I. Trimenon – Dosis je nach Präparat errechnen (Anti-Xa-Aktivität ist 3 h nach s.c.-Gabe 0,2–0,4 IE/ml)

TE = Thrombembolie, TP = Thrombophilie, RF = Risikofaktor, NMH = niedermolekulares Heparin, UFH = unfraktioniertes Heparin, APC = aktiviertes Protein C, RSA = rezidivierende Spontanaborte, SS = Schwangerschaft, APA = Antiphospholipidantikörper

❯ Heparininduzierte Thrombozytopenie Typ I:

- Meist transient, nach wenigen Tagen nach Therapiebeginn auftretend, benigne, meist keine Therapie notwendig, Thrombozytopenie in der Regel nicht mehr als 50% des Ausgangswerts
- Niedermolekulare Heparine reduzieren das Risiko der HIT (beim unfraktioniertem Heparin Risiko ca. 3%, bei niedermolekularem Heparin ca. 1%)

Komplikationen
Lungenarterienembolie

- Symptome: ▬ Husten ▬ Dyspnoe (nur in 15% vorhanden) ▬ BGA ($pO_2 \downarrow$) ▬ EKG-Veränderungen unspezifisch (SIQ III-Typ) ▬ Blutdruck $\downarrow$ ▬ Tachykardie
- Diagnostik: ▬ Lungen-Ventilations-Perfusions-Szintigraphie (bei negativem Befund ist Lungenembolie quasi ausgeschlossen) ▬ Alternativ Angiographie, Spiralthorax-CT ▬ Alternativ MRT ▬ Ggf. Echokardiographie

Spätkomplikation: Postthrombotisches Syndrom (PTS)

- Nach Jahren durch irreversible Schädigung der Venenklappen auftretend
- Klinik: ▬ Schmerzen ▬ Schwellungsneigung ▬ Nächtliche Wadenkrämpfe ▬ Ulcus cruris

Therapeutisches Vorgehen
Akutphase

- Bettruhe
- Physikalische Maßnahmen
- Intravenöse Hochdosisheparintherapie → Steuerung durch Anti-Xa-Spiegel oder der verlängerten Prothrombinzeit (aPTT)

Konsolidierungsphase

- Sekundärprävention mit Heparin (UFH oder NMH): ▬ Beginn nach 1 Woche ▬ Hochdosisheparintherapie ▬ Fortführung für mindestens 6 Wochen postpartal ▬ Ab 2 Wochen post partum Umstellung auf orale Antikoagulanzien (z. B. Marcumar) möglich
- Immer Kompressionsstrümpfe der Klasse II nach Anpassung ab Diagnosestellung tragen

Heparine

- Unfraktioniertes Heparin (UFH): ▬ Standarddosis 3×5000 IE/s.c./24 h (bei Adipositas Dosis gewichtsadaptiert erhöhen) bis mindestens 6 Wochen post partum
- Niedermolekulares Heparin (NMH): ▬ Vorteil gegenüber unfraktioniertem Heparin → Längere Halbwertszeit (1 Injektion/Tag i. d. R. ausreichend)

❯ **Allgemeines Ziel: Verlängerung der aPTT auf das 1,5–2-Fache bzw. Anti-Xa-Spiegel von 0,4–0,7.**

Behandlung der tiefen Bein- und Beckenvenenthrombose in der Akutphase

- Stationär, Bettruhe
- Heparin (5000 IE i.v. als Bolus, danach initial 400 IE/kg KG/24 h per Dauerinfusion)
- Anpassung der Dosis mit dem oben genannten Ziel über 8–10 Tage

Behandlung in der Konsolidierungsphase = Sekundärprävention

- Mobilisation möglich, z. B. auch ambulant
- Heparin (3–4×/Tag 500 IE s.c.)
- Oder niedermolekulares Heparin (oder 1×/Tag) in Hochrisikodosis, z. B. Fragmin [100–150 (–200) IE/ kg KG/Tag]
- Laborkontrolle: ▬ pTT normal ▬ Anti-Xa-Spiegel <0,2 IE/ml

Kumarine

- In der Schwangerschaft kontraindiziert Ausnahme: Trägerinnen mechanischer Herzklappen im II. und III. Trimenon)
- In der Stillzeit z. B. Warfarin oder Phenprocoumon (ab 2. Woche p.p. unter kinderärztlicher Aufsicht (Vitamin-K-Prophylaxe des Säuglings!)

Lyse- bzw. operative Verfahren in der Akutphase
Fibrinolytische Verfahren

- Urokinase, Streptokinase oder t-PA
- In der Schwangerschaft aufgrund des hohen Blutungsrisikos »relativ« bis absolut kontraindiziert (nur maternal vitalen Indikationen zur Behandlung der fulminanten Lungenembolie vorbehalten bzw. zu diskutieren)

Thrombektomie in der Schwangerschaft

- Bis dato nur untergeordnete Rolle
- Allerdings zeigen Erfahrungen verschiedener spezialisierter Zentren ermutigende Ergebnisse hinsichtlich des mütterlichen Outcome (v. a. Reduzierung des PTS)

Umgang mit UFH und NMH bei Regionalanästhesie

- 12 h vor Geburt, PDA oder Spinalanästhesie sollte NMH abgesetzt werden

- Ggf. frühzeitiges Umsetzen auf Dauer-infusion mit UFH (i.v.)
- Etwa 4–6 h vor den oben genannten Eingriffen absetzen und nach 4–6 h postpartal wieder einsetzen

40.4.1 Thrombophlebitis

- Abgrenzung der oberflächlichen Thrombophlebitis ohne Embolierisiko von der tiefen Beinvenenthrombose
- Therapie: — Antiphlogistische Ver-bände — Bettruhe nicht erforderlich — Bei Thrombophlebitis der V. sa-phena magna Low-dose-Heparinisie-rung indiziert

40.5 Uterus myomatosus in der Schwangerschaft

T. Schollmeyer

- Prävalenz von Myomen 20–50% (häufigste benigne Raumforderung im weiblichen Genitaltrakt)
- Inzidenz abhängig von Alter (Östro-geneinfluss) und ethnischer Zugehö-rigkeit (Farbige häufiger betroffen)
- Inzidenz in der Schwangerschaft 0,5–2,1%
- 10–15% Komplikationen in Abhängig-keit von der Relation zwischen Myom und Plazenta sowie Myomgröße und Myomlokalisation
- Ätiologie und Pathogenese: — Gut-artige Tumoren der glatten Muskula-tur und des Bindegewebes — Gehö-ren zur Gruppe der nichtepithelialen uterinen Tumoren — Leiten sich von einem Klon einer glatten Muskel-zelle (Myozyt) ab — Große Myome zeigen häufig chromosomale Aberra-tionen, die v. a. die Chromosomen 1, 7, 12 und 14 betreffen — Weitere

Wachstumsfaktoren: »fibroblast growth factor«, »vascular endothelial growth factor«, »epidermal growth factor«, »platelet derived growth factor«, »insulin like growth factor«, »transforming growth factor β«
- Risikozunahme: — Alter (v. a. bei der letzten Schwangerschaft) — An-zahl ausgetragener Schwangerschaften — Übergewicht — Schwarzafrikani-sche Herkunft
- Risikoabnahme: — Ovulationshem-mer — Nikotin

Klassifikation

- Abhängig von der Lokalisation wer-den verschiedene Myomformen von-einander abgegrenzt: — Submuköse, intramurale, subseröse und intraliga-mentäre Myome — Als besondere Form der subserösen Myome gelten gestielte Myome

Klinik

- Myombedingte Komplikationsrate zwischen 10 und 15%
- Symptome abhängig von — Größe — Lokalisation — Dynamik des Wachstums in der Schwangerschaft
- Risiko ↑ bei größeren Myomen ≥5 cm Durchmesser
- Mutter: — Meist symptomlos — Er-nährungsgestörtes Myom: Schmerz, Fieber — Vorzeitige Wehentätigkeit mit Frühgeburtsbestrebungen, Abort — Plazentainsuffizienz, vorzeitige Plazentalösung — Ureterkompres-sion (Hydronephrose, Pyelonephritis) — Geburtsmechanisches Hindernis — Postpartal: Atone Nachblutung, In-volutionsstörungen, Endomyometritis
- Kind: — Intrauterine Wachstums-restriktion — Fetale Fehlbildungen und Deformierungen (Extremitäten-defekte, Amelie)

Komplikationen in Schwangerschaft und Wochenbett

- Fehlgeburten: ▬ In 15% ▬ Durch intrakavitäre und submuköse Myome bedingt
- Frühgeburten: ▬ Submuköse Myome erhöhen das Risiko für fetale Retardierung, vorzeitige Plazentalösung und Lageanomalien auf ca. 15%
- Degeneration: ▬ Große oder sehr schnell gewachsene Myome können degenerieren und Nekrosen bilden → Folgen: Schmerzen, Infektionen und vorzeitigen Wehen
- Geburtsmechanik: ▬ Formveränderungen des Cavum uteri → Beckenendlagen oder Querlage ▬ Große Myome → Geburtshindernis ▬ Postpartale Uteruskontraktion verzögert, Atonie begünstigt
- Wochenbett: ▬ Blutungen ▬ Fieber ▬ Schmerzen ▬ Lochialstau

Diagnostik

- Anamnese und Palpation: ▬ Symptomatik ▬ Größe ▬ Lokalisation
- Vaginale, abdominale Sonographie: ▬ Apparatives Verfahren der Wahl ▬ Lage, Größe und Form der Myome in Relation zum Feten
- Dopplersonographie: ▬ Ausschluss Missverhältnis zwischen Plazenta- und Myomperfusion
- MRT: ▬ Bei komplexen Befunden oder zur Geburtsplanung

Differenzialdiagnosen

- Geburtshilflich: ▬ Abortus imminens ▬ Vorzeitige Plazentalösung ▬ Placenta praevia
- Gynäkologisch: ▬ Adnexzysten ▬ Adnextorsion
- Chirurgisch: ▬ Appendizitis ▬ Divertikulitis

- Urologisch: ▬ Pyelonephritis ▬ Urolithiasis

Therapeutisches Vorgehen

- Die therapeutischen Möglichkeiten bei myombedingten Beschwerden in der Schwangerschaft sind limitiert und beschränken sich in den allermeisten Fällen auf eine symptomatische Therapie: ▬ Schmerzen → Lokale Kühlung (Vorderwandmyome) und analgetische Therapie Infektion → Antibiotikatherapie Vorzeitige Wehentätigkeit → Tokolyse Die Gabe von Magnesium kann die Durchblutung verbessern

❷ Eine ursächliche Therapie mit Entfernen des Myoms ist nur bei besonderen Konstellationen, wie bei gestieltem Myom bzw. Torsion indiziert. Auf eine Myomenukleation im Rahmen einer Sectio caesarea wird in den allermeisten Fällen wegen der erhöhten Blutungsgefahr verzichtet. Durch die postpartale Involution schrumpfen Myome und werden somit einer Therapie zu einem späteren Zeitpunkt zugänglicher.

Beratung

- Bei multiplen größeren oder isthmisch lokalisierten Myomen, die ein Geburtshindernis darstellen können, sollte eine primäre Schnittentbindung erwogen werden

Prävention/Prophylaxe

- Bei Uterusmyomen >4 cm präkonzeptionell Myomenukleation (Laparoskopie, Laparotomie)
- Hysteroskopische Entfernung intrakavitärer und submuköser Myome erhöht die Schwangerschaftsrate
- Risiko einer Uterusruptur nach Myomenukleation per laparotomiam oder per pelviscopiam beträgt 0,002%

- Ob nach einer Kavumeröffnung im Rahmen einer Myomenukleation die primäre Sectio caesarea als Entbindungsmodus empfohlen werden muss, wird unterschiedlich beurteilt

❯ 10–15% Komplikationen: Schmerz, vorzeitige Wehen, Plazentainsuffizienz, Geburtshindernis
- **Symptomatische Therapie, keine Myomenukleation in der Schwangerschaft**
- **Primäre Sectio caesarea bei geburtsbehindernden Myomen**

40.6 Erkrankungen innerer Organe und des Nervensystems

E. Kühnle

40.6.1 Schilddrüse

Klassifikation
Euthyreote Struma
- Jodmangel → Kompensatorische Hyperplasie und Hypertrophie der Schilddrüsenfollikel (Euthyreotie)
- Komplikation: Nodulär-hyperplastische Struma mit funktionell autonomen Arealen

Hypothyreose
- Jodmangel
- Hashimoto-Thyreoiditis 90% (antithyreoidale Ak zerstören Schilddrüsenfollikel)
- Z. n. subtotaler Thyreoidektomie
- Z. n. Radiojodtherapie

Hyperthyreose
- M. Basedow 90% (schilddrüsenstimulierende TSH-Rezeptor-Ak)

- Gestationshyperthyreose (β-HCG-Einfluss, öfter bei Hyperemesis gravidarum/Throphoblasterkrankungen)
- Schilddrüsenautonomie (selten, autonome multinoduläre Struma, autonomes Adenom, subakute de-Quervain-Thyreoiditis)

Klinik
Hypothyreose
- Mutter: ▬ Bradykardie ▬ Trockene Haut ▬ Obstipation ▬ Kälteintoleranz ▬ Gesichtsödeme ▬ Antriebsarmut ▬ Depression ▬ Konzentrationsschwäche ▬ Abort
- Kind: ▬ Intrauterine Wachstumsrestriktion ▬ Totgeburt ▬ Neurophysiologische Entwicklung ↓ ▬ Intelligenz ↓ (kongenitale Hypothyreose 0,025%, neonatales TSH-Screening)

Hyperthyreose
- Mutter: ▬ Tachykardie ▬ Tremor ▬ Schwitzen ▬ Wärmeintoleranz ▬ Ophtalmopathie ▬ Kardiomyopathie ▬ Präeklampsie ▬ Thyreotoxische Krise ▬ Vorzeitige Wehentätigkeit mit Frühgeburtsbestrebungen ▬ Abort
- Kind: ▬ Intrauterine Wachstumsrestriktion ▬ Totgeburt ▬ Bei therapiertem mütterlichem M. Basedow → p.p. Hyperthyreose (mütterliche Ak) → Thyreostatikagabe bis zum Abbau der mütterlichen Ak

Diagnostik
- Labor: ▬ TSH, T_3 und T_4 und Ak
- Schilddrüsensonographie → Ausschluss einer Knotenstruma
- Fetale Sonographie → Ausschluss einer fetalen Hyperthyreose (Tachykardie, IUGR)

Therapeutisches Vorgehen

- Hypothyreose (TSH ↑): — Steigerung der Thyroxindosis (50 μg/Tag); Kontrolle alle 2–4 Wochen, dann 1× pro Trimenon zur Dosisanpassung) — Latent (T_3, T_4 normal) → Jodid (200 μg/Tag), manifest (T_3, T_4 ↓) → L-Thyroxin (100–150 μg/Tag)
- M. Basedow: — Laborkontrolle alle 2–4 Wochen (I. Trimenon oft Verschlechterung, II. Trimenon oft Verbesserung; T_4 im oberen Normbereich)
- Hyperthyreose (TSH ↓) — Latent (T_3, T_4 normal) → ggf. β-Blocker, manifest (T_3, T_4 ↑) → Propylthiouracil I (3×100–150 mg/Tag) — Nebenwirkungen: Agranulozytose, fetale Hypothyreose
- Radiojodtherapie ist in der Schwangerschaft kontraindiziert

Beratung

- Bei euthyreoter Stoffwechsellage sind maternale und fetale Prognose gut
- Eine Laborkontrolle im Wochenbett sollte erfolgen, um eine Dosisanpassung zu ermöglichen

❷ Prophylaxe durch Jodid (200 μg/Tag p.o.), Cave: Überdosierung
- **Hypothyreose → Jodsubstitution, ggf. L-Thyroxin + Jod**
- **Hyperthyreose → Thyreostatika bei M. Basedow, ggf. β-Blocker, Thyreoidektomie bei Autonomie**
- **Kontraindiziert sind Schilddrüsenszintigramm, Radiojodtherapie**

40.6.2 Respirationstrakt: Asthma bronchiale

- Heterogene Gruppe von Lungenerkrankungen
- Charakterisiert durch eine teilweise oder komplette reversible Obstruktion der Atemwege und eine erhöhte Sensibilität der Atemwege gegen exogene Noxen

NIH-Klassifikation

- Chronisch mildes Asthma bronchiale — Intermittierende kurze (<1 h) Anfälle bis 2×/Woche — Zwischen den Anfällen asymptomatisch — Kurze (<30 min) Anfälle bei körperlicher Belastung — Selten nächtliche Anfälle
- Chronisches mittelschweres Asthma bronchiale — Symptome >1–2×/Woche — Schlaf und körperliche Anstrengung werden gestört — Exazerbationen können mehrere Tage dauern — Selten schwere Anfälle
- Chronisches schweres Asthma bronchiale — Dauerhafte Symptomatik — Körperliche Aktivität vermindert — Häufige Exazerbationen — Häufig nächtliche Symptome — Gelegentlich schwere lebensbedrohliche Anfälle

Klinik

- In 1/3 der Fälle verschlechtert sich das Asthma
- Vermehrt vorzeitige Wehen, niedrigeres Geburtsgewicht, Hyperemesis gravidarum, chronische Hypertonie, Präeklampsie
- Erhöhte perinatale Mortalität als Folge der chronischen/intermittierenden Hypoxämie

Therapeutisches Vorgehen

- 2×/Tag Messung des Atemwegswiderstands (Peakflow-Meter)
- Fetales Monitoring durch engmaschige Wachstums- und Dopplerkontrollen und ab der 32. SSW CTG-Kontrollen

Medikamentöse Therapie

- Leichte Form: — β₂-Sympathomimetika — Cromoglycinsäure (inhalativ)

- Mittelschwere Form: ▬ Zusätzlich Kortikosteroide (inhalativ) und Theophyllin (oral)
- Schwere Form: ▬ Zusätzlich Kortikosteroide (oral) ▬ Sauerstoffsättigung (S_aO_2) >95% ist Zielwert

Akuter Asthmaanfall

- Flüssigkeits- und O_2-Gabe
- Bis 3 Dosen eines schnellwirksamen inhalierten β_2-Sympathomimetikums (Salbutamol)
- Falls innerhalb von 60–90 min keine Besserung: ▬ Kortikosteroidgabe (i.v.) ▬ CTG-Dauerüberwachung

❯ Prostaglandin E_2 vaginal gilt auch bei Asthmatikerinnen als sichere Methode zur Weheninduktion, wobei Oxytocin der Vorzug zu geben ist. Prostaglandin $F_{2\alpha}$ zur Atoniebehandlung ist kontraindiziert aufgrund der Gefahr eines Bronchiospasmus. Nichtsteroidale Antiphlogistika (NSAID) sind kontraindiziert. Periduralanästhesie (PDA) ist Opioiden zur Schmerztherapie vorzuziehen.
β_2-Sympathomimetika (inhalativ) und Kortikosteroide (i.v.) sind die Mittel der Wahl im akuten Anfall.
Asthma bronchiale stellt bei engmaschiger Betreuung und guter Compliance der Mutter keine Gefahr für die Schwangerschaft dar.

40.6.3 Nieren- und Harnwegserkrankungen: Asymptomatische Bakteriurie (ASB), Zystitis und Pyelonephritis

Klinik

- ASB: ▬ >100.000 Keime/ml Mittelstrahlurin/Katheterurin ohne Infektionszeichen
- Zystitis: ▬ Dys- und Pollakisurie ▬ Infektionszeichen
- Pyelonephritis: ▬ Zusätzlich Flankenschmerz und intermittierende Fieberschübe (2/3 verlaufen symptomarm und afebril) ▬ Allgemeines Krankheitsgefühl ▬ Übelkeit ▬ Erbrechen

Diagnostik

- Urinbefund (Teststreifen), Urinsediment
- Labor mit CRP-Erhöhung und Leukozytose
- Klinische Symptome

Komplikationen

- Frühgeburt
- Mütterliche und kindliche Infektionen
- EPH-Gestosen
- Perinatale Mortalität ↑

Therapeutisches Vorgehen

- Bei ASB/Zystitis unverzügliche Antibiotikatherapie mit Penicillinderivaten (Unacid), bei Penicillinallergie Cephalosporine für 3–10 Tage
- Bei akuter Pyelonephritis hochdosiert i.v. Antibiotika 7–14 Tage
- Bettruhe und Lagerung auf der anderen Seite
- Ausreichend Flüssigkeit
- Kontrolle 2 Wochen nach Ende der Antibiotikatherapie
- Bei häufigen Rezidiven Langzeittherapie mit Nitrofurantoinpräparaten bis Ende der Schwangerschaft
- Ausnahme bei therapieresistenten Fällen: Perkutane Nephrostomie

❯ Eine Bakteriurie in der Schwangerschaft erhöht die perinatale Mortalität. Jede Bakteriurie in der Schwangerschaft muss antibiotisch behandelt werden, um die Gefahr einer aszendierenden Infektion zu vermeiden. Mittel der Wahl sind Penicillinderivate.

40.6.4 Gastrointestinaltrakt und Leber: Intrahepatische Schwangerschaftscholestase

Klinik

- Leitsymptom ist der ausgeprägte Pruritus im III. Trimenon, gehäuft bei Zwillingsschwangerschaften, der bis zur Geburt zunimmt und sich danach spontan bessert
- 10% milder Ikterus, Übelkeit, Erbrechen
- 20% Frühgeburtlichkeit
- 1–2% IUFT (36.–40.SSW)
- Intrauteriner Stress (vermehrt grünes Fruchtwasser)

Diagnostik

- Labor: ▬ Cholsäure- (>11 mmol/l) und Chenodesoxycholsäurespiegel erhöht (Cholsäure/Chenodesoxycholsäure-Ratio >1,5); fetales Risiko steigt deutlich ab 40 mmol/l Cholsäure ▬ Bilirubin ↑ (v. a. direktes) ▬ γ-GT, LDH, GLDH unverändert

Differenzialdiagnosen

- Andere Lebererkrankungen, v. a. virale Hepatitiden
- Toxische Leberschäden
- Verschlussikterus

Therapeutisches Vorgehen

- Mittel der 1. Wahl ist Ursodesoxycholsäure (10–15 mg/kg KG/Tag p.o.), eine natürlich vorkommende Gallensäure
- Antihistaminika
- Wöchentliche CTG-Kontrollen ab der 34. SSW und Kontaktaufnahme zu perinatologischem Zentrum, ggf. früh-/vorzeitige Entbindung

Beratung

Prognose

- Mutter: ▬ Die mütterliche Prognose ist gut ▬ Bleibende Leberschä-

den sind nicht zu erwarten ▬ Kontrolle der Gerinnungsfaktoren (v. a. der Vitamin-K-abhängigen Faktoren).
- Kind: ▬ Die fetale Prognose ist unerklärlich deutlich schlechter (Frühgeburtlichkeit, IUFT)

> ❷ Leitsymptom Pruritus
> - Fetale Gefährdung durch IUFT
> - Therapie mit Ursodesoxycholsäure und Behandlung in einem Perinatalzentrum

40.6.5 Schwangerschaftsfettleber

- Seltene Erkrankung mit einem dramatischen Verlauf, die einer intensivmedizinischen Betreuung bedarf und nicht selten eine Lebertransplantation nötig macht
- Prävalenz 0,01%, erhöhte Prävalenz bei Mehrlingen

Klinik

- Maternale Frühsymptomatik: ▬ Übelkeit, Erbrechen ▬ Rechtsseitiger Oberbauchschmerz
- Begleiterkrankungen: ▬ 46% Präeklampsie ▬ Intrahepatische Cholestase ▬ Transienter Diabetes insipidus
- Spätsymptomatik: ▬ Ikterus ▬ Fieber ▬ Eintrübung bis Koma (hepatische Enzephalopathie, Hypoglykämie) ▬ Gastrointestinale Blutung ▬ Nierenversagen
- Vorzeitige Wehentätigkeit mit Frühgeburtsbestrebungen
- 0–20% maternale Letalität
- Fetale Symptome: ▬ Intrauteriner Stress (uteroplazentare Minderperfusion, metabolische Azidose)
- 20–30% fetale Letalität

Diagnostik

- Anamnese (familiär gehäuftes Vorkommen)

- Klinik
- Labor: ▬ Transaminasen ▬ Gallensäuren ▬ Direktes und Gesamtbilirubin steigen an ▬ γ-GT und LDH unverändert ▬ Hämolysezeichen ▬ DIC ▬ Ammoniak ↑

Differenzialdiagnosen

- HELLP-Syndrom
- Virushepatitiden
- Cholelithiasis

Therapeutisches Vorgehen

- Es sollte eine primäre Sectio caesarea erfolgen mit anschließender intensivmedizinischer Überwachung
- Eine Lebertransplantation kann nötig sein

Beratung

- Es gibt keine Daten zu einem Rezidivrisiko
- Eine folgende Schwangerschaft sollte im III. Trimenon aber engmaschig überwacht werden

❯ **Zügige Entbindung per Sectio im Perinatalzentrum**
- **Intensivmedizinische Überwachung der Mutter**
- **Hohe maternale und fetale Mortalität**

40.6.6 Morbus Crohn/Colitis ulcerosa

- Chronisch-entzündliche Darmerkrankungen mit schubweisem, individuell sehr unterschiedlichem Verlauf
- Heilung bisher nicht möglich

Klinik
M. Crohn

- Abdominale Schmerzen und Diarrhoe (ohne Blut)
- Häufig rechtsseitiger Unterbauch
- Malabsorptionssyndrom
- Fisteln und anorektale Abszesse
- Darmstenosen

Colitis ulcerosa

- Blutig schleimige Diarrhoe
- Abdominalschmerzen, Tenesmen
- Komplikation: ▬ Toxisches Megakolon ▬ Kolonkarzinom

Diagnostik

- Anamnese und Klinik
- Koloileoskopie (nur unter strenger Indikationsstellung in der Schwangerschaft)
- Hydro-MRT (M. Crohn)
- Sonographie (Colitis ulcerosa)
- Labor: ▬ Entzündungsparameter ▬ Ggf. Auto-Ak

Differenzialdiagnosen

- Darm-Tbc
- Yersiniose
- Infektiöse Kolitis (bakteriell, antibiotikaassoziiert, parasitär)
- Nichtinfektiöse Kolitis (ischämisch, Strahlen)
- Divertikulitis
- Appendizitis

Therapeutisches Vorgehen

Typisch für diese Erkrankungen ist, dass Phasen erhöhter entzündlicher Aktivität mit Remissionsphasen abwechseln. Ziel jeder Therapie ist die Remission und diese möglichst lange zu erhalten. Die meisten Medikamente sind ausreichend untersucht, sodass eine sichere Anwendung in der Schwangerschaft trotz fehlender großer Studien möglich ist.

- Salazosulfapyridin (SASP): ▬ Kann bei mildem bis mäßig aktivem Verlauf eine Remission herbeiführen ▬ Nicht teratogen ▬ Kein erhöhtes fetales Risiko ▬ Folsäure sollte substituiert werden, um Neuralrohrde-

fekte zu vermeiden, da SASP mit der Folsäureresorbtion interferiert
- Mesalazin (5-ASA) (3,2–4,0 g/Tag im akuten Stadium, 1,5 g/Tag in der Remission): ➡ Wird heute aufgrund günstiger Nebenwirkungen dem SASP vorgezogen ➡ In der Schwangerschaft bisher aber wenig Daten ➡ Nicht teratogen im Tierversuch
- Kortikosteroide: ➡ Besonders zur Behandlung eines akuten Schubs ➡ Anwendung in Schwangerschaft und Stillzeit gilt als sicher
- Immunsuppressiva; Azathioprin/6-Mercaptopurin: ➡ Galten als kontraindiziert aufgrund von fetalen Fehlbildungen, Totgeburten, IUGR ➡ Patientinnen, die unter Immunsupressiva schwanger geworden sind und bei denen ein gut begründeter Anhalt zur Fortsetzung dieser Therapie besteht, sollte nicht zu einem Abbruch geraten werden (ausführliche Aufklärung des Paares!)

Beratung

- Chronisch-entzündliche Darmerkrankungen beeinflussen die Fertilität nicht
- Die kindliche Prognose ist gut, das Risiko fetaler Komplikationen steigt jedoch bei schweren Verlaufsformen, aktiver Erkrankung besonders zu Beginn der Schwangerschaft, Erstmanifestation während der Schwangerschaft
- Fetales Risiko ist bei M. Crohn größer als bei Colitis ulcerosa
- Eine Schwangerschaft beeinflusst den Verlauf einer präexistenten chronisch entzündlichen Darmerkrankung nicht
- Die aktuelle Aktivität von M. Crohn/Colitis ulcerosa während Schwangerschaft/Puerperium wird bestimmt durch die entzündliche Aktivität zum Zeitpunkt der Konzeption

- Sectio caesarea sollte bei M. Crohn nur aufgrund der Fistelgefahr und bei distaler Kolonmanifestation erwogen werden
- Sectio caesarea sollte bei hochaktiver Colitis ulcerosa zum Zeitpunkt der Geburt erwogen werden

❯ **Enge und dauerhafte Zusammenarbeit mit Gastroenterologen**
- **M. Crohn und Colitis ulcerosa sind keine Kontraindikation für eine Schwangerschaft und keine Indikation für eine Abruptio**
- **Schäden am Kind durch die Therapie mit bewährten Medikamenten (SASP, 5-ASA, Kortikosteroide) sind nicht zu erwarten**
- **Operationsindikation in der Schwangerschaft nur in absoluten Notfällen**
- **Ggf. Sectioindikation als Entbindungsmodus überprüfen**

40.6.7 Nervensystem: Multiple Sklerose (MS)

- Chronisch-entzündliche Autoimmunerkrankung des ZNS mit unterschiedlicher Ausprägung von Demyelinisierung und axonalem Schaden

Klinik

- Die Symptomatik ist abhängig von der Lokalisation der entzündlichen Herde im ZNS und daher sehr unterschiedlich
- Parästhesien von Armen und Beinen, Gleichgewichtsstörungen (typische erste Zeichen)
- Sehstörungen (Doppelbilder)
- Starke Müdigkeit, Blasenprobleme, Schmerzen, sexuelle Störungen
- Insgesamt verläuft die Krankheit schubförmig, die Symptome können vollständig reversibel sein, im späte-

ren Stadium kann es zu dauerhaften Lähmungen kommen

Diagnostik
- Typische Klinik
- Neurologische Untersuchungen
- MRT mit Kontrastmittel
- Liquoruntersuchung: — Zytologie — Albumin — IgG — Oligoklonale IgG-Banden

Differenzialdiagnosen
- Kollagenosen
- Vaskulitiden
- Borreliose
- Sarkoidose

Therapeutisches Vorgehen
- Standardtherapie: Methylprednisolon (1 g/Tag i.v., orales Ausschleichen)
- Monatlich Immunglobuline (0,2–0,4 g/kg KG) zur Schubprophylaxe in der Schwangerschaft und Stillzeit
- Mitoxantron und Interferon sind in der Schwangerschaft und Stillzeit kontraindiziert

Beratung
- Schwangerschaft beeinflusst die MS – wenn überhaupt – eher günstig
- Schwangerschaftsabbruch ist nicht indiziert
- Schubrisiko ist in den ersten Wochen p.p. erhöht
- MS beeinflusst die Schwangerschaft nicht
- Geburt ist unbeeinflusst von der Erkrankung, Stresssituationen sollten jedoch vermieden werden
- Es besteht keine Sectioindikation
- Peridural- (PDA) und Spinalanästhesie (SPA) sind möglich
- Stillen kann Schubrisiko reduzieren
- Nach Geburt unmittelbar mit Immunglobulintherapie beginnen

40.6.8 Epilepsie

- Heterogene Erkrankung des Gehirns, gekennzeichnet durch plötzlich auftretende Verhaltens- und/oder Befindensstörungen

Klinik
- Einfache fokale Anfälle: — Bewusstsein meist erhalten — Einseitige Muskelzuckungen oder Sinneswahrnehmungen
- Komplexe fokale Anfälle: — Bewusstseinsstörungen mit unterschiedlichen Anfallsformen (motorische, verbale, mimische Automatismen)
- Generalisierte Anfälle: — Tonischklonische Anfälle — Atemstillstand zu Beginn — Schaumiger Speichel — Tiefe Bewusstlosigkeit — Am häufigsten

Diagnostik
- Anamnese
- EEG
- Labor: — Routine — Leberenzyme — Kreatinin — Schilddrüsenhormone — CK — CRP — Toxikologie-, Drogen-Screening
- MRT

Therapeutisches Vorgehen
- Bei bekanntem Anfallsleiden: — Umstellung vor der Schwangerschaft auf Monotherapie in niedrigst möglicher Dosis — Folsäure (4–5 mg/Tag)
- Klassische Medikamente: — Barbiturate — Benzodiazepine (selten verwendet) — Carbamazepin (Fehlbildungsrisiko erhöht, Pränataldiagnostik empfohlen, Vitamin K für Neugeborenes p.p.) — Valproinsäure (Fehlbildungsrisiko, ca. 2% Neuralrohrdefekte)
- Neuere Medikamente: — Lamotrigin (2,5–5 mg/Tag): Bisher keine

Hinweise auf erhöhtes Fehlbildungsrisiko — Ethosuximid: Wirkt nur
bei Petit-mal-Anfällen, teratogener
Effekt in Tierversuchen

Status epilepticus
- Atemwege freihalten
- Diazepam (10–20 mg i.v.), alternativ
  Clonazepam (2–6 mg i.v.) oder Phe-
  nytoin (250–500 mg i.v.)
- Bei Fortbestehen Phenobarbital
  (400 mg i.v.) gefolgt von fraktionier-
  ten Gaben (200–400 mg i.v. bis maximal 2000 mg)
- Bei weiter bestehendem Status: Allge-
  meinnarkose

Geburtshilfliches Vorgehen
- Medikamentöse Therapie unbedingt
  fortsetzen
- Sectio oder vaginal-operativ ist abhängig von geburtshilflicher Situation
- Großzügig PDA
- Postpartale Vitamin-K-Substitution
  des Neugeborenen bei Phenytointhe-
  rapie
- Stillen kann empfohlen werden, da
  nur kleine Medikamentenmengen in
  die Muttermilch gelangen

Beratung
- 50% keine Frequenzzunahme in der
  Schwangerschaft, 5–10% Frequenzab-
  nahme, 40–50% Frequenzzunahme
- 5–10% erhöhtes Fehlbildungsrisiko
  und doppelt so hohe perinatale
  Mortalität → Schwangerschaft einer
  Epileptikerin ist eine Risikoschwan-
  gerschaft
- Ausführliche Pränataldiagnostik ist
  aufgrund des Fehlbildungsrisikos
  dringend zu empfehlen
- Erhöhte Rate IUGR → Engmaschige
  Dopplerkontrollen und Wachs-
  tumskontrollen

- Während eines epileptischen Anfalls
  kann es zu einer fetalen Bradykardie
  kommen
- Fetale Hirnblutungen und IUFT sind
  nach mehrmaligen Anfällen aufgetreten

40.7 Akutes Abdomen in graviditate

F.W. Spelsberg

- Gesamtinzidenz ohne geburtshilfliche
  Ursache (0,1–3,9/1000)
- Akute Appendizitis (0,2–3/1000)
- Akute Cholezystitis (0,1–1/1000)
- Akute Pankreatitis (0,01–1/1000)
- Ileus (75% Adhäsionen, 20% Volvulus)
  (0,02–0,6/1000)
- Stielgedrehtes Ovar (0,2/1000)
- Hernien (0,1–1/1000)
- Nierensteine (0,6–1/1000)

Klinik
- Meist akut einsetzende Symptome
  einer oft lebensbedrohlichen intra-
  peritonealen Erkrankung → Rasche
  Diagnostik und häufig notfallmäßige
  operative Therapie
- Bei 50% der Frauen mit abdominellen
  Schmerzen in der Schwangerschaft ist
  kein pathologischer Befund nachweisbar
- Übelkeit und Erbrechen sind in der
  Schwangerschaft häufig und können
  die Einschätzung erschweren

Diagnostik
Appendizitis
- Fehldiagnose in 20–50%!
- Schmerz/Abwehrspannung rechter
  Unterbauch, Beginn periumbilikal,
  Loslass-, Psoasschmerz
- Rovsing-Zeichen
- Fieber

> ❯ **Schmerzpunktverlagerung von Loco typico (Lanz, McBurney) nach kranial, im III. Trimenon supraumbilikal rechts.**

- Labor: — Leukozytose — CRP ↑
- Sonographie (Sensitivität 85%): — Im I. und II. Trimenon — Im III. Trimenon technisch schwierig — Ggf. MRT

Cholezystitis
- Schmerzen rechter Oberbauch
- Murphy-Zeichen (Druckschmerz rechter Oberbauch bei tiefer Inspiration)
- Ikterus (Differenzialdiagnose: Choledocholithiasis)
- Labor: — Leukozytose — CRP ↑ — Cholestaseparameter ↑
- Sonographie: — Diagnosesicherung — Ggf. MRT/Magnetresonanz-Cholangiopankreatikographie

Pankreatitis
- Gürtelförmige Oberbauchschmerzen
- Übelkeit, Erbrechen (fast immer biliär bedingt)
- Labor: — Leukozytose — CRP ↑ — Amylase ↑ — Lipase ↑ — Ggf. Cholestaseparameter ↑
- Sonographie: — Gallestau? Ödeme? Nekrosen? — Ggf. MRT/Magnetresonanz-Cholangiopankreatikographie

Ileus
- Diffuser Peritonismus, Meteorismus
- Hochgestellte, später aufgehobene Peristaltik
- Erbrechen, Miserere
- Schock
- Labor: — Leukozytose — CRP ↑ — Kreatinin ↑ — Elektrolyte
- Röntgen: — Abdomen in Linksseitenlage
- Ggf. MRT

Stielgedrehtes Ovar
- Plötzlich einsetzender Schmerz im linken oder rechten Unterbauch
- Dopplersonographie: — Störung des venösen Abstroms

Hernien
- Tastbare, schmerzhafte Bruchpforte
- Schenkelhernien schwierig diagnostizierbar
- Sonographie: — Darstellung der Faszienlücke — Inkarzeration?
- Ggf. MRT

Differenzialdiagnosen
- Akute Appendizitis: — Gastroenteritis — Mesenteriale Lymphadenitis — Chronisch entzündliche Darmerkrankungen — Meckel-Divertikel — Stielgedrehtes Ovar — Harnwegsinfekt — Pyelonephritis — Ureterstein
- Akute Cholezystitis: — Ulcus duodeni/ventriculi — Gastroenteritis — Akute Hepatitis — HELLP-Syndrom — Pyelonephritis
- Ileus: — Hyperemesis gravidarum — Porphyrie

Therapeutisches Vorgehen
- ❑ Tab. 40.6

> ❯ **Der Verdacht auf Peritonitis bedeutet eine absolute Operationsindikation! Die Verzögerung der Operation gefährdet Mutter und Ungeborenes (Abort-/Frühgeburtsrate 20–40%). Die Laparoskopie durch einen erfahrenen Operateur stellt auch während der Schwangerschaft bei entsprechender Indikation das schonendste Verfahren dar, im III. Trimenon wird dies durch die Größenzunahme des Uterus jedoch technisch zunehmend schwieriger.**

◻ Tab. 40.6. Indikationsstellung und Therapie bei akutem Abdomen in der Schwangerschaft

Diagnose	Indikation	Eingriff	Zugangsweg
Appendizitis	Absolut	Appendektomie	Laparoskopie (ggf. Wechselschnitt oder pararektal)
Cholezystitis[a]	Versagen der konservativen Therapie, Rezidiv	Cholezystektomie	Laparoskopie (ggf. Rippenbogenrandschnitt rechts)
Biliäre Pankreatitis: – I. oder II. Trimenon	Choledocholithiasis	ERCP + Steinextraktion	Elektive laparoskopische Cholezystektomie im 2. Trimenon (ggf. Rippenbogenrandschnitt rechts)
– III. Trimenon	Choledocholithiasis	ERCP + Steinextraktion	Elektive laparoskopische Cholezystektomie post partum
Ileus	Versagen der konservativen Therapie	Adhäsiolyse, ggf. Resektion	Mediane Laparotomie (Laparoskopie in Einzelfällen)
Stielgedrehtes Ovar	Absolut	Retorsion, ggf. Ovarektomie	Laparoskopie (► Kap. 3)
Hernie	Inkarzeration	Bruchlückenverschluss	Nach Lokalisation

ERCP = endoskopisch retrograde Cholangiopankreatikographie.

[a] Patientinnen mit akuter Cholezystitis können unter konservativer Therapie in 85% die Schwangerschaft ohne Operation austragen, die laparoskopische Cholezystektomie sollte dann elektiv post partum erfolgen.

40.8 Trauma während der Schwangerschaft

C. Kümper, A. Strauss

- 20% der nicht geburtshilflichen Todesursachen während der Schwangerschaft
- Stumpfes Bauchtrauma (Verkehrsunfall) 50–60%
- Sturz 20%
- Tätlicher Angriff 20%
- Selten Verbrennungen

Klinik

- Symptome innerer Verletzungen
- Knochenbrüche
- Vorzeitige Plazentalösung: ▬ In 1–5% bei leichtem Trauma → Fetale Mortalität 1–5% ▬ In 40–50% bei schwerem Trauma → Fetale Mortalität 40–50% ▬ Tonisierung/Schmerzhaftigkeit des Uterus ▬ Wehentätigkeit ▬ Vaginale Blutung ▬ Maternale Hypovolämie (intrauterine Blutung) ▬ Brady-/Tachykardie, (späte) Dezelerationen,

verminderte Oszillation der fetalen Herzfrequenz (FHF) als Zeichen der fetalen Hypovolämie
- Uterusruptur: ▬ Schmerzhaftigkeit des Uterus ▬ Vorzeitige Plazentalösung ▬ Plötzliche Wehenlosigkeit/ Tonusverlust ▬ Vaginale Blutung ▬ Maternale Hypovolämie (intraabdominelle Blutung) ▬ Brady-/ Tachykardie, (späte) Dezelerationen, verminderte Oszillation der FHF als Zeichen von fetaler Hypovolämie/ vorzeitigem Blasensprung
- Vorzeitiger Blasensprung: ▬ Klinisch/ laborchemisch
- Harnblasenverletzung: ▬ Makrohämaturie ▬ Unterbauchschmerzen ▬ Peritonismus ▬ Anurie ▬ Anstieg der Retentionsparameter

Diagnostik

> ❯ **Im Rahmen der Diagnostik und Therapie klare Prioritäten setzen: »Erst die Mutter, dann das Kind«.**

- Allgemeine und spezielle geburtshilfliche Anamnese (Mutterpass/ Angehörige): ▬ Gestationsalter (Lebensfähigkeit?) ▬ Schwangerschaftsverlauf ▬ Risikofaktoren (Mehrlinge, Z. n. Sectio, Z. n. Myomenukleation) ▬ Vorangegangene Schwangerschaften
- Klinische (geburtshilfliche) Untersuchung: ▬ Verletzungen innerer Organe/Knochen ▬ Zeichen der vorzeitigen Plazentalösung/Uterusruptur ▬ Vaginale Blutung ▬ Vorzeitige Wehen/Blasensprung
- Ultraschall/Dopplersonographie: ▬ Mütterliches Abdomen ▬ Uterus und kindliche Untersuchung (FHF und körperliche Strukturen, Plazenta, Fruchtwasser, ggf. Biometrie) ▬ Zur Diagnose der Plazentalösung besitzt

die Sonographie nur eine geringe Sensitivität
- Kardiotokographie: ▬ CTG-Veränderungen bei vorzeitiger Plazentalösung, Uterusruptur, direkter fetaler Kompromittierung
- Kontinuierliche CTG-Überwachung über 4 h nach dem Trauma: ▬ Unauffällige FHF (<3 Kontraktionen/h) reduzieren das Risiko einer traumatisch bedingten vorzeitigen Plazentalösung auf das Hintergrundrisiko ▬ FHF-Auffälligkeiten, regelmäßige Kontraktionen (>3/h), persistierender Uterusdruckschmerz, vaginale Blutung, vorzeitiger Blasensprung und/ oder schweres mütterliches Trauma → Risiko für Abruptio placentae 20% → Verlängerung der CTG-Überwachung auf 24 h
- Labor: ▬ Notfalllabor ▬ Blutgruppe ▬ Rhesusfaktor ▬ Kreuzblut ▬ Ggf. Erythrozytenkonzentrate
- Bildgebung: ▬ Röntgenaufnahme ▬ CT ▬ MRT
- Laparotomie (Risiko-Nutzen-Abwägung)

Therapeutisches Vorgehen
- Stabilisierung der mütterlichen Vitalfunktionen gemäß der Therapiealgorithmen der Notfallmedizin (inkl. kardiopulmonaler Reanimation)
- Linksseitenlagerung (**Cave:** V.-cava-Kompressionssyndrom)
- Stabilisierung der hämodynamischen Situation: Volumensubstitution (Flüssigkeit und Elektrolyte)
- Magensonde bei bewusstloser Patientin (**Cave:** Aspirationsgefahr)
- Entbindung: ▬ Vor der kindlichen Lebensfähigkeit (<24+0 SSW) → Maternale Betreuung = Zentrum aller ärztlichen Maßnahmen ▬ Bei traumatischer mütterlicher und/oder

fetaler Gefährdung und/oder diagnostischen und/oder therapeutischen Erfordernissen in höherem Gestationsalter (>24+0 SSW) → Entbindung (Sectio caesarea) ▬ Mütterlicher Kreislaufstillstand bei (potenziell) überlebensfähigem Fetus (Reife und Nachweis fetaler Lebenszeichen) → Notfallmäßige Entbindung als Perimortem-Sectio (<5 min nach Kreislaufstillstand)

- Thromboseprophylaxe (Risikosteigerung durch Schwangerschaft, Immobilisierung, disseminierte intravasale Gerinnung durch Freisetzung thromboplastischer Substanzen, z. B. bei vorzeitiger Plazentalösung)
- Rhesusprophylaxe aufgrund des Risikos der immunologischen Sensibilisierung bei Rhesus-negativer Patientin (bei Bauchtrauma 25%)

Beratung
- Trotz Fortschritten in der Traumatologie kein Rückgang der mütterlichen und fetalen Mortalität nach abdomineller Gewalteinwirkung in der Schwangerschaft
- Der Prävention kommt somit größte Bedeutung zu (Sicherheitsgurt)

❯ Blutungen in der Schwangerschaft

K. Schem

- Die Blutung im III. Trimenon der Schwangerschaft ist definiert als genitale Blutung ab der 24. SSW vor dem Auftreten einer regelmäßigen Wehentätigkeit
- Die Häufigkeit von Blutungen in der Spätschwangerschaft wird mit 2–10% angegeben, davon 2–3% schwere Blutungen (>800 ml)
- In 40–70% sind plazentare Ursachen (❏ Tab. 41.1) für diese Blutungen verantwortlich; Ursachen im Einzelnen:
  ▬ Unbekannt: 30–50% ▬ Planzentarandblutung: 17–33% ▬ Placenta praevia: 12–24% ▬ Abruptio plancentae: 15–26% ▬ Zeichnungsblutung: 15–20% ▬ Uterusruptur: 0,8% ▬ Vasa praevia: 0,5% ▬ Schwangerschaftsunabhängig: 6–10%

41.1   Placenta praevia

Placenta praevia ist die vollständige oder teilweise Implantation der Plazenta im unteren Uterinsegment unter Einbeziehung des inneren Muttermundes (Inzidenz 0,3–0,5%). Die Plazenta ist normalerweise im oberen bis mittleren Drittel des Corpus uteri zu finden. Noch zu Beginn des II. Trimenons kann in 5–15% Plazentagewebe im Bereich des inneren Muttermunds gefunden werden.

- Man unterscheidet je nach Lage der Plazenta in Beziehung zum inneren Muttermund folgende Befunde:
  ▬ Placenta praevia totalis: Die Plazenta überdeckt den inneren Muttermund vollständig ▬ Placenta praevia partialis: Die Plazenta überdeckt den inneren Muttermund nur teilweise ▬ Placenta praevia marginalis: Die Plazenta erreicht den inneren Muttermund ▬ Tiefreichende Plazenta: Die Plazenta ist im unteren Uterinsegment gelegen, ihr Rand ist nicht mehr als 5 cm vom inneren Muttermund entfernt
- Die Ursache ist in den meisten Fällen unklar
- Gestörte Implantation der Planzenta durch ▬ Verminderte Vaskularisation des Endometriums ▬ Vernarbungen nach Traumata (Kürettage oder Sectio caesarea) ▬ Entzündungen
- Multiparität und Zwillingsschwangerschaft sind Risikofaktoren

Klinik

- Schmerzfreie Blutung aus völligem Wohlbefinden heraus
- Meist keine Wehentätigkeit
- Selten ist die initiale Blutung lebensgefährlich, hingegen kommt es immer wieder zu Blutungen
- In etwa 10% der Fälle kommt es mit der Blutung zu einer vorzeitigen Plazentalösung

◼ Tab. 41.1. Klinische Differenzialdiagnose der häufigsten Blutungsursachen in der Spätschwangerschaft

Symptomatik	Placenta praevia	Vorzeitige Plazenta-lösung	Zeichnungs-blutung
Blutung	Geringe oder starke helle Blutung nach außen (annoncierende Blutung, langsam einsetzend)	Dunkelrote Schmierblutung nach außen, starke Blutung nach innen (plötzlich auftretend)	Gering, blutig-schleimig
Schmerzen	Keine	Uteriner Druckschmerz bis heftige Dauer-schmerzen	Wehen-abhängig
Uterustonus	Weich	Erhöht bis bretthart	Wehen-abhängig
Wehen	Gering bis fehlend	Vorhanden mit Dauer-tonus	Regelmäßig
CTG	Meist normal	Pathologisch, Hypoxiezeichen	Normal
Lage des Fetus	Häufig Lagenanomalie (35% Beckenendlage), kein vorangehender Kindsteil tastbar	Vorangehender Kindsteil oft ins Becken ein-getreten	Vorangehender Kindsteil meist ins Becken ein-getreten
Zervixbefund	Unreif	Unreif	Geburtsreif
Kreislauf	Gute Korrelation zwischen Blutverlust und mütterlichem Zustand	Diskrepanz zwischen geringem Blutverlust nach außen und mütterlichem Schockzustand	Normale Kreislauf-verhältnisse
Blutgerinnung	Meist normal	Gestört	Normal

Diagnostik

- Digitale vaginale Untersuchung kontraindiziert
- Zunächst abdominale, dann evtl. auch vaginale Ultraschalluntersuchung
- Danach vaginale Spiegeleinstellung
- Labordiagnostik: ▬ Blutbild mit Hb, Hkt, Leukozyten, Gerinnungsstatus

Risiken für Mutter und Kind

- Maternales Risiko: ▬ Verblutung im irreversiblen Kreislaufschock ▬ Bei

Sectio caesarea: Luftembolie und postpartale Infektionen ▬ Das Risiko für Plazenta accreta ist besonders bei Vorderwandplazenta und vorausgegangener Sectio erhöht
- Fetales Risiko: ▬ Drohende Frühgeburtlichkeit ▬ Anämie

Therapeutisches Vorgehen

- Rasche stationäre Abklärung in einem Zentrum mit intensivmedizinischen Möglichkeiten für Mutter und Kind

- Bei lebensbedrohlicher Blutung Entbindung unabhängig vom Gestationsalter

> ❯ Der Spontanpartus ist bei Placenta praevia totalis und partialis kontraindiziert. Bei reifem Kind sollte die primäre Sectio vor dem Einsetzen von regelmäßigen Wehen durch einen erfahrenen Geburtshelfer durchgeführt werden.

- Bei tiefreichender Plazenta oder Placenta marginalis ist die Indikation zur Sectio sehr großzügig zu stellen – in jedem Fall bei zunehmender Blutung sub partu
- Bereitstellung von Erythrozytenkonzentraten
- Vor der Sectio sollte die Patientin über eine evtl. notwendige Hysterektomie aufgeklärt werden
- Bei geringer Blutung und Frühgeburtlichkeit ist primär abwartendes Vorgehen indiziert; bei gleichzeitiger Wehentätigkeit sollte eine parenterale Tokolyse und Lungenreife durchgeführt werden
- Engmaschige Kardiotokographie

Nach Sistieren der Blutung

- Nach Sistieren der Blutung über mehrere Tage und Abschluss der Lungenreifeinduktion kann bei kurzen Transportwegen (maximal 15–30 min) ins Entbindungszentrum bei Placenta praevia partialis und marginalis eine ambulante Betreuung in Erwägung gezogen werden
- Liegt eine Placenta praevia totalis vor, sollte die Betreuung bis zur Geburt im Zentrum erfolgen
- Die Patientin sollte aus dem Arbeitsprozess genommen werden
- Geschlechtsverkehr sollte vermieden werden.

41.2 Vorzeitige Plazentalösung

- Die vorzeitige Plazentalösung beschreibt die vollständige oder teilweise Ablösung der Plazenta von ihrer Haftfläche
- Ein Hämatom kann sich zentral oder randständig entwickeln.
- Unterschiedliche Faktoren sind mit diesem Phänomen assoziiert
- Arterielle Gefäßveränderungen in der Dezidua bilden eine mögliche pathologische Grundlage für eine vorzeitige Plazentalösung
- Blut zwischen Dezidua und Chorion unterstützt den Prozess
- Eine vaginale Blutung ist nicht immer vorhanden; es kann zusätzlich zu einer Blutung in die Fruchthöhle und in das Myometrium bis zum Peritoneum kommen (Couvelaire-Zeichen, Apoplexia uteri).

Prädisponierende Faktoren

- Vorausgehende Traumata
- Intrauteriner Druckabfall (Amniondrainage, Geburt des ersten Zwillings, vorzeitiger Blasensprung)
- Uterusanomalien mit Plazentationsstörungen
- Hypertension
- Nikotinabusus
- Multiparität
- Mangelernährung mit intrauteriner Wachstumsrestriktion
- Kokainabusus
- V.-cava-Kompressionssyndrom

Klinik

- Von Größe und Lokalisation des Hämatoms abhängig
- Akutes Abdomens mit gleichzeitiger Schocksymptomatik
- In 50% mit Tachysystolie und erhöhtem Uterustonus (Tetanus uteri)

- Innere Unruhe, Schwäche, Ängstlichkeit, Durstgefühl und Übelkeit
- Falls vorhanden, meist dunkle, vaginale Blutung

Diagnostik

- Allgemeine Vitalparameter
- Palpation des schmerzhaften tonisierten Uterus ist richtungsweisend
- Vaginale Untersuchung erst nach der Ultraschalluntersuchung
- Dopplersonographische Darstellung der Plazenta zur Differenzialdiagnostik
- Labor: Blutbild, Gerinnung, Fibrinspaltprodukte (Fibrinogenspiegel, Thrombinzeit als Hinweis auf begleitende Gerinnungsstörung)
- Dopplerinterpretation: ▬ Ein frisches Hämatom ist echoarm und zeigt keine Perfusion im Doppler ▬ Bei gleichzeitig vorliegender Placenta accreta zeigt sich jedoch keine echoarme Randzone zwischen Plazenta und Uteruswand

Differenzialdiagnosen

- Plazentatumor
- Myom

Risiken für Mutter und Kind

- Maternales Risiko: ▬ Hypovolämischer Schock ▬ In 10% der Fälle disseminierte intravasale Gerinnungstörung (DIC) mit Nierenversagen ▬ Die mütterliche Mortalität liegt bei 1% ▬ Die perinatale Mortalität wird in Abhängigkeit vom Schweregrad mit 10–67% angegeben
- Fetales Risiko: ▬ 50% intrauterine Letalität durch: fetale Hypoxie, Verblutung, Frühgeburtlichkeit ▬ In ca. 80% der Fälle bei Überleben ausgeprägte Anämie und/oder Gerinnungsstörungen

- Das Wiederholungsrisiko beträgt 5–17%, steigt jedoch nach zweimaliger Lösung auf 25%
- Bei 33% der Frauen mit vorzeitiger Plazentalösung führen auch weitere Schwangerschaften nicht zum Überleben eines Kindes

Therapeutisches Vorgehen

Neben den allgemeine Maßnahmen der klinischen Untersuchung und therapeutischen Sofortmaßnahmen der Patientin mit positivem Schockindex (i.v.-Zugang, komplettes Labor mit Gerinnungsdiagnostik, Bereitstellung von Erythrozytenkonzentraten, Volumensubstitution, Atemwege freihalten) ist speziell bei der vorzeitigen Plazentalösung Folgendes zu beachten:

- Bei bereits abgestorbenem Fetus und stabiler Mutter wird primär eine vaginale Entbindung angestrebt. (Überwachung der mütterlichen Gerinnungsparameter sub partu – bei Entgleisung Sectio caesarea auch bei totem Kind)
- Bei lebendem Fetus und geringgradiger Lösung ist ein Spontanpartus nur bei in naher Zukunft absehbarer Geburt in ausgewählten Fällen möglich (geringeres Risiko für die Mutter bei Spontanpartus)
- Bei drohender Frühgeburtlichkeit und ansonsten stabiler fetaler (zeitgerechte Entwicklung und normaler Fruchtwasserindex) und maternaler Situation ist ein abwartendes Vorgehen unter strengster Überwachung bis zum Erreichen der Lungenreife denkbar
- Entbindungsmodus der Wahl ist jedoch die eilige oder Cito-Sectio caesarea mit frühzeitiger Indikation zur Hysterektomie bei nicht beherrschbarer Uterusatonie

G Geburt

Analgesie, Sedierung und Anästhesie in der Geburtshilfe

C. Schaper, M. Bauer

42.1 Medikamentöse Analgesie und Sedierung

42.1.1 Analgesie

Lokalanästhetika

- Wirkung: — Hemmung der Erregungsleitung durch Blockade des Na⁺-Kanals an der Nervenmembran → Unterbrechung der Schmerzweiterleitung — Durch Zusatz von Adrenalin kann die Wirkdauer verlängert werden
- Nebenwirkungen: — Allergische Reaktionen — Bei Infiltrationsanästhesie oder peripherer Nervenblockade kaum systemische Nebenwirkungen
- Zeichen der Überdosierung: — Perioral taubes Gefühl — Metallischer Geschmack — Schwindel — Herz-Rhythmus-Störungen — Generalisierte Krämpfe, Koma
- Schwangerschaft: — Prilocain sollte wegen der Gefahr der Methämoglobinbildung nicht angewendet werden, ebenso Mepivacain aufgrund seiner langen fetalen Halbwertszeit
- Pharmakologie ◻ Tab. 42.1

Nichtopiode

- Wirkung: — Hemmung der Cyclooxygenase 1 und 2, hierdurch Hemmung der Prostaglandinsynthese → Schmerzempfindung ↓ — Unterschieden werden irreversible (ASS) und reversible Hemmstoffe, Letztere können unterteilt werden in zentral (Metamizol, Paracetamol) bzw. peripher (Diclofenac, Ibuprofen) wirkende Substanzen — In unterschiedlichem Ausmaß antipyretisch, antiphlogistisch und spasmolytisch wirksam
- Nebenwirkungen: — Gastrointestinale Nebenwirkungen (ASS, Diclofenac, Ibuprofen) — Klinisch relevante Hemmung der Thrombozytenaggregation (ASS), Agranulozytose (Metamizol), Schocksymptomatik bei schneller i.v.-Injektion (Metamizol), asthmoides Syndrom (Diclofenac, Ibuprufen, Metamizol)
- Schwangerschaft: — Unbedenklich ist Paracetamol; Metamizol ist im I.+III. Trimenon, ASS im III. Trimenon kontraindiziert — Diclofenac und Ibuprofen sind im III. Trimenon kontraindiziert (vorzeitiger Verschluss des Ductus arteriosus Botalli)
- Pharmakologie ◻ Tab. 42.2

Opioide

- Wirkung: — Analgetische Wirkung über G-Protein gekoppelte Opioidrezeptoren auf spinaler, supraspinaler und peripherer Ebene

◘ Tab. 42.1. Pharmakologie Lokalanästhetika (Wirkdauer kann variieren)

Wirkstoff (Beispiel für Handelsnamen)	Maximale Einzeldosis	Wirkeintritt	Wirkdauer
Lidocain (Xylocain)	250 mg	Schnell	1–2 h
Prilocain (Xylonest)	400 mg	Schnell	2–3 h
Mepivacain (Scandicain)	300 mg	Schnell	2–4 h
Bupivacain (Carbostesin)	150 mg	Langsam	2–10 h
Ropivacain (Naropin)	500 mg	Langsam	2–6 h

◘ Tab. 42.2. Pharmakologie Nichtopioide

Wirkstoff (Beispiel für Handelsnamen)	Applikation	Tageshöchstdosis	Wirkdauer
ASS (Aspirin)	1 g p.o./i.v.	6 g	4 h
Metamizol (Novalgin)	1 g p.o./i.v./Supp.	5 g	4–6 h
Paracetamol (Perfalgan)	1 g p.o./i.v./Supp.	4 g	6 h
Diclofenac (Voltaren)	50 mg p.o./Supp.	200 mg	4–6 h
Ibuprofen (Brufen)	400 mg p.o./Supp.	2400 mg	4–6 h

- Nebenwirkungen: ▬ Sedierung, zentrale Atemdepression ▬ Übelkeit und Erbrechen, Schwindel ▬ Harnretention, Obstipation, Miosis ▬ Juckreiz ▬ Toleranzbildung ▬ Hustenreiz
- Schwangerschaft: ▬ Opioide passieren die Plazentaschranke und treten bei Gabe in der Stillzeit in die Muttermilch über ▬ Die Indikation zur Gabe von Opioiden ist von daher streng zu stellen, bei mehr als einmaliger Gabe wird eine Stillpause von 24 h empfohlen
- Pharmakologie ◘ Tab. 42.3

Praktische Beispiele für die medikamentöse Therapie akuter Schmerzen (angelehnt an das WHO-Tumorschmerzschema)

- Schwache Schmerzen: Nichtopioides Analgetikum → z. B. Ibuprofen retard (2×800 mg p.o./24 h)
- Mittelstarke Schmerzen: Nichtopioides Analgetikum + schwaches Opioid, z. B. Paracetamol (4×1 g i.v.) + Tramadol (4×40 Trpf./24 h)
- Starke Schmerzen: Nichtopioides Analgetikum + stärkeres Opioid → z. B. Paracetamol (4×1 g i.v./24 h) + Piritramid als PCA (2 mg Bolus, Dauer

□ Tab. 42.3. Pharmakologie Opioide

Wirkstoff (Beispiel für Handelsnamen)	Potenz	Einzeldosis i.v.	Maximaldosis i.v.	Wirkdauer
Tramadol (Tramal)	0,05	100 mg	400–600 mg	2–4 h
Pethidin (Dolantin)	0,1	100 mg	500 mg	2–4 h
Piritramid (Dipidolor)	0,7	3,75 mg	Keine	3 h
Morphin (MSI)	1	5 mg	Keine	4 h

3 min, Sperrzeit 10 min, maximal 30 mg/4 h) – **Cave:** Stillpause!
- Durch Nutzung einer opioidbestückten patientenkontrollierten intravenösen Analgesie (PCA) ist insgesamt gesehen eine Einsparung von Opioiden bei höherer Patienten- und Personalzufriedenheit möglich
- Transdermale Systeme sind für die Akutschmerztherapie ungeeignet, intramuskuläre Gaben obsolet!
- Nichtpharmakologische Möglichkeiten wie Entspannungstechniken, Akupunktur oder Hydrotechniken in Betracht ziehen
- Den Erfolg der Schmerztherapie mittels numerischer Analogskala (0 Punkte = kein Schmerz; 10 Punkte = stärkster vorstellbarer Schmerz) überprüfen

42.1.2 Sedierung

Benzodiazepine
- Wirkung: — Über GABA-Rezeptoren — Anxiolytisch, sedierend, antikonvulsiv, anterograd amnestisch, zentral muskelrelaxierend (**Cave:** Schlafapnoesyndrom!) → Keine analgetische oder koanalgetische Wirkung!
- Schwangerschaft: — Bei Gabe zur Geburt bzw. bei Langzeittherapie unter der Schwangerschaft Gefahr des

»floppy infant« (Neugeborenes mit APGAR ↓)
- Nebenwirkungen: — Geringe kardiovaskuläre Nebenwirkungen — Geringe zentrale Atemdepression
- Pharmakologie □ Tab. 42.4

Propofol (z. B. Disoprivan)
- Wirkung: — Über GABA-mimetischen Effekt sedierende Wirkung bis hin zum Bewusstseinsverlust
- Nebenwirkungen: — Atemdepression — Hypotonie — Injektionsschmerz — Singultus — Sexuelle Enthemmung
- Schwangerschaft: — In vielen Kliniken etabliert, jedoch keine indikationsgerechte Zulassung aufgrund ungenügender Datenlage

❶ Analgosedierungen mit dem intravenösen Anästhetikum Propofol nur in Intubationsbereitschaft von in der Reanimation erfahrenem Personal!

42.1.3 Analgosedierung

Ketamin (z. B. S-Ketanest)
- Wirkung: — Über NMDA-Rezeptor sog. dissoziative Anästhesie → Kataleptischer Zustand mit einhergehender Analgesie und Amnesie

□ Tab. 42.4. Pharmakologie Benzodiazepine

Wirkstoff (Beispiele für Handelsnamen)	Wirkdauer	Dosis p.o. bei >50 kg KG[a]
Midazolam (Dormicum)	Kurz wirksam	7,5 mg
Flunitrazepam (Rohypnol)	Mittellang wirksam	2 mg
Lorazepam (Tavor)	Mittelang wirksam	2,5 mg
Diazepam (Valium)	Lang wirksam	10 mg
Dikaliumclorazepat (Tranxilium)	Lang wirksam	20 mg
Flurazepam (Dalmadorm)	Lang wirksam	30 mg

[a] Bei einem KG von <50 kg sollte die Dosis um 1/2 reduziert werden.

- Nebenwirkungen: ━ Positive Inotropie ━ Muskelbewegungen ━ Erregungszustände ━ Hypersalivation
- Schwangerschaft: ━ Kontraindiziert bei drohender Uterusruptur, Nabelschnurvorfall sowie Präeklampsie/Eklampsie

Praktische Beispiele für i.v. Analgosedierungen bei kleineren therapeutischen oder diagnostischen Eingriffen (Follikelpunktion, Dammschnitt u. a.) unter Kontrolle der Pulsoxymetrie
- Piritramid (nach Wirkung 3,75–15 mg i.v.) + Midazolam (nach Wirkung 1–5 mg i.v.) oder
- Piritramid (nach Wirkung 3,75–15 mg i.v.) + Propofol (nach Wirkung 25–75 μg/kg KG/min i.v.) oder
- Midazolam (nach Wirkung 1–5 mg i.v.) + S-Ketanest (nach Wirkung 12,5–50 mg i.v.)

Antidota
Antidot bei Überdosierung mit Benzodiazepinen: Flumazenil (0,1–1 mg i.v.)
Antidot bei Überdosierung mit Opioiden: Naloxon (0,4 mg i.v.; 1:5 verdünnt) nach Wirkung → **Cave:** Rebound-Effekt wegen kurzer Halbwertszeit von Naloxon!

❷ Besteht Unklarheit über das Ausmaß eines Eingriffs in Analgosedierung, kann die Anästhesie als »Stand-by« angefordert werden (auch hier Prämedikation durch Anästhesie nötig!).

42.2 Regionale Anästhesieverfahren in der Geburtshilfe

Generelles zur Regionalanästhesie in der Geburtshilfe
- Etwa 0,5–2% aller Schwangeren unterziehen sich pro Jahr einem operativen Eingriff in Narkose
- Das Risiko kongenitaler Anomalien ist durch die Anästhesie nicht erhöht, wohl aber die Spontanabortrate!
- Probleme der Frühschwangerschaft: ━ Potenzielle Teratogenität und Mutagenität der Substanzen → Operation, wenn möglich, in das II. Trimenon verlegen
- Probleme der Spätschwangerschaft: ━ Aspiration ━ Erschwerte Intuba-

tion ▬ V.-cava-Kompressionssyndrom → Regionalanästhesie ist der Intubationsnarkose vorzuziehen

42.2.1 Spinalanästhesie

- Injektion von ca. 2–3 ml hyperbarem/isobarem Lokalanästhetikum (z. B. Bupivacain 0,5%) in den Subarachnoidalraum auf Höhe von L3/L4 oder L2/L3 zur segmentalen, temporären Ausschaltung sämtlicher Nervenleitungen
- Reihenfolge der Blockade: Sympathikus → Temperatur → Schmerz → Berührung → Motorik → Vibration + Lageempfinden

> ❯ Die obige Reihenfolge ist der Grund, warum in Spinalanästhesie mitunter bereits mit der Operation begonnen werden kann, obwohl die Patientin noch über ihre Motorik verfügt bzw. Berührungen wahrnimmt!

Indikation
- Geplante Sectio
- Eilige Sectio
- Elektive Operationen unterhalb Niveau Th4–6

Kontraindikation
- Ablehnung durch die Patientin
- Geburtshilfliche Notfälle inklusive Cito-Sectio
- Antikoagulation (◻ Tab. 42.5)
- Allergie auf Lokalanästhetika
- Blutgerinnungsstörungen mit erhöhter Blutungsneigung
- Infektionen an der Einstichstelle
- Hypovolämie
- Diverse kardiovaskuläre Erkrankungen (u. a. symptomatische Aortenstenose, dekompensierte Herzinsuffizienz, Rechts-links-Shunt)

- Relative Kontraindikationen: neurologische Vorerkrankungen (u. a. multiple Sklerose)

Spezifische Nebenwirkungen postoperativ
- Infektion/Hämatom an der Einstichstelle: ▬ Therapie: Antibiotika ▬ Zeitnahe neurochirurgische Intervention erwägen
- Postspinaler Kopfschmerz: ▬ Möglicherweise hervorgerufen durch fortbestehenden Liquorverlust ▬ Stechende, okzipital betonte Kopfschmerzen ▬ Therapie: Horizontale Lagerung der Patientin (strenge Bettruhe), Antikoagulation, 2 l Volumengabe, Patientin Kaffee trinken lassen (Steigerung der Liquorproduktion), medikamentöse Analgesie mit Novalgin (z. B. 5 g/24 h i.v.) oder Ibuprofen (z. B. 2×800 mg retard), ggf. Blut-Patch mit Eigenblut oder Kochsalz erwägen
- Harnverhalt: ▬ Durch anhaltende Blockade des sakralen Sympathikus ▬ Therapie: Carbachol, Katheterisierung, evtl. urologische Abklärung
- Anhaltende Parästhesien: ▬ Durch Affektion der Cauda equina ▬ Neurologische Abklärung empfohlen

42.2.2 Periduralanästhesie (Synonym: Epiduralanästhesie)

- Einbringen eines Katheters, seltener Single-shot-Technik, in den Epiduralraum zum temporären, segmentalen Ausschalten der schmerzverarbeitenden Leitungsbahnen
- Es sind thorakale und lumbale Punktionen möglich, bevorzugt wird in der Geburtshilfe jedoch die lumbale PDA
- Durch Zugabe von Opioiden (in Deutschland nur Sufentanil zugelas-

◻ Tab. 42.5. Empfohlene Zeitintervalle bei Antikoagulation vor und nach rückenmarknaher Punktion/Katheterentfernung

	vor Punktion/ Katheter-entfernung	nach Punktion/ Katheter-entfernung	Laborkontrolle
Unfraktionierte Heparine (Prophylaxe, <15.000 IE/Tag)	4 h	1 h	Thrombozyten bei Therapie >5 Tage
Unfraktionierte Heparine (Therapie)	4–6 h	1 h (keine i.v. Bolusgabe)	aPTT, (ACT), Thrombozyten
Niedermolekulare Heparine (Prophylaxe)	12 h	2–4 h	Thrombozyten bei Therapie >5 Tage
Niedermolekulare Heparine (Therapie)	24 h	2–4 h	Thrombozyten (anti-Xa)
Fondaparinux (Prophylaxe, <2,5 mg/Tag)	36–42 h	6–12 h	(anti-Xa)
Vitamin-K-Antagonisten	INR < 1,4	Nach Katheter-entfernung	INR
Hirudine (Lepirudin, Desirudin)	8–10 h	2–4 h	aPTT, ECT
Argatroban	4 h	2 h	aPTT, ECT, ACT
ASS (100 mg)	Keine	Keine	
Clopidrogrel	7 Tage	Nach Katheter-entfernung	
Ticlopidin	10 Tage	Nach Katheter-entfernung	
NSAID	Keine	Keine	

sen!) zum Lokalanästhetikum kann Lokalanästhetikum eingespart und so die motorische Blockade verringert bis aufgehoben werden → »walking epidural«, im Idealfall als patientenkontrollierte Epiduralanalgesie (PCEA) wird so möglich

— Voraussetzungen hierfür: Unauffälliger Geburtsverlauf, unauffälliges CTG, fehlende Hypotonie, erhaltende Motorik

- Die Katheter-PDA ist das effektivste Analgesieverfahren in der Geburtshilfe

- Die Sectiorate wird durch PDA nicht erhöht!

Indikationen

- Schmerztherapie zur Geburt via naturalis
- Geplante Sectio
- Bei liegendem Katheter eilige Sectio, durch Aufspritzen mit z. B. Ropivacain 0,75% (15 ml)

Kontraindikationen

- Siehe Spinalanästhesie

> ❯ **Aufgrund der PDA-induzierten Sympathikolyse muss die Primäruntersuchung der Schwangeren durch den Geburtshelfer stets vor der Katheteranlage erfolgen!**

42.2.3 Pudendusblockade

- Beidseitige Blockade des N. pudendus ca. 1 cm kaudalwärts der Spina ischiadica mit z. B. 1% Mepivacain (je 10 ml)

Indikationen

- Schmerzen in der Austreibungsphase
- Zangen-/Vakuumgeburt

Kontraindikationen

- Ablehnung durch die Patientin
- Infektion im Infiltrationsgebiet
- Allergie auf Lokalanästhetika
- Antikoagulation
- Blutgerinnungstörungen mit erhöhter Blutungsneigung

> ❯ **Während die Spinal- und die Periduralanästhesie in die Zuständigkeit der Anästhesiologie fällt, wird die Pudendusblockade bzw. die Damminfiltration auch vom Geburtshelfer durchgeführt.**

42.3 Intubationsnarkose

- Die Intubationsnarkose umfasst die Ausschaltung des Bewusstseins und der Schmerzempfindung sowie fakultativ die Muskelrelaxation zur Intubation

Generelles zur Intubationsnarkose in der Schwangerschaft

- Die Nüchternzeit vor einer Intubationsnarkose beträgt 6 h, bis zu 2 h vor der Operation ist das schluckweise Trinken von klarer Flüssigkeit jedoch erlaubt!
- Nach einer Intubationsnarkose wird stillenden Müttern eine Stillpause von 24 h empfohlen → Über Möglichkeit des Milchabpumpens informieren!
- Zur Verhinderung der Aspiration von Mageninhalt wird die Patientin intubiert, Standard ist hierbei der Endotrachealtubus; supraglottische Beatmungshilfen wie die Larynxmaske haben augrund des geringeren Aspirationsschutzes keinen Stellenwert in der Geburtshilfe (Ausnahme: Elektive Operation bei einer Schwangeren bis zur 12. SSW)

Indikationen

- Sämtliche gynäkologische Notfälle (u. a. Cito-Sectio, atonische Blutung)
- Alle diagnostischen oder therapeutischen Eingriffe, die nicht in Analgosedierung oder Regionalanästhesie durchgeführt werden können

Kontraindikationen

- Keine

> ❯ **Bei Aufnahme einer zur Operation vorgesehenen Patientin:**
> - **Frühzeitig Anästhesie zur Prämedikation anfordern**
> - **Bei Risikopatientinnen in Absprache mit Anästhesie geeignete postoperative Überwachungseinheit (AWR, Intermediate-care-Station, Intensivstation) festlegen**
> - **Notwendige Diagnostik anordnen: Blutentnahme (Blutbild, Elektrolyte, Gerinnung, Kreuzblut) + EKG (bei Hinweis auf kardiologische Vorerkrankungen) + Thoraxröntgenaufnahme (bei Hinweis auf Lungen- bzw. Schilddrüsenerkrankung)**

- **Weitergehende Diagnostik wie Echo-kardiographie oder Lungenfunktion nach Rücksprache bzw. auf Anordnung der Anästhesie**

- Präoperative Nüchternheit sicher-stellen (6 h für feste Nahrung; 2 h für klare Flüssigkeiten)
- Sowohl im Aufwachraum als auch auf der peripheren Station kann der Geburtshelfer postoperativ mit an-ästhesiespezifischen Komplikationen konfrontiert werden: ▬ PONV ▬ Medikamentenüberhang

42.3.1 PONV (»postoperative nausea and vomiting«)

Therapeutisches Vorgehen

- Serotoninrezeptorantagonisten, z. B. Ondansetron (4–8 mg i.v.; z. B. Zofran)
- Dopaminrezeptorantagonisten, z. B. Metoclopramid (10 mg i.v.; z. B. MCP)
- Antihistaminika, z. B. Dimenhydrinat (62 mg i.v.; z. B. Vomex) ▬ 1. Wahl bei Schwangeren
- Glukokortikoide, z. B. Fortecortin (8 mg i.v.; z. B. Fortecortin) ▬ Nicht als Monotherapeutikum
- Nahrungskarenz
- Im Sinne einer balancierten Therapie sollten bei schwerem PONV mehrere Antiemetika miteinander kombiniert werden!

42.3.2 Relaxanzienüberhang

Klinik

- Hohe Atemfrequenz
- Flache Atmung
- Motorische Schwäche

Therapeutisches Vorgehen

- Neostigmin (1 mg i.v.)
- Atropin zur Reduzierung der Neben-wirkungen (0,5 mg)
- Ein Monitoring der Effektstärke über Relaxometrie sollte nach erfolgter Re-laxierung immer erfolgen

42.3.3 Opioidüberhang

Klinik

- Seltene, tiefe Atemzüge (Kommando-atmung)
- Sedierung
- Miosis

Therapeutisches Vorgehen

- Naloxon (0,4 mg i.v. fraktioniert nach Wirkung)

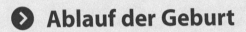

❯ Ablauf der Geburt

A. Carstensen

43.1   Anatomie des Feten

- Größe, Form und Einstellung des kindlichen Kopfs sind entscheidend für den erfolgreichen Durchtritt durch den Geburtskanal
- Schädelnähte sind noch nicht verschlossen: Schädelknochen können sich gegeneinander verschieben, sich somit besser anpassen
- Palpation der Nähte und Fontanellen unter der Geburt ermöglicht Rückschlüsse auf Stellung und Einstellung des Köpfchens (◘ Abb. 43.1)
- Schultern: ⚊ Die Schultern folgen dem Kopf unmittelbar ⚊ Sie sind verformbarer als der Kopf erhöhtes Risiko der Schulterdystokie

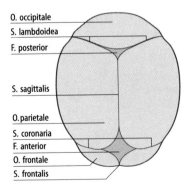

O. occipitale
S. lambdoidea
F. posterior

S. sagittalis

O. parietale
S. coronaria
F. anterior
O. frontale
S. frontalis

◘ **Abb. 43.1.** Schema der palpablen Schädelnähte

43.2   Geburtsmechanismus

- Die Geburt beginnt mit dem Eintritt regelmäßiger, zervixwirksamer Wehentätigkeit
- Man unterscheidet 3 Phasen: ⚊ Eröffnungsphase ⚊ Austreibungsphase ⚊ Nachgeburtsphase

43.2.1   Eröffnungsphase

- Vom Eintritt regelmäßiger Wehentätigkeit bis zur vollständigen Eröffnung des Muttermundes

1. Latenzphase
- Zervixverkürzung, beginnende MM-Eröffnung
- Dauer: variabel

2. Aktive Phase
- Kontinuierlich MM-Eröffnung
- Dauer: Primipara ca. 1 cm/h, Multipara ca. 1–2 cm/h

43.2.2   Austreibungsphase

- Von vollständiger MM-Eröffnung bis zur Geburt des Kindes
- Dauer: Primipara ca. 2 h, Multipara ca. 1 h
- Das Köpfchen tritt in den Beckeneingang (Pfeilnaht quer; ◘ Abb. 43.1)
- Das Köpfchen tritt tiefer, beugt sich (Flexion) und dreht sich ins kleine

Becken (Pfeilnaht erst schräg, dann gerade)
- Dabei treten die Schultern quer in den Beckeneingang ein
- Pressdrang wird ausgelöst durch den Druck des Kopfes auf den Plexus lumbosacralis (Kreißende spürt »Druck auf den Darm«, ähnlich wie Stuhldrang)
- Das Köpfchen tritt durch den Beckenausgang, streckt sich dabei (Deflexion) und tritt dann aus der Vulva heraus

- Das Köpfchen dreht sich quer, weil sich die Schultern in den geraden Beckenausgang drehen
- Danach wird zuerst die vordere Schulter, anschließend die hintere Schulter geboren

43.2.3 Nachgeburtsphase

- Von der Geburt des Kindes bis zur Geburt der Plazenta
- Dauer : maximal 30 min

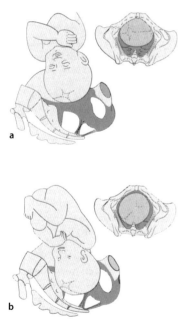

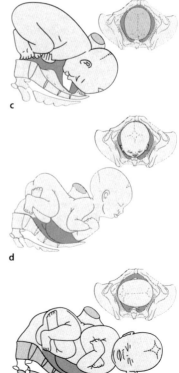

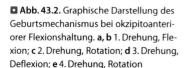

◻ **Abb. 43.2.** Graphische Darstellung des Geburtsmechanismus bei okzipitoanteriorer Flexionshaltung. **a, b** 1. Drehung, Flexion; **c** 2. Drehung, Rotation; **d** 3. Drehung, Deflexion; **e** 4. Drehung, Rotation

43.3 Dokumentation der Geburt

- Eine lückenlose Dokumentation des Geburtverlaufes ist obligat
- Folgende Befunde müssen mit dem entsprechenden Datum bzw. Uhrzeit notiert und abgezeichnet werden:
  - Wehenbeginn und Wehentätigkeit
  - Untersuchungsbefunde (MM-Weite, Höhenstandsdiagnostik, Vitalzeichen) — Spontaner Blasensprung bzw. Amniotomie — CTG-Befunde
  - Medikamentengaben, Infusionen
  - Sonstige Maßnahmen (Fetalblutanalyse, Legen einer Kopfschwartenelektrode, Katheterismus, Lagerung der Kreißenden etc.) — Zeitpunkt von Information und Eintreffen des Arztes (Geburtshelfer, Anästhesist, Pädiater) — Anordnungen — Kindliche Daten
- Zur Verfügung stehen für diesen Zweck auch Partogramme, die als vorgefertigte Formulare oder im Rahmen von Kreißsaalsoftwareprogrammen erhältlich sind

43.4 Geburtseinleitung

- Unter bestimmten Umständen wird die Spontangeburt angestrebt, bevor endogene Wehentätigkeit eingesetzt hat; dazu stehen verschiedene Verfahren zur Verfügung
- I. Allg. kommt es dabei zunächst zur Zervixreifung, dann zur Wehentätigkeit

43.4.1 Indikationen

- Terminüberschreitung ≥ET+10
- Vorzeitiger Blasensprung ≥35+0 SSW (Vorgehensweise ► Kap. 36.7)
- Singuläre NS-Arterie ≥37+0 SSW
- Diabetes mellitus, nicht eingestellter Gestationsdiabetes ≥40+0 SSW
- Suspektes CTG
- Beginnende Plazentainsuffizienz

43.4.2 Beurteilung der Zervixreife

- Vor jeder Einleitungsmaßnahme ist die Beurteilung der Zervix- und Muttermundsreife mittels vaginaler Untersuchung nötig
- Bewährt hat sich dabei der Pelvic-Score nach Bishop (◘ Tab. 43.1)

43.4.3 Methoden der Geburtseinleitung

Prostaglandinapplikation

- Durch die Applikation von Prostaglandinen (PG) kommt es zur Zervixreifung
- Unterschiedliche Präparate und Indikationen ◘ Tab. 43.2
- Kontraindikationen für die Anwendung von Prostaglandinen: — Allergie — Chronisches Asthma, Status asthmaticus — Colitis ulcerosa — Epilepsie — Glaukom

Amniotomie

- Bei der Amniotomie wird bei reifem Befund (Bishop-Score >8) mittels speziellem Fingerling (Präparat) die Fruchtblase gesprengt
- Voraussetzung: Vorangehender Teil fest auf Beckeneingang
- Häufig ist jedoch die Amniotomie allein nicht zur Weheninduktion ausreichend, und es ist zusätzlich die Gabe von Oxytocin erforderlich

Oxytocindauerinfusion/Oxytocindauertropfinfusion (ODTI)

- Bei relativ reifem Befund (Bishop-Score >8) kann die Weheninduktion mit Oxytocin i.v. erfolgen

◼ Tab. 43.1. Pelvic-Score nach Bishop zur Beurteilung der Zervixreife

Punkte	0	1	2	3
Zervixlänge [cm]	2	1	0,5	0
Konsistenz	Derb	Mittel	Weich	Weich
Position	Sakral	Mediosakral	Zentriert	Zentriert
Muttermundsweite [cm]	Geschlossen	1	2	3
Höhenstand der Leitstelle	−3	−2	−1	+1−2

Interpretation: Bishop-Score <5 unreif, >5 und <8 mittel, >8 reif.

◼ Tab. 43.2. Medikamente, Dosierungen und Indikationen zur Zervixreifung mit Prostaglandinen

Präparat	Substanz	Indikation	Anwendungshinweise
Prepidil-Gel	Dinoproston 0,5 mg (PGE$_2$-Derivat)	Bishop-Score <5	Intrazervikale Applikation alle 6 h, anschließend 2 h Bettruhe und CTG
Minprostin-Gel	Dinoproston 0,5 mg (PGE$_2$-Derivat)	Bishop-Score <5	Intravaginale Applikation alle 6 h, anschließend 2 h Bettruhe und CTG
Minprostin-Tablette	Dinoproston 3 mg (PGE$_2$-Derivat)	Bishop-Score ≥5	Intravaginale Applikation alle 6 h, nach 2 h CTG-Kontrolle
Misoprostol[a]	Misoprostol 200 µg (PGE$_1$-Derivat) (Dosierung: 1/4 Tbl.) oder Apothekensonderanfertigung à 25 µg	Bishop-Score <5	Keine einheitlichen Empfehlungen, orale und vaginale Gabe möglich (z. B. Anfangsdosis 25 µg oral, nach 2 h 50 µg, dann 50 µg alle 4 h)

[a] Misoprostol (Cytotec) ist für diese Indikation in Deutschland nicht zugelassen. Es handelt sich um einen »off-label use«, weshalb die Patientin darüber aufgeklärt werden muss und Alternativen angeboten werden müssen (z. B. Dinoproston). Dies ist entsprechend zu dokumentieren (z. B. Einverständniserklärung). Weiterhin ist die Anwendung bei besonderen Konstellationen kontraindiziert (Z. n. Sectio) oder nicht empfehlenswert (Mehrlinge), da keine ausreichenden Erfahrungen vorliegen.

- Geht eine Prostaglandinbehandlung zur Zervixreifung voraus, sollte ein zeitlicher Abstand von 6 h zur letzten Applikation eingehalten werden
- Übliche Dosierung: ▬ 6 IE Oxytocin /500 ml Sterofundin ▬ Beginn mit 12 ml/h (1 mIE/h) ▬ Steigerung alle 20 min bis zum Eintritt regelmäßiger Wehentätigkeit ▬ Maximale Dosis 120 ml/h.

Alternative Verfahren

- Eine Indikation für nachfolgende Methoden besteht ggf. bei PG-Unverträglichkeit oder bestehenden Kontraindikationen: ▬ Eipollösung:

Durch Umfahren des Muttermundes von innen (2×360°) kann das Amnion von der Zervix gelöst werden ▬ Kathetereinlage: Einführen eines Blasendauerkatheters (Foley) in die Zervix – Füllen des Ballons mit 30–60 ml Wasser – Katheter für 12–24 h in situ belassen ▬ Brustmassage: Induktion der Oxytocinausschüttung durch Stimulation der Brustwarze oder der gesamten Brust (Erfolgsrate mit 50% eher gering)

- Weitere unübliche Verfahren sind die Dinoproston-Gabe i.v. (mehr Nebenwirkungen!) und die vaginale Applikation von rekombinantem Relaxin in Gelform (keine suffiziente Wirkung)
- Die ab und zu propagierte Anwendung von Rizinusöl und rizinusölhaltigen »Wehencocktails« kann zu erheblichen gastrointestinalen Nebenwirkungen führen und deshalb nicht empfohlen werden

43.5   Fetale Überwachung

43.5.1   Methoden der antepartualen Überwachung

CTG (Kardiotokographie)

- Das CTG zeichnet simultan fetale Herztöne und Wehentätigkeit auf
- So lassen sich Rückschlüsse über den Zustand des Feten antenatal und unter der Geburt ziehen
- In der Vorsorgesituation ist die externe Ableitung üblich

FIGO-Kriterien

Basalfrequenz/Baseline = mittlere Herzfrequenz über 20–30 min
- Physiologisch (110–150 SpM)
- Tachykard (>150 SpM >10 min)
- Schwer tachykard (>170 SpM)

- Bradykard (<110 SpM >3 min)
- Schwer bradykard (<100 SpM)

Floatingline = Oszillationsmittellinie
- Unter physiologischen Bedingungen geschlängelte, Akzelerationen und Dezelerationen folgende Linie über 20–30 min
- Bei eingeschränkter Reaktion auf neurovegetative Einflüsse oder Sedierung (Schmerzmittelgabe) gleicht sich die Floatingline der Baseline immer mehr an

Akzeleration = kurzfristiger (<10 min) Frequenzanstieg >15 SpM
- Physiologisch sind mindestens 2 sporadische Akzelerationen in 20 min

Dezeleration = kurzfristiger (<3 min) Frequenzabfall >15 SpM
- Leicht (<30 SpM >30 s)
- Mittelschwer (30–60 SpM >60 s)
- Schwer (>60 SpM >60 s)
- Prolongiert (1–3 min)

Oszillation = Fluktuation der Herzfrequenzkurve um die Baseline
- Nulldurchgänge (Anzahl der Kreuzungspunkte mit der Baseline pro min)
- Bandbreite/Amplitude: Im deutschen Sprachraum ist als weitere Einteilung üblich: ▬ Saltatorisch (≥25 SpM) ▬ Undulatorisch (≥10 bis <25 SpM) ▬ Eingeengt (≥ 5 bis <10 SpM) ▬ »Silent« (<5 SpM)

Neben den FIGO-Kriterien gibt es Punktesysteme, die den Vorteil einer systematischen Begutachtung haben. Nicht alle haben sich in der täglichen Anwendung durchgesetzt. Bekannt sind z. B.:

- Fischer-Score
- Hammacher-Score

- Meyer-Menk-Score
- Kubli-Schema

Fischer-Score

- Der Fischer-Score (◘ Tab. 43.3) ist das gebräuchlichste der Score-Systeme und wird zur Auswertung des antepartalen CTG angewandt
- Er eignet sich nicht für die Einschätzung der fetalen Situation sub partu!
- Registrierdauer: 30 min

Auskultation

- Die intermittierende Auskultation mittels Pinard-Hörrohr, Stethoskop, Ultraschall (z. B. »Sonic Aid«) wird von der deutschen Rechtssprechung für die ante- und intrapartuale Überwachung als nicht ausreichend angesehen.

Ultraschall
Beurteilung der Fruchtwassermenge

- Eine verminderte uteroplazentare Perfusion führt zur verminderten renalen Durchblutung, somit zur verminderten Ausscheidung von Fruchtwasser und zum Oligohydramnion oder gar Anhydramnion → So eine Situation wäre bei beginnender Plazentainsuffizienz zu erwarten
- Eine Objektivierung der Fruchtwassermenge kann mit der Bestimmung des »amniotic fluid index« (AFI) oder Fruchtwasserindex vorgenommen werden
- Ein Oligohydramnion oder ein Fruchtwasserindex <5 cm allein ist weder ein ausreichendes Kriterium zur Beurteilung des fetalen Zustands, noch erlaubt es Rückschlüsse auf die Plazentafunktion
- Weitere Untersuchungen wie die Dopplersonographie der maternalen und fetalen Gefäße geben zusätzliche Informationen
- Eine gewisse Reduktion der Fruchtwassermenge zum Ende der 40. SSW ist normal

◘ Tab. 43.3. Fischer-Score zur Auswertung des antepartalen CTG

Punkte	0	1	2	Summe
Niveau (Baseline)	<100 und >180	100–120 und 160–180	120–160	
Bandbreite	<5	5–10 und >30	10–30	
Nulldurchgänge	<2	2–6	>6	
Akzelerationen	Keine	Periodisch	Sporadisch	
Dezelerationen	Späte, variable mit prognostisch ungünstigen Zusatzkriterien	Variable	Keine, sporadisch Dezeleration 0	

Bewertung:
8–10 Punkte physiologisch.
5–7 Punkte fragliches Wohlergehen, Kontrolle nötig.
≤4 Punkte bedrohliche Beeinträchtigung anzunehmen.

Beurteilung des Plazentareifungsgrades

- Die Beurteilung der Plazentareife nach Grannum als alleiniges Kriterium zur Diagnose einer (beginnenden) Plazentainsuffizienz ist obsolet

Biophysikalisches Profil

- Vor allem in den USA ist die sonographische Beurteilung des fetalen Zustands mittels biophysikalischem Profil etabliert
- Es werden 5 Faktoren beurteilt und nach einem Punktesystem beurteilt:
  - CTG ▬ Fetale Atembewegungen
  - Fetale Massenbewegung (Körper, Extremität) ▬ Fetaler Tonus (Flexion/Extension einer Extremität)
  - Fruchtwassermenge
- Die Methode erbringt hinsichtlich der perinatologischen Ergebnisse keinen Benefit

Dopplersonographie

- Ein grundlegendes Instrument zur Einschätzung des fetalen Zustands antepartal ist die dopplersonographische Untersuchung der fetalen Gefäße, v. a. der A. uterina
- Die Befunde haben einen Vorhersageeffekt von 2–3 Wochen hinsichtlich pathologischer CTG-Veränderungen (s. auch dort)

Wehenbelastungstests

- Zur Einschätzung der Plazentafunktion oder bei suspektem CTG wurden bis vor einigen Jahren regelmäßig Wehenbelastungstests durchgeführt
- Applikation einer Oxytocindauerinfusion i.v. oder eines Prostaglandins
- Physiologisches CTG unter regelmäßiger Wehentätigkeit → Keine akute Gefährdung des Kindes (falsch negativ 10%)

- Suspektes oder pathologisches CTG → Hinweis auf Versorgungsstörung, die als Konsequenz entweder Geburtseinleitung oder Schnittentbindung zur Folge hat (falsch positiv 25%)
- Durch die hohe Vorhersagekraft und allgemeine Verfügbarkeit der Dopplersonographie haben Wehenbelastungstests heute keine Bedeutung mehr.

Amnioskopie

- Bei Terminüberschreitung und geöffnetem Muttermund Beurteilung der Farbe des Fruchtwassers mittels Amnioskopie: Grünes Fruchtwasser → Geburtseinleitung indiziert
- Wegen Ungenauigkeit und zweifelhafter Aussage hinsichtlich der Plazentafunktion und des kindlichen Zustands heute nicht mehr üblich

43.5.2 Methoden der intrapartalen Überwachung

CTG

- Auswertung des CTG im Überblick ❑ Tab. 43.4, 43.5
- Die kontinuierliche fetale Überwachung sub partu mittels CTG zur Vermeidung einer fetalen Hypoxie und Asphyxie ist in Deutschland Standard
- Im Vergleich zur antepartalen Situation kommt es unter der Geburt häufig zu wehenabhängigen Herzfrequenzänderungen, insbesondere Dezelerationen, die ein Anzeichen für eine vorliegende Hypoxie oder eine drohende Asphyxie sein können
- Zusätzlich zu den allgemeinen FIGO-Kriterien gehen folgende Parameter mit in die Bewertung ein:

☐ **Tab. 43.4.** Modifizierte Bewertung der Einzelparameter des CTG nach FIGO und RCOG

Parameter	Baseline	Bandbreite	Dezeleration	Akzeleration
Normal	– 110–150 SpM	– >5 SpM	– Keine	– Sporadisch
Suspekt	– 100–109 SpM – 151–170 SpM	– <5 SpM – ≥40 min – >25 SpM	– Frühe – Variable – Einzelne prolongierte	– Periodische
Patholo-gisch	– <100 SpM – >170 SpM – Sinusoidal	– <5 SpM – ≥90 min	– Späte – Prolongierte, >3 min – Atypisch variable	– Keine in 40 min

☐ **Tab. 43.5.** Modifizierte Bewertung des Gesamt-CTG nach FIGO und RCOG

Einschätzung des CTG	Definition	Therapeutische Konsequenz
Normal	Alle 4 Kriterien normal	Keine
Suspekt	≥1 Kriterium suspekt, alle anderen normal	Kontrolle, ggf. weitere Abklärung (MBU)
Pathologisch	≥1 Kriterium pathologisch oder ≥2 suspekt	Weitere Abklärung (MBU), ggf. Entbindung

Tachykardie

- Sukzessiver Frequenzanstieg und nachfolgende anhaltende Frequenzerhöhungen >160 SpM sind in erster Linie Anzeichen für: ▬ Amnioninfektionssyndrom ▬ Hypoxie und fetale Azidose
- Eine weitere Evaluation des fetalen Zustands mittels Fetalblutanalyse (FBA) oder eine zügige Entbindung muss angestrebt werden.

Dezelerationen

In Abhängigkeit von der Wehentätigkeit unterscheidet man:

- Sporadische: ▬ Spike, Dip 0 Prognostisch günstig
- Früh: ▬ Dip I ▬ Geichzeitig zur Wehenakme bei Kopfkompression

Unterdrückung des Sympathikotonus, somit Überwiegen des vagalen Tonus Prognostisch meist günstig, bei Persistenz oder Abfall >60 SpM ggf. FBA/MBU

- Spät: ▬ Dip II, nach der Wehe verminderte uteroplazentare Perfusion führt zur Hypoxie Prognostisch ungünstig, FBA/MBU zur weiteren Abklärung nötig
- Prolongiert: ▬ Anhaltender Frequenzabfall bis 3 min ▬ Fließender Übergang zur Bradykardie ▬ Ausdruck fetaler Hypoxämie ▬ Häufige Auslöser: Dauerkontraktion, maternaler RR-Abfall, V.-cava-Kompression
- Variabel: ▬ Typisch bei Kopfkompression und Nabelschnurkomplikation (Kompression, Umschlingung)

▬ Prognostisch eher günstig ▬ Bei Persistenz FBA/MBU zur weiteren Abklärung nötig
- Atypisch variabel (zusätzliche ungünstige Kriterien): ▬ Langsame Erholung zur Baseline ▬ Verlängerte erhöhte Baseline im Anschluss ▬ Biphasisch ▬ Oszillationsverlust in der Wehe ▬ Verlust des vorherigen oder anschließenden Frequenzanstiegs ▬ Fortsetzung der Baseline auf niedrigerem Niveau

Oszillationsmuster
- Saltatorisch: ▬ Bandbreite >25 SpM ▬ Bei starken Kindsbewegungen, Nabelschnurkomplikation, Kopfkompression ▬ Prognostisch günstig ▬ Kontrollbedürftig ▬ Bis zu ca. 35% Anteil an Gesamtregistrierdauer physiologisch, sonst weitere Abklärung nötig
- Undulatorisch: ▬ Bandbreite 10–25 SpM ▬ Physiologisch
- Eingeengt: ▬ Bandbreite 5–10 SpM ▬ Bei Hypoxie, aber auch Medikamentengabe ▬ Schlafzustand, Hirnfehlbildung ▬ Prognostisch ungünstig ▬ Kontrollbedürftig, wenn >30 min ▬ Weckversuch, falls nicht erfolgreich → Weitere Abklärung nötig (MBU)
- Silent: ▬ Bandbreite <5 SpM ▬ Chronische Hypoxie (dann vorher meist weitere suspekte oder pathologische Frequenzmuster) ▬ Prognostisch ungünstig! ▬ Weckversuch ▬ Weitere Abklärung zwingend nötig (MBU) ▬ Wenn persistierend →Schnelle Geburtsbeendigung anstreben
- Sinusoidales Muster: ▬ Schwingenförmige Schwankung der Baseline mit Verrundung der Umkehrpunkte wie bei einer Sinuskurve ▬ Prognostisch ungünstig! ▬ Bereits schwere Beeinträchtigung des Feten möglich ▬ Weitere Abklärung zwingend nötig (MBU) ▬ Wenn persistierend →Schnelle Geburtsbeendigung anstreben

Interne Ableitung mittels Kopfschwartenelektrode (KSE)
- Eine zuverlässige Aufzeichnung der fetalen Herztöne ist bei schwieriger oder unzureichender externer Ableitung (adipöse Bauchdecken, interferierender maternaler Puls) erst nach Amniotomie oder spontanem Blasensprung möglich
- Kontraindikationen: Infektion der Mutter mit HBV, HCV, HIV, HSV

Telemetrie
- Die Übertragung von CTG-Signalen per Funk erlaubt eine größere Mobilität (Wanne, spazieren gehen) der Kreißenden und u. U. sogar eine Überwachung außerhalb der Klinik

Fetalblutanalyse (FBA) oder Mikroblutuntersuchung (MBU)

❯ **Die kapilläre Blutgasanalyse (pH-Wert, »base excess«) ist derzeit die zuverlässigste Zustandsbeurteilung des Feten unter der Geburt.**

- Voraussetzungen: ▬ Muttermund geöffnet (realistisch ab 2–3 cm) ▬ Erfolgter Blasensprung
- Indikationen: ▬ Pathologisches oder suspektes CTG >30 min ▬ Fetale Hb-Bestimmung
- Kontraindikationen: ▬ Maternale Infektion mit HIV, HBV, HCV ▬ Thrombozytopenie oder Koagulopathie des Feten ▬ Frühgeburtlichkeit <34. SSW

- Vorgehen: ── Lagerung der Patientin im Querbett (Steinschnittlage) ── Desinfektion von Vulva, Damm, Vagina ── Sterile Handschuhe und Instrumente ── Einstellung des Köpfchens mittels größtmöglichem Amnioskop ── Desinfektion, trockentupfen ── Betupfen mit Parafinöl ── Stichinzision mit Lanzette ── Abtupfen des ersten Tröpfchens (enthält hohe Mengen an Fibrin → u. U. Gerinnselneigung↑) ── Aufnehmen des Blutstropfens mittels heparinisierter Kapillare ── Umgehende Blutgasanalyse
- Interpretation der Messwerte und therapeutische Konsequenzen ◻ Tab. 43.6
- Fehlermöglichkeiten: ── Blutentnahme aus Geburtsgeschwulst (falsch positiv) ── Fruchtwasserbeimengung (falsch positiv) ── Beimengung von Luft (meist vom Gerät nicht mess- oder auswertbar, sonst falsch negativ)

Pulsoxymetrie (OCTG – Oxyhämoglobinkardiotokographie)

- Die fetale Sauerstoffsättigung (SO_2) kann photometrisch bestimmt werden aufgrund der unterschiedlichen Absorptionsspektren von Hämoglobin und Oxyhämoglobin
- Die fetalen SO_2- Werte schwanken jedoch zwischen 30% und 70% unter der Geburt
- Anhaltende SO_2-Werte <30% (>2 min Abstand zwischen 2 Wehen) sind assoziiert mit erhöhter fetaler Beeinträchtigung
- Die Methode ist nützlich zur weiteren CTG-Interpretation; die Werte der Pulsoxymetrie allein erlauben jedoch keine therapeutischen Konsequenzen

Reflexpulsoxymetrie

- Messung mittels atraumatischer Sensoren (enthalten nebeneinanderliegende Lichtquelle und Detektor → Höhere Dislokationsgefahr)

Transmissionspulsoxymetrie

- Simultane Ableitung der fetalen Herzfrequenz und der Sauerstoffsättigung (SO_2) über fetale Skalpelektrode

Kinetokardiotokogramm

- Simultane Aufzeichnung von CTG und Kindsbewegungen

◻ **Tab. 43.6.** Interpretation der Messwerte und therapeutische Konsequenz von Fetalblutanalyse (FBA) und Mikroblutuntersuchung (MBU)

pH-Wert	Azidosegrad	Eröffnungsperiode (EP)	Austreibungsperiode (AP)
≥7,30	0	Bei physiologischem CTG keine Konsequenz, bei auffälligem CTG Kontrolle in 30 min	
7,25–7,29	Reduziert	Kontrolle in 30 min	
7,21–7,24	Präazidotisch	O_2-Gabe, ggf. Tokolyse, sofortige Geburtsbeendigung	O_2-Gabe, Kontrolle in 30 min, Entbindung ggf. beschleunigen
≤7,20	Azidotisch	O_2-Gabe, ggf. Tokolyse, sofortige Geburtsbeendigung	

- <3–5 fetale Bewegungen von <16–25 s Dauer innerhalb von 10 min gelten als prognostisch ungünstig (beginnende Hypoxie) und können zur Interpretation suspekter CTG-Befunde hilfreich sein
- Sinnvoll in der Eröffnungsperiode (EP), aber nicht in der Austreibungperiode (AP) wegen häufiger Artefakte

Fetales EKG und CTG (STAN = »ST-wave analysis«)

Seit vielen Jahren ist bekannt, dass ST-Streckenveränderungen im fetalen EKG Ausdruck einer fetalen Hypoxie sind. Das fetale EKG kann zusätzliche Informationen bei suspektem oder pathologischem CTG geben. Ziel ist es dabei, die Rate an Sectiones aufgrund falsch positiver CTG-Befunde zu senken. Im Rahmen einer europäischen Studie wurde dieses System getestet. Das fetale EKG in Kombination mit dem CTG scheint genauso aussagefähig hinsichtlich einer drohenden Hypoxie zu sein wie die Fetalblutanalyse.

❯ Regelwidrigkeiten sub partu

44.1 Einstellungs- und Lageanomalien

K. Pfisterer

- Lage: Verhältnis zwischen Längsachse des kindlichen und Längsachse des mütterlichen Körpers
- Haltung: Beziehung der einzelnen Teile des kindlichen Körpers zueinander
- Einstellung: Beziehung des vorangehenden Teils des Kindes zum Geburtskanal
- Deflexionshaltung: Steckhaltung des Kopfs

Ätiologie/Pathogenese
- Lage des Feten ist abhängig vom Gestationsalter
- In der Frühgeburtlichkeit liegen viele Feten in Beckenend- oder Querlage
- Deflexionshaltung des kindlichen Kopfs kann unter der Geburt auftreten
- Persistiert eine Einstellungs-, Haltungs- oder Lageanomalie unter der Geburt, können maternale und/oder fetale Faktoren zu diesem Umstand geführt haben
- Maternale Ursachen: ▬ Beckenanomalie ▬ Kephalopelvines Missverhältnis ▬ Uterusfehlbildungen ▬ Myome ▬ Multiparität ▬ Schlaffe Weichteile ▬ Wehenschwäche ▬ Placenta praevia ▬ Polyhydramnion

- Fetale Ursachen: ▬ Fetale Makrosomie ▬ Fehlbildungen ▬ Frühgeburt ▬ Fetale Kopfform ▬ Vorliegen kleiner Teile ▬ Totgeburt ▬ Dauerkontraktion der Nackenmuskulatur

Klassifikation/Formen
Einstellungsanomalie
- Regelwidrige Beziehung zwischen vorangehendem Kindsteil und Geburtskanal, ohne dass ein absolutes Missverhältnis zwischen Kopf und Becken vorliegt
- Formen: ▬ Hoher Geradstand ▬ Tiefer Querstand ▬ Scheitelbeineinstellung ▬ Hintere Hinterhauptslage

Haltungsanomalie (Deflexionshaltung)
- Regelwidrige Streckung zwischen kindlichem Kopf und Rumpf
- Kennzeichen: ▬ Kopf befindet sich in Streckhaltung (Haltungsanomalie) ▬ Rücken ist nach hinten gerichtet (Stellungsanomalie) → Dorsoposteriore Lage
- Dorsoanteriore Deflexionslagen sind Raritäten
- Einteilung nach Deflexionsgrad: ▬ Vorderhauptslage (geringster Grad der Streckhaltung, Durchtrittsplanum 34 cm) ▬ Stirnlage (ungünstigste aller Schädellagen, Durchtrittsplanum 35-36 cm) ▬ Gesichtslage (Durchtrittsplanum 34 cm)

Lageanomalie

- Beckenendlage (Einteilung nach der Haltung der unteren Extremität in Relation zu Steiß und Rumpf)
- Formen: ▬ Reine Steißlage: Steiß/beide Beine sind an der Bauchseite des Kindes hochgeschlagen ▬ Vollkommene Steiß-Fuß-Lage: Steiß und beide Füße/beide Beine des Kindes sind angewinkelt ▬ Unvollkommene Steiß-Fuß-Lage: Steiß und ein Fuß/ein Bein ist angewinkelt, das andere hochgeschlagen ▬ Vollkommene Fußlage: Beide Füße/beide Beine sind in Hüfte und Knie gestreckt ▬ Vollkommene Knielage: Beide Knie/beide Beine sind in der Hüfte gestreckt und im Knie gebeugt ▬ Unvollkommene Knielage: Ein Knie/ein Bein in der Hüfte gestreckt und im Knie gebeugt, das andere hochgeschlagen
- Querlage (Einteilung nach Lage des Kopfs und Stellung des Rückens)

Klinik

- Einstellungs- und Haltungsanomalien
- Verzögerter Geburtsverlauf
- Abnormale Wehentätigkeit
- Ggf. Geburtsstillstand

Diagnostik

- Gynäkologische/geburtshilfliche Anamnese
- Leopold-Handgriffe (◘ Tab. 44.1)
- Vaginale Untersuchung (vorangehender Teil, Höhenstand des vorangehenden Kindsteils, Beurteilung der Pfeilnähte/Fontanellen; ◘ Tab. 44.1)
- Sonographie: ▬ Lage ▬ Schätzgewicht ▬ Fehlbildungen ▬ Plazentasitz ▬ Fruchtwasser

Differenzialdiagnosen

- Deflexionslage (Haltungsanomalie)
- Hintere Hinterhauptslage (Einstellungsanomalie)

Bei beiden handelt es sich um dorsoposteriore Lagen. Vergrößerung des Durchtrittsplanums jedoch nur bei Deflexionslagen mit höherer Gefährdung des mütterlichen Damms.

Therapeutisches Vorgehen

Das klinische Vorgehen richtet sich nach der Phase des Geburtverlaufs und nach dem mütterlichen und kindlichen Gefahrenzustand.

Hoher Geradstand

- Abwartendes Verhalten bei unauffälligem CTG
- Therapie einer evtl. vorhandenen Wehenschwäche (Oxytocindauerinfusion 1,5 mlE/min, alle 15–20 min um 1,5 mlE/min steigern)
- Wechsellagerung (Wechsel der Seitenlagerung jede 3.–4. Wehe)
- Ggf. Tokolyse
- Keine Drehung des Kopfs nach 2 h → Sectio

Tiefer Querstand

- Abwarten bei Wohlbefinden von Mutter und Kind
- Lagerung der Patientin auf der Seite des kindlichen Rückens
- Therapie einer evtl. vorhandenen Wehenschwäche (s. oben)
- Bei Versagen der konservativen Maßnahmen oder pathologischem CTG: ▬ Vaginal-operative Entbindung ▬ Methode der Wahl: Vakuumextraktion (Glocke exzentrisch über der kleinen Fontanelle)

◻ Tab. 44.1. Untersuchungsbefunde von Einstellungs-, Haltungs- und Lageanomalien

Lage	Untersuchungsbefund
Hoher Geradstand	3. Leopold-Handgriff: – Kopf erscheint auffallend schmal – Gerade Pfeilnaht über Beckeneingang
Tiefer Querstand	– Pfeilnaht quer – Kopf auf Beckenboden
Scheitelbein-einstellung	Vordere Scheitelbeineinstellung (Naegele-Obliquität): – Quere Pfeilnaht weicht nach sakral – Hinteres, höher stehendes Scheitelbein wird auf die Innenfläche des tiefer stehenden, vorderen Scheitelbeines geschoben (Stufe) Hintere Scheitelbeineinstellung (Litzmann-Obliquität): – Quere Pfeilnaht weicht nach vorn ab – Kopf stößt gegen die Symphyse
Hintere Hinter-hauptslage (hHHL)	– Große Fontanelle unter der Symphyse zu tasten – Kleine Fontanelle führt – Früher Pressdrang
Vorderhauptslage (VHL)	– Leitstelle: Große Fontanelle – Kleine Fontanelle nicht oder schwer zu erreichen – Kopfgeschwulst nahe der großen Fontanelle
Stirnlage	– Leitstelle: Stirn – Auf der einen Seite ist die große Fontanelle, auf der anderen Seite sind Nasenwurzel und Augenbrauen tastbar – Kinn nicht erreichbar
Gesichtslage	– Leitstelle: Kinn – Kinn, Mund, Nase und Augenbrauen tastbar
Beckenendlage	1. Leopold Handgriff: – Ballottement des kugeligen Kopfs im Fundus 3. Leopold-Handgriff: – Weicher vorangehender Steiß Vaginale Untersuchung: – Fehlen der gleichmäßigen Härte der Schädelnähte und der Fontanellen – Steißlage: Cristae sacrales medianae – Fußlage: Fersenzeichen – Knielage: Bewegliche Patella – Sonographie beweisend
Querlage	Leopold-Handgriffe: – Kindlicher Kopf links oder rechts zu palpieren – Fundus steht tief – Kleines Becken tastet sich leer – Sonographie beweisend **Cave:** Ausschluss Placenta praevia

Scheitelbeineinstellung

- Vordere Scheitelbeineinstellung ▬ Prognostisch günstig ▬ Spontangeburt möglich ▬ Bei mütterlicher oder kindlicher Gefährdung → Sectio
- Hintere Scheitelbeineinstellung ▬ Großzügige Indikation zur Sectio

Hintere Hinterhauptslage

- Lagerung der Patientin: ▬ Auf der Seite des kindlichen Rückens ▬ Vierfüßlerstand ▬ Knie-Ellenbogen-Lage zur Unterstützung der Rotation in die vordere Hinterhauptslage
- Bei Indikation zur Geburtsbeendigung ggf. vaginal-operative Entbindung ▬ Methode der Wahl: Vakuumextraktion (Glocke wird auf der Leitstelle platziert)

Vorderhauptslage

- Abwartende Geburtsleitung
- Lagerung der Patientin auf der Seite des Hinterhaupts
- Therapie einer evtl. vorhandenen Wehenschwäche (s. oben)
- Großzügige Indikation zur Periduralanästhesie
- Ggf. vaginal-operative Entbindung ▬ Methode der Wahl: Vakuumextraktion
- Großzügige Indikation zur Episiotomie wegen starker Überdehnung des Damms
- Ggf. Sectio

Stirnlage

- Abwartendes Verhalten bei kindlichem Wohlbefinden
- Lagerung der Patientin auf der Seite des Kinns
- Bei Persistenz → Großzügige Indikation zur Sectio

- Dorsoanteriore, nasoposteriore Lage ist geburtsunmöglich → Sofortige Sectio

Gesichtslage

- Lagerung der Patientin auf der Seite des Kinns
- Mentoposteriore Gesichtslage ist geburtsunmöglich → Sofortige Sectio
- Mentoanteriore Gesichtslage → Spontangeburt möglich ▬ Großzügige Indikation zur Sectio ▬ Auf Beckenboden Geburtsbeendigung durch Forceps möglich (**Cave:** Kontraindiziert, solange die Gesichtslinie im queren Durchmesser steht)

Beckenendlage

Selbstwendungstechniken (Lagerung der Patientin, um eine Selbstwendung zu induzieren)

- Tönnchenstellung: ▬ Geneigter Vierfüßlerstand mit Absenken des Kopfs und Hochstrecken des Beckens bei tiefer Atmung über 10 min
- Indische Brücke: ▬ Geneigte Rückenlage mit Hohlkreuz und Anstellen der gespreizten Beine bei tiefer Atmung über 10 min
- Moxibustion: ▬ Abbrennen von Beifußblättern über Akupunkturpunkten der kleinen Zehe

Äußere Wendung

- Voraussetzungen: ▬ 37+0 SSW ▬ Schriftliches Einverständnis der Patientin nach Aufklärung über Risiken ▬ Sectio- und Anästhesieaufklärung ▬ Nüchterne Patientin
- Absolute Kontraindikationen: ▬ Placenta praevia totalis ▬ V. a. kephalopelvines Missverhältnis

- Mehrlinge — Uterine oder fetale Fehlbildungen — Akute Komplikationen — CTG-Pathologien
- Relative Kontraindikationen: — Vorderwandplazenta — Oligohydramnion — IUGR — Vorausgegangene Uterusoperationen
- Vorgehen: — CTG-Kontrolle über 30 min — Ultraschallkontrolle zur Ermittlung der Kindslage und der Plazentalokalisation — Intravenöse Tokolyse (Partusisten mit kontinuierlicher Steigerung alle 15 min auf maximal 3 µg/min) — Sectiobereitschaft — Wendungsversuch mit durch 2 Personen, die Kopf und Steiß fassen und den Feten über Vorwärts- oder Rückwärtsrolle wenden (Ultraschallkontrolle) — Beendigung der Tokolyse — CTG-Kontrolle über 2 h — Ggf. Anti-D-Immunglobulin bei Rh-negativer Patientin — Nach 6–8 h erneute CTG- und Ultraschallkontrolle
- Erfolgschancen: 50–70%
- Komplikationen: — Kurzfristige fetale Herztonalterationen (36%) — Partielle Plazentalösung (3%) — Wehen, vorzeitiger Blasensprung, Uterusruptur oder kindliche Verletzungen (<1%)

Vaginale Beckenendlagengeburt

- Alternative zur primären Sectio in ausgewählten Fällen, ausdrücklicher Wunsch der Patientin
- Kontraindikationen: — IUGR <10. Perzentile — Sonographisches Schätzgewicht ≥3800 g — Fetale Fehlbildungen — Dysproportion: Kopfumfang größer als Abdomenumfang — Fußlage — Hyperextension des Kopfs

— Beckenanomalie (MRT-Pelvimetrie: Conjugata vera obstetrica <11,5 cm, Differenz zwischen Conjugata vera obstetrica und kindlichem biparietalem Durchmesser von <1,5 cm bei Erst- und <1,0 cm bei Mehrgebärenden, einer Summe von Intertubar-, Interspinal- und a.–p.-Abstand <32,5 cm)
- Geburtsleitung: — Ständige Narkose- und Sectiobereitschaft, Kinderarzt vor Ort — i.v. Zugang — CTG-Dauerüberwachung — Möglichst Erhaltung der Fruchtblase — Entleerung der Harnblase durch Einmalkatheterismus kurz vor der Geburt — Ausreichende Analgesie — Oxytozindauertropf in der Austreibungsperiode — Lagerung der Patientin zur Geburt im Querbett — Zurückhalten des Steißes, bis das Kind in einer Wehe entwickelt werden kann — Obligat ist eine großzügige Episiotomie

Entwicklung des Kindes mit der Manualhilfe nach Bracht

- Beginn erst, wenn der untere Winkel des vorderen Schulterblatts sichtbar ist
- Fassen des Kindes mit beiden Händen
- Daumen des Geburtshelfers auf den Dorsalseiten der Oberschenkel, die restlichen Finger auf dem Rücken des Kindes
- Rumpf wehensychron mit den Daumen um die Symphyse herum auf die Bauchdecken der Mutter leiten

Hochgeschlagene Arme

- Armlösung notwendig! — Beginn: Sichtbarwerden des unteren Randes des vorderen Schulterblatts — Druck von oben!

- Armlösung nach Lövset: ▬ Hinterer Arm wird gelöst: Kind mit beiden Händen über dem Beckenende fassen, Daumen liegen auf den Gesäßbacken, Kind nach unten ziehen, um 180° drehen → Die hinten in der Kreuzbeinhöhle liegende Schulter kommt nach vorn/außen vor die Symphyse, Arm fällt nicht von allein heraus → Nach Schienung durch 2 Finger herauswischen ▬ Vorderer Arm wird gelöst: Kind mit dem gleichen Handgriff schraubenförmig um 180° zurückdrehen, kindlicher Rücken ist bei der Drehung immer symphysenwärts gerichtet
- Armlösung nach Müller: ▬ Vorderer Arm wird gelöst: Handgriff wie Armlösung nach Lövset, langsam, gleichmäßig anhaltend steil nach abwärts ziehen, bis vordere Schulter und Arm erscheinen ▬ Hinterer Armes wird gelöst: Rumpf in entgegengesetzte Richtung heben, gegen den Leib der Mutter drängen, bis der hintere Arm herausfällt
- Klassische Armlösung: ▬ Hinterer Arm wird gelöst: Erfassen der Füße mit der dem Rücken des Kindes entsprechenden Hand, Kind kräftig fußbodenwärts ziehen und anschließend in die Leistenbeuge der Mutter hinaufschlagen, Einführen von 2 Fingern in die Scheide kreuzbeinhöhlenwärts, über die kindliche Schulter hinweg an den zu lösenden Arm heran, Finger legen sich diesem gestreckt und parallel an, ganzen Arm mit einer wischenden Bewegung herausstreifen, Drehung des Kindes unter stopfenden Bewegungen, der Rücken ist symphysenwärts gerichtet, beide Hände liegen flach an den Rumpfkanten ▬ Lösung des nach hinten gebrachten Arms mit der gleichen Technik

Kopfentwicklung nach Veit-Smellie

- Schließt sich bei mangelnder Kopflösung beim Handgriff nach Bracht und immer nach Armlösungen an
- Voraussetzung: ▬ Dorsoanteriore Einstellung
- Vorgehen: ▬ Kind reitet auf dem Arm des Geburtshelfers, die der Bauchseite des Kindes entspricht ▬ Zugehörige Hand geht in die Scheide ein ▬ Zeigefinger geht in den Mund des Kindes ein ▬ Äußere Hand greift von oben gabelförmig über die Schultern ▬ Kind abwärts ziehen, bis die Nackenhaargrenze unter der Symphyse sichtbar ist ▬ Anheben des Kindes ▬ Innere Hand unterstützt durch Krümmen des Zeigefingers die Flexion des Kopfs ▬ Entwicklung des Kindes auf den Bauch der Mutter

> **❯ Die Indikation zur sekundären Sectio ist bei Problemen in der Austreibungsperiode großzügig zu stellen.**

Querlage

- Stationäre Aufnahme 2–3 Wochen vor dem errechneten Entbindungstermin
- Ggf. äußere Wendung bei stehender Fruchtblase
- Bei Persistenz absolute Indikation zur primären Sectio
- Risiken/Komplikationen ▢ Tab. 44.2

Prävention

- In seltensten Fällen möglich
- Präkonzeptionelle Behandlung eines bekannten maternalen Risikofaktors
- Wichtig: Mütterliche oder fetale Risiken erkennen und in das geburtshilfliche Management einbeziehen
- Äußere Wendung bei Lageanomalien zur Ermöglichung eines Spontanpartus

◼ Tab. 44.2. Risiken und Komplikationen von Einstellungs-, Haltungs- und Lageanomalien

Lage	Risiken/Komplikationen
Hoher Geradstand	– Geburtsstillstand auf Beckeneingang mit drohender Uterusruptur
Tiefer Querstand	– Geburtsstillstand auf Beckenboden mit drohender kindlicher Asphyxie – Weichteilverletzung der Mutter
Scheitelbeineinstellung	– Wehenschwäche – Lange Geburtsdauer – Aufsteigende Infektionen
Hintere Hinterhauptslage	– Verzögerter Geburtsverlauf
Vorderhauptslage	– Verzögerter Geburtsverlauf – Gefährdung des Damms – Asphyxie durch verzögerte Austreibung
Stirnlage	– Verzögerter Geburtsverlauf – Gefährdung des Damms (größtes Durchtrittsplanum) – Asphyxie durch verzögerte Austreibung – Dorsoanteriore-nasoposteriore Stirnlage → Geburtsunmöglich
Gesichtslage	– Verzögerter Geburtsverlauf – Gefährdung des Damms – Asphyxie durch verzögerte Austreibung – Mentoposteriore Gesichtslage→ Geburtsunmöglich
Querlage	– Vorzeitiger Blasensprung – Plazentainsuffizienz – Nabelschnurvorfall – Armvorfall – Einkeilen der Schulter – Verschleppte Querlage – Uterusruptur – Hohe Mortalität von Mutter und Kind
Beckenendlage	– Nabelschnurvorfall bei vorzeitigem Blasensprung – Kindliche Asphyxie – Kindliche Geburtsverletzungen mit ggf. neurologischen Defiziten

44.2   Abnorme Geburtsdauer

K. Pfisterer

- Die Inzidenz einer überstürzten Geburt beträgt 1:1000 Spontangeburten
- Ein Geburtsstillstand tritt bei 5–7% aller unauffälligen Gebärenden auf

Klassifikation

- Überstürzte Geburt: Geburtszeiten <3 h
- Sturzgeburt: Das Kind stürzt bei der Geburt aus dem Geburtskanal (z. B. auf den Boden) unabhängig von der eigentlichen Geburtsdauer
- Protrahierte Geburt/Geburtsstillstand
  ◘ Tab. 44.3

Anamnese
Überstürzte Geburt/Sturzgeburt

- Z. n. Sterilitätsbehandlungen
- Einleitung mit Prostaglandinen
- IUGR und SGA
- Nulliparität

Protrahierte Geburt/Geburtsstillstand

- Vorzeitiger Blasensprung
- Eingeleitete Geburt
- Alter der Gebärenden >35 Jahre
- Z. n. Sterilitätsbehandlung
- Früh gelegte Peridualanästhesie

Klinik
Überstürzte Geburt

- Gesamtgeburtsdauer ≤3 h
- Ggf. fetale Herztonalteration
- Niedrige APGAR-Werte und protrahierte Adaptation bei normalen Blutgaswerten

Sturzgeburt

- Geburt mit tatsächlichem Fall des Kindes

Protrahierte Geburt

- Mangelnder Geburtsfortschritt
- Wehendystokie (ineffiziente Wehentätigkeit)
- Sekundäre Wehenschwäche
- Einstellungs- oder Haltungsanomalie
- Maternale Erschöpfung

Geburtsstillstand

- Fehlende Erweiterung des Muttermunds
- Fehlender Deszensus des vorangehenden Teils
- Gute oder bestmöglich stimulierte Wehentätigkeit
- Offene Fruchtblase
- Dauer von mindestens 2 h

Diagnostik

- Gynäkologisch-geburtshilfliche Anamnese

◘ **Tab. 44.3.** Kriterien der protrahierten Geburt nach ACOG 1995

Geburtsfortschritt		Primipara	Multipara
Protrahierter Verlauf	Eröffnungsperiode (Dilatation)	<1,0 cm/h	<1,5 cm/h
	Austreibungsperiode (Deszensus)	<1,0 cm/h	<2,0 cm/h
Geburtsstillstand	Eröffnungsperiode	>2 h	>2 h
	Austreibungsperiode	>1 h	>1 h

- Fetale Sonographie: ═ Lage ═ Fetales Schätzgewicht ═ Fruchtwassermenge
- Vaginaler Untersuchungsbefund in regelmäßigen Abständen
- Partogramm
- CTG: ═ Wehendystokie ═ Fetale Herztonalteration
- Evtl. ergänzende Sonographie: ═ Einstellungs- oder Haltungsanomalie
- Ggf. Bestimmung von mütterlichen Entzündungsparametern im Blut (drohendes Amnioninfektionssyndrom)

Therapeutisches Vorgehen
Überstürzte Geburt/Sturzgeburt
- Keine Behandlung möglich
- Auf postpartale Blutung/Vollständigkeit der Plazenta achten
- Pädiater hinzuziehen, um fetale Verletzungen auszuschließen
- Sorgfältige Dokumentation zur forensischen Absicherung

Protrahierte Geburt
- Entscheidung, ob ein geburtsunmöglicher Befund vorliegt → Sectio
- Optimierung der Analgesie, ggf. Anlage einer PDA
- Bei Wehenschwäche Beginn oder Steigerung einer Oxytocindauerinfusion (1,5 mlE/min, alle 15–20 min um 1,5 mlE/min steigern, maximal bis 12 mlE/min), bis eine ausreichende Wehentätigkeit vorliegt (**Cave:** Kontraindikationen beachten)
- Bei unkoordinierter Wehentätigkeit ggf. Kombination von Oxytocindauerinfusion und intravenöser Tokolyse mit Partusisten (kontrollierte Studien liegen nicht vor)
- Amniotomie bei stehender Fruchtblase

- Therapeutische Lagerung der Patientin
- In der späten Austreibungsperiode Pressversuch, ggf. mit Kristeller-Handgriff
- Lässt sich kein weiterer Geburtsfortschritt erzielen, muss je nach Höhenstand eine Sectio oder eine vaginaloperative Entbindung durchgeführt werden

Geburtsstillstand in der Eröffnungsperiode
- Sekundäre Sectio (▸ Kap. 46)

Geburtsstillstand in der Austreibungsperiode
- Frühe Austreibungsperiode mit vorangehendem Teil auf Beckeneingang → Sectio (▸ Kap. 46)
- Späte Austreibungsperiode mit vorangehendem Teil in Beckenmitte bzw. auf Beckenboden → Handgriff nach Kristeller, ggf. vaginal-operative Entbindung (▸ Kap. 44.7)

Beratung
- Komplikationsmöglichkeiten für Mutter und Kind ◻ Tab. 44.4

44.3 Kindliche Gefahrenzustände unter der Geburt

K. Pfisterer

Klassifikationen/Formen
- Nabelschnurumschlingung: ═ Nabelschnur ist um Kind/Körperteil gewickelt ═ Meist Zufallsbefund, der erst bei der Entbindung oder der Sectio auffällt
- Vorliegen der Nabelschnur/kleiner Teile: ═ Nabelschnur oder kleine

◼ Tab. 44.4. Komplikationsmöglichkeiten bei abnormer Geburtsdauer

	Komplikationsmöglichkeiten Mutter	Komplikationsmöglichkeiten Kind
Überstürzte Geburt	– Erhebliche Verletzungen der Geburtswege (Zervixrisse/Dammrisse III. Grades 20–30× häufiger) – Atonische Nachblutungen – Plazentaretention (4× häufiger)	– Asphyxiebedingte oder traumatische zerebrale Schädigungen – Postpartale Hypotonie – Niedrige APGAR-Werte – Protrahierte Adaptation
Sturzgeburt		– Verletzungen des Kindes (Pädiater post partum!)
Protrahierte Geburt/ Geburtsstillstand	– Erhöhtes Infektionsrisiko – Amnioninfektionssyndrom (bis zu 25%) – Atonie mit erhöhtem Blutverlust – Risiken einer operativen Entbindung (z. B. Wundinfektionen) – Emotionale Belastung	– Erhöhtes Infektionsrisiko – Kindliche Azidose – Niedrige APGAR-Werte (4–6× häufiger) – Keine Erhöhung der perinatalen Morbidität bei gut überwachter Geburt

Teile (Arm/Fuß) liegen bei geschlossener Fruchtblase vor oder neben dem vorangehenden Teil
- Nabelschnurvorfall: ▬ Nabelschnur liegt bei offener Fruchtblase vor oder neben dem vorangehenden Teil
- Vorfall kleiner Teile: ▬ Analog zur Nabelschnur können auch kleine Teile bei offener Fruchtblase vorfallen

Klinik
- Nabelschnurumschlingung ▬ Pathologisches CTG ▬ Drohende Asphyxie ▬ Mechanische Probleme wegen kurzer Nabelschnur
- Nabelschnurvorliegen/-vorfall ▬ Pathologisches CTG ▬ Drohende Asphyxie ▬ Plötzlicher Herztonabfall nach Blasensprung
- Vorliegen/Vorfall kleiner Kindsteile ▬ Hochstehender Kopf ▬ Verzögerter Geburtsverlauf oder Geburtsstillstand (vorgefallener Arm verhin-

dert den Kopfeintritt oder -durchtritt durch das Becken)

Diagnostik
Nabelschnurvorliegen/-vorfall bzw. Vorliegen/Vorfall kleiner Teile
- Vaginale Untersuchung: ▬ Pulsierende Nabelschnur? ▬ Hand oder Unterarm tastbar?
- Nabelschnur vor der Vulva sichtbar?
- CTG-Kontrolle sofort nach Blasensprung: ▬ CTG-Alteration?

Therapeutisches Vorgehen
Nabelschnurumschlingung
- Häufig Zufallsbefund
- Therapie richtet sich nach der geburtshilflichen Gesamtsituation

Nabelschnurvorliegen
- Beckenhochlagerung, Lagerung auf die der Nabelschnur entgegengesetzte Seite

- Ggf. Tokolyse mit Partusisten
- Keine Amniotomie
- Pressverbot
- Spontane Reposition abwarten, falls erfolglos → Sectio

Nabelschnurvorfall

- Beckenhochlagerung
- Vorangehenden Teil von vaginal mit der Hand nach oben schieben
- Notfalltokolyse (1 ml Partusisten intrapartal ad 4 ml NaCl, 2,5–5 ml langsam i.v.)
- Notsectio
- Von Reposition absehen
- Vaginale Geburtsbeendigung nur in absoluten Ausnahmefällen: ▬ Bei vollständiger Eröffnung des Muttermunds, Kopf in Beckenmitte oder tiefer, Pressen, Kristeller-Manöver ▬ Ggf. Vakuumextraktion

Armvorliegen

- Analog zum Nabelschnurvorliegen (s. oben)
- Die meisten dieser Geburten gehen ungestört voran

Armvorfall

- Bei hoch stehendem und nicht vollständig eröffnetem Muttermund → Sectio
- bei vollständig eröffnetem Muttermund und hoch stehendem Kopf → Repositionsversuch in Knie-Ellenbogenlage, Cave: Frakturgefahr
- bei ins Becken eingetretenem Kopf → vorerst abwarten, ggf. Wehenstimulation, kommt es zu keinem Tiefertreten des Kopfs → Sectio

Komplikationen

- Nabelschnurumschlingung ▬ Asphyxie ▬ Schwierige Kindsentwicklung bei kurzer Nabelschnur

- Nabelschnurvorliegen/-vorfall ▬ Asphyxie (14%) ▬ Zerebralparese (0,8%) ▬ Perinatale Mortalität (10%) ▬ Die Morbidität wird durch die hohe Frequenz von assoziierten Risiken erhöht
- Vorliegen/Vorfall kleiner Kindsteile ▬ Asphyxie ▬ Kindliche Verletzungen bei Repositionsversuchen ▬ Uterusruptur ▬ Höhergradige Geburtsverletzungen

Prävention

- Nabelschnurvorfall ▬ Behandlung des Vorliegens einer Nabelschnur ▬ Amniotomie möglichst nur bei Fixierung des vorangehenden Teils fest im Becken ▬ Amniotomie kontrolliert
- Armvorfall ▬ Frühzeitige stationäre Aufnahme bei fetaler Querlage (s. oben »Nabelschnurvorfall«)

44.4 Intrauterine Reanimation

K. Pfisterer

- Indikation: Akut drohende fetale Hypoxie/Azidose, wenn eine vaginale Entbindung innerhalb weniger Minuten nicht möglich ist

Anamnese

- Maternale Ursachen, z. B.: ▬ V.-cava-Kompressionssyndrom ▬ Gelegentlich nach Peridural- oder Spinalanästhesie (Volumenmangel)
- Uteroplazentare Ursachen, z. B.: ▬ Dauerkontraktion (häufig) ▬ Versorgungsstörung bei Plazentainsuffizienz unter Wehenbelastung
- Intrauterine und fetale Ursachen, z. B.: ▬ Nabelschnurkomplikationen

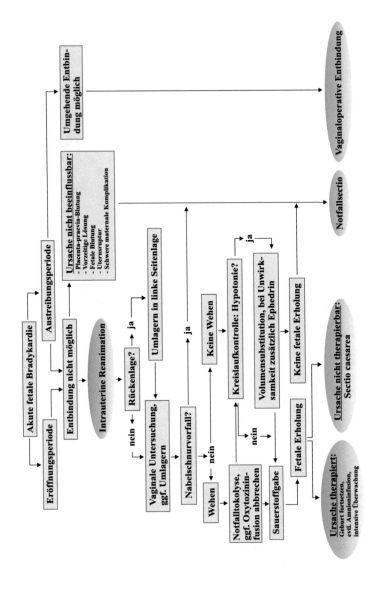

■ **Abb. 44.1.** Empfohlenes Vorgehen bei intrauteriner Reanimation

Klinik

- Leitbefunde: ━ hochpathologisches CTG-Muster ━ Prolongierte Dezeleration ohne spontane Erholung (fetale Bradykardie)

Sofortmaßnahmen/ therapeutisches Vorgehen

- Beckenhochlagerung und Linksseitenlage der Gebärenden
- Vaginale Untersuchung (Muttermundbefund? Nabelschnurvorfall?)
- Falls Geburt möglich: ━ Pressen lassen ━ Kristeller-Manöver ━ Ggf. vaginal-operative Entbindung ━ Keine Tokolyse
- Falls Geburt nicht möglich: ━ Unterbrechung einer evtl. laufenden Oxytocininfusion ━ Berotec-Spray (2–3 Hübe), bei unzureichender Wirkung: Notsectiobereitschaft herstellen ━ Notfalltokolyse (Partusisten intrapartal 1 Amp. =25 µg Fenoterol ad 4 ml NaCl, 2–4 ml langsam i.v., Einzeldosis kann nach 3 min wiederholt werden) ━ Sauerstoffgabe (6 l/h), Volumensubstitution bei Hypotonie ━ Bei fehlender fetaler Erholung → Notsectio

Kontraindikationen

- Kontraindikationen für eine Akuttokolyse müssen gegen die akute fetale Gefährdung abgewogen werden: ━ Maternale Herzerkrankungen ━ Entgleister Diabetes mellitus ━ Thyreotoxikose ━ Hypokaliämie ━ Schwere Leber- und Nierenerkrankung ━ Lebensbedrohliche uterine Blutungen ━ Stärkste uteroplazentare Blutungen

❯ **Intrauterine Reanimation**
▱ Abb. 44.1.

K. Pfisterer

- Mekoniumkontamination des Fruchtwassers, die antepartal oder intrapartal auftreten kann
- Ätiologie: ━ Kindliche Restriktion ━ Übertragung ━ Fetale Hypoxie unter oder vor der Geburt ━ Maternale Infektion/Fieber intrapartal ━ Ursache häufig jedoch auch unklar

Klinik

- Abgang von grünem Fruchtwasser nach Blasensprung oder Amniotomie (Grünes Fruchtwasser in der Amnioskopie)

Diagnostik

- CTG (Zeichen der fetalen Hypoxie?)
- Beurteilung der Fruchtwasserfarbe nach Blasensprung/Amniotomie

Therapeutisches Vorgehen

- Grünes Fruchtwasser ist keine Indikation zur Sectio, sollte jedoch bei zusätzlichen Risikofaktoren (SGA, intrapartaler Stress, Azidose) mitberücksichtigt werden
- Absaugkatheter bereitstellen zur Geburt
- Information eines neonatologisch versierten Pädiater zur Geburt
- Sofort nach Geburt des Kopfs Rachen des Kindes am Damm absaugen, ggf. Einstellung mit dem Laryngoskop zum Absaugen vor und hinter der Stimmritze

Komplikationen

- Mekoniumaspirationssyndrom des Kindes ━ Definition: Vorhandensein von Mekonium un-

terhalb der Stimmritze mit oder ohne Beeinträchtigung des Kindes
— Ungünstige Prognose, Letalität 36–78%
- Chorionamnionitis und postpartale Infektionen der Mutter (doppeltes Risiko)

Prävention
- Bei Zusatzrisiken ggf. Indikation zur Sectio stellen
- Pädiater zur Geburt
- Absaugen vor dem 1. Atemzug

44.6   Episiotomie

K. Pfisterer

Indikation
- Keine routinemäßige Durchführung
- Drohende kindliche Asphyxie
- Forcepsentbindung, ggf. Vakuumextraktion
- Schulterdystokie
- Vaginale Beckenendlagengeburt

- Drohender Dammriss (DR) ist keine Indikation
- Frühgeburt

Einteilung/Technik
- ◘ Tab. 44.5

> ❯ Der richtige Zeitpunkt für eine Episiotomie ist i. d. R. erreicht, wenn das Durchschneiden des vorangehenden Teils in den nächsten 2–3 Wehen erwartet wird.

Behandlung/Versorgung der Episiotomie
- Wundversorgung sofort nach vollständiger Entleerung des Uterus
- Stärkere Blutungen bis zum Abschluss der Plazentarperiode mit Gefäßklemmen stoppen
- Lagerung im Querbett, gute Beleuchtung, ggf. Assistenz
- Darstellung des gesamten Wundgebiets, rektale Untersuchung
- Lokalanästhesie (z. B.: Prilocain 1% = Xylonest), Wirkungseintritt 1–2 min

◘ **Tab. 44.5.** Einteilung der Episiotomien

Schnittführung	Technik	Vorteile	Nachteile
Mediane Episiotomie	Von der hinteren Kommissur ausgehend in der bindegewebigen Raphe	– Geringe Blutung – Weniger postpartale Beschwerden	– Eingeschränkte Erweiterungsmöglichkeit – Hohes Risiko zum Weiterreißen (bis 20% DR III°)
Mediolaterale Episiotomie (bevorzugt)	Von der hinteren Kommissur nach lateral (45°-Winkel), Schnittrichtung: Tuber ossis ischii	– Schafft am meisten Platz – Erweiterbar – Keine Risikoerhöhung für Sphinktereinriss	– Höherer Blutverlust – Stärkere postpartale Beschwerden – Schlechtere Wundheilung
Laterale Episiotomie	Obsolet!		

- Scheidendammnaht fortlaufend oder Einzelknopftechnik mit Vicryl rapid (3-0 oder 2-0)
- Beginn kranial des obersten Wundwinkels
- Vereinigung der tiefen Dammschichten, Hohlraumbildung vermeiden!
- Hautversorgung mit intrakutaner Hauttechnik
- Rektale Abschlussuntersuchung (Fäden durchgestochen? Sphinktertonus?)

Beratung

- Rechtlich keine Einverständniserklärung der Schwangeren zur Episiotomie notwendig
- Empfehlung zur präpartalen Aufklärung über die mögliche Notwendigkeit und Dokumentation in der Krankenakte

44.7 Vaginal-operative Entbindung

F. Hilpert

- Beendigung einer vaginalen Geburt durch instrumentellen Zug am fetalen Kopf
- Rund 5–10% aller vaginalen Geburten werden vaginal-operativ mittels Saugglocke oder Zange beendet

Indikationen

- Fetale Indikationen: ▬ Hypoxie (CTG, MBU) ▬ Azidose (CTG, MBU)
- Maternale Indikationen: ▬ Maternale Erschöpfung ▬ Wehenschwäche ▬ Zerbrovaskuläre und kardiopulmonale Erkrankungen
- Kombinierte Indikationen: ▬ Geburtsstillstand mit/ohne Einstellungs-/Haltungsanomalie

Definition des Geburtsstillstands in der Austreibungsperiode

- Geburtsstillstand trotz suffizienter Wehentätigkeit (fehlendes Tiefertreten und ausbleibende Rotation des Kopfs)
- Anerkannte Zeiträume für die Austreibungsperiode ◘ Tab. 44.3

Voraussetzungen für vaginal-operative Entbindung

- Vollständige MM-Eröffnung
- Amnioneröffnung
- Höhenstand des Kopfs zumindest in Beckenmitte (◘ Abb. 44.2): ▬ Keine vaginal-operativen Eingriffe, wenn die knöcherne Leitstelle des Kopfs nicht tiefer als die Interspinalebene (Ebene 0) tritt (**Cave:** Geburtsgeschwulst und Deflexionshaltungen)
- Genaue Kenntnis von Haltung und Einstellung
- Ausschluss eines kephalopelvinen Missverhältnisses
- Lebendes Kind
- Aufklärung der Mutter
- Anwesenheit von: ▬ Fach- oder Oberarzt ▬ Neonatologe
- Idealerweise Analgesie: ▬ Für vaginal-operative Entbindungen von Beckenmitte (BM) → Periduralanästhesie ▬ Von Beckenboden (BB) → Pudendusanästhesie ausreichend
- Anästhesie-Stand-by

Kontraindikationen

- Höhenstand der knöchernen Leitstelle ▬ >0 bei Hinterhauptslage ▬ >2+ und quere Pfeilnaht ▬ >2+ und Deflexionshaltung
- Verdacht auf zephalopelvines Missverhältnis
- Relative Kontraindikationen ▬ HIV- Infektion ▬ Hepatitis mit hoher Viruslast ▬ Vermutete

fetale Blutungsneigung bei bekannter Thrombozytopenie und -pathie der Mutter

Kindliche und maternale Risiken
- Je höher der Kopf, desto größer das Risiko für kindliche oder maternale Verletzungen
- Keine forcierten vaginal-operativen Entbindungen wegen der kindlichen Gefährdung
- Kindliche Risiken: ▬ Zerebrale Blutungen (v. a. nach Abreißen der Saugglocke oder zu raschem Auf- und Abbau des Vakuums) ▬ Kephalhämatome, Caput succedaneum, Retinablutungen ▬ Hautverletzungen und narbenbedingte Alopezien bei Vakuumextraktion (VE) ▬ Passagere Paresen des N. facialis ▬ Sehr selten Schädelfrakturen
- Maternale Risiken: ▬ Scheiden-, Zervix- und Vulvaverletzungen ▬ Höhergradige Dammverletzungen ▬ Traumatisches Geburtserlebnis

Forensische Aspekte
- Basisaufklärung über operative Entbindungen bereits in der Schwangerschaft
- Aufklärung über die Möglichkeit eines vaginal-operativen Eingriffs so früh wie möglich, d. h. wenn sich die Möglichkeit für eine operative Beendigung abzeichnet
- Bei Eingriffen von BM und ausreichender Zeit: Aufklärung über die operativen Alternativen (VE, Zange oder Sectio caesarea)

Wahl des Instruments
- Ob Vakuumextraktion oder Zangenentbindung, hängt von der persönlichen Erfahrung des jeweiligen Geburtshelfers ab

44.7.1   Vakuumextraktion (VE)

Durchführung
- Patientin im Querbett, Operateur sitzend vor der Patientin

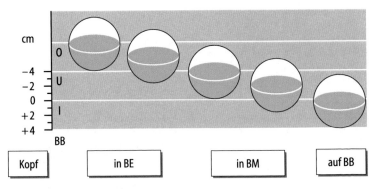

◻ **Abb. 44.2.** Höhenstandsbestimmung von Leitstelle und Durchtrittsplanum nach den Hodge-Parallelebenen und nach De Lee (*BE* = Beckeneingang, *BM* = Beckenmitte, *BB* = Beckenboden, *O* = obere Schoßfugenrandebene, *U* = untere Schoßfugenrandebene, *I* Interspinalebene, *BB* Beckenbodenebene

- Sagittales Einführen der Saugglocke über die hintere Kommissur (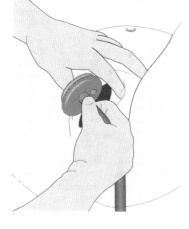 Abb. 44.3)
- Aufsetzen der Saugglocke über der keinen Fontanelle, ggf. auch exzentrisch, z. B. bei tiefem Querstand

- Vakuumaufbau in Schritten von 0,2 kg/cm² über 2 min bis zum Unterdruck von 0,8 kg/cm²
- Prüfen der richtigen Glockenposition, Kontrolle auf allseits freien Sitz
- Wehensynchroner »Probezug« in Führungslinie: ▬ Kontrolle auf Luftdichtigkeit und Tiefertreten und ggf. Beugung und Drehung des Kopfs → Entscheidung, ob die VE durchgeführt werden kann; wenn nicht → Unverzügliche Sectio caesarea
- Der Operateur leitet die Mutter zum aktiven Mitpressen an
- Wehensynchrone Traktion in Führungslinie: Die rechte Hand zieht, die linke Hand kontrolliert den luftdichten Sitz und das Tiefertreten des Kopfs (bei Linkshändern umgekehrt; 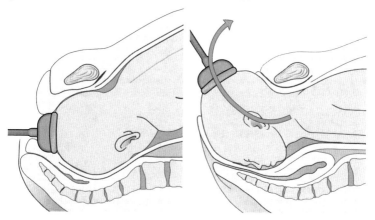 Abb. 44.4)
- Beim Einschneiden des kindlichen Kopfs Änderung der Zugrichtung nach oben bzw. vorn
- Während des Durchschneidens des Kopfs aktiver Dammschutz durch die Hebamme

▢ Abb. 44.3. Einführen der Metallsaugglocke

▢ Abb. 44.4. Traktionsrichtungen der Vakuumextraktion bei vorderer Hinterhauptslage

- Evtl. Episiotomie (verkürzt den Geburtsweg und erleichtert die Entwicklung)
- Nach der Geburt langsamer Abbau des Vakuums und Entfernung der Saugglocke
- Entwicklung von Schultern und Kopf in herkömmlicher Weise
- Nach Abnabeln Übergabe des Neugeborenen an die Pädiater
- Komplikation: Abreißen der Saugglocke durch zu forcierten Zug oder schlechten Sitz (Gefahr von intrakraniellen Blutungen aufgrund zu starker Druckschwankungen!) ▬ Ein erneuter VE-Versuch sollte unterbleiben ▬ Auf BB → Versuch der Zangenentbindung ▬ In BM → Unverzüglich Sectio caesarea

44.7.2 Zangenentbindung

- Geläufigste Zangenmodelle (beides Kreuzzangen): ▬ Kjelland-Zange (gleitendes Schloss, keine Beckenkrümmung) ▬ Naegele-Zange (festes Schloss, Beckenkrümmung der Löffel)
- Die Wahl des Zangenmodells hängt von der persönlichen Erfahrung des Geburtshelfers ab

Durchführung
- Hinhalten der geschlossenen Zange; der quere Zangendurchmesser liegt dabei ▬ Bei der vorderen Hinterhauptslage (vHHL) senkrecht zur Pfeilnaht ▬ Bei der hinteren Hinterhauptslage (hHHL) senkrecht zur Pfeilnaht ▬ Bei der Vorderhauptslage senkrecht zur Pfeilnaht
- Einführen des linken Löffels mit Schloss mit der linken Hand in vertikaler Position entlang der linken Seite des mütterlichen Beckens um das Os

parietale des Feten unter gleichzeitigem Absenken des Griffes
- 2.–5. Finger der rechten Hand schützen die linksseitigen Weichteile der Mutter, rechter Daumen bleibt extravaginal
- In gleicher Weise mit der rechten Hand den rechten Löffel in die rechte Seite des mütterlichen Beckens um das Os parietale des Feten einführen, Schutz der seitlichen Weichteile der Mutter mit der linken Hand
- Schließen der Zange und Nachtasten

> ❷ **Bei nicht ausrotiertem Kopf wandert bei im 1. schrägen Durchmesser verlaufender Pfeilnaht der rechte Löffel nach rechts vorn symphysenwärts, bei im 2. schrägen Durchmesser verlaufender Pfeilnaht der linke Löffel nach links vorn symphysenwärts, sodass die Löffel biparietal geschlossen werden können: Wandern muss stets der Löffel, der nach vorn kommt! Traktion erfolgt dann unter gleichzeitiger Rotation der Zange (❒ Abb. 44.5).**

- Der Operateur leitet die Mutter zum aktiven Mitpressen an
- Wehensynchroner Zug in Richtung der Führungslinie, bis die Leitstelle in der Vulva sichtbar wird
- Bei nicht ausrotiertem Kopf kein Drehen ohne Zug!
- Stellungswechsel nach links und Handwechsel: Rechte Hand fasst über die Busch-Haken und führt die Zange nach oben entsprechend der Deflexion um die Symphyse beim natürlichen Geburtsvorgang, die linke Hand übernimmt den Dammschutz
- Eine Episiotomie kann den Geburtsweg verkürzen und erleichtert die Entwicklung, sollte jedoch überlegt werden, wenn die Extraktion leicht durchführbar ist und das Kind ohne großen Widerstand folgt

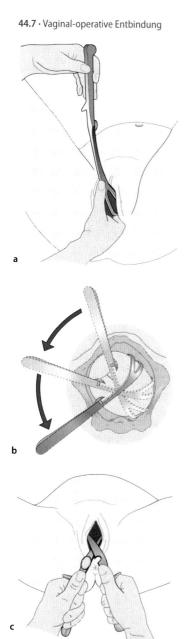

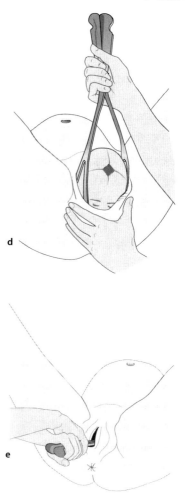

◻ Abb. 44.5a–e. Technik der Zangenentbindung. **a** Einführen des linken Zangenlöffels. **b** Wandernlassen des Zangenlöffels. **c** Schließen der Zange. **d** Traktion in Richtung der Zangengriffe **e** Fassen der Zange über dem Schloss mit der rechten Hand. **e** Traktion senkrecht nach oben und Dammschutz mit der linken Hand

- Entwicklung von Schultern und Kopf in herkömmlicher Weise (kann ggf. auch durch die Hebamme erfolgen, dann auch Anleitung der Mutter durch sie)

44.8   Schulterdystokie

F. Hilpert

- Ausbleibende Schulterdrehung über dem Beckeneingang (hohe Schulterdystokie) oder auf dem Beckenboden (tiefe Schulterdystokie)
- Gefährliche, plötzlich und unerwartet eintretende geburtshilfliche Notfallsituation
- Betrifft ca. 0,2–0,5% aller Geburten
- Hohe kindliche (Hypoxie, Plexuslähmung, Skelettverletzungen) und maternale (Weichteilverletzungen, hoher Blutverlust) Morbidität
- Risikofaktoren: ▬ Fetale Makrosomie (Risiko bei >4000 g: 3%, >4500 g: 11%, >5000 g: 30%; **Cave:** Etwa 50% aller Schulterdystokien bei Kindern <4000 g!) ▬ Vaginal-operative Entbindungen ▬ Schnelle (aber auch protrahierte) Geburtsverläufe ▬ Maternale Beckenanomalien ▬ Adipositas ▬ Gestationsdiabetes ▬ Multiparität ▬ Z. n. Geburt eines makrosomen Kindes oder Schulterdystokie

❯ Die Schulterdystokie kann auch bei fehlenden Risikofaktoren auftreten!

- Ursachen: ▬ Mechanische Hindernisse (fetale Makrosomie, maternale Adipositas etc.) ▬ Rasche Geburtskinetik (z. B. vaginal-operative Entbindungen aus Beckenmitte)

Klinik und Diagnostik
Hoher Schultergeradstand

- Geburtstillstand nach Geburt des kindlichen Kopfs
- »Turtle-Phänomen«: Der bereits geborene Kopf des Kindes zieht sich wieder in die Vulva zurück (◘ Abb. 44.6)
- Ausbleiben der äußeren Drehung des Kopfs
- Die vordere Schulter folgt trotz vorsichtiger Traktion am Kopf nicht dem Geburtsweg

Tiefer Schulterquerstand

- Geburtstillstand nach Geburt des kindlichen Kopfs
- Ausbleiben der erwarteten äußeren Drehung des Kopfs

Differenzialdiagnosen:

- Zu kurze Nabelschnur und Nabelschnurumschlingungen
- Vergrößerung des thorakalen oder abdominalen Umfangs (z. B. Hydrops fetalis, fetale Tumoren)
- Gegenseitiges »Verhaken« von Zwillingen
- Spasmus des unteren Uterinsegments/dickmuskuläres unteres Uterinsegment bei Frühgeburtlichkeit

Therapeutisches Vorgehen
❯ Das therapeutische Vorgehen folgt einem etablierten Risikoplan (regelmäßig trainieren!).

Hohe Schulterdystokie

- Ruhe bewahren, klare Anweisungen, sofortige Alarmierung von Fach-/Oberarzt, Anästhesie und Neonatologie und erfahrener Hebamme
- Abstellen einer Oxytocindauerinfusion, kein zusätzliches Kristellern, keine Traktion am kindlichen Kopf, evtl. Bolustokolyse

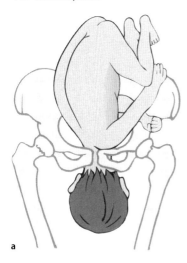

a

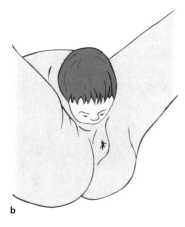

b

□ **Abb. 44.6a, b.** Klinische Symptomatik beim hohen Schultergeradstand. **a** Hoher Schultergeradstand (2. Stellung). Infolge der ausgebliebenen Rotation der Schulterbreite nach links in den hohen Querstand steht die linke Schulter des Kindes oberhalb der Symphyse. **b** Typischer Befund bei hohem Schultergeradstand: Der Kopf ist tief in die Vulva eingezogen

- Sofortiges Querbett und Anlage einer mediolaterale Episiotomie (evtl. beidseitig oder als Damm-Beckenboden-Schnitt nach Schuchhardt) bei vermehrtem Platzbedarf auf Beckenboden (keine Routine)
- McRoberts-Manöver: Überstrecken der gestreckten Beine der Mutter und anschließend rasches Beugen der Beine im Hüftgelenk, evtl. gleichzeitiger, dosierter suprasymphysärer Druck von außen (Assistent/Hebamme); ggf. mehrmals wiederholen
- Innere, digitale Rotation der Schulterbreite in den queren Durchmesser durch Druck von ventral auf die hintere Schulter (Manöver nach Woods) oder Druck von dorsal auf die vordere Schulter (Manöver nach Rubin), evtl. auch Kombination beider Manöver
- Hintere Armlösung durch die der kindlichen Bauchseite entsprechende Hand (Flexion der hinteren kindlichen Hand/Unterarm im Ellbogengelenk und Extraktion des Arms über die kindliche Bauchseite nach außen)

Selten notwendige Maßnahmen
- Laparotomie, tiefe Uterotomie, Lösen der Schulter und vaginale Geburtsbeendigung
- Mediane Symphysiotomie und vaginale Geburtsbeendigung
- Zavanelli-Manöver: Zurückschieben des kindlichen Kopfs in den Beckeneingang, Sectio

Tiefe Schulterdystokie
- Episiotomie
- Digitale Rotation der queren Schulter in den geraden Durchmesser

Prävention/Prophylaxe

- Makrosomiediagnostik, gezielte Anamnese von Risikofaktoren
- Bei V. a. Makrosomie und/oder Diabetes mellitus Geburtseinleitung
- Primäre Sectio caesarea bei sonographischem V. a. Geburtsgewicht >4500 g

Forensische Aspekte

- Generelles Vorliegen eines Risikoplans
- Chronologische und exakte zeitliche und inhaltliche Dokumentation, erstellt und gegengezeichnet durch die beteiligten Ärzte und Hebammen

❯ Nachgeburtsperiode (Plazentarperiode)

A. Carstensen

- Nach Geburt und Abnabeln des Kindes kann die Gabe von 3 IE Oxytocin i.v. erfolgen → Verkürzt die Lösungszeit der Plazenta und verringert den Blutverlust postpartal (NW: ↑ 40% maternales HZV)
- Die Plazenta sollte maximal 30 min nach Geburt des Kindes folgen

Lösungszeichen

- Küstner-Zeichen: ▬ Suprasymphysärer Druck auf den Uterus mit der Handkante → Nabelschnur zieht sich nicht mehr zurück
- Ahlfeld-Zeichen: ▬ Nabelschnur »rutscht« langsam aus der Vagina hervor
- Schröder-Zeichen: ▬ Uterus tastet sich hart und verkantet nach oben rechts

Ablösungsmodus

- Nach Schultze: ▬ in 80% aller Fälle ▬ Zentrale Lösung ▬ Die Mitte der Plazenta (mit Nabelschnuransatz) erscheint zuerst
- Nach Duncan: ▬ Laterale Lösung, Plazentarand erscheint zuerst ▬ Meist größerer Blutverlust

Plazentainspektion

- Nach Geburt der Plazenta erfolgt die Inspektion der Plazenta und ihrer Eihäute auf Vollständigkeit hin und die Inspektion der Nabelschnur auf das Vorhandensein dreier Gefäße.

- Zeichen für eine unvollständige Plazenta: ▬ Fehlendes Kotyledon ▬ Blutung aus Plazenta ▬ Abreißende Gefäße (Nebenplazenta?)

❯ **Besteht V. a. auf eine nicht vollständig geborene Plazenta, muss eine manuelle Nachtastung umgehend erfolgen.**

45.1 Störungen in der Nachgeburtsperiode

45.1.1 Störungen der Plazentalösung

Plazentaretention

- Nach 20 min ist die Geburt der Plazenta nicht erfolgt

Vorgehen

- Einmalkatheterismus
- Suprasymphysäres Coolpack
- Ggf. Akupunktur
- Buscopan (1 Amp. i.v.)
- Baer-Handgriff (Fassen und Anheben der Bauchdecken zur Verkleinerung des Bauchraums) unter Mitpressenlassen der Frau
- Oberarzt- oder Facharztinformation
- Credé-Handgriff (Umfassen und Zusammenpressen des Fundus uteri, wenn verkantet, Uterus in die Mittellinie bringen) und »cord traction«

- Falls nicht erfolgreich → Nachtastung in Narkose oder PDA (s. unten)

❯ **Folgt die Plazenta nicht, sollte man großzügig die Nachtastung durchführen! Es droht sonst u. U. eine Uterusinversion.**

- Komplikation Inversio uteri: ▬ Zu starke Traktion an der Nabelschnur bei haftender Plazenta kann zum Ausstülpen des Cavum uteri nach außen führen ▬ Extrem seltenes Ereignis

Vorgehen

- Falls Plazenta gewonnen: ▬ Sofortiger Versuch, den Fundus mit der Hand zurückzuschieben ▬ Zunächst Fundus umfassen und zurückschieben bis hinter die Zervix ▬ Dann weiter mit der Handfläche der ausgestreckten Hand
- Falls Plazenta noch adhärent oder Versuch des Zurückschiebens scheitert: ▬ Anästhesie ▬ Ggf. Tokolyse ▬ Vorsichtige Lösung der Plazenta ▬ Dann Zurückschieben des Fundus wie oben beschrieben, anschließend den Uterus halten, bis er sich kontrahiert ▬ Applikation von 3 IE Oxytocin i.v., ODTI (oraler direkter Thrombininhibitor; 10 IE) anlegen ▬ Ultima ratio: Laparotomie

Plazentarest

- Bei der Plazentainspektion fehlt mehr als ein bohnengroßes Stück bzw. ergibt sich der Anhalt für eine nicht geborene Nebenplazenta (Gefäßabriss)

Vorgehen

- Facharzt oder Oberarzt informieren
- Information Anästhesie für Narkose oder PDA-Aufspritzen
- Single-shot-Antibiotikagabe (z. B. Cefuroxim 1,5 g i.v.)

- Atonieprophylaxe vorbereiten (10 IE Oxytocin/500 ml Sterofundin)
- Lagerung im Querbett (Steinschnittlage)
- Steriles Abdecken, Desinfektion von Vulva und Damm
- Eingehen mit der Hand in den Uterus unter Funduskontrolle mit der anderen Hand
- Manuelle Lösung der Plazentareste
- Keine routinemäßige Kürettage wegen erhöhten Atonierisikos!
- Falls Placenta nicht zu gewinnen → Ggf. vorsichtige Nachkürettage mit Bumm-Kürette (in diesem Fall auf Atonie vorbereitet sein!)

Placenta adhaerens, Placenta accreta, increta, percreta

- Placenta adhaerens: ▬ Der Decidua basalis fehlt die lockere Spongiosaschicht, dadurch erschwerte Lösung
- Placenta accreta, increta, percreta: ▬ Falls sich die gesamte Decidua basalis nicht oder nur partiell ausbildet, kommt es zum Einwandern und Einwachsen des Trophoblasten über diese Schicht hinaus (Placenta accreta) ▬ Teilweise geschieht dies bis in das Myometrium hinein (Placenta increta) und teilweise durch das Myometrium hindurch (Placenta percreta) ▬ Ein erhöhtes Risiko für das Auftreten besteht bei Z. n. Voroperationen (Sectio, Kürettage, Septumresektion, Myomenukleation) ▬ Meist liegen keine Lösungszeichen vor ▬ Der V. a. Placenta accreta, increta oder percreta ergibt sich leider meist erst im Rahmen der Nachtastung

Komplikationen

- Blutung
- Atonie

Blutungen

- Verstärkte Lösungsblutung (der übliche Blutverlust in der Nachgeburtsperiode beträgt bei Lösung nach Schultze 200–300 ml, nach Duncan bis zu 500 ml)

Atonie

- Fehlende oder unzureichende Kontraktion der Gebärmutter nach Geburt der Plazenta
- Der Uterus ist weich und schlaff
- Der Fundus steht über dem Nabel
- Möglicherweise besteht eine regel- bis überregelstarke vaginale Blutung
- Risiko ↑ bei: — Multiparität — Protrahiertem Geburtsverlauf mit Wehenschwäche und hohem Oxytocinbedarf — Uterus myomatosus — Uterusfehlbildungen — Überdehntem Uterus (z. B. Polyhydramnion, Mehrlinge) — Schneller »Uterusentleerung« (Sectio, vaginal-operative Geburtsbeendigung) — Verbliebenem Plazentarest — Plazentationsstörungen (Placenta accreta, increta, percreta)

Vorgehen bei Atonie

- Anlegen einer Oxytocindauerinfusion (10 IE/500 ml Sterofundin, mit 150 ml/h beginnend)
- Manuelle Kompression oder Uterusmassage
- Einmalkatheterismus
- Ggf. Coolpack von abdominal
- Information von Facharzt bzw. Oberarzt
- Legen eines großvolumigen i.v.-Zugangs, falls noch nicht erfolgt
- Hb-Kontrolle, Kreuzblut wegschicken, Erythrozytenkonzentrate einkreuzen lassen
- Herz-Kreislauf-Kontrolle (RR, Puls)
- Volumenzufuhr (z. B. HAES)

Falls weiterhin keine ausreichende Kontraktion und regel- bis überregelstarke Blutung:

- Oxytocininfusion abbrechen
- Naladorinfusion i.v. (1 Amp. Nalador/ 500 ml Sterofundin; mit 120 ml/h beginnen, Steigerung bis ca. 200 ml/h möglich), ggf. auch vorweg Misoprostol (2×200 mg rektal) Abdominalsonographie: — Koagelnachweis? — Ausschluss verbliebener Plazentareste
- Information Anästhesie
- Blasendauerkatheter (DK) legen zur Ausfuhrkontrolle
- Hb-Kontrolle halbstündlich (BGA-Gerät)
- Kontinuierliches Herz-Kreislauf-Monitoring

Falls weiterhin keine ausreichende Kontraktion und regel- bis überregelstarke Blutung:

- Narkose
- Manuelle Nachtastung zum Ausschluss eines Plazentarests, ggf. Kürettage
- Single-shot-Antibiotikagabe, z. B. Cefuroxim (1,5 g)
- Ggf. Gabe von Erythrozytenkonzentraten in Kombination mit »fresh frozen plasma« (FFP)
- Prostaglandin $F_{2\alpha}$ (Enzaprost, 1 Amp.) intrakavitär als Tamponade oder intramural

❷ Derzeit ist die Zulassung für Enzaprost abgelaufen. Ein gleichwertiges $F_{2\alpha}$-Präparat steht momentan nicht zur Verfügung.

Falls weiterhin keine ausreichende Kontraktion und regel- bis überregelstarke Blutung:

- Laparotomie
- (Gabe von Prostaglandin $F_{2\alpha}$ (Enzaprost, 1 Amp.) i.m.)

- Bei stabilem Kreislauf ggf. Rucksacknähte, Umstechung oder Abklemmen der Aa. uterinae
- Ultima ratio: Hysterektomie

Prophylaxe

- Misoprostol (2×200 mg rektal) oder
- Oxytocindauerinfusion (10 IE i.v.)
- Obligat bei ▬ Zwillingen ▬ Multigravida (ab 3. Kind) ▬ Sectio ▬ Manueller oder instrumenteller Plazentalösung ▬ Z. n. Atonie
- Fakultativ bei ▬ Protrahiertem Geburtsverlauf ▬ Hohem Oxytocinbedarf

45.1.2 Geburtsverletzungen

- Zervix-, Damm- und Scheidenverletzungen können zu erheblichen Blutungen führen
- Eine Spekulumeinstellung ist bei verstärkter Blutung und nach vaginaloperativer Geburt obligat
- Aufgrund dessen, dass Vulva und auch Scheide schnell einbluten und schwellen können, dementsprechend es schnell zu höherem Blutverlust und/oder unübersichtlichen anatomischen Verhältnissen kommen kann, empfiehlt sich die sofortige Versorgung

Dammriss

- Grad I: ▬ Oberflächlicher Riss der Scheidenhaut und des Damms bis maximal zur Mitte des Damms
- Grad II: ▬ Riss unter Verletzung der Muskulatur (M. bulbocavernosus) bis an den M. sphincter ani
- Grad III: ▬ Teilweiser oder kompletter Einriss des M. sphincter ani
- Grad IV: ▬ Einriss eines Teils der Rektumschleimhaut

Versorgung

- Lokalanästhesie: ▬ Lidocain, Prilocain (z. B. 20 ml Xylonest 1%)
- Nahtmaterial: ▬ Scheide und Damm: Vicryl rapid 2-0 ▬ Muskulatur: Vicryl 3-0 ▬ Rektum: Vicryl 3-0

❶ Intravenöse Injektion des Lokalanästhetikums kann Herzrhythmusstörungen, Krampfanfälle, metallischen Geschmack im Mund (Warnsignal!) verursachen. Verwendung von >60 ml Prilocain kann zur Methämoglobinämie führen!

- Scheidennaht: ▬ Die Naht kann einreihig fortlaufend oder mit Einzelknopfnähten erfolgen ▬ Wichtig sind der Nahtbeginn kranial des oberen Wundwinkels sowie die durchgreifende Naht, sodass eine ausreichende Blutstillung erfolgt und keine »Taschen« entstehen, in denen sich Hämatome entwickeln und ausbreiten können ▬ Die Naht wird bis zum Hymenalsaum geführt
- Dammnaht: ▬ Erfolgt mit 2–3 Einzelknopfnähten (alternativ: fortlaufend)
- Hautnaht: ▬ Fortlaufende Intrakutannaht, falls nötig (keine ausreichende Adaptation nach Dammnaht)
- M. sphincter ani: ▬ Zunächst Anklemmen der meist retrahierten Muskelenden mit Ellis-Klemmchen ▬ Von kranial Legen von 3–4 Einzelknopfnähten, sodass die Muskelenden überlappen ▬ Knüpfen der Nähte im Anschluss von kranial nach kaudal ▬ Danach Naht der restlichen Dammverletzungen
- Rektumnaht: ▬ Fortlaufende Naht oder Einzelknopfnähte unter Einstülpen der Mukosa ins Darmlumen ▬ Mukosa darf nicht miterfasst sein!

❯ **Immer im Anschluss rektale Untersuchung: Kontrolle der Rektumschleimhaut (durchgenäht?) und des Sphinktertonus!**

Scheidenriss

- Versorgung wie Scheidennaht bei Dammriss
- Ggf. mit Assistenz unter Spekulumeinstellung
- Im Anschluss Kontrolle der Rektumschleimhaut und des Sphinktertonus

Zervixriss

- Zunächst Spekulumeinstellung
- Fassen der Muttermundslippen mit zwei stumpfen Klemmen (z. B. Eihautfasszange)
- Sukzessives Durchmustern des Muttermundes
- Klemmen rechts und links des Zervixrisses setzen
- Erste Einzelknopfnaht soweit kranial wie möglich setzen, Faden lang lassen
- Wurde der oberste Wundwinkel nicht erfasst, so kann durch vorsichtiges Ziehen der obere Wundwinkel jetzt besser erfasst werden
- Die erste Naht muss kranial des Wundwinkels sitzen, damit alle blutenden Gefäße umstochen werden!
- Der restliche Riss kann fortlaufend oder mit Einzelknopfnähten verschlossen werden

Episiotomie

- ▶ Kap. 44.6

❯ Sectio caesarea (Kaiserschnitt)

N. Maass, M.T. Weigel

Klassifikation
Formen (Definition allgemein)
- Geburt durch Laparotomie und Hysterotomie
- Elektive oder primäre Sectio caesarea: Abdominelle Schnittentbindung vor Beginn zervixwirksamer Eröffnungswehen oder vor einem Blasensprung
- Primär indizierte sekundäre Sectio caesarea: Durchführung der Schnittentbindung nach Geburtsbeginn bei gegebener Sectioindikation
- Sekundäre Sectio caesarea: Durchführung der Schnittentbindung nach Beginn der Eröffnungswehen bei mütterlicher und/oder kindlicher Gefährdung während der Geburt
- Wunschsectio: Verlangen der Schwangeren auf abdominelle Schnittentbindung ohne medizinische Indikation

Definition (nach Dringlichkeit)
- Elektive Sectio: Primär indizierte und primär durchgeführte Sectio in Terminnähe bei abgeschlossener kindlicher Reife (festgelegter Termin, Fixierung auf dem Operationsplan, Prämedikation und Sectiovorbereitung am Vortag)
- Standardsectio: Sekundär indizierte Sectio ohne akute Gefährdung von Mutter und/oder Kind (Ziel: Entschluss zur Sectio bis Entwicklung des Kindes < 1 h)
- Eilige Sectio: Abdominelle Schnittentbindung, wobei die Gefährdungsmomente von Mutter und Kind nicht dauerhaft behoben werden können und eine sofortige Schnittentbindung erfolgen sollte (Ziel: Entschluss zur Sectio bis Entwicklung des Kindes < 30 min)
- Notsectio: Abdominelle Schnittentbindung bei akuter, nicht behebbarer Gefährdung, wobei der mütterliche oder kindliche Zustand eine sofortige Entbindung erforderlich macht [Ziel: Entschluss zur Sectio bis Entwicklung des Kindes (sog. EE-Zeit) <10–20 min]

Epidemiologie
- Die Sectiofrequenz ist in den letzten Jahrzehnten weltweit kontinuierlich gestiegen
- Sectio caesarea stellt von den operativen Entbindungsverfahren (neben den vaginal-operativen Zangen- und Vakuumextraktionen) das häufigste operative Verfahren dar
- Durchschnittliche Sectioraten von 20–30% in Abhängigkeit des Risikokollektivs einzelner Krankenhäuser sind in Deutschland Standard

Gründe für steigende Sectiofrequenz
- Gesunkene maternale Mortalitäts- und Morbiditätsrisiken

- Reduzierte Parität und höheres durchschnittliches Gebäralter (die Hälfte aller schwangeren Frauen sind Erstgebärende, die Anzahl der Nullipara zwischen 30 und 39 Jahren hat sich nahezu verdoppelt)
- Intensivere geburtshilfliche Überwachung → Früherkennung fetaler intrauteriner Sauerstoffmangelzustände
- Zunahme der elektiven Sectiofrequenz bei: ▬ Beckenendlage ▬ Frühgeburt ▬ Mehrlingsschwangerschaft ▬ Wunschkaiserschnitt
- Abnahme der vaginal-operativen Entbindungsverfahren aus Beckenmitte
- Häufiger Status nach vorausgegangener Sectio oder Operation am Uterus

Indikationen

- Trotz gesunkener Sectiomortalität und Morbidität bedarf eine operative Schnittentbindung einer strengen Indikationsstellung
- Die Indikation kann sowohl von kindlicher als auch von mütterlicher Seite gegeben sein; häufig stellt sie eine Kombination aus beiden dar

Indikation für primäre Sectio

- Beckenendlage bei Erstgebärenden oder Mehrlingsschwangerschaft
- Mütterliche Erkrankungen: ▬ Pulmonal ▬ Kardial ▬ Entgleister Diabetes mellitus ▬ Präeklampsie
- Missverhältnis zwischen kindlichem Kopf und mütterlichem Becken
- Placenta praevia totalis (marginalis)
- Z. n. mehrfachen Operationen am Uterus (Sectiones, ausgedehnte Myomenukleation)
- Fetale Fehlbildungen (u. a. Omphalozelen, Herzfehler)
- Psychische Alterationen

- Z. n. traumatischer vorangegangener Entbindung (▶ Kap. 46.7 »Wunschsectio«)

Indikationen für sekundäre Sectio

- Drohende intrauterine Asphyxie
- Pathologisches CTG
- Pathologische Dopplersonographie
- Vorzeitige Plazentalösung
- Uterusruptur
- Vaginale Blutung
- Nabelschnurvorfall
- Drohendes Amnioninfektionssyndrom: ▬ Maternales Entzündungslabor ▬ Fieber ▬ Tachykardes CTG
- Geburtsstillstand
- Protrahierte Eröffnungs-/Austreibungsperiode (Missverhältnis, Einstellungsanomalien)
- Exazerbierte (Prä)eklampsie
- HELLP-Syndrom

Absolute Indikationen für Sectio

- Zwingende geburtshilfliche Gründe zur Rettung von Leben und Gesundheit von Kind und/oder Mutter
- Querlage
- Uterusruptur
- Vorzeitige Plazentalösung
- Fetale Azidose
- Amnioninfektionssyndrom
- Eklampsie
- Nabelschnurvorfall
- HELLP-Syndrom
- Absolutes Missverhältnis
- Beckendeformitäten

Relative Indikationen für Sectio

- Abwägungen der geburtsmedizinischen Risiken für Mutter und Kind, speziell: ▬ Beckenendlage ▬ V. a. absolute fetale Makrosomie > 4500 g ▬ V. a. relatives Missverhältnis zwischen Kindsgröße und mütterlichem

Becken — Mehrlingsschwangerschaft — Z. n. Sectio — Pathologisches CTG — Protrahierte Geburt — Geburtsstillstand — Maternale Erschöpfung

»Wunschkaiserschnitt«

- Psychisch motivierte Gründe der Schwangeren, die nicht bei den o. g. Indikationen einzuordnen sind, speziell: — Furcht vor Schmerzen und eigenen organischen Spätschäden und/oder Sexualstörungen — Sicherheit für das Kind — Terminplanbarkeit — Traumatische eigene Geburtserfahrungen — Fremdberichte

46.1   Sectiovorbereitung

- Indikationsstellung durch Oberarzt
- Sectioaufklärung
- Prämedikation durch Anästhesisten
- Aktuelle Laborwerte (Blutbild, Gerinnung etc.)
- Information OP-Personal, Pädiater, Anästhesie über Sectioform

46.2   Operationstechniken

46.2.1   Konventionelle Pfannenstiel-Sectiotechnik

Durchführung
- Querer Pfannenstiel-Hautschnitt (Standardzugang)
- Scharfe Durchtrennung der Subkutis mit dem Skalpell
- Fasziendurchtrennung (Skalpell und Schere beidseitig lateral)
- Faszienablösung des M. rectus (teils scharf, teils stumpf)
- Scharfe Durchtrennung der Rektusmuskeln in der Medianebene

- Inzisionen des Peritoneums (**Cave:** Harnblasenumschlagsfalte kann hochgezogen sein, insbesondere bei Resectio), Erweiterung mittels Schere nach kranial und kaudal
- Inzision des Blasenperitoneums
- Uterotomie durch Bogenschnitt nach Fuchs mit stumpfer kraniolateraler, digitaler Erweiterung
- Kindsentwicklung
- Lösung der Plazenta durch »cord traction« oder manuell
- Uterotomieecknaht setzen und Verschluss der Uterotomie (Einzelknopfnaht oder fortlaufend)
- Naht des viszeralen Peritoneums
- Fortlaufende Naht des parietalen Peritoneums und ggf. 2–3 Muskeladaptionsnähte
- Naht der Subkutis mit Einzelknopfnähten
- Hautnaht intrakutan fortlaufend

46.2.2   Medianer Unterbauchlängsschnitt

- Bei bereits vorhandenem Längsschnitt
- Ggf. in Notfallsectiosituation, die schnellstmögliche Kindsentwicklung erfordert
- Ggf. bei Blutgerinnungsstörungen (HELLP-Syndrom) aufgrund kleinerer Wundfläche

46.2.3   Isthmokorporaler Längsschnitt

- Ggf. bei Frühgeburten <28. SSW (insbesondere bei Beckenendlage und Oligohydramnion)
- Ggf. bei erwarteten Schwierigkeiten einer Kindsentwicklung über uterinen Querschnitt (Makrosomie, Hydrozephalus)

46.2.4 Misgav-Ladach-Sectio (modifizierte Version)

- Wird häufig als sog. »sanfte Kaiser-schnitttechnik« bezeichnet
- Basiert auf einer größtenteils stumpfen »Eröffnung der Bauchdecken«
- Unterscheidet sich insbesondere durch fehlenden Verschluss des viszeralen und parietalen Peritoneums sowie Verzicht auf Subkutannähte von der »klassischen Sectiotechnik«

Durchführung

- Hautschnitt identisch mit der konventionellen Pfannenstiel-Sectiotechnik (2 Querfinger kranial der Symphyse und ca. 10–12 cm breit)
- Subkutis nach medianer Inzision lateral quer erweitern
- Faszien median inzidieren und stumpf quer erweitern
- M. rectus stumpf nach lateral auseinandertrennen
- Peritoneum inzidieren und längs stumpf erweitern, viszerales Peritoneum mit der Schere eröffnen und stumpf lateral abschieben
- Uterusmuskulatur median inzidieren und kraniolateral stumpf erweitern
- Kindsentwicklung
- Lösung der Plazenta durch »cord traction« oder manuell
- Uterotomieecknaht, einschichtig fortlaufender Verschluss der Uterotomie
- Verzicht auf viszerale und parietale Peritonealisierung, Verzicht auf M.-rectus-Adaption
- Fortlaufende Fasziennaht, Verzicht auf Subkutisnaht
- Hautnaht intrakutan fortlaufend

Vorteile gegenüber der herkömmlichen Technik

- Verkürzte Operationsdauer
- Schonung von Blutgefäßen und Nervenbahnen durch stumpfes Präparieren
- Geringerer Schmerzmittelbedarf
- Raschere Mobilisierung und Erholung der Frauen

46.3 Risiken der Sectio caesarea

Die maternale Sectioletalität wird in der Literatur 4–6× höher angegeben als nach vaginalen Entbindungen. Aktuelle Daten der Perinatalerhebung (Bayern 1995–2000) belegen eine im Ganzen sehr geringe mütterliche Letalität von 0,04‰ für die Schnittentbindung, verglichen mit 0,02‰ für die vaginale Geburt.

Maternale Risiken sub partum

- Thromboembolische Ereignisse
- Schockzustände
- Infektiöse Komplikationen
- Verletzung umliegender Organe (Harnblase, Harnleiter, Darm)

Langzeitrisiken

- Nach neueren Untersuchungen erhöhte Rate an IUFT nach vorheriger Sectio
- Uterusruptur in Folgeschwangerschaften
- Implantationsprobleme und Placenta praevia
- Operationsbedingte intraabdominelle Adhäsionen

❯ Spontangeburt nach vorausgegangenem Kaiserschnitt ist möglich (je nach Literaturangabe mit einer Erfolgsrate von 40–60%).

46.4 Perioperative Antibiotikaprophylaxe

- Das postoperative Infektionsrisiko liegt bei 10–45% (Endometritis → Harnwegsinfektionen → Wundinfekt)
- Das Infektionsrisiko kann durch Antibiotikaprophylaxe halbiert werden
- Prophylaxe ist auch bei einer primären Sectio caesarea indiziert
- Bei sekundärer Sectio caesarea mit Infektionshinweisen sollte die Antibiotikagabe sofort bei Sectioindikation gegeben werden, um möglichst auch das Kind mit zu erreichen
- Bei primärer Sectio ohne Infektionshinweise ist die Antibiotikagabe zumeist nach dem Abnabeln empfohlen, dann allerdings mit geringerer maternaler Wirksamkeit

Empfohlene Antibiotikaprophylaxe bei Sectio caesarea
- Ampicillin, z. B. Binotal (1×2 g)
- Amoxicillin plus Clavulansäure, z. B. Augmentan (1×2,2 g)
- Ceftriaxon, z. B. Rocephin (1×2 g)
- Cefuroxim, z. B. Zinacef (1×1,5 g)

46.5 Wunschsectio

- Definition: Wunsch der Patientin, psychisch motiviert ohne medizinische Indikation

Die Grenze zwischen der psychischen Motivation und dem Wunschkaiserschnitt sind z. T. unscharf und hängen neben dem subjektiven Empfinden der Frau u. a. auch von sozialen und kulturellen Unterschieden ab.

Gründe für Wunschkaiserschnitt
- Angst vor Schmerzen und Kontrollverlust in der Situation der vaginalen Geburt
- Gefühl des Ausgeliefertseins an medizinisches Personal
- Furcht vor organischen Spätschäden (Beckenbodenschaden, Inkontinenz, Sexualstörungen)
- Risikoangst im Sinne des Kindes
- Z. n. traumatischem Geburtserlebnis
- Planbarkeit
- »Horoskopkonstellationen«

Rechtslage
»Als medizinisch nicht indizierter Eingriff erfüllt die Wunschsectio unstreitig den Tatbestand der Körperverletzung. Wenn der Wunsch der Schwangeren, ihr Kind nicht auf natürlichem Wege, sondern per Kaiserschnitt zur Welt zu bringen, in freier Selbstbestimmung und Selbstverantwortung nach ordnungsgemäßer Aufklärung gefasst und vom Standpunkt des allgemeinen Sittengesetztes aus nicht zu beanstanden ist, darf der Geburtshelfer diesem Wunsch Folge leisten, ohne straf- oder berufsrechtliche Sanktionen befürchten zu müssen«.

❯ Eine detaillierte Aufklärung und Dokumentation der Schwangeren, ggf. mit Bedenkzeit und weiterem Termin, sind unerlässlich.

46.6 Sterilisation im Zusammenhang der Geburt

- Die bilaterale Tubensterilisation stellt eine sichere und dauerhafte Methode der Kontrazeption dar
- Prinzipiell ist sie auch im Rahmen einer Sectio caesarea anwendbar

Durchführung der Sterilisation mit Sectio

- Chirurgische Methoden vorwiegend durch Tuben(teil)entfernung (Pomeroy, Labhardt, Uchida)
- Elektrokoagulation der Tuben
- Tubenverschluss durch Clips oder Ringe

Beratung vor Sterilisatio

- Dauerhaftigkeit des Eingriffs, eingeschränkte Reversibilität
- Alternative Methoden (Minipille, postpartal Sterilisation des Partners etc.)
- Screening auf Risikofaktoren für ein späteres Bereuen des Eingriffs
- Möglichkeit des Versagens, Möglichkeit einer extrauterinen Schwangerschaft
- Zusätzlich Notwendigkeit von Kondomen aus anderen Gründen (Schutz gegen sexuell übertragbare Erkrankungen)
- Vorteile — Hohe Sicherheit — Hohe Zufriedenheit der Frauen — Erspart zusätzlichen operativen Eingriff
- Nachteile — Potenzielle lebensbedrohliche Erkrankungen und Entwicklungen des Kindes können zum Geburtszeitpunkt nicht immer abgesehen werden — Aufgrund der schwangerschaftsbedingten Rückbildungsprozesse geringere Sicherheit als bei gesondertem operativem Vorgehen — Rund 10–20% der sterilisierten Patientinnen bedauern ihre Entscheidung — Kinderwunsch mit einem neuen Partner — Rund 6% der sterilisierten Patientinnen lassen eine operative Refertilisierung vornehmen oder entscheiden sich für eine In-vitro-Fertilisierung (IVF) mit Embryotransfer

- Chancen für eine Schwangerschaft nach IVF und nach Refertilisierung bei verschiedenen Sterilisationstechniken — Clip-Sterilisatio: 80–90%. — Chirurgische Methoden: 45–70% — Elektrokoagulation: 25–80% — IVF (pro Zyklus): 20–25%
- Kumulative 10-Jahres-Wahrscheinlichkeit eines Sterilisationsversagens: 2,48%
- Kumulative 10-Jahres-Wahrscheinlichkeit einer Eileiterschwangerschaft (Tubenkoagulation vor dem 30. Lebensjahr): 32/1000 Eingriffe

H   Wochenbett

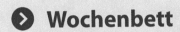 Wochenbett

Ö. Alkasi

47.1 Praktisches Vorgehen bei Aufnahme auf die Wochenbettstation

Standardgemäß können Wöchnerinnen post partum nach 2-stündiger Überwachung im Kreißsaal auf die Wochenbettstation verlegt werden. Hier werden sie auf das vor ihnen liegende Wochenbett vorbereitet.

Bei Aufnahme auf die Wochenbettstation und im Verlauf sind folgende Parameter von Bedeutung:

- Vitalparameter (können auf Blutungen, Infektionen, Thrombose/Embolie, Präeklampsie hinweisen):
  ▬ Atmung ▬ Herzfrequenz
  ▬ Blutdruck
- Laborparameter: ▬ Anämiediagnostik ▬ Verlaufskontrolle in Fall von Präeklampsie ▬ Blutzuckerkontrollen bei Gestationsdiabetes
- Temperaturanstieg (differenzialdiagnostisch hinweisend auf Infektionen): ▬ Lochialstau
  ▬ Wundinfektion (Dammnaht, Sectionaht) ▬ Endomyometritis
  ▬ Harnwegsinfekt ▬ Milchstau
  ▬ Mastitis
- Fundusstand: ▬ Tägliche Beurteilung zur Kontrolle der Rückbildung der Gebärmutter bei Wochenbettvisite (Cave: Beurteilung nur bei entleerter Blase, da sonst falscher Hochstand)
- Lochialfluss (Wochenfluss): ▬ Als Wundsekret aus der Gebärmutter hinweisend auf die Wundheilung und den Wiederaufbau des Endometriums ▬ Menge, Aussehen und Geruch sind täglich zu kontrollieren (Cave: Der Wochenfluss ist immer mit Bakterien kontaminiert → Händedesinfektion)
- Brust/Stillen: ▬ Tägliche Beurteilung bei Visite ▬ Inspektion und Palpation der Brust und der Achsellymphknoten zur Früherkennung von Infektionen der Brust ▬ Anleitung der Wöchnerin zum »richtigen Stillen« (▶ Kap. 47.3)
- Wundkontrolle: ▬ Tägliche Kontrolle der Dammnaht bzw. Sectionaht zur Früherkennung von Wundinfektionen
- Harnentleerung: ▬ Tägliche Kontrolle der Blasenentleerung ist Teil der Wochenbettpflege → Vermeidung von Zystitiden, Pyelonephritiden
- Darmentleerung: ▬ Obstipation im Wochenbett kann bis zu einem gewissen Grad normal sein ▬ Spätestens am 3. Tag post partum sollte der erste Stuhlgang erfolgen, anschließend sollte für regelmäßigen Stuhlentleerung gesorgt werden
- Schnelle Mobilisation:
  ▬ Thrombose-/Embolierisiko ↓
  ▬ Rückbildung der Gebärmutter ↑
  ▬ Blasen- und Darmtätigkeit ↑
  ▬ Kreislaufanregung

47.2 Genitale Rückbildung

- Bis zur Geburt beträgt die Gewichtszunahme der Gebärmutter ca. 1000 g
- Nach der Geburt der Plazenta liegt der Fundusstand zwischen Nabel und Symphyse und tritt täglich um 1 Querfinger tiefer
- Im Verlauf des Wochenbetts kommt es zur physiologischen Rückbildung (Involutio) des Uterus durch: ▬ Gewebeabbau bedingt durch Wegfall der plazentaren Hormone ▬ Kontraktionen [Dauerkontraktionen (2–5 Tage), rhythmische Kontraktionen (2–3 Tage)] ▬ Stillwehen (Oxytocinausschüttung)

❯ Die Rückbildung wird durch das regelmäßige Stillen, körperliche Bewegung, Darm- und Blasenentleerung, Rückbildungsgymnastik gefördert.

47.3 Laktation und Stillberatung

- Muttermilch stellt für das Neugeborene die sinnvollste Nahrung dar: ▬ Optimale Nährstoffzusammensetzung ▬ Angebot an Immunglobulinen als Immunschutz für das unreife Immunsystem des Neugeborenen ▬ Zusätzlich führt das Stillen zu einer besseren Rückbildung des Uterus → Infektionsvorbeugung
- Die gute Beratung und Pflege sowohl durch das ärztliche Personal als auch durch die betreuende Hebamme ist für eine harmonische Mutter-Kind-Beziehung von entscheidender Bedeutung

❶ Medikamente wie Sedativa, Antibiotika, Psychopharmaka und Kurmarine können in die Muttermilch übergehen.

47.3.1 Häufige Stillprobleme und ihre Therapie

Schmerzhafter Milcheinschuss mit geröteten, verhärteten Brüsten beidseits
- Therapie zunächst konservativ: ▬ Regelmäßiges und häufiges Anlegen vor dem Milcheinschuss ▬ Feucht-warme Umschläge ▬ Sanfte Massagen
- Medikamentöse Therapie: ▬ Ibuprofen (antiphlogistisch, analgetisch) ▬ Ultimo ratio: Prolaktinhemmer möglich

Wunde Brustwarzen
- Gerötet, z. T. mit Rhagaden, Mikroblutungen
- Können äußerst berührungsempfindlich sein
- Therapie: ▬ Änderung der Stillposition ▬ Stimulation der Milchflussreflexes ▬ Ausstreichen der Brust ▬ Stilldauer zunächst reduzieren ▬ Ggf. Stillhütchen oder Einsatz einer Milchpumpe möglich

Milchstau
- Verhärtung der Brust, z. T. mit Schmerzen und Rötung einhergehend
- Therapie konservativ: ▬ Änderung der Stillposition ▬ Stimulation der Milchflussreflexes ▬ Ausstreichen der Brust ▬ Ggf. Oxytocin nasal vor dem Anlegen

Mastitis und Mammaabszess
- ▶ Kap. 48.1

47.3.2 Primäres Abstillen (kein Anlegen und kein Stillen)

- Konservativ: ▬ Flüssigkeitsrestriktion ▬ Hochbinden und Kühlen der Brust

- Medikamentös: — Bromocriptin
  (z. B. Pravidel) — Carbergolin (z. B.
  Dostinex)

47.4   Analgesie im Wochenbett

Eine adäquate Analgesie zur Therapie
von Wundschmerzen im Wochenbett
fördert zum einen die Mutter-Kind-Beziehung, zum anderen senkt es die Inzidenz von postpartalen Komplikationen
infolge mangelnder Mobilisation (Ileus,
Thromboembolien). In dieser Periode
kommen sowohl peripher als auch zentral wirksame Substanzen zum Einsatz.

- Periduralkatheter (PDK): — Falls
  unter der Geburt ein PDK gelegt
  wurde, ist es in Betracht zu ziehen,
  diesen zunächst für 24–28 h belassen
  und bei Bedarf zu nutzen
- Nichtopioidanalgetika: — Paracetamol und Ibuprofen können gut
  mit Opioiden kombiniert werden
  — Senken den Opioidbedarf um ca.
  25–50%
- Opioide: — Sollten Mittel der
  2. Wahl sein, da sie bei Mutter und
  Kind potenziell atemdepressiv wirken

47.5   Rhesusprophlyaxe

- Definition: Prophylaxe zur Vermei-
  dung einer Sensibilisierungsreaktion
  bei rhesusnegativer Mutter und rhe-
  suspositivem Kind
- Epidemiologie: Vor Einführung der
  Rhesusprophylaxe kam es zu einer
  Sensibilisierung in 8–13%
- Ätiologie/Pathogenese: — Bei Rh-
  negativer Mutter und Rh-positivem
  Vater sind die Kinder in 50–100% der
  Fälle Rh-positiv — Kommt es nun
  – aus diversen Gründen (Fehlgeburt,

Extrauteringravidität, intrauterine
Eingriffe, unter der Geburt – zu feto-
maternaler Transfusion, kann im Rahmen einer Sensibilisierungsreaktion
die Mutter Rhesusantikörper bilden,
zunächst IgM, nach 6–12 Wochen IgG
 — IgG-Antikörper sind plazentagängig und führen zur Agglutination
fetaler Erythrozyten und damit zur
fetalen Hämolyse — Erst in der
Folgeschwangerschaft kann es bei Rh-
positivem Kind zu einer generalisierten fetalen Hämolyse kommen

47.5.1   Anti-D-Prophylaxe

- Standarddosis (300 µg Anti-D-Immunglobulin) schützt für 12 Wochen
  vor einer Sensibilisierungsreaktion
- Eine Prophylaxe sollten alle Rh-
  negativen Frauen erhalten: — Im
  Rahmen der Schwangerschaft in der
  28. SSW — Bis zu 72 h postpartal
  bei Rh-positivem Neugeborenen
  — Nach Abort, intrauterinen Eingriffen, Extrauteringravidität und
  Blutungen
- Kontrolle der freien Anti-D-Antikör-
  per durch den indirekten Coombs-
  Test (falls dieser nach 24 h negativ
  ist, muss eine nochmalige Anti-D-
  Prophylaxe erfolgen)

47.6   Rötelnimpfung

- Eine Rötelnimpfung ist bei einem
  Titer <1:8 oder <1:16 bereits im Wochenbett möglich
- Allerdings kann es in Einzelfällen
  über die Muttermilch zur Infektion
  und Erkrankung des Neugeborenen
  kommen, da es sich bei diesem
  Impfstoff um einen Lebendimpfstoff
  handelt

47.7 Kontrazeption

- Stillen allein stellt keine hinreichende Verhütungsmethode dar
- Schwangerschaften treten in 1,7% in den ersten 6 Monaten innerhalb der Stillzeit auf
- 7% der Frauen werden innerhalb der ersten 6 Monate und 13% innerhalb der ersten 24 Monate schwanger
- Als Kontrazeptiva kommen in Frage:
  ▬ Barrieremethoden: Kondom, Intrauterinpessar ▬ Chemische Verhütungsmittel (Pille) ▬ Sterilisatio per Bauchspiegelung mit Tubenkoagulation ist ab 2 Monate post partum möglich

47.8 Klinische Untersuchung und Wochenbettberatung bei Entlassung am Ende des klinischen Wochenbetts

47.8.1 Entlassungstermin

- Nach unauffälligem Geburts- und Wochenbettsverlauf am 2.–3. Tag post partum
- Nach Kaiserschnitt ab dem 5. Tag post partum bei unauffälligen Wundverhältnissen

47.8.2 Entlassungsuntersuchung

- Allgemeinzustand, Vitalfunktionen, Temperatur
- Brust und Brustwarzen: Inspektion auf Rötung, Schwellung, Mikroverletzungen, Rhagaden
- Fundusstand: Ermittlung durch äußere Untersuchung
- Wochenfluss: Untersuchung durch Inspektion der Menge, Farbe und Geruch

- Nahtinspektion (Sectio- und Dammnaht): Primär-/Sekundärheilung

❯ Auf eine vaginale Routineuntersuchung am Ende des klinischen Wochenbettes wird bei unauffälligem Wochenbettstatus verzichtet.

47.8.3 Wochenbettberatung

Nach Abschluss des klinischen Wochenbettes ist ein ausführliches Entlassungsgespräch zu führen. Es muss darauf hingewiesen werden, dass jede Wöchnerin einen Anspruch auf eine häusliche Nachbetreuung durch eine Hebamme ihrer Wahl innerhalb der ersten 8 Wochen hat und davon Gebrauch machen sollte. Die Hebamme sollte den Wochenbettverlauf überwachen. Sie sollte bei Stillproblemen, verzögerter Rückbildung, Brustentzündungen, Problemen beim Neugeborenen und Wundheilungsstörungen der Wöchnerin mit Rat und Tat zur Seite stehen und bei Bedarf rechtzeitig einen Arzt hinzuziehen.

Die Wöchnerin sollte auf folgende Punkte aufmerksam achten:
- Brust: ▬ Infektionszeichen der Brust sollten erläutert werden ▬ Bei Milchstau/Überproduktion die Brust ruhigstellen, kühlen ▬ Flüssigkeitsrestriktion ▬ Ggf. Bromocriptin
- Rückbildung der Gebärmutter: ▬ Infektionszeichen einer Gebärmutterentzündung erläutern, um bei Bedarf zeitig einen Arzt konsultieren zu können ▬ Kontrolle der Lochien ▬ Auf regelmäßige Blasen – und Darmentleerung hinweisen
- Wochenbettgymnastik ▬ Sollte für mindestens 6–8 Wochen postpartal erfolgen

- Hygiene: ▬ Für die Zeitdauer des Wochenflusses keine Vollbäder, Schwimmbad- oder Saunabesuche ▬ Duschen ist jederzeit möglich
- Ernährung: ▬ Vollwertige, ausgewogene und vitaminreiche Ernähung ▬ Jodidsubstitution bei normaler Schilddrüsenfunktion ist zu empfehlen ▬ Eisensubstitution bei Hb <12 g/dl ist zu empfehlen ▬ Keine Diät während der Stillzeit ▬ Alkohol- und Nikotinkarenz
- Geschlechtsverkehr: ▬ Um Infektionen zu vermeiden, sollte mit dem Geschlechtsverkehr das Ende des Wochenflusses abgewartet werden, um die Wundheilung der Dammnaht nicht zu gefährden ▬ Stillen ist keine sichere Kontrazeption
- Kind: ▬ Auf regelmäßige Früherkennungsuntersuchungen hinweisen
- Auf den Termin für die Abschlussuntersuchung des Wochenbettes beim Frauenarzt (6 Wochen nach unauffälligem Spontanpartus und 4 Wochen nach Sectio) hinweisen

❯ Erkrankungen im Wochenbett

Ö. Alkasi

48.1 Fieber

48.1.1 Lochialstau

- Stauung des Wochenflusses infolge einer Verlegung oder einer unzureichenden Muttermundseröffnung
- Ätiologie/Pathogenese: — Sectio (unzureichende Muttermundseröffnung) — Plazentareste, Blutkoagel

Klinik

- Plötzliches Fieber z. T. über 40°C, meist zwischen dem 4. und 7. Tag auftretend
- Schmerzhafte, vergrößerte, weiche Gebärmutter (Tastbefund)
- Klinisch stark reduzierter bis vollständig fehlender Wochenfluss
- Reduzierter Allgemeinzustand der Patientin

Diagnostik

- Inspektion der Vorlagen: — Fehlender Wochenfluss
- Palpation des Fundusstandes: — Hoher Fundusstand — Weicher Uterus
- Spekulumuntersuchung: — Verschlossener Muttermund — Keine Lochien
- Transabdominale Sonographie: — Wochenfluss, Blutkoagel oder Plazentareste intrauterin

Therapeutisches Vorgehen

- Mobilisation, Rückbildungsgymnastik, Anlegen, Uterusmassage, Eisblase
- Kontraktiva: Oxytocin (nasal/i.m./i.v.)
- Ultimo ratio: Muttermundsdehnung, ggf. Nachkürettage, wenn Blutkoagel/ Plazentareste sonographisch sichtbar

48.1.2 Endometritis puerperalis

- Infektion des Endometriums an der Plazentahaftstelle
- Epidemiologie: — Vorkommen bei 1% der Frauen nach Spontanpartus — 90% aller Endometritisfälle kommen nach Sectio vor — Mortalität im Wochenbett 8:100.000
- Ätiologie/Pathogenese: — Sectio (unzureichende Muttermundseröffnung) — Langer Geburtsverlauf (lange Periode vom Blasensprung bis zur Geburt) — Plazentareste — Vermehrte vaginale Manipulation (vaginal-operative Eingriffe, vaginale Untersuchungen)
- Mikrobiologisch kommen in Frage: — E. coli — A- und B-Streptokokken — Proteus — Pseudomonas etc.
- Nach primärer Infektion der Plazentahaftstelle kann es im Verlauf zur hämatogenen und lymphogenen Ausbreitung und damit zur generalisierten Sepsis kommen

Klinik

- Druckdolente, weiche Gebärmutter (Kantenschmerz)
- Hoher Fundusstand
- Teilweise übelriechende, vermehrte Lochien
- Reduzierter Allgemeinzustand, Temperaturen häufig bis 38°C
- Oft begleitet von bitemporalen Kopfschmerzen

Diagnostik

- Anamnese und klinisches Erscheinungsbild
- Vergrößerter, schmerzhafter Uterus mit Kantenschmerz
- Labor: Entzündungsparameter $\uparrow$ (Leukozyten und CRP)
- Sonographisch evtl. Blutkoagel intrauterin
- Mikrobiologischer Abstrich der Lochien mit Resistenztestung

Therapeutisches Vorgehen

- Körperliche Schonung, Eisblase
- Kontraktiva: Oxytocin (i.m., i.v.)
- Antibiotikatherapie: — Augmentan (3×2,2 g/Tag i.v.) oder Claforan (3×2 g/Tag i.v.) — Falls keine Besserung innerhalb von 2 Tagen: Clont (2×500 mg/Tag i.v.; **Cave:** Nach Möglichkeit nicht stillen) und Gentamycin zusätzlich (3×500 mg/Tag)

48.1.3 Endomyometritis puerperalis

- Infektion vom Endometrium ausgehend auf das Myometrium übergreifend

Klinik

- Temperatur bis 40°C
- Lochien vermehrt, z. T. blutig
- Spontanschmerz der Gebärmutter

Diagnostik

- Siehe oben (Endometritis)

Therapeutisches Vorgehen

- Siehe oben (Endometritis)
- Zusätzlich: Kreislaufüberwachung

❶ Keine operative Ausschabung aufgrund erhöhter Gefahr der Gebärmutterperforation.

❯ Die zeitige Therapie der beginnenden Endometritis verhindert weitere aufsteigende Infektionen (Adnexitis, Parametritis, Peritonitis, Puerperalsepsis).

48.1.4 Puerperalsepsis (Kindbettfieber)

- Septische Infektion, die infolge einer Geburt/Fehlgeburt von Geburtswunden ausgeht
- Häufig bedingt durch A-Streptokokken

Klinik

- Siehe oben (Endometritis)
- Zusätzlich: Sehr reduzierter Allgemeinzustand
- Hohes intermittierendes Fieber >40°C, Schüttelfrost
- Tachykardie, Tachypnoe, Kreislaufversagen, Schock

❶ Schwerwiegende Gerinnungsstörungen, die bis hin zur disseminierten intravasalen Gerinnung (DIC) führen können.

Diagnostik

- Klinik der Endomyometritis mit Zeichen einer Sepsis
- Labor: — Massive Leukozytose und CRP — Anämie
- Blutkultur: — Streptokokken — Staphylokokken — E. coli — Proteus

Therapeutisches Vorgehen

- Verlegung auf die Intensivstation: — Enges Monitoring von Kreislauf, Temperatur und Ausscheidung
- Kreislaufstabilisierung, Schockbekämpfung, Gerinnungsstabilisierung
- Antibiotische Abdeckung (3-fach-Antibiotikatherapie oder Meronem)
- Ggf. Indikation zur operativen Sanierung mit Hysterektomie nach Kreislauf- und Gerinnungsstabilisierung

Prognose

- Komplikationen: — Aszension der Infektion (Adnexitis, Parametritis, Peritonitis, Puerperalsepsis) — Septische Thrombophlebitis — Ovarialvenenthrombose
- Puerperalsepsis mit Schocksyndrom: — Mortalität ca. 30% bei A-Streptokokken und 5% Staphylokokkeninfektion

Prävention

- Reduktion der Geburtsdauer und der vaginalen Manipulationen unter der Geburt
- Zeitige Antibiotikatherapie (bei Sectiones perioperativ und ggf. bei vorzeitigem Blasensprung)
- Komplette Entleerung der Gebärmutter
- Stillen
- Postpartale Überwachung der Patientin

48.1.5 Harnwegsinfekt/ Pyelonephritis

- Prädisposition zu Harnwegsinfektionen/Pyelonephritiden im Wochenbett – Gründe: — Durch Persistenz der gestagenbedingten physiologischen Veränderungen — Durch die unter der Geburt erfolgten Manipulationen

- Epidemiologie: — Rund 6% der Schwangeren leiden unter einer asymptomatischen Bakteriurie — In 40% führt diese zu einer Pyelonephritis
- Ätiologie/Pathogenese: — Gestagenbedingte Weitstellung der harnableitenden Wege — Größe und Gewicht der Gebärmutter — Geburtshilfliche Manipulationen — Aufsteigende Infektionen — Postpartale Blasenentleerungstörungen

Klinik

- Abgeschlagenheit, Unterbauchschmerzen
- Dysurie, Pollakisurie
- Übelkeit, Erbrechen
- Fieber, Schüttelfrost

❯ **Differenzialdiagnosen** Lochialstau, Endomyometritis, Appendizitis, Ileus, Pneumonie in Erwägung ziehen.

Diagnostik

- Harndiagnostik: — 1× Katheterurin vorrangig — Urinsediment und -kultur
- Sonographie: — Harnstau — Anomalien der harnableitenden Wege — Blasen-/Nierensteine
- Labor: — Leukozyten — CRP — Nierenfunktionsparameter

Therapeutisches Vorgehen

- Nach klinischer Situation antibiotische Abdeckung: — Unkomplizierter Harnwegsinfekt: Augmentan (3–5 Tage p.o.) — Bei subfebrilen Temperaturen: Augmentan (7–10 Tage p.o.) — Fieber >39°C mit klinischem Verdacht auf Pyelonephritis: Augmentan (3×2,2 g/Tag i.v.) oder Claforan (3×2 g/Tag i.v.) oder Meronem (3×500 mg/Tag i.v.) — Sonst nach Antibiogramm

❯ **Jede, auch asymptomatische Bakteri-urie ist (nach Resistenzbestimmung) zu behandeln.**

Prognose
- 10% aller chronischen Nephritiden sind durch Schwangerschaft bzw. Wochenbett begründet

48.1.6 Mastitis puerperalis, Mammaabszess

- Entzündung der Brust im Wochenbett
- Epidemiologie: — 1% aller Wöchnerinnen — 80% der Fälle einseitig, zwischen dem 8.–15. Wochenbetttag — In den überwiegenden Fällen bedingt durch Staphylococcus aureus (90%)
- Ätiologie/Pathogenese: — Milchstau, akzessorisches Brustdrüsengewebe, mangelnde Hygiene — Übertragung durch Nasen-Rachen-Raum des Pflegepersonals, der Mutter und des Säuglings — Häufig lymphogene, seltener kanalikuläre oder hämatogene Ausbreitung — Durch Progredienz und Einschmelzung Entstehung eines Abszesses — Unterteilung in interstitielle (lymphogene Ausbreitung) und parenchymatöse (kanalikuläre, hämatogene) Mastitis

Klinik
- Plötzliches Fieber bis 40°C
- Klassische Infektionszeichen: — Rötung — Schwellung — Schmerzen — Unwohlsein — Axilläre Lymphknotenschwellung

Diagnostik
- Hauptsächlich durch Inspektion und Palpation

- Labor:
- Leukozytose
- CRP ↑
- Sonographie: Darstellung einer Abszesshöhle

❯ **Differenzialdiagnose inflammatorisches Mammakarzinom erwägen.**

Therapeutisches Vorgehen
- Bei Milchstau: — Entleerung der Brust durch Ausstreichen, Abpumpen — Kühlung durch Umschläge — Ggf. Oxytocin zur Förderung der Milchsekretion
- Analgetische und antipyretische Therapie mit Paracetamol
- Antibiotische Behandlung mit Augmentan ($3\times2{,}2$ g/Tag i.v. über 10 Tage)
- Bei Mammaabszess: — Zusätzlich Abszessdrainage — Tägliche Spülungen

Prognose
- Nach zeitigem Erkennen ist die Prognose gut
- Akzessorisches Brustdrüsengewebe sollte nach Beendigung der Stillzeit operativ entfernt werden

Prophylaxe
- Einhalten hygienischer Maßnahmen beim Stillen
- Entleerung beider Brüste

48.1.7 Ovarialvenenthrombose

- Seltene Komplikation mit hoher Letalität bei septischen postpartalen Verläufen
- Epidemiologie: — Inzidenz 0,02–0,2% (mit Letalität von 6–12%)
- Ätiologie: Häufig von einer aszendierenden Endomyometritis ausgehend

Klinik

- Rechtsseitige Unterbauchschmerzen, z. T. durch die Bauchdecken
  tastbare, derbe Stränge
- Temperaturen >39°C, zwischen
  dem 3. und 7. Wochenbetttag auftretend

Diagnostik

- Anamnese, Untersuchung
- Ausschluss anderer Ursachen
- CT oder MRT

Differenzialdiagnosen

- Endometritis
- Harnwegsinfekt
- Appendizitis

Therapeutisches Vorgehen

- Heparinisierung (NMH, gewichtsadaptiert): ━ Heparin (5000 IE
  i.v. als Bolus, dauertherapeutische
  Antikoagulation 20.000 IE/24 h)
- Antibiotikatherapie: ━ Augmentan (3×2,2 g/Tag i.v.) und Dalacin
  (4×300 mg/Tag i.v) für 5 Tage
- Bei Sepsis ist eine intensivmedizinische Überwachung erforderlich
- Ggf. bei langstreckiger Thrombosierung gefäßchirurgische Intervention
- Keine Immobilisierung

Prognose

- In der Folgeschwangerschaft sollte
  eine prophylaktische Heparinisierung
  erfolgen

48.2 Wundheilungsstörungen

- Infektion oder Heilungsstörungen einer Wunde/Naht nach Spontanpartus
  oder Sectio

48.2.1 Wundschwellung

- Ödematöse Schwellung nach Dammriss oder Episiotomie nach Spontanpartus

Klinik

- Schwellung, Schmerzen, Rötung der
  Naht
- Schmerzdauer ca. 1 Woche

Therapeutisches Vorgehen

- Kühlen der Vulva mittels Eisblase
- Antiphlogistika, z. B. Ibuprofen-Supp.
  (400–600 mg, 1–2/Tag)
- Stuhlregulierung

Prophylaxe

- Zügige, gute und schichtadaptierte
  Wundversorgung (so wenig wie mög-
  lich Nahtmaterial verbrauchen, Intra-
  kutannaht)
- Sofortige postpartale Kühlung
- Ggf. Antiphlogistika

48.2.2 Vulva- und
Scheidenhämatom

Klinik

- Lokalisierte Schwellung der Vulva/
  Scheide, z. T. schmerzhaft

Therapeutisches Vorgehen

- Meist spontane Resorption
- Bei größeren Hämatomen kann Hä-
  matomausräumung durch Inzision
  erfolgen
- Bei Scheidenhämatom ist eine frühzeitige operative Ausräumung angeraten, um einen primären Wundver-
  schluss zu gewährleisten

48.2.3 Wunddehiszenz und -infektion

- Klaffende Geburtswunden mit Zeichen einer Infektion

Klinik

- Schmerzen, Schwellung, Rötung der Wundränder z. T. mit eitrigem Belag
- Auftreten am 3.–4. Wochenbetttag mit anschließender Wunddehiszenz

Therapeutisches Vorgehen

- Wunddehiszenz: — Lokale Behandlung mit NaCl/Betaisodona, falls keine Infektionszeichen
- Wundsanierung: — Eröffnung und Reinigung der Wunde — Ggf. Entfernung von Nahtmaterial/nekrotisierendem Material notwendig — Sekundärheilung von der Wundbasis abwarten, ggf. Sekundärnaht
- Antibiotische Abdeckung mit einem Breitbandpenicillin oder Cephalosporin, ggf. mit Metronidazol: — Cefuroxim ($3\times1,5$ g/Tag i.v.), ggf. mit Clont (2×500 mg/Tag i.v)
- Antiphlogistika: — Ibuprofen (1–2×400–600 mg/Tag)
- Kühlung

48.3 Hämorrhoiden

- Variköse, knotenförmige Erweiterung v. a. der Venen des Mastdarmschwellkörpers
- Prädisposition in der Schwangerschaft ↑
- Ätiologie/Pathogenese: — Obstipation, bedingt durch verminderte Peristaltik, Tonussenkung, v. a. der Kolonmuskulatur, und aldosteronbedingte Wasserrückresorption begünstigen durch erhöhten intraabdominellen Druck die Entstehung von Hämorrhoiden
- Sub partu besondere Verstärkung und z. T. erhebliche Beschwerden post partum

Klinik/Diagnostik

- Inspektion und Palpation

Differenzialdiagnose

- Akut schmerzhafte Perianalvenenthrombose → Operative Behandlung

Therapeutisches Vorgehen

- Konservativ: — Gute Analhygiene — Sitzbäder — Magnesiocard-Granulat (2–3 Beutel/Tag) — Paragol (20 ml p.o. 1–3×/Tag) — Practo-Clyss-Klistier (bei Bedarf)
- Operativ: — Frische Perianalvenenthrombosen sollten operativ inzidiert werden — I. d. R. keine Indikation zur Hämorrhoidenexzision im Wochenbett; Reevaluierung nach dem Wochenbett
- Falls Inkarzeration der Hämorrhoide → Inzision unter Überwachungssituation

Prophylaxe

- Geregelter Stuhlgang
- Gute Analhygiene
- Bei schwerer Diagnosefindung proktologisches Konsil: Differenzialdiagnose Perianalvenenthrombose

❯ Psychische Belastungen und psychiatrische Störungen im Wochenbett

J. Dürkop

49.1 Postpartale Dysphorie (»Heultage«, »Babyblues«)

- Milde und vorübergehende Verstimmung zwischen dem 2. und 10. Tag post partum; Abklingen nach 1–2 Wochen (maximal 6 Wochen)
- Betroffen sind 40–85% aller Wöchnerinnen
- Ätiologie: Keine eindeutige Verursachung, sowohl endokrines Geschehen als auch Zusammenhang zwischen affektiven Störungen und Geburtserlebnis möglich

Anamnese
- Exploration familiärer und sozialer Belastungen

Klinik
- Weinen, übermäßige Sorgen
- Erschöpfung
- Allgemeine Irritierbarkeit, Gefühl der Überforderung
- Ängstlichkeit
- Schlaf- und Appetitstörungen

Diagnostik
- Differenzialdiagnose depressive Episode bedenken

Therapeutisches Vorgehen
- Meist nicht behandlungsbedürftig
- Psychoedukation, ggf. soziale/familiäre Hilfe organisieren

49.2 Postpartale Depression

- Depression wie zu anderen Lebenszeitpunkten 2–6 Wochen post partum
- Betroffen sind 10–15% aller Wöchnerinnen

Anamnese
- Risikofaktoren: ▬ Präpartale Depression ▬ Erstgebärende ▬ Schwangerschaftskonflikt ▬ Partnerschafts- und soziale Probleme

Klinik
- Starkes Weinen
- Unfähigkeitsgefühl
- Ambivalent gegenüber dem Kind
- Starke Müdigkeit und Erschöpfung
- Angst- und Zwangssymptome (auch bezogen auf das Kind)
- Wahnhaft wirkende Gedanken

❶ Suizidrisiko!

Diagnostik

- Durch psychologischen Psychotherapeuten oder Psychiater

Therapeutisches Vorgehen

- Psychotherapie
- Medikamentöse Therapie durch Psychiater
- Soziale Hilfen durch Sozialdienst/Jugendamt
- Bei schwerer Depression stationäre Behandlung

49.3   Postpartale Psychose

- Psychose wie zu anderen Lebenszeitpunkten
- Auftreten 3. Tag bis 3 Wochen post partum
- Betroffen sind 0,1–0,2% aller Wöchnerinnen

Anamnese

- Frühere psychische Erkrankungen (Risiko ↑ durch Absetzen der Medikation wegen Schwangerschaft)
- Positive Familienanamnese
- Sozioökonomische Belastungsfaktoren

Klinik

- Realitätsverlust
- Wahnvorstellungen, Halluzinationen
- Starke Stimmungsschwankungen
- In manischen Phasen: ▬ Starke motorische Unruhe ▬ Antriebsgesteigert ▬ Wahnvorstellungen ▬ Verwirrt
- In depressiven Phasen: ▬ Teilnahmslos ▬ Antriebsarm ▬ Starke Angstzustände ▬ Schuldgefühle

Diagnostik

- Durch Psychiater oder psychologischen Psychotherapeuten

Sofortmaßnahme

- Beaufsichtigen, bis Psychiater oder psychologischen Psychotherapeut Weiteres veranlasst

Therapeutisches Vorgehen

- Medikamentöse Therapie durch Psychiater und stationäre psychiatrische Aufnahme
- Psychoedukation der Familie
- Soziale Hilfen
- Supportive Betreuung bei der Kinderpflege
- Ambulante Psychotherapie anschließen

Prognose

- Gut behandelbar bei Ersterkrankung
- Rezidivrate 50% bei der nächsten Geburt

❶ Suizidrisiko, Gefahr des Infantizids!

Müttersterblichkeit

C. Schem

- Bezugsgröße ist i. d. R. die Zahl der Müttersterbefälle (MSTF) pro 100.000 Lebendgeborene (Lgb; Deutsches Institut für medizinische Dokumentation und Information 1995)
- Man unterteilt die Müttersterblichkeit in verschiedene Gruppen ▬ Gestationsbedingte Sterbefälle: Müttersterbefälle (»maternal deaths«) ▬ Direkte Müttersterbefälle (»direct obstetric deaths«) ▬ Indirekte Müttersterbefälle (»indirect obstetric deaths«) ▬ Nicht gestationsbedingte Sterbefälle

Gestationsbedingte Sterbefälle. Dies ist der Tod jeder Frau während der Schwangerschaft oder innerhalb von 42 Tagen nach Beendigung der Schwangerschaft, unabhängig von Dauer und Sitz der Schwangerschaft. Dazu zählt jede Ursache, die in Beziehung zur Schwangerschaft oder deren Behandlung steht oder durch diese verschlechtert wird, nicht aber Unfall oder zufällige Ereignisse.

Direkt gestationsbedingte Sterbefälle. Dies sind solche Sterbefälle, die als Folge von Komplikationen der Gestation, als Folge von Eingriffen, Unterlassungen, unsachgemäßer Behandlung oder als Folge einer Kausalkette auftreten, die von einem dieser Zustände ausgeht.

Indirekt gestationsbedingte Sterbefälle. Dies sind solche Sterbefälle, die sich aus einer vorher bestehenden Krankheit ergeben, oder Sterbefälle aufgrund einer Krankheit, die sich während der Gestationsperiode entwickelt hat, die zwar nicht auf direkt gestationsbedingte Ursachen zurückgeht, aber durch physiologische Auswirkungen von Schwangerschaft, Geburt und Wochenbett verschlechtert wird.

Infektionskrankheiten inkl. HIV, Gonorrhoe, Herpes, Hepatitis, auch Suizide, Drogen werden je nach Land unterschiedlich bewertet. In Deutschland richtet man sich nach der europäischen Arbeitsgruppe. Hier werden Suizide, Drogen und Infektionskrankheiten bis auf wenige Ausnahmen (Windpocken, Herpes, Hepatitis) den nicht gestationsbedingten Sterbefällen zugeordnet.

Auf dem amerikanischen Kontinent werden MSTF als »pregnancy associated and related deaths« geführt. Nicht gestationsbedingte Sterbefälle (NGSTF) können als »pregnancy associated but not related deaths« oder in Großbritannien als »coincidental deaths« bezeichnet werden.

50.1   Erfassung mütterlicher Sterbefälle

Die Todesbescheinigung ist derzeit Mittel zur Erfassung und amtlichen Registrierung von MSTF. In Deutschland ist die Erfassung Ländersache und somit unterschiedlich geregelt. Einziges Bundesland mit entsprechender Gestaltung der Todesbescheinigung nach Vorgaben der ICD-10 ist Bayern. Aber auch hier ist eine elektronische Zusammenführung aller gestationsbedingten Sterbefälle für einen Teil der indirekten und alle NGSTF derzeit nicht möglich, und Datensammlungen werden diesbezüglich manuell durchgeführt.

Aufgrund der Datenstruktur in den in Deutschland durchgeführten Perinatalerhebungen ist auch hier keine konklusive Ermittlung der Müttersterblichkeit einer Region möglich. Niemand kann derzeit sagen, wie groß die Fehlerquote in Bezug auf das Fehlen einer Todesbescheinigung oder der Zusatzfrage »bei Frauen« ist (»underreporting«).

Die Abgrenzung zwischen indirekten MSTF und NGSTF wird international unterschiedlich gehandhabt und ist bei alleiniger Auswertung ärztlicher Todesbescheinigungen ohne zusätzliche Rückfragen derzeit in keinem Land der Welt möglich.

50.2 Müttersterblichkeitsstatistiken

In den hochindustrialisierten Ländern konnte in der 2. Hälfte des 20. Jahrhunderts die Müttersterblichkeit dramatisch gesenkt werden. Als Gründe liegen hier insbesondere vor:

- Implementierung der Schwangerenvorsorge
- Übergang von der Haus- zur stationären Geburtshilfe
- Flächendeckende Errichtung geburtshilflich-gynäkologischer Fachabteilungen
- Einführung der Antibiotika

- Neue Entwicklungen in der Transfusionsmedizin und Anästhesie
- Medizinische Fortschritte auf anderen Fachgebieten
- Erkenntnisse aus neu eingeführten Perinatalstatistiken und Einzelfalluntersuchungen

❯ **Derzeit liegt die Müttersterblichkeit offiziell in Deutschland ca. bei 5,6 Kinder auf 100.000 Lbg. (1970 bei 51,8/100.000 Lbg.) (Stand 2000 Amtl. Statistik).**

- Rund 99% aller MSTF ereignen sich in Entwicklungsländern (WHO 1996)
- Ein nicht unerheblicher Teil der MSTF ist Folge eines illegalen Schwangerschaftsabbruchs.
- Aus der Einzelfalluntersuchung der bayrischen Statistik ereignen sich 20–30% aller MSTF im Verlauf der Schwangerschaft bzw. post abortum, die Mehrzahl der Frauen starb im Wochenbett
- Das Müttersterblichkeitsrisiko steigt in Abhängigkeit vom Lebensalter der Frau ab dem 35. Lebensjahr deutlich an: — 20–24 Jahre: 4,9/100.000 Lbg. — 35–39 Jahre: 18,6/100.000 Lbg. — >40 Jahre: 20,1/100.000 Lgb.
- Die Müttersterblichkeitsrate bei Frauen ausländischer Herkunft hat sich den Raten deutscher Frauen angeglichen; diese Entwicklung ist in anderen europäischen Staaten ähnlich

50.3 Todesursachen

50.3.1 Indirekte MSTF

- Haupttodesursachen: — Thrombembolische Erkrankungen inklusive Fruchtwasserembolie — Hämorrha-

gien (insbesondere Placenta praevia nach Sectio caesarea) ━ Hypertensive Erkrankungen ━ Genitalsepsis
- Weniger häufig: ━ Aborte ━ Anästhesietodesfälle ━ Extrauteringraviditäten

50.3.2 Indirekte MSTF

- Haupttodesursachen: ━ Krankheiten des Kreislaufsystems ━ Extragenitale Infektionen ━ Krankheiten des ZNS ━ Krankheiten des Verdauungssystems

50.4 Sectio vs. vaginale Geburt

- Bei ca. 60% aller MSTF sub partu und post partum war in der bayrischen Erhebung eine Schnittentbindung dem Tod vorausgegangen
- Sectiomortalität (zeitlicher Zusammenhang mit der Sectio caesarea): 0,29‰
- Sectioletalität: 0,04‰
- Mortalität bei vaginaler Entbindung: 0,037‰
- Letalität bei vaginaler Entbindung: 0,017‰

❯ So ergibt sich ein mütterliches Letalitätsrisiko von 1:2,3 (Vaginalgeburt vs. Sectio caesarea).

❯ Medikamentenverzeichnis

O

N

P

R

T

S

❯ Stichwortverzeichnis

B

H

I

J

K

L

M

N

O

S

W

Z

Printed in the United States
By Bookmasters